实用护理学技术与临床应用指导

高丽静　程　琳　江璐芸　主编

中国纺织出版社有限公司

图书在版编目（CIP）数据

实用护理学技术与临床应用指导 / 高丽静，程琳，江璐芸主编. -- 北京：中国纺织出版社有限公司，2020.7

ISBN 978-7-5180-7456-3

Ⅰ.①实… Ⅱ.①高…②程…③江… Ⅲ.①护理学 Ⅳ.①R47

中国版本图书馆CIP数据核字（2020）第085251号

责任编辑：傅保娣   责任校对：王花妮   责任印制：王艳丽

中国纺织出版社有限公司出版发行

地址：北京市朝阳区百子湾东里A407号楼   邮政编码：100124

销售电话：010—67004422   传真：010—87155801

http://www.c-textilep.com

中国纺织出版社天猫旗舰店

官方微博http://weibo.com/2119887771

北京玺诚印务有限公司印刷   各地新华书店经销

2020年7月第1版第1次印刷

开本：787×1092   1/16   印张：23.25

字数：558千字   定价：98.00元

编 委 会

主　编

　　　　高丽静　威海市立第三医院
　　　　程　琳　威海市立第三医院
　　　　江璐芸　威海市立第三医院
　　　　孙小娟　威海市立第三医院
　　　　杜云晓　威海市立第三医院
　　　　苏　洁　威海市立第三医院
　　　　蔡翠翠　威海市立第三医院
　　　　迟清清　威海市立第三医院

副主编

　　　　陈玉洁　威海市立第三医院
　　　　付　静　威海市立第三医院
　　　　于　菲　威海市立第三医院
　　　　王晓静　威海市立第三医院
　　　　谢莉莎　威海市立第三医院
　　　　迟菲菲　威海市立第三医院
　　　　孙巧玲　威海市立第三医院
　　　　刘萍华　江西康宁医院
　　　　于　杰　威海市立第三医院
　　　　于　晶　威海市立第三医院
　　　　刘丹丹　威海市立第三医院

编　委

　　　　张彩丽　威海市立第三医院
　　　　苗力丹　威海市立第三医院
　　　　洪　雯　威海市立第三医院
　　　　李　燕　威海市立第三医院

主编简介

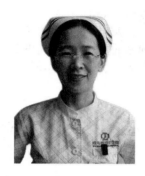

　　高丽静，女，1980年出生，毕业于滨州医学院护理专业，本科学历。

　　现任山东威海市立第三医院护士长、精神心理系统大科护士长，山东省护理学会心理专业委员。曾于北京回龙观医院、北京大学第六医院进修护理专业。从事护理工作20余年，临床上，对精神心理科、妇产科各种常见病、多发病的护理有丰富经验。

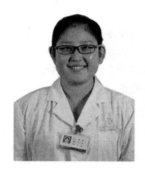

　　程琳，女，1985年出生，2007年毕业于潍坊医学院护理专业。

　　现任威海市立第三医院医务科副科长，山东医学高等专科学校临床教学兼职讲师。毕业后先后在内科、神经内科、消化内科、普外科、神经外科、疼痛科及心理科工作，积累了丰富的临床经验。2016年取得国家二级心理咨询师，临床上，对心理科常见病的护理有丰富的临床护理经验，并具备高水平的业务能力。先后在国家级核心期刊发表相关论文10余篇。

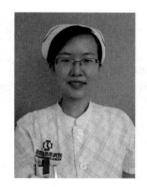

　　江璐芸，女，1988年出生，毕业于青岛大学护理专业，本科学历。

　　现任山东威海市立第三医院护士长，中华护理学会精神科专科护士，山东省脑血管协会委员。曾于北京回龙观医院、北京大学第六医院进修护理专业。从事护理工作10余年，临床上，对精神心理科、内科各种常见病、多发病的护理有丰富经验。

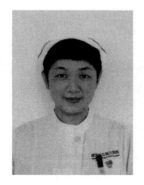

　　孙小娟，女，1986年出生，毕业于山东中医药大学护理专业。

　　现任威海市立第三医院外科主管护师。曾于山东省立医院、齐鲁医院、青岛大学附属医院等多家医院进修护理相关专业。从事护理工作15年，先后在急诊、内、外等多个科室工作，临床上，对急诊急救的应急处理及普外、泌尿外科各种常见病、多发病的治疗与护理有丰富经验。曾在《糖尿病天地》《健康大视野》发表相关论文各1篇。

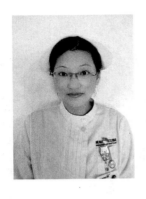

杜云晓，女，1982年出生，毕业于滨州医学院护理专业。

现任威海市立第三医院主管护师。先后在急诊护理组、骨科、普外科、泌尿外科护理组从事护理工作10余年，临床上，对急诊科各种抢救技术，骨科、普外科、泌尿外科各种常见病、多发病的护理有丰富的临床经验。曾在《糖尿病天地》发表"直肠癌患者护理中快速康复外科理念的应用效果"论文1篇。

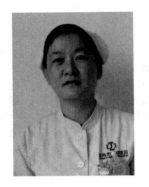

苏洁，女，1986年出生，毕业于滨州医学院护理专业。

现任威海市立第三医院外科主管护师。从事普外科、泌尿外科工作10余年，临床上，对普外科、泌尿外科各种常见病及多发病的护理有丰富经验。曾在《糖尿病天地》发表相关论文2篇。

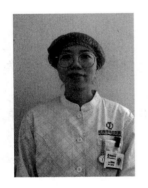

蔡翠翠，女，1987年出生，毕业于潍坊医学院护理专业。从事护理工作10余年，临床上，对儿科、消化内科各种常见病及多发病的护理有丰富经验。曾发表相关论文2篇。

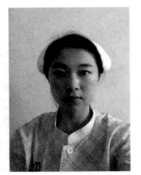

迟清清，女，1988年出生，毕业于济宁医学院护理学专业，学士学位。现任威海市立第三医院主管护师，从事心理科工作13年，临床上，对心理科常见病有丰富经验。曾发表相关论文2篇。

前　言

  近年来,随着医学的快速发展,各种疾病的护理与诊疗技术也有了长足的进步。为了满足临床各级护理人员对护理领域新理论和新技术的渴求及临床实际工作的需要,特编纂了此书。本书以丰富的临床经验为依托,在参考大量国内外相关文献的同时,并结合了护理领域内最新的研究动态和成果。

  全书对内科、外科、妇科、产科以及儿科各种常见病、多发病的诊疗与护理技术做了较为系统的阐述。本书内容侧重于具体可操作的护理实践指导,全书条理清晰,重点突出,简洁实用,理论联系实际,增强了本书的实用性和可读性,可作为各级护理人员的工作参考书。

  本书在编写过程中,由于编写经验不足,加之时间仓促,疏漏或不足之处恐在所难免,希望诸位同道不吝批评指正,以期再版时予以改进、提高,使之逐步完善。

编　者
2020 年 4 月

目　　录

第一章 内科疾病护理

第一节 急性呼吸道感染

一、急性上呼吸道感染

急性上呼吸道感染是指鼻腔、咽或喉部的急性炎症，是呼吸道最常见的传染病。本病全年均可发病，多为散发，以冬、春季多见。本病大多数由病毒引起，常见的有流感病毒（甲、乙、丙型）、副流感病毒、鼻病毒、腺病毒、呼吸道合胞病毒等；细菌可继发于病毒感染或直接感染，常见溶血性链球菌，其次为流感嗜血杆菌、肺炎链球菌和葡萄球菌等。病原体常通过飞沫或被污染的用具传播。

（一）病因与诱因

1.病因

急性上呼吸道感染有 70%～80% 由病毒引起。其中主要包括流感病毒、副流感病毒、呼吸道合胞病毒、腺病毒、鼻病毒、埃克病毒、柯萨奇病毒、麻疹病毒、风疹病毒等。细菌感染占 20%～30%，可直接或继发于病毒感染之后发生，以溶血性链球菌最为多见，其次为流感嗜血杆菌、肺炎链球菌和葡萄球菌等，偶见革兰阴性杆菌。

2.诱因

各种可导致全身或呼吸道局部防御功能降低的原因，如受凉、淋雨、过度紧张或疲劳等均可诱发本病。

（二）发病机制

当机体或呼吸道局部防御功能降低时，原先存在于上呼吸道或由外界侵入的病毒和细菌迅速繁殖，引起本病。年老体弱者、儿童和有慢性呼吸道疾病者易患本病。

（三）临床表现

1.症状与体征

根据病因和临床表现不同，分为不同的类型。

（1）普通感冒：又称上呼吸道卡他，俗称伤风或上感。以鼻咽部卡他症状为主。起病急，初期出现咽痒、咽干或咽痛，或伴有鼻塞、喷嚏，流清水样鼻涕，2～3d 后变稠。可有流泪、声嘶、干咳或少量黏液痰。全身症状较轻或无,可仅有低热、轻度畏寒、头痛、食欲差等。可见鼻腔黏膜充血、水肿、有分泌物,咽部轻度充血等体征。如无并发症,经 5～7d 后痊愈。

(2)咽炎和喉炎:常由病毒引起。急性咽炎表现为咽部发痒和有灼热感,有轻而短暂的咽痛,当有吞咽疼痛时,常提示有链球菌感染,咳嗽少见。急性喉炎表现为声嘶、说话困难、咳嗽时疼痛,常伴有发热或咽炎,可见喉部充血、水肿,局部淋巴结肿大伴触痛,可闻及喘息声。

(3)疱疹性咽峡炎:主要由柯萨奇病毒 A 所致。好发于夏季,多见于儿童。表现为咽痛明显,常伴有发热,可见咽充血,软腭、腭垂、咽和扁桃体表面有灰白色疱疹及浅表溃疡,周围有红晕。病程约 1 周。

(4)细菌性咽—扁桃体炎:多由溶血性链球菌引起。起病急,咽痛明显,伴畏寒、发热,体温可达 39℃ 以上。可见咽部明显充血,扁桃体肿大、充血,表面有黄色点状渗出物,颌下淋巴结肿大、有压痛。

2.并发症

本病如不及时治疗,可并发急性鼻窦炎、中耳炎、气管—支气管炎。部分患者可继发心肌炎、肾炎、风湿性疾病等。

(四)实验室及其他检查

1.血常规

病毒感染者,白细胞计数正常或偏低,淋巴细胞比例升高。细菌感染者,可见白细胞和中性粒细胞增多,并有核左移现象。

2.病原学检查

病毒分离、病毒抗原的血清学检查等,有利于判断病毒类型。细菌培养可判断细菌类型和药物敏感试验。

(五)诊断

根据咽部的症状、体征和流行情况,血常规以及胸部 X 线检查,可作出临床诊断。通过病毒分离、血清学检查和细菌培养等,可明确病因诊断。

(六)治疗

1.对症治疗

重点是减轻症状、缩短病程和预防并发症。

2.抗感染治疗

目前尚无特异性抗病毒药物。由于常并发细菌感染,临床可根据病原菌和药敏试验选用抗生素。常用青霉素、头孢菌素、氨基糖苷类抗生素,也可口服大环内酯类或喹诺酮类及磺胺类抗菌药物。

3.中医治疗

常用中成药有板蓝根冲剂、感冒清热冲剂、银翘解毒片等。

(七)常见护理诊断/问题

1.舒适的改变

与鼻塞、流涕、咽痛,以及病毒和(或)细菌感染有关。

2.体温升高

与感染有关。

（八）护理措施

1.一般护理

保持室内适宜的温度、湿度和空气流通；患者应注意休息，减少消耗；给予高热量、丰富维生素、易消化的食物，鼓励患者每天摄入足够的饮水量，避免刺激性食物，戒烟限酒。

2.病情观察

观察鼻塞是双侧还是单侧、是清涕还是脓涕，咽痛是否伴声嘶；注意观察体温变化，有无咳嗽、咳痰及痰液的特点等。监测体温，体温超过 38.5℃ 时给予物理降温，或按医嘱给予解热药，预防高热惊厥，并观察记录用药效果。

3.对症护理

进食后漱口或口腔护理，防止口腔感染；高热时可行物理降温或遵医嘱选用解热镇痛药物；咽痛、声嘶时给予雾化吸入。出汗后及时给患者用温水擦净汗液，更换衣服。加强口腔护理。

4.观察并发症的早期表现

如高热持续不退或退而复升、淋巴结肿大、耳痛或外耳道流脓、咳嗽加重、呼吸困难等。

（九）健康教育

1.避免诱发因素

帮助患者及家属掌握上呼吸感染的常见诱因，避免受凉、过度疲劳，注意保暖；保持室内空气新鲜、阳光充足；在高发季节少去人群密集的公共场所；戒烟；防止交叉感染。

2.增强免疫力

注意劳逸结合，加强体育活动，提高机体抵抗力及抗寒能力。必要时注射疫苗预防，如流感疫苗。

3.识别并发症并及时就诊

药物治疗后，症状不缓解，或出现耳鸣、耳痛、外耳道流脓等中耳炎症状，或恢复期出现胸闷、心悸、眼睑水肿、腰酸或关节痛者，应及时就诊。

二、急性气管－支气管炎

急性气管－支气管炎是指感染、物理、化学、过敏等因素引起的气管－支气管黏膜的急性炎症。临床主要表现为咳嗽和咳痰，多见于寒冷季节或气候突变时。

（一）病因

1.感染

由病毒、细菌直接感染或上感迁延而来。病原体常为流感嗜血杆菌、肺炎链球菌、腺病毒、流感病毒等，奴卡菌感染有所上升。

2.理化因素

冷空气、粉尘、刺激性气体或烟雾（氨气、氯气、二氧化硫、二氧化碳等）可刺激气管、支气管黏膜而引起本病。

3.变态反应

花粉、有机粉尘、真菌孢子等的吸入以及对细菌蛋白质过敏等，均可引起气管－支气管的变态反应。寄生虫(如钩虫、蛔虫的幼虫)移行至肺,也可致病。

(二)临床表现

1.症状

起病较急,常先有鼻塞、流涕、咽痛、声嘶等上感症状,继之出现咳嗽、咳痰,先为干咳,胸骨下有闷痛感,1~2d后咳少量黏液性痰,以后转为黏液脓性痰,痰量增多,咳嗽加剧,偶可见痰中带血;气管受累时,可在深呼吸和咳嗽时感到胸骨后疼痛;伴支气管痉挛时,可有气促、胸部紧缩感。全身症状较轻,可伴低热、乏力等,一般3~5d后消退。咳嗽、咳痰可持续2~3周,吸烟者则时间延长。

2.体征

胸部听诊呼吸音正常或增粗,并有散在干、湿性啰音。咳嗽后,啰音部位、性质改变或消失。支气管痉挛时可闻及哮鸣音。

(三)实验室及其他检查

病毒感染时,血常规白细胞计数多正常;细菌感染较重时,白细胞和中性粒细胞计数增高。痰涂片或培养发现致病菌。胸部X线检查多无异常改变,或仅有肺纹理增粗。

(四)诊断

根据病史咳嗽、咳痰等呼吸道症状,肺部啰音随咳嗽改变等体征,以及血常规和胸部X线检查,可作出临床诊断。痰涂片和痰培养有助于病因诊断。

(五)治疗

主要是控制感染和止咳、化痰、平喘等对症治疗。

1.对症治疗

(1)止咳:剧烈干咳者,可选用喷托维林、氢溴酸右美沙芬等止咳药;对于有痰患者,不宜给予可待因等强力镇咳药;兼有镇咳和祛痰作用的复方制剂,如复方甘草合剂在临床中应用较广泛。

(2)祛痰:咳嗽伴痰难咳出者,可用溴己新、复方氯化铵合剂或盐酸氨溴索等祛咳药,也可用雾化吸入法祛痰,也可行超声雾化吸入。一般不用镇咳药或镇静药,以免抑制咳嗽反射,影响痰液咳出。

(3)平喘:如有支气管痉挛,可选用支气管舒张药,如茶碱类、β受体激动药等。

2.抗菌治疗

及时应用抗菌药物控制气管、支气管内炎症,一般选用青霉素、头孢菌素、大环内酯类、喹诺酮类抗菌药物,或根据细菌培养和药敏试验结果选择药物。以口服为主,必要时可静脉滴注。

(六)常见护理诊断/问题

1.清理呼吸道无效

与呼吸道感染、痰液黏稠有关。

2.气体交换受损

与过敏引起支气管痉挛有关。

（七）护理措施

1.一般护理

（1）病室环境要保持舒适、洁净，室温维持在 18～20℃，湿度为 50%～60%。保持空气新鲜，冬季注意保暖，防止受凉。

（2）给予高蛋白、高维生素、足够热量、易消化饮食；少量多餐，避免油腻、刺激性强、易于产气的食物，防止便秘、腹胀影响呼吸。张口呼吸、痰液黏稠者，应补充足够水分，一般每天饮水1 500mL 以上，以保证呼吸道黏膜的湿润和病变黏膜的修复。做好口腔护理。

（3）适当多休息，体位要保持舒适。

2.病情观察

密切观察患者咳、痰、喘的发作，痰液的性质和量，详细记录痰液的颜色、量和性质，正确收集痰标本并及时送检。

3.对症护理

主要为指导、协助患者有效排痰。

4.对老年患者的护理

高度重视老年患者，因为随着年龄的增长，老年人各器官的生理功能逐渐发生衰老和变化。其肺泡数量减少，且泡壁变薄，泡腔增大，弹性降低，呼吸功能也不断下降，对缺氧和呼吸系统的调节功能也随之减低，咳嗽反射减弱，免疫力低下，使老年人容易出现呼吸道感染，加之老年人常患有其他慢性病变，如脑血管病等，一旦卧床，并发合并症，常可危及生命。其护理要点如下。

（1）保持呼吸道通畅：鼓励咳嗽、咳痰，可应用化痰药物治疗，以稀释痰液，便于咳出，禁用或慎用镇咳药，以防抑制呼吸中枢，引起呼吸抑制甚至昏迷。加强体位护理，勤翻身、叩背或使用其他物理排痰法。当出现症状时，应尽量取侧卧位。一般健侧卧位利于引痰，可左右交替卧位。

（2）观察生命体征：注意呼吸、脉搏及节律的改变，注意痰的颜色、性质和量的变化，如发现患者精神不振或嗜睡、懒言、不喜活动或呼吸困难及发绀等出现，应高度重视，急查血气分析。

（3）正确指导老年人用药：按时服药，正确使用吸入药物或雾化吸入器，定时留取痰标本，及时检查痰细菌培养，及时调整抗生素的应用。

（八）健康教育

1.增强体质

积极参加体育锻炼，根据患者情况选择合适的体育活动，如健身操、太极拳、慢跑等；可增加耐寒训练，如凉水洗脸、冬泳等。

2.避免复发

患者咳嗽、咳痰明显时注意休息，避免劳累；多饮水，进食清淡、富有营养的饮食；保持适当的温、湿度；改善劳动生活环境，防止有害气体污染，避免烟雾、化学物质等有害理化因素的刺激，避免吸入环境中的变应原。

（王晓静）

第二节　支气管扩张

支气管扩张是指直径大于2mm的支气管由于管壁的肌肉和弹性组织破坏引起的慢性异常扩张。临床特点为慢性咳嗽、咳大量脓痰和(或)反复咯血。患者多有幼年麻疹、百日咳或支气管肺炎等病史。由于生活条件的改善、麻疹和百日咳疫苗的预防接种及抗生素的应用等,本病的发病率已明显降低。

一、病因与发病机制

(1)支气管扩张的主要病因是支气管—肺组织感染和支气管阻塞。两者相互影响,促使支气管扩张的发生和发展。

(2)支气管扩张也可能是由先天发育障碍及遗传因素引起的,但较少见。

(3)另有约30%的支气管扩张患者病因未明。

细菌反复感染可使支气管黏膜充血、水肿,分泌物阻塞管腔,引流不畅又加重感染。肺结核纤维组织增生、异物、感染、肿瘤均可引起支气管管腔内阻塞,支气管周围淋巴结肿大或肿瘤压迫等引起管腔狭窄、阻塞。

二、临床表现

1.症状

(1)慢性咳嗽、大量脓痰:与体位改变有关,这是由于支气管扩张部位分泌物积聚,改变体位时,分泌物刺激支气管黏膜引起咳嗽和排痰。其严重程度可用痰量估计:轻度<10mL/d,中度10～150mL/d,重度>150mL/d。急性感染发作时,黄绿色脓痰量每日可达数百毫升。感染时,痰液收集于玻璃瓶中静置后出现分层的特征:上层为泡沫,下悬脓性成分,中层为浑浊黏液,下层为坏死组织沉淀物。引起感染的常见病原体为铜绿假单胞菌、金黄色葡萄球菌、流感嗜血杆菌、肺炎链球菌和卡他莫拉菌。

(2)反复咯血:50%～70%的患者有程度不等的咯血,从痰中带血至大量咯血,咯血量与病情严重程度、病变范围有时不一致。部分患者以反复咯血为唯一症状,临床上称为干性支气管扩张,其病变多位于引流良好的上叶支气管。

(3)反复肺部感染:其特点是同一肺段反复发生肺炎并迁延不愈。这是由于扩张的支气管清除分泌物的功能丧失,引流差,易于反复发生感染。

(4)慢性感染中毒症状:如反复感染,可出现发热、乏力、食欲减退、消瘦、贫血等,儿童可影响发育。

(5)并发症:可并发慢性呼吸衰竭和慢性肺源性心脏病,是支气管扩张的主要死因。大咯血不能控制者易发生失血性休克或窒息。

2.体征

早期或干性支气管扩张可无异常肺部体征,病变重或继发感染时常可闻及下胸部、背部固定而持久的局限性粗湿啰音,有时可闻及哮鸣音,部分慢性患者伴有杵状指(趾)。出现肺气肿、肺心病等并发症时有相应体征。

三、实验室及其他检查

1.影像学检查

胸部X线平片检查时,囊状支气管扩张的气道表现为显著的囊腔,腔内可存在气液平面。CT检查显示管壁增厚的柱状或成串成簇的囊状扩张。支气管造影可以明确支气管扩张的部位、形态、范围和病变严重的程度,主要用于准备外科手术的患者。

2.纤维支气管镜检查

有助于发现患者的出血部位或阻塞原因。还可局部灌洗,取灌洗液进行细菌学和细胞学检查。

四、诊断

根据慢性咳嗽、大量脓痰、反复咯血和肺部反复感染等病史,肺部闻及固定而持久的局限性湿粗啰音,幼年有诱发支气管扩张的疾病史(如麻疹、百日咳等),可作出初步诊断,结合影像学检查,可明确诊断。

五、治疗

1.保持呼吸道通畅

可应用祛痰药及支气管舒张药稀释脓液和促进排痰,再经体位引流清除痰液,痰液引流和抗生素治疗同样重要。

2.控制感染

这是急性期的主要治疗措施。可依据临床表现和痰培养选用有效的抗生素。存在铜绿假单胞菌感染时,可选择口服喹诺酮类,静脉给予氨基糖苷类或第三代头孢菌素。对于慢性咳脓痰的患者,除使用短程抗生素外,还可考虑使用疗程更长的抗生素,如口服阿莫西林或吸入氨基糖苷类,或间断并规则使用单一抗生素以及轮换使用抗生素。

3.手术治疗

反复呼吸道急性感染或大咯血,病变局限在一叶或一侧肺组织,经内科治疗仍顽固反复发作,且全身状况良好者,可考虑外科手术切除病变肺组织。

六、常见护理诊断/问题

1.清理呼吸道无效

与痰量多、无效咳嗽引起痰液不易排出有关。

2.有窒息的危险

与痰多黏稠、大咯血而痰液、血液不能及时排出有关。

七、护理措施

1.病情观察

密切观察患者咳、痰、喘的发作,痰液的性质和量,详细记录痰液的颜色、量和性质,正确收集痰标本并及时送检。

2.一般护理

病室环境要保持舒适、洁净,室温维持在 18～20℃,湿度为 50％～60％。保持空气新鲜,冬季注意保暖,防止受凉。给予高蛋白、高维生素、足够热量、易消化饮食;少量多餐,避免油腻、刺激性强、易于产气的食物,防止便秘、腹胀影响呼吸。张口呼吸、痰液黏稠者,应补充足够水分,一般每天饮水 1 500mL 以上,以保证呼吸道黏膜的湿润和病变黏膜的修复。做好口腔护理。要适当多休息,体位要保持舒适。

3.对症护理

主要为指导、协助患者有效排痰,保持气道清洁。对长期卧床的患者,应经常帮助其变换体位及叩拍背部,指导患者深吸气后用力咳痰。对咳大量脓痰的患者,应指导患者采取体位引流,其方法如下。

(1)引流前向患者解释治疗目的、操作过程,消除患者顾虑,取得患者合作。

(2)依病变部位不同、患者经验(自觉有利于咳痰的体位),采取相应的引流体位。原则上,病肺处于高处,引流支气管开口向下,以利于痰液流入大支气管排出。病变位于右肺上叶者,取坐位或健侧卧位;病变位于右肺中叶者,取仰卧位稍向左侧;病变位于左肺上叶舌叶者,取仰卧位稍向右侧;病变位于左肺下叶者,取俯卧位。对于以上 3 种体位,床脚均抬高 30～50cm。对于病变位于下叶各底段者,床脚抬高 30～50cm。

(3)引流时间为每次 15～30min,每天 2～3 次,宜在饭前进行,以免饭后引流引起呕吐。

(4)引流时鼓励患者咳嗽,若痰液黏稠,可先用生理盐水超声雾化吸入或用化痰药(如氯化铵、溴己新)稀化痰液,提高引流效率。引流时辅以胸部叩击等措施,指导患者进行有效咳嗽,以提高引流效果。

(5)引流过程中,注意观察患者,如有咯血、面色青紫、呼吸困难、胸闷、出汗、疲劳等情况,应立即终止体位引流。

(6)引流完毕,给予漱口,并记录排出的痰量及性质,必要时送检。复查生命体征与肺部呼吸音和啰音变化,评价治疗效果。

八、健康教育

(1)指导患者和家属了解疾病的发生、发展与治疗、护理过程,防止病情进一步恶化。与患者和家属共同制订长期防治的计划。

(2)指导患者建立良好的生活习惯,劳逸结合,培养业余兴趣爱好,消除紧张心理,防止病情进一步加重。补充足够的营养,以增强机体抵抗力。多饮水稀释痰液,有利于排痰。戒烟。

(3)告知患者避免烟雾、灰尘刺激,注意保暖,预防感冒,防止呼吸道感染。

(4)指导患者和家属掌握有效咳嗽、雾化吸入、体位引流方法,以及抗生素的作用、用法、不良反应等。

(5)指导患者和家属学会感染、咯血等症状的监测,定期门诊复查,症状加重时应及时就诊。

(王晓静)

第三节 心力衰竭

心力衰竭(简称心衰)是指在静脉回流正常情况下,由于心肌收缩力下降,心室舒张功能受限、排出受阻,使心排血量不足以维持机体代谢需要的一组临床综合征。心力衰竭按其病程和发展速度分为急性心力衰竭和慢性心力衰竭,以慢性心力衰竭多见;按其发生部位分为左心衰竭、右心衰竭和全心衰竭,以左心衰竭较常见。

一、慢性心力衰竭

1.病因与发病机制

(1)基本病因:①原发性心肌损害(心肌收缩力减弱),常见于冠心病、心肌炎、心肌病、糖尿病等。②心脏负荷过重,常见于高血压、主动脉瓣关闭不全、肺动脉高压等引起的后负荷过重;心脏瓣膜关闭不全、室间隔缺损等引起的前负荷过重。

(2)诱因:感染是最重要的诱因,特别是呼吸道感染。心律失常尤其是心房颤动、过度劳累和情绪激动、血容量增加、治疗和用药不当等也常诱发心衰。

(3)发病机制:心衰早期机体通过代偿机制,使心排血量维持正常。另外,一些神经激素、体液因子,导致心肌损害和心室重塑,又进一步激活神经体液机制,形成恶性循环,从而出现心衰。

2.临床表现

(1)左心衰竭:主要是由肺循环淤血及心排血量降低所引起的症状。①心源性呼吸困难、劳力性呼吸困难出现最早,夜间阵发性呼吸困难最典型,严重时发生急性肺水肿,晚期表现端坐呼吸。②有咳嗽、咳痰、咯血,咳嗽、咳痰常发生在夜间。③心排血量减低引起心悸、疲乏、头晕和少尿,严重时可出现精神症状。④体检,主要有心率增快、第一心音减弱、心尖区舒张期奔马律,以及双肺底有湿啰音等。

（2）右心衰竭：主要是由体循环淤血所引起的表现。①腹胀、食欲不振、恶心、呕吐等消化道症状是最常见的表现,还可有少尿、肝区胀痛等症状。②体检,颈静脉充盈或怒张是主要体征,肝颈静脉反流征阳性具有特征性,还可出现肝大、心源性水肿等。

（3）全心衰竭：同时出现左、右心衰的表现。当出现右心衰时,右心排血量减少,使阵发性呼吸困难等肺循环淤血症状有所减轻。

（4）心功能分级：Ⅰ级是患者患有心脏病,但活动量不受限制,平时一般活动不引起疲乏、心悸、呼吸困难或心绞痛；Ⅱ级是患者体力活动稍受限制,休息时无自觉症状,但平时一般活动下可引起疲乏、心悸、呼吸困难或心绞痛；Ⅲ级是患者体力活动明显受限,小于平时一般活动即引起上述症状；Ⅳ级是患者不能从事任何体力活动,休息状态下也出现心衰的症状,体力活动后加重。

3.治疗

治疗目的是提高运动耐量,阻止或延缓心室重塑,防止心肌损害进一步加重,降低病死率。包括：①治疗病因,去除诱因。②一般治疗,包括控制体力活动,避免精神刺激；减少钠盐的摄入。③药物治疗,利尿药是心力衰竭治疗中最常用的药物,能减轻心脏的容量负荷、减轻水肿。血管紧张素转换酶抑制药（ACEI）或血管紧张素Ⅱ受体阻滞药,除扩张血管、减轻淤血外,更重要的是降低心衰患者神经—体液因子的不利影响,保护心功能。正性肌力药,主要是增强心肌收缩力、增加心排血量。β受体阻滞药,可对抗交感神经的作用而提高患者的运动耐量。

二、急性心力衰竭

急性心力衰竭是指急性心脏病变引起的心排血量显著、急骤降低,导致组织器官灌注不足和急性淤血的综合征。以急性左心衰竭最常见,多表现为急性肺水肿。

1.病因

多见于急性广泛心肌梗死、高血压急症等。严重心律失常、静脉输液过多过快等为其常见诱因。

2.临床表现

①严重的呼吸困难,伴极度的烦躁不安,有窒息感,大汗淋漓。②频繁地咳嗽,咳出大量粉红色泡沫痰。③两肺满布湿性啰音和哮鸣音,心前区舒张期奔马律,严重者可出现心源性休克。

3.治疗

①高流量吸氧。②镇静,可皮下或肌内注射吗啡或哌替啶,使患者安静,扩张外周血管,减少回心血量,减轻呼吸困难。③减少静脉回流,可取两下肢下垂坐位或半坐位。④利尿,可给予作用快而强的利尿药静脉注射。⑤血管扩张药,静脉滴注硝普钠、酚妥拉明或舌下含化硝酸酯制剂,以降低肺静脉压。⑥强心药,可静脉注射快速作用的洋地黄类制剂。⑦氨茶碱,可减

轻支气管痉挛,扩张冠状动脉和加强利尿。⑧糖皮质激素,有助于控制肺水肿。⑨治疗原有疾病和去除诱发因素。

三、心力衰竭的护理问题

(1)活动无耐力。
(2)气体交换受损。
(3)体液过多。
(4)潜在并发症:洋地黄中毒等。

四、心力衰竭的护理措施

1.一般护理

(1)休息与活动:保持病室环境安静、舒适、空气新鲜、温度适宜。休息可以减少心肌耗氧量和对交感神经的刺激,减轻心脏负荷。根据患者心功能状况安排休息与活动,如心功能Ⅰ级,可进行一般的体力活动,避免剧烈运动和重体力劳动;心功能Ⅱ级,稍事轻微活动,增加午睡时间,强调下午休息;心功能Ⅲ级,严格限制活动量,以卧床休息为宜;心功能Ⅳ级,严格卧床休息,患者采取坐位或半卧位。病情好转后,逐渐增加活动量,以防止长期卧床导致肌肉萎缩、静脉血栓形成、皮肤损伤及消化功能减退等不良反应。但活动中如有呼吸困难、胸痛、心悸、疲劳等不适时,应立即停止活动,并以此作为限制最大活动量的指征。

(2)饮食护理:给予低热量、低盐、低动物脂肪、低胆固醇、适量蛋白质、富含维生素C、适量纤维素的食物。少食多餐,避免刺激性食物,戒烟限酒。应用排钾利尿药时,应适量补充含钾丰富的食物并适当放宽对盐的限制。病情好转后适当增加热量摄入。

(3)保持大便通畅:心衰患者由于肠道淤血、进食减少、长期卧床、焦虑及排便方式改变等因素,常发生便秘现象,而用力排便可增加心脏负荷和诱发心律失常。因此,应多吃富含纤维素的蔬菜和水果;进行腹部按摩;指导患者在床上使用便盆或在床边使用便椅排便;病情许可时让患者适当增加活动量;每日清晨给予蜂蜜20mL加适量温开水饮服或遵医嘱应用缓泻剂;必要时给予开塞露塞肛、低压灌肠或人工取便。

(4)合理吸氧:通常以2～4L/min的氧流量吸入。但肺心病心衰应给1～2L/min的氧流量持续吸入;急性左心衰竭应给6～8L/min的氧流量,经25%～70%的乙醇湿化吸入(乙醇能降低泡沫的表面张力使泡沫破裂,从而改善通气);病情特别严重者可给加压吸氧(加压可减少肺泡内液体渗出),也可使用有机硅消泡剂消除泡沫。

2.心理护理

主要措施是增强安全感,减少不良刺激。

3.病情观察

①注意心力衰竭早期征象及严重表现。②观察出入液量及体重变化。③观察并发症及洋地黄中毒表现。④定时监测血清电解质及酸碱平衡情况。

4.并发症的护理

常见并发症有呼吸道感染、下肢静脉血栓形成和动脉栓塞等。在心功能改善后,鼓励患者尽早活动,增加肺活量,注意保暖,保持气道通畅可防止呼吸道感染;协助长期卧床患者做下肢被动运动或用温水浸泡下肢、局部按摩,以防止下肢静脉血栓形成;心力衰竭加重时警惕心腔内血栓脱落引起脑、肾、四肢或肺动脉栓塞,需加强有关症状的观察。

5.用药护理

(1)使用洋地黄类药物:①严格按时、按医嘱给药。②老年人、心肌缺血、缺氧、肝肾衰竭、低血钾、高血钙时尤其要注意观察洋地黄中毒症状。③使用毛花苷丙或毒毛花苷 K 时,务必稀释后缓慢静脉注射。④用药后注意观察疗效,如出现心率减慢、呼吸困难减轻、肝缩小、尿量增加、水肿减退、体重下降、食欲增加等心衰改善的表现,表示洋地黄治疗有效。⑤每次给药前应询问患者有无胃肠道和神经系统症状及心律变化,若出现食欲下降、恶心、呕吐,各种心律失常(特别是室早二联律),头痛、头晕、视物模糊和黄绿视等,应考虑为洋地黄中毒。⑥发现洋地黄中毒时,应遵医嘱立即停用洋地黄及排钾利尿药,出现低钾、低镁血症可予静脉补充钾盐和镁盐,出现快速性心律失常首选苯妥英钠或利多卡因,出现心率缓慢者可静脉注射阿托品或安置临时起搏器。

(2)应用利尿药:准确记录24h出入量,测量体重变化;观察药物不良反应;除非紧急情况,一般利尿药的应用时间宜选择在早晨或日间,避免夜间用药后排尿过频而影响患者的休息。

(3)应用血管扩张药:密切观察血压及心率变化,随时调整静脉滴入的速度和剂量,当血压下降超过原有血压的20%或心率增加20次/分时应及时停药,并与医师联系;告知患者在用药过程中,起床动作宜缓慢,以防发生直立性低血压;使用血管紧张素转换酶抑制药主要应注意咳嗽、间质性肺炎、直立性低血压、蛋白尿等不良反应;硝普钠静脉滴注时应用避光纸包裹。

五、健康教育

①避免感冒,合理饮食,合理安排活动与休息。②育龄妇女避孕或在医生的指导下控制妊娠与分娩。③严格遵医嘱服药。④指导患者加强病情监测。⑤定期门诊随访,出现频繁咳嗽、气急、咳粉红色泡沫痰时及时就医。⑥积极治疗原有心脏疾病。

(王晓静)

第四节　心律失常

心律失常是指由各种原因使心脏冲动的频率、节律、起源部位、传导速度与激动次序出现异常。

一、窦性心律失常

1.窦性心动过速

窦性心动过速是指窦性心率的频率超过 100 次/分。健康人可以出现,某些病理状态如发热、甲状腺功能亢进、休克、心肌病变、心力衰竭,以及某些药物如阿托品、肾上腺素等作用也常会发生。一般无需处理,仅对原发病治疗。必要时可用 β 受体阻滞药如普萘洛尔等以减慢心率。

2.窦性心动过缓

窦性心动过缓是指窦性心律的频率低于 60 次/分。常见于健康人、运动员、睡眠状态,病理状态下可见器质性病变,以及抗心律失常药物、拟胆碱药物等引起。窦性心动过缓无症状者通常无需治疗。如因心率过慢而出现症状者,可使用阿托品、异丙肾上腺素、麻黄碱等药物,严重者可考虑心脏起搏治疗。

3.病态窦房结综合征

病态窦房结综合征是由于窦房结和(或)其周围组织的器质性病变导致功能障碍,从而产生多种心律失常的临床综合征。对无症状的病态窦房结综合征除病因治疗外,应严密观察,不进行抗心律失常治疗。有症状者,尤其是有晕厥史者,应选择起搏治疗。

二、期前收缩

除窦性心动过速外,期前收缩是临床上最常见的心律失常。可分为房性、房室交界性和室性期前收缩三类。期前收缩可为功能性,亦可为器质性心脏病的表现及药物和电解质的影响所致。

1.症状和体征

患者可无症状或有心悸、乏力、头晕等。体检心律不规则,心搏提前出现,其第一心音增强、第二心音减弱,之后有一较长的代偿间期,可有脉搏短绌。

2.心电图特征

①房性期前收缩,提前出现 P′,形态略异于窦性 P 波,P′-R 间期≥0.12s;P′波后的 QRS 波群及 T 波形态正常;代偿间歇不完全。②房室交界性期前收缩,逆行 P′波可出现在 QRS 波之前、之后或融合在 QRS 波群中,QRS 波群形态与窦性者基本相同,代偿间歇多完全。③室性期前收缩,提前出现的 QRS 波宽大畸形,时限≥0.12s,其前无相关 P 波,T 波与 QRS 波群主波方向相反,代偿间歇完全。

3.治疗

主要是针对引起期前收缩的病因和诱因;无症状通常无需治疗;房性和房室交界性期前收缩可选用维拉帕米、β 受体阻滞药、普罗帕酮、胺碘酮等;室性期前收缩可选用美西律、β 受体阻滞药、胺碘酮等,潜在危险较大者首选利多卡因。

三、阵发性心动过速

一系列期前收缩以较高频率连续发生,即称为阵发性心动过速。可分为室上性(房性、房室交界性)和室性阵发性心动过速。前者常发生于无器质性心脏病患者,也可见于各种器质性心脏病患者。后者多见于各种器质性心脏病患者,尤多见于冠心病急性心肌梗死。

1.症状和体征

特点是突发突止。室上性阵发性心动过速持续时间较长者可有心悸、乏力、头晕,甚至可有晕厥、心力衰竭、心绞痛等发生。体检:心率快、心律规则、第一心音强弱一致。室性阵发性心动过速临床症状的轻重视发作时的心室率、持续时间、心功能状态及基础心脏病的不同而异。体检心律略不规则、第一心音强弱不一致。

2.心电图特征

阵发性室上性心动过速为 3 个或 3 个以上的房性或房室交界性期前收缩连续出现,频率为 160~220 次/分,节律规则,QRS 波群形态正常。阵发性室性心动过速为 3 个或 3 个以上的室性期前收缩连续出现,频率为 140~220 次/分,节律可略不规则,QRS 波群宽大、畸形。

3.治疗

室上性阵发性心动过速发作时首选刺激迷走神经的方法治疗,包括刺激咽部引起呕吐反射、屏气法、按压颈动脉窦、按压眼球。也可选用升压药、洋地黄类药物及维拉帕米、普罗帕酮、ATP 等药物。频繁发作者,可行射频消融术。室性阵发性心动过速应紧急施行同步直流电复律,或选用利多卡因静脉注射。

四、扑动和颤动

当自发性异位搏动的频率超过阵发性心动过速范围时就形成了扑动和颤动。临床以颤动更多见。

1.心房扑动和颤动

心房扑动和颤动常见于器质性心脏病患者,如风湿性心脏瓣膜病、冠心病、高血压性心脏病、甲状腺功能亢进(简称甲亢)等。阵发性者也可见于无器质性心脏病者。

(1)症状和体征:房扑患者若心室率不快可无症状,极快的心室率可诱发心绞痛和心力衰竭。听诊心律可规则或不规则。房颤患者若心室率不快则症状不明显,心室率较快者可有心悸、胸闷、气促、乏力等。体检心率快慢不一、心音强弱不等、脉搏短绌。

(2)心电图特征:房扑时心房活动呈规律的锯齿状扑动波,称 F 波,扑动波之间的等电线消失,心房率通常是 240~300 次/分;心室律规则或不规则,取决房室传导比例;QRS 波群形态一般正常。房颤时 P 波消失,代之以 350~600 次/分,形态、间隔及振幅绝对不规则的 f 波;心室率常在 100~160 次/分,R-R 间隔绝对不等,QRS 波群形态多正常。

(3)治疗:急性期首选直流电复律。心室率不快者主要是针对病因和诱因治疗,若心室率较快、发作时间较长,可选用洋地黄类药物、钙通道阻滞药维拉帕米、地尔硫䓬,或 β 受体阻滞药等治疗。顽固性病例药物治疗无效者,可选择射频消融法。对持久性房颤如有复律指征可用同步直流电复律或药物复律。

2.心室扑动和颤动

心室扑动和颤动是致命性心律失常。严重影响排血功能,常为临终前的表现。多见于缺血性心脏病。

(1)症状和体征:迅速出现意识丧失、抽搐、心脏停搏、呼吸停止,脉搏、心音消失,血压无法测得。

(2)心电图特征:心室扑动呈正弦波,波幅大而规则,频率为 150~300 次/分。心室颤动,P-QRS-T 波群消失,代之以形态、频率、振幅完全不规则的室颤波。

(3)治疗:室扑和室颤一旦发生应立即实施同步直流电除颤,同时配合心脏骤停复苏和抗心律失常药物治疗。

五、房室传导阻滞

冲动在心房与心室之间发生阻滞,称房室传导阻滞。一度、二度房室传导阻滞统称为不完全性房室传导阻滞;三度房室传导阻滞又称完全性房室传导阻滞。常为各种器质性心脏病、洋地黄等药物中毒及迷走神经张力增高所引起。

1.症状和体征

一度房室传导阻滞通常无自觉症状,听诊可出现第一心音强弱不等。二度房室传导阻滞可有心悸或乏力、头晕,听诊可有心搏脱漏,Ⅰ型者第一心音逐渐减弱、Ⅱ型者则强度恒定。三度房室传导阻滞取决于心室率的快慢与患者的基础疾病,可有阿一斯综合征,甚至可致猝死,听诊心率慢而规则,第一心音强度有变化,间或可听到心房音和响亮清晰的第一心音(大炮音)。

2.心电图特征

一度房室传导阻滞,P-R 间期延长至大于 0.20s,每个 P 波后均有 1 个 QRS 波群。二度房室传导阻滞有Ⅰ型(莫氏Ⅰ型或文氏现象)和Ⅱ型(莫氏Ⅱ型)。前者 P-R 间期在相继的心搏中逐渐延长,直至 P 波后脱漏 1 个 QRS 波群,以后又周而复始;后者 P-R 间期固定,每隔 1、2或 3 个 P 波后有 1 个 QRS 波群脱漏,形成所谓 2∶1、3∶2 或 4∶3 房室传导阻滞。三度房室传导阻滞 P 波完全不能下传,P 波与 QRS 波群各自独立无关,P-P 间隔相等,R-R 间隔相等;P 波频率大于QRS 波群频率。

3.治疗

针对不同的病因进行治疗。显著缓慢时可用阿托品、异丙肾上腺素静脉给药,必要时安置心脏临时或永久起搏器。

六、心律失常的护理问题

(1)活动无耐力。

（2）有受伤的危险。

（3）潜在并发症：心力衰竭、猝死。

七、心律失常的护理措施

1.一般护理

①发作时患者要卧床休息，通常可取高枕卧位、半卧位或其他舒适体位。②对伴有气促、发绀者应给氧。③给予低脂、低盐、清淡、多纤维素饮食，少量多餐，保持大便通畅。④避免不良刺激，减轻焦虑，消除恐惧。

2.病情观察

观察患者临床症状及神志的变化，定时测量生命体征，尤其应仔细检查心率、心律和脉搏，观测的时间每次不少于1min，以及时发现心律失常、心源性休克、阿—斯综合征、心脏骤停等。

3.用药护理

遵医嘱给药，用药过程中应询问患者的反应，以及时了解疗效及药物不良反应。

4.心电监护

心电监护过程中，如果发现频发性、多源性、成联律的室性期前收缩，室性期前收缩的R波落在前一心搏的T波上（R on T现象），以及出现随时有猝死危险的严重心律失常如室性阵发性心动过速、第三度房室传导阻滞、心室颤动等，应立即通知医生紧急处理。

5.其他

做好各种治疗技术的护理配合，包括电复律术、电除颤术、射频消融术、安装人工心脏起搏器等。

八、健康教育

（1）教育患者积极治疗各种器质性心脏病，避免情绪激动、吸烟、酗酒、喝浓茶等诱发因素，调节自主神经功能。

（2）指导患者坚持服药，不得随意增减或中断治疗，平时加强锻炼、预防感冒。

（3）向患者介绍饮食中应补充维生素，多食新鲜蔬菜和水果，保持大便通畅。

（4）告知患者要定期随访，检测心电图，以及早发现、及时处理病情变化。

（刘萍华）

第五节　食管癌

食管癌是原发于食管的恶性肿瘤，以鳞状上皮癌多见。临床上以进行性吞咽困难为其最典型的症状。

一、病因

食管癌的确切病因目前尚不清楚。但认为食管癌的发生与所在地区的生活条件、饮食习惯、存在强致癌物、缺乏一些抗癌因素及食管癌的遗传易感性(家族性聚集现象)等有关。亚硝胺类化合物和真菌毒素是公认的化学致癌物。

二、临床表现

1.症状和体征

(1)早期症状:早期食管癌症状多不典型,易被忽略。主要症状为胸骨后不适、烧灼感、针刺样或牵拉样痛,进食通过缓慢并有滞留的感觉或轻度哽噎感。早期症状时轻时重,症状持续时间长短不一,甚至可无症状。

(2)中晚期症状:进行性咽下困难是绝大多数患者就诊时的主要症状,但已是本病的较晚期表现。由不能咽下固体食物发展至液体食物亦不能咽下。因食管梗阻的近段有扩张与潴留,故可发生食物反流。进食尤其是进热食或酸性食物后可出现咽下疼痛。

长期摄食不足导致明显的慢性脱水、营养不良、消瘦与恶病质。有左锁骨上淋巴结肿大,或因癌肿扩散转移引起的其他表现,如压迫喉返神经所致的声嘶、骨转移引起的疼痛、肝转移引起的黄疸等。当肿瘤侵及相邻器官并发生穿孔时,可发生食管支气管瘘、纵隔脓肿、肺炎、肺脓肿及主动脉穿破大出血,导致死亡等。

2.临床分型

食管癌的病变部位以中段居多,下段次之,上段最少。部分贲门癌延伸至食管下段,常与食管下段癌在临床上不易区别,故又称食管贲门癌。

三、辅助检查

1.食管黏膜脱落细胞检查

主要用于食管癌高发区现场普查。

2.内镜检查与活组织检查

这是发现与诊断食管癌首选方法。可直接观察病灶的形态,并可在直视下做活组织病理学检查,以确定诊断。

3.食管 X 线检查

早期食管癌 X 线钡剂造影的征象有黏膜皱襞增粗、迂曲及中断、小充盈缺损与小龛影等,中晚期病例可见病变处管腔不规则狭窄、充盈缺损、管壁蠕动消失、黏膜紊乱、软组织影以及腔内型的巨大充盈缺损。

4.食管 CT 扫描检查

可清晰显示食管与邻近器官的关系。

5.超声内镜

能准确判断食管癌的壁内浸润深度、异常肿大的淋巴结以及明确肿瘤对周围器官的浸润情况。对肿瘤分期、治疗方案的选择以及预后判断有重要意义。

四、治疗

根治本病的关键在于对食管癌的早期诊断和治疗。治疗方法包括手术治疗、放疗、化疗、综合治疗和内镜介入治疗。

1.手术治疗

我国食管癌外科手术切除率达80%～90%,术后5年存活率达30%以上,而早期切除常可达到根治效果。

2.放疗

主要适用于手术难度大的上段食管癌和不能切除的中、下段食管癌。上段食管癌放疗效果不亚于手术,故放疗常作为首选。手术前放疗可使癌块缩小,提高切除率和存活率。

3.化疗

一般用于食管癌切除术后,联合用药。

4.综合治疗

通常是放疗加化疗,两者可同时进行也可序贯应用,能提高食管癌的局部控制率,减少远处转移,延长生存期。化疗可增强放疗的作用,但严重不良反应的发生率较高。

5.内镜介入治疗

(1)对于高龄或因其他疾病不能行外科手术的早期食管癌患者,内镜治疗是一项有效的治疗手段。①内镜下黏膜切除术:适用于病灶<2cm,无淋巴转移的黏膜内癌。②内镜下消融术:Nd·YAG激光、微波等也有一定疗效,缺点是治疗后不能得到标本用于病理检查。

(2)进展期食管癌。①单纯扩张:方法简单,但作用时间短且需反复扩张,对病变范围广泛者常无法应用。②食管内支架置放术:在内镜直视下放置合金或塑胶的支架,是治疗食管癌性狭窄的一种姑息疗法,可达到较长时间缓解梗阻、提高生活质量的目的,但上端食管癌与食管胃连接部肿瘤者不易放置。③内镜下实施癌肿消融术等。

五、护理评估

1.一般情况

患者的年龄、性别、职业、婚姻状况、健康史、心理、自理能力等。

2.身体状况

(1)进食情况:吞咽困难、可进食物性状,咽下疼痛、呕吐等情况。

(2)全身情况:生命体征,神志、精神状态,有无衰弱、消瘦、恶病质、水与电解质平衡紊乱等表现。

(3)评估疾病临床类型、严重程度及病变范围。

六、护理措施

（1）饮食营养支持：因不同程度吞咽困难而出现摄入不足，营养不良，水及电解质失衡，导致机体对手术的耐受力下降，故应保证患者的营养素的摄入。

1）口服：能口服者，进食高热量、高蛋白质、丰富维生素的流质或半流质饮食，若患者进食时感食管黏膜有刺痛，可给予清淡无刺激的食物；若不易进食较大、较硬的食物，可食半流质或水分多的软食。

2）静脉营养：暂时不能经口进食者，可根据情况给予静脉营养支持治疗。

3）胃肠造瘘术后的护理：观察造瘘管周围有无渗出液或渗液漏出。由于胃液对皮肤刺激性较大，应及时更换渗湿的敷料并在瘘口周围涂氧化锌或置凡士林纱布保护皮肤，防止发生皮炎。妥善固定用于管饲的暂时性或永久性胃造瘘管，防止脱出或阻塞。

（2）放、化疗期间护理：观察放、化疗的毒性及不良反应，给予对症处理。合理饮食，鼓励患者摄入高蛋白质、低脂肪、易消化的清淡饮食，多饮水，多吃水果。少食多餐。

观察血常规变化，监测体温，预防和控制感染，严格执行无菌操作，注意保暖，做好保护性隔离，预防交叉感染。注意有无皮肤淤斑、牙龈出血、血尿、血便等全身出血倾向。选择合适的给药途径和方法，有计划地合理选择静脉并加以保护，防止药物外渗、静脉炎、静脉血栓的发生，必要时行大静脉置管以保护外周血管。

（3）内镜介入治疗护理：①评估一般情况，向患者及家属讲解内镜治疗的目的、方法、注意事项，消除恐惧、紧张心理。②常规检查血常规、血清四项、凝血四项、肝功能、肾功能、心电图、胸部X线检查、血型等，必要时备血。③如服用非甾体抗炎药（NASID）和抗血小板凝集药物者视病情决定术前停药7～10d。④术前禁食水12h。送患者至内镜中心进行治疗。术后监测生命体征，卧床休息，保持呼吸道通畅，必要时持续低流量吸氧。视病情禁食水，给予抗炎、抑酸治疗、静脉营养支持等处理。注意观察患者有无呕血、黑便、疼痛等症状，预防出血、穿孔等并发症。

七、健康教育

（1）向患者讲解食管癌的诊断、主要症状、病因、治疗方案、预后等，给予心理疏导，增强其与疾病斗争的信心。

（2）化疗期间饮食应清淡，少食多餐；输注化疗药物过程中要特别观察液体有无外渗。

（3）放射治疗中应加强放疗部位的皮肤护理，减少直接日晒、刺激等；着宽松衣服，减少摩擦。

（4）饮食指导。少食多餐，细嚼慢咽，进食易消化食物，低盐饮食，不宜进食生冷或刺激性食物，忌烟、烈性酒。

（5）内镜介入治疗后告知患者饮食要以低渣、温和、易消化为原则，少食多餐，并避免过甜、过咸、过浓、含纤维多的饮食。介入治疗1个月内禁止剧烈运动，如游泳、爬山等。定期复查，如有大便带血、腹痛及其他不适，应及早咨询医生或送院就诊。

（刘萍华）

第六节　消化性溃疡

消化性溃疡主要指发生在胃和十二指肠的慢性溃疡,即胃溃疡(GU)和十二指肠溃疡(DU),因溃疡形成与胃酸/胃蛋白酶的消化作用有关而得名。

一、病因

目前认为,胃、十二指肠黏膜屏障的这一完善而有效的防御和修复机制,足以抵抗胃酸或胃蛋白酶的侵蚀,只有当某些因素损害了这一机制才可能发生胃酸或胃蛋白酶侵蚀黏膜而导致溃疡形成。近年的研究已经明确,幽门螺杆菌和非甾体抗炎药(NSAID)是损害胃十二指肠黏膜屏障从而导致消化性溃疡发病的最常见病因。

二、临床表现

上腹痛是消化性溃疡的主要症状,但部分患者可无症状或症状较轻以至不为患者所注意,而以出血、穿孔等并发症为首发症状。

1.症状

上腹痛为主要症状,性质多为灼痛,多位于中上腹,可偏右或偏左。一般为轻至中度持续性痛。疼痛常有典型的节律性。腹痛多在进食或服用抗酸药后缓解。

部分患者无上述典型表现的疼痛,而仅表现为无规律性的上腹隐痛或不适。具或不具典型疼痛者均可伴有反酸、嗳气、上腹胀等症状。

2.体征

溃疡活动时上腹部可有局限性轻压痛,缓解期无明显体征。

3.特殊类型的消化性溃疡

(1)复合溃疡:指胃和十二指肠同时发生的溃疡。DU 往往先于 GU 出现。幽门梗阻发生率较高。

(2)幽门管溃疡:幽门管溃疡上腹痛的节律性不明显,对药物治疗反应较差,呕吐较多见,较易发生幽门梗阻、出血和穿孔等并发症。

(3)球后溃疡:DU 大多发生在十二指肠球部。发生在球部远段十二指肠的溃疡称球后溃疡,多发生在十二指肠乳头的近端,具 DU 的临床特点,但午夜痛及背部放射痛多见,对药物治疗反应较差,较易并发出血。

(4)巨大溃疡:指直径＞2cm 的溃疡。对药物治疗反应较差、愈合时间较慢,易发生慢性穿透或穿孔。胃的巨大溃疡注意与恶性溃疡鉴别。

(5)老年人消化性溃疡:临床表现多不典型,GU 多位于胃体上部甚至胃底部、溃疡常较大,易误诊为胃癌。

（6）无症状性溃疡：约15％消化性溃疡患者可无症状，而以出血、穿孔等并发症为首发症状。可见于任何年龄，以老年人较多见；NSAID引起的溃疡近半数无症状。

三、辅助检查

1.胃镜检查

这是确诊消化性溃疡首选的检查方法，胃镜检查不仅可对胃十二指肠黏膜直接观察、摄像，还可在直视下取活组织做病理学检查及幽门螺杆菌检测。内镜下溃疡可分为活动期（A）、愈合期（H）和瘢痕期（S）3个病期。

2.X线钡剂检查

适用于对胃镜检查有禁忌或不愿接受胃镜检查者。溃疡的X线征象有直接和间接两种，其中龛影是直接征象，对溃疡有确诊价值。

3.幽门螺杆菌检测

幽门螺杆菌检测应列为消化性溃疡诊断的常规检查项目。检测方法通过胃镜检查取胃黏膜活组织进行检测、^{13}C或^{14}C尿素呼气试验、大便幽门螺杆菌抗原检测及血清学检查（定性检测血清抗幽门螺杆菌IgG抗体）。

4.胃液分析和血清胃泌素测定

一般仅在疑有胃泌素瘤时做鉴别诊断之用。

四、治疗

治疗目的是消除病因、缓解症状、愈合溃疡、防止复发和防治并发症。针对病因的治疗如根除幽门螺杆菌，有可能彻底治愈溃疡病，是近年消化性溃疡治疗的一大进展。

1.一般治疗

生活规律，戒烟酒，避免过度劳累和精神紧张。服用NSAID者尽可能停用，未用者告诫慎用。

2.治疗消化性溃疡的药物及其应用

治疗消化性溃疡的药物可分为抑制胃酸分泌的药物和保护胃黏膜的药物两大类，常与根除幽门螺杆菌治疗配合使用。

3.根除幽门螺杆菌治疗

根除幽门螺杆菌不但可促进溃疡愈合，而且可预防溃疡复发，从而彻底治愈溃疡。因此，凡有幽门螺杆菌感染的消化性溃疡，均应予以根除幽门螺杆菌治疗。一般联合用药。

4.NSAID溃疡的治疗、复发预防及初始预防

对服用NSAID后出现的溃疡，如情况允许应立即停用NSAID，如病情不允许可换用对黏膜损伤少的NSAID，如特异性COX-2抑制药（如塞来昔布）。

5.溃疡复发的预防

有效根除幽门螺杆菌及彻底停服NSAID，可消除消化性溃疡的两大常见病因，因而能大

大减少溃疡复发。对溃疡复发同时伴有幽门螺杆菌感染复发(再感染或复燃)者,可予根除幽门螺杆菌再治疗。

6.外科手术指征

①大量出血经内科治疗无效。②急性穿孔。③瘢痕性幽门梗阻。④胃溃疡癌变。⑤严格内科治疗无效的顽固性溃疡。

五、护理评估

1.一般情况

患者年龄、性别、职业、婚姻状况、健康史、心理、自理能力等。

2.身体评估

营养状况、体重,有无疼痛及上腹压痛体征。

3.有关检查

了解患者血常规、大便隐血、胃液分析、X线钡剂检查及胃镜检查的结果。

六、护理措施

(1)腹痛护理:指导患者使用松弛术,局部热敷、针灸、理疗等方法,必要时可给予相应镇痛药物。

(2)饮食护理:饮食原则包括定时定量、少食多餐、细嚼慢咽。应以清淡、易于消化、富有营养的饮食为主,避免粗糙、过冷、过热、刺激性食物或饮料。

(3)当发生急性穿孔和瘢痕性幽门梗阻时,做好术前准备。亚急性穿孔和慢性穿孔时,观察疼痛性质,指导患者按时服药;急性幽门梗阻时,需禁食水,胃肠减压,静脉补充液体治疗。

(4)心理支持:关心患者,尽可能地满足患者合理的护理要求。

七、健康教育

(1)护理人员应向患者及家属宣传全面治疗的重要性,同时使其了解有关溃疡病的知识,做到有效的自我预防及护理。

(2)用药指导。指导患者慎用或者不用致溃疡药物,如阿司匹林、咖啡因、泼尼松等;指导患者按医嘱正确服药,学会观察药效及不良反应,不擅自停药或减量,防止溃疡复发。

(3)告知患者合理安排工作和生活,注意劳逸结合,保持乐观情绪,嗜烟酒患者应戒烟酒。

(4)在寒冷季节注意保暖,避免受凉,在季节转换和气候骤变时更应注意。

(5)对于年龄偏大的胃溃疡患者应定期到门诊复查,防治癌变。

(刘萍华)

第七节　胃癌

胃癌是最常见的胃肿瘤。在胃的恶性肿瘤中,腺癌占95%。这也是最常见的消化道恶性肿瘤,该病在我国仍是最常见的恶性肿瘤之一,病死率下降并不明显。

一、病因

胃癌的发生是一个多步骤、多因素进行性发展的过程。幽门螺杆菌(Hp)感染与胃癌有共同的流行病学特点:胃癌高发区人群Hp感染率高;Hp抗体阳性人群发生胃癌的危险率高于阴性人群;胃癌有明显的家族聚集倾向,家族发病率高于一般人群2～3倍。

二、临床表现

早期胃癌多无症状,或者仅有一些非特异性消化道症状。因此,仅凭临床症状,诊断早期胃癌十分困难。

进展期胃癌最早出现的症状是上腹痛,同时伴有食欲缺乏、厌食、体重减轻。开始仅为上腹饱胀不适,餐后更甚,继之有隐痛不适,偶呈节律性溃疡样疼痛,但这种疼痛不能被进食或服用制酸药缓解,患者常有早饱感及软弱无力。

三、辅助检查

1.实验室检查

血常规及便常规:缺铁性贫血较常见,是长期失血所致。如有恶性贫血,可见巨幼细胞性贫血。大便隐血持续阳性,有辅助诊断意义。

2.内镜检查

内镜检查结合黏膜活检,是目前最可靠的诊断方法。对早期胃癌,内镜检查更是最佳的诊断方法。一般应在病灶边缘与正常交界处至少取6块以上组织。

四、治疗

1.手术治疗

外科手术切除加区域淋巴结清扫是目前治疗胃癌的主要手段。胃切除范围可分为近端胃切除、远端胃切除及全胃切除。目前国内普遍将D_2手术作为进展期胃癌淋巴结清扫的标准手术。手术效果取决于胃癌的分期、浸润的深度和扩散范围。对那些无法通过手术治愈的患者,部分切除仍然是缓解症状最有效的手段,特别是有梗阻的患者。因此,即使是进展期胃癌,如果无手术禁忌证或远处转移,应尽可能手术切除。

2.内镜下治疗

早期胃癌可在内镜下行电凝切除或剥离切除术(EMR 或 EPMR)。由于早期胃癌可能有淋巴结转移,故需对切除的癌变息肉进行病理检查,如癌变累及到根部或表浅型癌肿侵袭到黏膜下层,需追加手术治疗。

3.化学治疗

早期胃癌且不伴有任何转移灶者,手术后一般不需要化疗。胃癌对化疗并不敏感,但有转移者,视情况而定。

4.其他治疗

(1)体外试验及动物实验表明,生长抑素类似物及 COX-2 抑制药能抑制胃癌生长。

(2)中医中药治疗:中药扶正抗癌方可以配合治疗,但其对人类胃癌的治疗尚需进一步的临床研究。

五、护理评估

(1)一般情况。患者的年龄、性别、职业、婚姻状况、健康史、既往史、心理、自理能力等。

(2)身体状况。①疼痛情况:疼痛位置、性质、时间等情况。②全身情况:生命体征、神志、精神状态,有无衰弱、消瘦、焦虑、恐惧等表现。

(3)评估疾病临床类型、严重程度及病变范围。

六、护理措施

1.减轻疼痛

关心患者,给予其心理支持。提供非药物治疗方法。疼痛剧烈时,可按医嘱给予镇痛药和镇静药,并评估镇痛药的效果。

2.营养支持

供给患者足够的蛋白质、糖类和丰富维生素食物,保证足够热量。对不能进食者,行肠外营养。

3.预防感染及合并症的发生

保持患者口腔、皮肤的清洁,预防感染。

4.心理护理

护理人员应给予患者心理支持,建立良好的医患、护患关系。尽可能地满足患者合理的护理要求。帮助患者树立战胜疾病的信心。

七、健康教育

(1)宜少量多餐,进食营养丰富易消化的饮食,以后慢慢过渡至普通饮食。

（2）忌生、硬、辛辣刺激性食物,忌暴饮暴食,戒烟酒。

（3）乐观向上,保持心情舒畅,避免过度劳累。

（4）需服药者,需严格按照说明书或遵医嘱,注意用药时间、方式、剂量及不良反应。避免服用对胃黏膜有损害性的药物,如阿司匹林、吲哚美辛、皮质类固醇等。

（5）定期复查,不适时就诊。

（江璐芸）

第八节　肠结核

肠结核是结核杆菌侵犯肠壁引起的慢性特异性的感染,临床上以腹痛、腹部压痛、排便异常、腹部肿块和全身中毒症状为多见。本病患者以青壮年为多,20～40 岁者占 60%～70%。女性患病率略高于男性。

一、病因和感染途径

肠结核多数由人型结核杆菌引起,少数可由牛型结核菌感染致病。主要感染途径如下。

1.胃肠道感染

为感染的主要途径。排菌的肺结核患者可因经常吞咽下带有结核杆菌的痰液而被感染致病;或经常与开放性肺结核患者共同进餐,而餐具未经消毒和隔离;或饮用未经消毒的带菌牛奶或乳制品等。结核杆菌进入肠道后,含有结核杆菌的肠内容物因生理原因在回盲部停留时间较长,且回盲部淋巴组织丰富,淋巴组织容易受结核杆菌侵犯,因此肠结核好发在回盲部。

2.血行感染

肠外的结核病灶经血行播散而侵犯肠道。

3.直接蔓延

邻近组织器官的结核病变,如女性的盆腔结核可直接蔓延而侵犯肠壁。

二、发病机制

人体感染后是否发病与机体的免疫力和结核杆菌的毒力和数量有关。如果入侵的结核杆菌数量多、毒力强,而人体的免疫功能低下或因胃肠道功能紊乱引起局部抵抗力下降,可以引发该病。肠结核的病理类型与人体对结核杆菌的免疫力和过敏反应有关。若人体过敏反应强,病变以渗出性为主,感染的结核菌量大,可导致干酪样坏死而形成溃疡型肠结核;若人体免疫反应占优势,病变以肉芽组织增生为主,则称为增生型肠结核;如兼有两种病变者,则称为混合型肠结核。

三、临床表现

(一)症状与体征

本病起病缓慢,病程长,且早期症状不明显。

1.全身症状

表现有午后低热、盗汗、乏力、消瘦等结核病的毒血症状及女性月经失调,甚至可以出现维生素缺乏、贫血、营养不良性水肿、脂肪肝等。

2.腹痛

多位于右下腹,一般为隐痛或钝痛,进食后可诱发或加重,排便后疼痛则可暂时缓解。增生型肠结核并发肠梗阻时,可出现腹部绞痛、腹胀、肠鸣音亢进、肠型及肠蠕动波。

3.腹泻与便秘

腹泻是溃疡型肠结核的突出表现,一般每日 2～4 次,呈糊状或稀水状,无黏液、脓血便及里急后重感。但病变严重时,每日腹泻可多达十余次,大便内可含有少量黏液、脓液,有恶臭。便秘是增生型肠结核的主要表现。本病可出现腹泻与便秘交替表现,其曾被认为是本病的临床特征。

4.腹部肿块

主要见于增殖型肠结核,常在右下腹触及,比较固定,移动度不大,质地中等,伴有轻中度腹痛。

(二)并发症

本病后期常并发肠梗阻、结核性腹膜炎,肠出血少见,急性肠穿孔偶有发生。

四、实验室及其他检查

1.血液检查

可见轻、中度贫血;白细胞总数可正常,但分类中可见淋巴细胞增多;红细胞沉降率在病变活动期可明显增高,所以临床上常将其作为判断肠结核病变活动性的指标之一;结核菌素试验呈强阳性。

2.大便检查

大便常规检查结果多无特异性,大便浓缩后检查时若发现结核杆菌,对痰菌阴性的患者有诊断意义。

3.X 线检查

X 线胃肠钡餐或钡剂灌肠检查对肠结核的诊断有重要意义。可见病变肠段黏膜皱襞粗乱,呈激惹现象,即钡剂在病变肠段排空很快,充盈不佳,而在病变的上、下段则充盈良好,表现为跳跃征象;并可有肠管狭窄、畸形、充盈缺损等影像改变。

4.纤维结肠镜检查

可直观整个结肠及回盲部,并可取结肠组织做活检,对本病的诊断和鉴别有重要意义。

五、诊断

中青年患者有肠外结核,主要是肺结核;临床表现有腹泻、腹痛、右下腹压痛以及原因不明肠梗阻,伴有发热、盗汗等结核毒血症状。结合 X 线和结肠镜检查可有助于诊断。

六、治疗

早期病变具有可逆性,要早期治疗。休息与营养可增强患者抵抗力,是治疗的基础。

1.药物治疗

这是本病治疗关键,主要是抗结核药物治疗。目前多采用短程联合治疗,疗程 6～9 个月。

2.对症治疗

如对腹痛者,可用解痉剂(阿托品等);对便秘者,可用开塞露或生理盐水低压灌肠;对腹泻者,纠正水、电解质失衡等。

3.手术治疗

完全性肠梗阻、急性肠穿孔、肠道大出血积极抢救不能止血者,需及时手术治疗。

七、常见护理诊断/问题

1.体温过高

与结核感染所致毒血症有关。

2.腹痛

与肠结核病变刺激有关。

3.营养失调,低于机体需要量

与结核杆菌毒性作用、消化吸收障碍有关。

4.便秘

与肠道狭窄、肠梗阻有关。

5.焦虑

与疾病病程长、治疗疗程长等有关。

6.潜在并发症

肠梗阻、肠穿孔、肠瘘等。

八、护理措施

1.病情观察

注意观察结核毒血症状及腹部症状及体征的变化;观察患者大便性状、颜色;监测红细胞沉降率变化,以判断肠结核的转归情况。

2.一般护理

保持病室环境整洁、安静、舒适;患者应卧床休息,避免劳累;全身毒血症状重者应严格卧床休息,以降低机体消耗,待病情稳定后可逐步增加活动量。患者应摄入高热量、高蛋白、高维生素、易消化的食物。肠梗阻患者应禁食,必要时胃肠减压;对病情严重者,静脉补充营养及水、电解质。

3.对症护理

腹痛时可采取分散患者注意力、腹部按摩、针灸等方法缓解疼痛,必要时遵医嘱应用阿托品等药物止痛;腹泻时应避免含纤维素多的食物,同时可适当使用止泻药物;便秘时嘱患者多食含纤维素高的食物,可使用开塞露、灌肠等通便方法。

九、健康教育

(1)肠结核的预后取决于早期诊断与及时正规治疗,一般预后良好。必须向患者强调有关结核病的防治知识,特别是肠结核的预防重在肠外结核,如肺结核的早期诊断与积极治疗对防治肠结核至关重要。

(2)对于开放型肺结核患者,要教育其不要吞咽痰液,以免引起肠结核。注意个人卫生,提倡公筷进餐或分餐制,鲜牛奶应消毒后饮用。患者的餐具及用物均应消毒。对患者的大便也应进行消毒处理。

(3)嘱患者注意休息,要劳逸结合,避免疲劳、受凉。

(4)遵医嘱坚持服药,不能擅自增减药量或停药。要注意观察药物的疗效和不良反应,有不适立即到医院就诊,并遵医嘱定期复查。

(刘丹丹)

第九节　结核性腹膜炎

结核性腹膜炎是由结核杆菌引起的慢性弥漫性腹膜炎症。以青壮年多见,女性略多于男性,男女发病率之比约为1∶1.8。临床上以轻症多见,多数缓慢起病,由于临床表现不典型,容易漏诊和误诊。少数患者以急性腹痛、高热而急骤发病。

一、病因和感染途径

结核杆菌是致病的根本因素。感染途径常见的是腹腔内的结核病灶直接蔓延到腹膜,如肠结核、肠系膜淋巴结结核、输卵管结核等,女性内生殖器结核是患本病较常见的原因。少数由血行播散引起,常伴有结核性多浆膜炎、粟粒型肺结核、骨结核、睾丸结核等。

结核性腹膜炎的病理改变与结核杆菌的数量、毒力及机体免疫力等有关。一般可分为渗出型、粘连型、干酪型,以粘连型为最多见,干酪型最少见,同时有两种及以上病变者称为混合型。

二、临床表现

1.结核毒血症状

以发热和盗汗最为常见。以低热与中等热多见,少数为稽留热。高热伴有明显毒血症状者,主要见于渗出型或干酪型病变,或伴有粟粒型肺结核、干酪样肺炎、结核性脑膜炎等重症结核。

2.腹痛

约 2/3 的患者有腹痛,常位于脐周、下腹或全腹,呈持续性隐痛或钝痛,与腹膜炎症及伴有活动性肠结核、肠梗阻或盆腔结核有关。如腹痛呈阵发性加剧,应考虑是否并发不完全性肠梗阻。肠结核急性穿孔、肠系膜淋巴结核、腹腔内结核的干酪样坏死病灶破溃可引起急性腹膜炎。

3.腹泻与便秘

腹泻常见,一般每日不超过 4 次,呈糊状便,有时腹泻与便秘交替出现。

4.体征

(1)患者呈慢性病容,后期可有明显消瘦、水肿、苍白等。

(2)腹部揉面感:由腹膜受慢性炎症的刺激及腹膜增厚所致。

(3)压痛:一般较轻微。少数患者可有明显的压痛、反跳痛,常见于干酪型结核性腹膜炎。

(4)腹部肿块:为增大的大网膜、肿大的肠系膜淋巴结、粘连成团的肠曲或干酪样坏死物积聚而成。多位于脐周,肿块大小不一,边缘不整齐,表面粗糙,固定,有触痛。部分患者可出现腹腔积液。

5.并发症

肠梗阻、肠穿孔、肠瘘及腹腔内脓肿。

三、实验室及其他检查

1.血液检查

部分患者红细胞、血红蛋白呈轻到中度降低;如伴有其他感染,白细胞总数及中性粒细胞数可增高;在病变活动期,红细胞沉降率增快。

2.结核菌素试验(OT 或 PPD)

OT 或 PPD 强阳性反应对诊断有帮助。

3.腹腔积液检查

腹腔积液为渗出液,多呈草黄色,少数为血性,偶尔为乳糜性,相对密度一般超过 1.016,蛋白质含量在 30g/L 以上,白细胞计数超过 $0.5 \times 10^9/L$,以淋巴细胞为主。腹腔积液浓缩直接涂片或培养极少数可检出结核杆菌,腹水动物接种阳性率可达到 50% 以上。

4.X 线检查

腹部 X 线平片可见到钙化影。钡餐造影可发现肠粘连、肠结核、肠瘘、肠腔外肿块等征象,有辅助诊断价值。必要时可进行腹部 CT 检查。

5.腹腔镜检查

一般适用于有游离腹腔积液的患者,禁用于腹膜有广泛粘连者。可窥见腹膜、网膜、内脏表面有散在或集聚的灰白色结节,浆膜失去正常光泽,浑浊粗糙。取活体组织检查,有确诊价值。

四、诊断

根据结核毒血症状,腹痛、腹泻病史并结合结核菌素试验和腹水检查可诊断。

五、治疗

按结核治疗早期、适量、联合、规律、全程的原则进行治疗。因结核性腹膜炎治疗效果比肠结核差,故药物联合治疗应该加强,最好做药物敏感试验或选用以前未用过的抗结核药。有血行播散或严重结核毒血症状时,可加用肾上腺糖皮质激素短期治疗。

六、常见护理诊断/问题

1.腹痛
与腹膜炎症及伴有腹腔或盆腔其他脏器结核、肠梗阻有关。

2.营养失调,低于机体需要量
与结核毒血症及蛋白质丢失有关。

3.腹泻
与肠功能紊乱有关。

4.活动无耐力
与结核杆菌所致全身中毒症状有关。

5.潜在并发症
肠梗阻、肠穿孔、肠瘘等。

七、护理措施

1.病情观察
严密观察疼痛的部位、性质、程度及其变化;对急性腹痛者,还要观察有无生命体征改变。腹痛发作时严禁随意使用镇痛药,以免掩盖症状,要及时报告医生。

2.一般护理
腹痛明显者要卧床休息;保持患者的休息环境安静、舒适,温度、湿度适宜;根据疼痛的性质、程度,按医嘱选用禁食,流质、半流质饮食。

3.对症护理

（1）告知患者有关缓解腹痛的知识，指导和帮助患者缓解疼痛，用鼻深吸气，然后张口慢慢呼气，如此有节奏地反复进行；指导式的想象，利用一个人对某特定事物的想象力从而达到预期效果，如通过回忆一些有趣的往事等使注意力转移、疼痛减轻；局部热疗法，除急腹症外，可对疼痛的局部用热水袋热敷；放松疗法，通过自我意识集中注意力，使全身各部分肌肉放松，从而提高患者对疼痛的耐受力。

（2）遵医嘱选择止痛药物，不自主随便用药。

4.用药护理

根据病情、疼痛性质和程度选择性地给予药物止痛，疼痛发生前用药一般要比疼痛剧烈时用药效果好且剂量偏小。用药后应注意加强观察，防止不良反应、耐药性和成瘾性产生，如阿托品有加快心率、咽干、面色潮红等不良反应，哌替啶、吗啡有成瘾的不良反应，吗啡可抑制呼吸中枢等，故疼痛减轻或缓解后应及时停药。

5.心理护理

因本病病程长、反复发作，且又无显著疗效，患者常出现焦虑等情绪。疼痛发作时可以通过对其进行心理疏导或转移注意力以及介绍必要的疾病相关知识等方法，消除患者恐惧、焦虑、忧郁等心理，稳定患者的情绪，增强患者对疼痛的耐受性，从而减轻或消除疼痛。

（刘丹丹）

第十节　溃疡性结肠炎

溃疡性结肠炎(UC)是一种病因未明、以结肠和直肠的慢性非特异炎性病变为主的疾病，表现为结肠黏膜和黏膜下层有慢性炎症细胞浸润和多发性溃疡形成。临床特点为腹泻、黏液脓血便、腹痛及里急后重。本病可发生于各年龄，以20～40岁青壮年多见，男性略多于女性。

一、病因

本病病因尚未明确，可能与下述因素有关。

1.免疫异常

本病的免疫异常已为大多数学者所公认。

2.感染

常为本病的诱因。

3.遗传倾向

有5%～15%的患者有家族史，且有单卵双胎同患此病现象。

4.其他

精神神经因素、过敏、氧自由基损伤等。

病变自直肠、乙状结肠开始，呈连续性非阶段分布，可扩展到降结肠、横结肠，也可累及全结肠。

二、临床表现

本病为慢性过程,常发作与缓解相交替,病程可达几年至十几年。可因饮食失调、劳累、精神刺激和感染等诱因诱发或加重症状。

(一)消化系统症状与体征

1.腹痛

多为轻、中度,常为痉挛性疼痛,轻者或缓解期患者可无腹痛。疼痛常局限于左下腹或下腹部,亦可波及全腹。临床上多有疼痛—便意—便后缓解的规律。疼痛部位常可有轻压痛。

2.腹泻与黏液脓血便

发生于绝大多数患者。发作期均可有腹泻,轻者每日 2～3 次,大便呈糊状,常混有黏液、脓血,可有腹泻、便秘交替现象。黏液脓血便是本病活动期的重要表现。严重者腹泻每日可达10～30 次,呈血水样而无大便。病变在直肠或乙状结肠时常伴有里急后重感。

3.其他

可有胃部不适、上腹饱胀,重者可出现食欲不振、恶心、呕吐等。

(二)全身表现

患者可有低至中度发热,重症者可有高热,易发生低血钾、低蛋白血症和贫血。

(三)肠外表现

本病可出现多种肠外表现,如外周关节炎、坏疽性脓皮病、巩膜外层炎、前葡萄膜炎、口腔黏膜溃疡等。这些肠外表现在结肠炎得到控制或结肠切除后可以缓解或消失。

(四)临床分型

临床上可根据临床严重程度、临床类型、病变范围、病情(缓解期和活动期)进行分期。

1.临床严重程度

(1)轻度:腹泻每天 4 次以下,便血轻或无,无发热、脉快,贫血轻或无,红细胞沉降率正常。

(2)中度:介于轻型和重型之间,腹泻每天 4 次以上,仅伴有轻微全身表现。

(3)重度:腹泻每天 6 次以上,有明显的黏液血便,体温超过 37.7℃至少持续 2 天以上,脉搏大于 90 次/分,血红蛋白低于 100g/L,红细胞沉降率大于 30mm/h,血清清蛋白小于 30g/L,体重短期内明显减轻。

2.临床类型

(1)初发型:首次发作。

(2)慢性复发型:临床上最多见,发作期与缓解期交替。

(3)慢性持续型:症状持续。

(4)急性暴发型:少见,急性起病,病情严重,全身毒血症状明显,并发症多。

(五)并发症

溃疡性结肠炎患者的并发症可有中毒性巨结肠、肠穿孔、肠梗阻、肠出血和癌变等。

三、实验室及相关检查

1.血液检查

可有红细胞和血红蛋白降低,急性期白细胞增多,红细胞沉降率增快;少数重症患者可有凝血酶原时间延长,血清白蛋白及钠、钾、氯降低。

2.大便检查

镜下可见红细胞、白细胞及巨噬细胞。

3.纤维结肠镜检查

这是本病诊断的重要方法,可确定病变的部位、性质、程度;但对重症患者应慎重,防止发生肠穿孔。

4.X 线钡剂灌肠检查

主要征象有多发性浅溃疡;黏膜粗乱或有细颗粒状;结肠袋消失,肠襞变硬,肠管缩短、变细。对重型或急性暴发型一般不宜做此检查,防止加重病情或诱发中毒性巨结肠。

四、诊断

根据有持续性或反复发作的黏液血便、腹痛、里急后重,伴有(或不伴)不同程度的全身症状,结合结肠镜检所见特征和黏膜活检呈炎性反应,以及 X 线钡剂灌肠所示,在除外细菌性痢疾、阿米巴痢疾、克罗恩(Crohn)病等有关肠道疾病的基础上可确诊。

五、治疗

治疗原则为控制急性发作,缓解病情,减少复发,防治并发症。

1.柳氮磺胺吡啶(SASP)

SASP 为本病治疗首选药。该药口服后大部分到达结肠,经肠道细菌分解为 5-氨基水杨酸与磺胺吡啶,前者为有效成分,滞留在结肠内,与肠上皮接触发挥抗炎作用。适用于轻度或中度、经肾上腺皮质激素治疗缓解的重度患者。5-氨基水杨酸新型制剂能达到远端回肠和结肠发挥药效,这类药有美沙拉嗪、奥沙拉嗪和巴柳氮。由于价格昂贵,适用于不能耐受 SASP 的患者。

2.肾上腺皮质激素

肾上腺皮质激素适用于重型或 SASP 治疗无效的患者。可静脉滴注,也可保留灌肠。

3.手术治疗

手术治疗适用于并发癌变、肠梗阻、肠穿孔等的患者。

六、常见护理诊断/问题

1.腹泻

与肠道炎症致肠道运动功能失调及水钠吸收障碍有关。

2.腹痛

与肠道炎症、溃疡、痉挛有关。

3.营养失调,低于机体需要量

与吸收障碍有关。

4.潜在并发症

中毒性巨结肠、肠出血、癌变。

七、护理措施

1.生活护理

急性发作期和重症患者需卧床休息,以减轻胃肠蠕动,减轻腹痛症状。而轻型生活患者有规律,注意劳逸结合,适当从事轻工作,以减轻心理压力。给患者提供良好的进食环境,增进食欲。指导患者食用高热量、高蛋白、易消化、少渣饮食。避免食用生、冷、辛辣等对胃有刺激性的食物。忌食乳制品。活动期患者应进流质或半流质饮食。病情严重者应禁食,并按医嘱静脉补充营养物质,使肠道得以休息,以减轻炎症和控制症状。

2.病情观察

观察大便的量、性状、排便次数,并做好记录;观察腹痛的部位、性质、程度及生命体征的变化,以及有无皮肤干燥、弹性差等脱水征象;监测有无水及电解质失衡的现象;要及时发现大出血、肠穿孔等并发症,并及时报告。定期检测体重、血红蛋白和血清清蛋白,以了解患者的营养状况。

3.用药护理

对腹痛、腹泻明显的患者,若遵医嘱用阿托品,要注意大剂量时会诱发中毒性巨结肠。柳氮磺胺吡啶在应用时,有两类不良反应:①与剂量相关的反应,如恶心、呕吐、食欲减退、头痛,男性可逆性不育等,餐后服药可减轻胃肠道反应。②药物过敏反应,如皮疹及白细胞减少、溶血、再障等,服药期间应定期复查血常规,一旦发生,立即停用。应用糖皮质激素者,要注意逐渐减量,直至停药,防止反跳。使用免疫抑制药时要注意胃肠道反应、白细胞减少等不良反应。

4.对症护理

疼痛明显者,解释疼痛的原因,告知患者缓解疼痛的方法,如放松、转移注意力,也可用针灸等止痛。疼痛性质突然改变时,注意是否合并大出血、肠梗阻、肠穿孔等并发症,如出现并发症,配合医师积极抢救。腹泻患者要注意观察大便的量、性状、排便次数,保持肛周皮肤卫生,发现有脱水、电解质紊乱时,及时报告医师。

5.心理护理

因溃疡性结肠炎患者病程长,大多数患者有神经过敏、焦虑或抑郁。要关心体贴患者,耐心解答患者提出的问题,解释疾病的发生、发展过程、治疗效果及预后,使患者自觉配合治疗。

八、健康教育

(1)本病的轻型和长期缓解者预后较好,反复发作、暴发型或有并发症者预后较差。

(2)合理休息,正确对待疾病,劳逸结合,保持良好心态,树立战胜疾病的信心。

(3)合理饮食,保证每日摄取足够的营养,避免粗纤维食物及刺激性食物,忌冷食。

(4)坚持治疗,学会识别药物的不良反应,不得随意停药或换药。出现腹泻、腹痛加剧,便血时,及时就诊。

(刘丹丹)

第十一节　肝硬化

肝硬化是以肝组织弥漫性纤维化、假小叶和再生结节形成为特征的慢性肝病。临床以肝功能减退和门静脉高压为主要表现,晚期可出现一系列严重的并发症。肝硬化是我国常见疾病和主要死亡病因之一。

一、病因与发病机制

引起肝硬化的病因很多,目前在我国以病毒性肝炎最为常见,欧美国家则以酒精中毒居多。

1.病毒性肝炎

主要是乙型、丙型和丁型肝炎病毒感染。乙型和丙型或丁型肝炎病毒的重叠感染可加速病情进展,其发病机制主要与肝炎病毒所造成的免疫损伤有关,经慢性肝炎尤其是慢性活动性肝炎演变而来,故称为肝炎后性肝硬化;甲型和戊型病毒性肝炎一般不发展为肝硬化。

2.血吸虫病

对于反复或长期感染血吸虫的患者,由于虫卵及其毒性产物在肝脏汇管区的刺激,引起汇管区纤维结缔组织增生,导致窦前性门静脉高压,但由于再生结节不明显,故严格来说应称为血吸虫性肝纤维化。

3.酒精中毒

对于长期大量饮酒者(一般为每日摄入酒精80g达10年以上),乙醇及其中间代谢产物(乙醛)直接损害肝细胞,引起酒精性肝炎,并发展为肝硬化,长期酗酒所致的营养失调也对肝脏有一定的损害作用。

4.药物及化学毒物

长期反复接触某些化学性毒物如磷、砷、四氯化碳等,或长期服用某些药物如异烟肼、双醋酚丁、甲基多巴等,可引起中毒性肝炎,最终发展成为肝硬化。

5.胆汁淤积

不论是肝内胆管还是肝外胆管发生的持续性胆汁淤积,由于高浓度的胆红素及胆汁酸对肝细胞的化学性损害,可致肝细胞变性坏死和结缔组织增生,最终发生肝硬化。

6.循环障碍

慢性右心功能不全、心包压塞以及肝静脉或下腔静脉回流障碍导致肝脏长期淤血,肝细胞因缺氧而发生变性坏死和结缔组织增生,导致肝硬化。

7.其他

造成肝硬化直接和间接的原因还有很多,如代谢障碍、营养失调、遗传和代谢性疾病等。少数患者病因不明,称为隐匿性肝硬化。

二、临床表现

肝硬化的病程进展多较缓慢,但少数因短期大片肝坏死,可在数月后发展为肝硬化。临床上根据患者肝脏功能的代偿状况,将肝硬化分为肝功能代偿期和肝功能失代偿期。

(一)代偿期

部分患者可无任何不适。多数患者早期以乏力、食欲不振较为突出,可伴有恶心、厌油腻、腹胀、腹泻及上腹不适等症状。症状多呈间歇性,常与劳累有关,休息和治疗后可缓解。患者多消瘦,肝脏可轻度肿大,质中等度硬,伴轻度压痛。脾脏也可有轻、中度肿大。肝功能正常或轻度异常。

(二)失代偿期

失代偿期主要表现为肝功能减退和门静脉高压所致的症状和体征。

1.肝功能减退的表现

(1)全身症状与体征:一般情况和营养状况均较差,不规则低热,面色灰黯黝黑(肝病面容)等。

(2)消化道症状:食欲不振甚至厌食、腹胀不适、恶心呕吐,稍进油腻肉食即易引起腹泻。

(3)出血倾向和贫血:患者常可发生鼻出血、牙龈出血、皮肤紫癜和胃肠出血等,女性常有月经过多。

(4)内分泌失调:男性有性欲减退、睾丸萎缩、毛发脱落及乳房发育,女性出现月经失调、闭经、不孕等,患者常有肝掌和蜘蛛痣。颜面部及其他暴露部位皮肤出现色素沉着,严重者出现低血糖。

2.门静脉高压的表现

脾大、侧支循环的建立与开放、腹水是门静脉高压的三大临床表现。

(1)脾大:门静脉高压可致脾脏淤血性肿大,多为轻、中度肿大。后期脾功能亢进后可出现红细胞、白细胞和血小板均减少。

(2)侧支循环的建立与开放:临床上重要的侧支循环有食管和胃底静脉曲张,腹壁静脉曲张,痔核形成。原因是门静脉高压时,来自消化器官和脾脏的回心血液流经肝脏受阻,使门、腔静脉交通支扩张,建立起侧支循环。

（3）腹水：是失代偿期最突出的表现。早期腹胀，以饭后明显；大量时出现呼吸困难、心悸，患者腹部膨隆，可见脐外翻或脐疝，皮肤紧绷发亮。

腹水形成的因素有：①门静脉高压使腹腔脏器毛细血管床静水压增高，组织间液回流减少而漏入腹腔。②低蛋白质血症使血浆胶体渗透压降低，血管内液外渗。③肝静脉回流受阻，使肝淋巴液生成增多，超过胸导管引流能力而渗入腹腔。④继发性醛固酮、抗利尿激素增多引起钠水潴留。⑤有效循环血容量不足，导致肾血流量、排钠和排尿量减少。

（三）并发症

1.上消化道出血

此为最常见的并发症，多是食管下段和胃底静脉曲张破裂所致，表现为突发的大量呕血和黑便。

2.感染

易合并肺炎、胆道感染、大肠杆菌性败血症、自发性细菌性腹膜炎（SBP）等。

3.肝性脑病

这是晚期肝硬化最严重的并发症，也是最常见的死亡原因。

4.其他并发症

原发性肝癌、肝肾综合征（功能性肾衰竭）、电解质和酸碱平衡紊乱（低钠血症、低钾血症与代谢性碱中毒）。

三、实验室及其他检查

1.血常规检查

失代偿期时，可有不同程度贫血。脾功能亢进时，全血细胞减少。

2.尿常规检查

失代偿期时，尿内可有蛋白、管型、红细胞。有黄疸时，尿胆红素阳性、尿胆原增加。

3.肝功能检查

代偿期肝功能正常或轻度异常，失代偿期则多有异常。重症患者可有血清胆红素增高。转氨酶轻、中度增高，一般以谷丙转氨酶（ALT）增高较显著，当肝细胞广泛大量坏死时，则可能有谷草转氨酶（AST）升高。血清白蛋白（又称清蛋白）下降，球蛋白增高，白蛋白/球蛋白比值降低或倒置。凝血酶原时间有不同程度的延长。

4.腹水检查

一般为漏出液，患者并发自发性腹膜炎、结核性腹膜炎或癌变时，腹水性质可发生改变。

5.影像检查

超声可见肝脏的大小、外形改变和脾大。门脉高压时，门静脉主干内径＞13mm，脾静脉内径＞8mm。食管X线钡餐检查可见食管下段虫蚀样或蚯蚓样改变，胃底静脉曲张，可见菊花样充盈缺损。

6.内镜检查

可直观静脉曲张的部位和程度。

7.肝穿刺活组织检查

若有假小叶形成,可确诊为肝硬化。

四、诊断

诊断肝硬化的主要依据:有病毒性肝炎、长期酗酒等病史,有肝功能减退和门静脉高压症的临床表现,肝脏质硬有结节感,肝功能试验有阳性发现,活组织检查有假小叶形成。

五、治疗

目前尚无特效治疗方法。失代偿期的治疗主要是对症处理、改善肝功能及抢救并发症,有手术适应证者慎重选择时机进行手术治疗。

(一)抗纤维化

无特效药,平日可用维生素(如 B 族维生素、维生素 C、维生素 E)、保肝(如熊去氧胆酸、强力宁等)、抗纤维化(如秋水仙碱、肾上腺糖皮质激素等)或活血化瘀中药。

(二)腹水治疗

1.限水、限钠

限钠比限水更重要。

2.增加水钠排出

(1)使用利尿药是最广泛的治疗腹水的方法。主张排钾和保钾利尿药合用,加强疗效,减少不良反应。过快利尿会导致水、电解质紊乱,严重者可诱发肝性脑病和肝肾综合征。

(2)腹腔穿刺放液:大量腹水出现明显压迫症状时,可穿刺放液以减轻症状,但要严格控制每次放液量。

3.提高血浆胶体渗透压

定期输注血浆、新鲜血液或白蛋白,有利于促进腹水的消退,也可改善患者的一般状况。

4.自身腹水浓缩回输

放出的腹水浓缩后,回输至患者静脉内,可提高血浆白蛋白浓度和血浆胶体渗透压,增加血容量,改善肾血流灌注,从而起到利尿、减少腹水的作用,多用于难治性腹水患者的治疗。

5.增加腹水去路

例如腹腔—颈静脉引流,是将腹水引入上腔静脉;胸导管—颈内静脉吻合术可使肝淋巴液顺利进入颈内静脉,从而减少肝淋巴液漏入腹腔,使腹水的来源减少。

(三)并发症的治疗

自发性腹膜炎常迅速加重肝损害,诱发肝肾综合征、肝性脑病等严重并发症,所以应早诊断、早治疗。应选择对肠道革兰阴性菌有效、腹水浓度高、肾毒性小的广谱抗生素,以头孢噻肟等第三代头孢菌素为首选,可联合半合成广谱青霉素与 β-内酰胺酶抑制药的混合物,静脉足量、足疗程给药。

（四）手术治疗

通过各种分流、断流和脾切除术等,降低门静脉压力和消除脾功能亢进。肝移植是近年来最新的治疗肝硬化的方法。

六、常见护理诊断/问题

1.营养失调,低于机体需要量

与严重肝功能损害、摄入量不足有关。

2.体液过多

与门静脉高压、血浆胶体渗透压下降等导致腹水有关。

3.有感染的危险

与营养障碍、白细胞减少等致机体抵抗力下降有关。

4.焦虑

与疾病需要长期的治疗和复杂的自我照顾方式有关。

5.活动无耐力

与肝功能减退有关。

6.潜在并发症

上消化道出血、电解质紊乱。

七、护理措施

1.休息和体位

休息可减轻患者能量消耗,减轻肝脏负担,有助于肝细胞修复。代偿期患者可参加轻体力工作,减少活动量;失代偿期患者应多卧床休息,卧床时尽量取平卧位,以增加肝、肾血流量。大量腹水者可取半卧位,以使膈下降,有利于呼吸运动,减轻呼吸困难和心悸。

2.饮食

(1)饮食注意事项:肝硬化患者饮食原则为高热量、高蛋白、高维生素、易消化饮食,并随病情变化及时调整。对食欲不振、恶心呕吐的患者,应于进食前给予口腔护理以促进食欲。在允许范围内尽量照顾患者的饮食习惯和口味,以促进食欲。①蛋白质:是肝细胞修复和维持血清清蛋白正常水平的重要物质基础,应保证其摄入量为 $1.0\sim1.5g/(kg\cdot d)$。蛋白质应以豆制品、鸡蛋、牛奶、鱼、鸡肉、猪瘦肉为主。肝功能显著损害或有肝性脑病先兆者应限制蛋白质,待病情好转后再逐渐增加蛋白质的摄入量,并应以植物蛋白为主,如豆制品,因其含蛋氨酸、芳香氨基酸和产氨氨基酸较少。②维生素:多食新鲜蔬菜和水果,如西红柿、柑橘等,日常食用可保证维生素需求。③限制水钠:有腹水者应低盐或无盐饮食,钠限制在 $500\sim800mg/d$(NaCl $1.2\sim2g/d$),限制液体入量,进水量应限制在 $1\,000mL/d$ 左右。少用含钠较多食物,如咸肉、酱菜、酱油、罐头食品、含钠味精等。含钠较少食物有粮谷类、瓜茄类、水果等。含钾多的食物有水果、硬壳果、马铃薯、干豆、肉类等。④避免损伤曲张静脉:患者进餐时应细嚼慢咽,避免进食刺激性强、粗纤维多和较硬、油炸食物,戒烟酒。

(2)营养支持:必要时遵医嘱静脉补充足够的营养,如高渗葡萄糖、复方氨基酸、清蛋白(又称白蛋白)或新鲜血。

(3)营养状况监测:评估患者的饮食和营养状况、体重和血白蛋白水平。

3.维持体液平衡

准确记录每日出入液量,定期测量腹围和体重,以观察腹水消长情况。使用利尿药时,剂量不宜过大,利尿速度不宜过快,每周体重减轻以不超过2kg为宜。应用利尿药时,监测体重变化及血钾、钠、氯化物,防止电解质紊乱发生,可口服或静脉补充电解质,饮食也可起协助作用,低钾患者可补充香蕉、橘子、橙子等高钾水果。

4.病情观察

观察患者症状、体征的变化,注意有无并发症发生。如有无各种出血征兆,如呕血、黑便、鼻出血、牙龈出血、皮肤黏膜出血点、淤斑等出血表现;有无行为和性格改变,如智力定向力障碍、烦躁不安、嗜睡、扑翼样震颤等肝性脑病表现;有无尿量减少等肾衰竭表现;有无发热、腹痛等自发性腹膜炎发生。对进食量不足、呕吐、腹泻、长期用利尿药、大量放腹水的患者,密切监测电解质和酸碱度的变化。

5.腹水患者的护理

(1)体位:多卧床休息,尽量取平卧位,以增加肝肾血流量,改善肝细胞的营养,提高肾小球滤过率。大量腹水患者取半卧位,使横膈下降,增加肺活量,以减轻呼吸困难。

(2)大量腹水时,避免腹内压突然剧增的因素,如剧烈咳嗽、打喷嚏、用力排便等。

(3)控制钠和水的摄入量:见饮食护理。

(4)药物护理:观察利尿药的效果和不良反应,过快利尿会导致水、电解质紊乱,严重者可诱发肝性脑病和肝肾综合征,要注意了解电解质水平,观察患者有无意识神志改变、有无尿量减少。

(5)观察腹水和下肢水肿的消长:准确记录出入量,测腹围、体重。测腹围时注意于同一时间、同一体位、同一部位上进行。

(6)加强皮肤护理,防止压疮发生:保持床铺平整、干燥,定时更换体位、按摩等。

(7)对腹腔穿刺放腹水者,术前说明注意事项,测量体重、腹围、生命体征,排空膀胱以免误伤;术中及术后监测生命体征,观察有无不适反应;术毕用无菌敷料覆盖穿刺部位,如有溢液可用明胶海棉处置,缚紧腹带,以免腹内压骤然下降;记录抽出腹水的量、性质和颜色,将标本及时送检。

6.心理支持

鼓励患者说出其内心感受和忧虑,增加与患者交谈的时间,与患者一起讨论其可能面对的问题,在精神上给予患者安慰和支持。充分利用来自他人的情感支持,鼓励患者同那些经受同样事件以及理解患者处境的人多交流。引导患者家属在情感上多关心患者,使患者从情感宣泄中减轻沉重的心理压力。

八、健康教育

1.休息指导

保证身心两方面的休息,增强活动耐力。生活起居有规律,保证足够的休息和睡眠。在安排好治疗和身体调理的同时,勿过多考虑病情,遇事豁达开朗。

2.饮食指导

指导患者根据病情制订合理的饮食计划和营养搭配,使患者充分认识到饮食治疗对肝硬化患者的重要性以及饮食应注意的事项,除应加强营养外,要避免粗糙食物,戒除烟酒等,切实落实饮食计划。

3.用药指导

嘱患者遵医嘱用药,指导其认识常用的对肝脏有害药物,勿滥用药,以免服药不当加重肝脏负担和损害肝功能,介绍患者所用药物的不良反应,如服用利尿药者出现软弱无力、心悸等症状时,提示低钠、低钾血症,应及时就诊。

4.心理指导

帮助患者和家属掌握本病的有关知识和自我护理方法,帮助患者树立战胜疾病的信心,使心情保持愉快,把治疗计划落实到日常生活中。

5.家庭指导

让患者家属关心患者,了解各种并发症的主要诱发因素及其基本表现,发现并发症时,及时就医,疾病恢复期应定时复诊和检查肝功能。

（江璐芸）

第十二节　肾小球疾病

一、概述

肾小球疾病是一组以血尿、蛋白尿、水肿、高血压等为主要临床表现的肾脏疾病。根据病因可分为原发性、继发性和遗传性三大类。原发性肾小球疾病大多病因不明;继发性肾小球疾病是指继发于全身性疾病的肾脏损害,如系统性红斑狼疮肾炎、糖尿病肾病等;遗传性肾小球疾病是指遗传基因突变所致的肾小球疾病,如奥尔波特（Alport）综合征等。其中原发性肾小球疾病占绝大多数。

（一）原发性肾小球疾病的分类

1.原发性肾小球疾病的临床分型

（1）急性肾小球肾炎（AGN）。

（2）急进性肾小球肾炎（RPGN）。

(3)慢性肾小球肾炎(CGN)。

(4)无症状性血尿或(和)蛋白尿(隐匿性肾小球肾炎)。

(5)肾病综合征(NS)。

2.原发性肾小球疾病的病理分型

世界卫生组织(WHO)1995年制定的肾小球疾病病理学分类标准将其分为以下几类。

(1)轻微性肾小球病变。

(2)局灶性节段性病变。

(3)弥漫性肾小球肾炎。

1)膜性肾病。

2)增生性肾炎:系膜增生性肾小球肾炎;毛细血管内增生性肾小球肾炎;系膜毛细血管性肾小球肾炎;新月体性和坏死性肾小球肾炎。

3)硬化性肾小球肾炎。

(4)未分类的肾小球肾炎:肾小球疾病的临床和病理类型之间有一定联系,但二者之间又常难以有肯定的对应关系,同一病理类型可呈现多种不同的临床表现,而相同的一种临床表现可来自多种不同的病理类型。因此,肾活检是确定肾小球病病理类型和病变程度的必需手段。

(二)发病机制

多数肾小球疾病是免疫介导性炎症疾病,在慢性进展过程中也有免疫非炎症机制参与。

1.免疫反应

(1)循环免疫复合物(CIC)沉积:某些外源性抗原(如致肾炎链球菌的某些成分)或内源性抗原(如天然DNA)可刺激机体产生相应抗体,在血液循环中形成CIC,CIC在某些情况下沉积或为肾小球所捕捉,并激活炎症介质后导致肾炎产生。一般认为肾小球系膜区和(或)内皮下免疫复合物常为CIC的发病机制。

(2)原位免疫复合物形成:指血液循环中游离抗体(或抗原)与肾小球固有抗原或已种植于肾小球的外源性抗原(或抗体)相结合,在肾脏局部形成免疫复合物,并导致肾炎。一般认为肾小球基底膜上皮细胞侧免疫复合物主要是由于原位免疫复合物发病机制。

原位免疫复合物形成或CIC沉积所致的肾小球免疫复合物,如为被单核—巨噬细胞、局部浸润的中性粒细胞吞噬或肾小球系膜细胞所清除,病变则多可恢复。若肾小球内免疫复合物持续存在或继续沉积和形成,则可导致病变持续和进展。

2.炎症反应

始发的免疫反应需引起炎症反应,才能导致肾小球损伤及其临床症状。炎症介导系统包括炎症细胞和炎症介质两大类。单核—巨噬细胞、中性粒细胞、嗜酸性粒细胞及血小板等炎症细胞可产生多种炎症介质,造成肾小球炎症病变。

二、急性肾小球肾炎

急性肾小球肾炎(AGN)简称急性肾炎,急性起病,以血尿、蛋白尿、水肿、高血压为主要表现,可伴有一过性氮质血症,临床上绝大多数属急性链球菌感染后肾小球肾炎(PSGN)。

（一）病因与发病机制

本病是由 β 溶血性链球菌 A 组感染诱发的自身免疫反应引起的。链球菌的胞壁成分或某些分泌蛋白刺激机体产生抗体，形成循环免疫复合物沉积于肾小球或形成原位免疫复合物种植于肾小球，均发生免疫反应引起的双侧肾脏弥漫的炎症。本病病理类型为毛细血管内增生性肾炎，病变呈弥漫性，以肾小球内皮细胞及系膜细胞增生为主，肾小管病变不明显。

（二）临床表现

本病好发于儿童（5～14 岁多见），男性多于女性。前驱病常为链球菌所致的上呼吸道感染，如急性化脓性扁桃体炎、咽炎、淋巴结炎等。潜伏期为 1～3 周（平均 10d）。病情轻重不一，轻者呈亚临床型，仅有尿常规及血清 C_3 异常；典型者呈急性肾炎综合征表现，重症者可发生急性肾衰竭。本病预后良好，常可在数月内临床自愈。

1.尿异常

几乎全部患者有肾小球源性血尿，镜下血尿为主，肉眼血尿颜色可呈洗肉水样。通常肉眼血尿 1～2 周后即转为镜下血尿，少数持续 3～4 周。

2.水肿

水肿是最常见的症状，轻者仅累及眼睑及颜面，晨起重；重者波及全身，少数可伴胸水、腹水。此为肾炎性水肿，部分老年患者可因水钠潴留诱发心力衰竭，严重者可因急性肺水肿于数小时内死亡。

3.高血压

见于 80% 的病例，出现一过性轻中度高血压，系因水钠潴留所致。与水肿发生程度一致，随尿量增加、水肿消退，血压可缓解。

4.肾功能异常

起病早期可因肾小球滤过率下降而尿量减少，少数患者甚至少尿（<400mL/d）。肾功能可能一过性受损，表现为轻度氮质血症。

（三）辅助检查

1.尿液检查

尿中红细胞多为变形红细胞，可见红细胞管型，是急性肾炎的重要特点。尿蛋白多为（＋）～（＋＋），20% 可有大量蛋白尿。

2.血液检查

红细胞计数及血红蛋白可稍低。白细胞计数可正常或增高。红细胞沉降率增快，2～3 个月内恢复正常。

3.肾功能检查

肾小球滤过率（GFR）呈不同程度下降。临床常见一过性氮质血症，血中尿素氮、肌酐增高。

4.血补体测定

早期血总补体及 C_3 均明显下降，8 周内渐恢复正常。C_3 的动态变化是急性链球菌感染后肾小球肾炎的重要确诊指标。

5.血清抗链球菌溶血素"O"（ASO）

滴度升高，提示近期内曾有过链球菌感染。

（四）诊断

对于链球菌感染后1～3周发生血尿、蛋白尿、水肿和高血压，甚至少尿及氮质血症等急性肾炎综合征表现，伴血清 C_3 下降，病情于发病8周内逐渐减轻到完全恢复正常者，即可临床诊断为急性肾炎。对肾小球滤过率进行性下降或病情于2个月尚未见全面好转者，应及时做肾活检，以明确诊断。

（五）治疗

以卧床休息和对症治疗为主。急性肾衰竭病例应予透析，待其自然恢复。本病为自限性疾病，不宜用糖皮质激素及细胞毒药物。

1.对症治疗

水肿、高血压及尿量减少均可通过限盐、限水、利尿治疗得以缓解。经休息、利尿药使用后，对血压控制不满意时可加用其他降压药物，如血管紧张素转换酶抑制药（ACEI）等。肾功能正常者不需限制蛋白质入量，但氮质血症时应限制蛋白质摄入，并以优质动物蛋白为主。明显少尿者应限制液体入量。

2.控制感染灶

链球菌感染者肌内注射青霉素10～14d（过敏者可用大环内酯类抗生素）。反复发作的慢性扁桃体炎，待病情稳定后可考虑做扁桃体摘除，术前、术后2周需注射青霉素。

3.透析治疗

对发生急性肾衰竭且有透析指征者，及时给予透析治疗。

4.中医治疗

中医采用祛风利水、清热解毒、凉血止血等治疗。

（六）常见护理诊断/问题

1.体液过多

与肾小球滤过率下降有关。

2.皮肤完整性受损的危险

与水肿有关。

3.潜在并发症

急性心力衰竭、高血压脑病、急性肾衰竭。

（七）护理措施

1.休息

症状明显者卧床休息4～6周，至水肿消退、血压正常、肉眼血尿消失，可在室内轻度活动。1～2个月内活动量宜加限制，3个月内避免剧烈活动。

2.病情观察

（1）症状观察：包括水肿、尿量、血压、肉眼血尿变化情况，尿常规中血尿、蛋白尿的变化情况，肾功能（内生肌酐清除率、血尿素氮和血肌酐）的变化情况。

（2）并发症预防：密切观察严重水肿患者的病情变化，患者水肿越严重，血压会越高，尿量也会减少越明显，急性肾衰竭、急性心力衰竭以及高血压脑病发生概率就会增高。密切观察并发症的早期表现，如患者出现烦躁不安、憋喘、发绀、不能平卧、肺底湿性啰音、尿量持续减少等,要立即报告医生,同时配合医生做急救处理。

(八)健康教育

预防链球菌感染。平日加强锻炼,注意皮肤清洁卫生,以减少呼吸道及皮肤感染。一旦感染则应及时彻底治疗。感染后2~3周有异常时应查尿常规。因少量镜下血尿及微量尿蛋白有时可迁延半年至一年才消失,需定期门诊复查。

三、急进性肾小球肾炎

急进性肾小球肾炎(RPGN)以急性肾炎综合征、肾功能急剧恶化、多在早期出现少尿性急性肾衰竭为临床特征,病理类型为新月体性肾小球肾炎的一组疾病。

(一)病因与发病机制

急进性肾小球肾炎是由多种原因所致的一组疾病(以下简称急进性肾炎)。RPGN患者约半数有上呼吸道感染的前驱病史,其中少数为典型的链球菌感染,其他多为病毒感染,但感染与RPGN发病的关系尚未明确。接触某些有机化学溶剂、碳氢化合物如汽油,与RPGN I型发病有较密切的关系。RPGN的诱发因素包括吸烟、吸毒、接触碳氢化合物等。患者可能具有遗传易感性。

肾脏体积常较正常增大。病理类型为新月体性肾小球肾炎。RPGN根据免疫病理可分为三型,其病因及发病机制各不相同。I型又称抗肾小球基底膜型肾小球肾炎,由于抗肾小球基底膜抗体与肾小球基底膜(GBM)抗原相结合,激活补体而致病。II型又称免疫复合物型,因肾小球内循环免疫复合物的沉积或原位免疫复合物形成,激活补体而致病。III型为少免疫复合物型,肾小球内无或仅微量免疫球蛋白沉积。多数可能为原发性小血管炎肾损害,血清中抗中性粒细胞胞浆抗体(ANCA)阳性。光镜下通常以广泛(50%以上)的肾小球囊腔内有大新月体形成(占肾小球囊腔50%以上)为主要特征。

(二)临床表现

我国以II型多见,I型好发于青中年,II型及III型常见于中、老年患者,男性居多。

患者可有前驱呼吸道感染,起病多较急,病情急骤进展。急性肾炎综合征(起病急、血尿、蛋白尿、尿少、水肿、高血压),多在早期出现少尿或无尿,进行性肾功能恶化并发展成尿毒症,为其临床特征。患者常伴有中度贫血。II型患者约半数可伴肾病综合征,III型患者常有不明原因的乏力、发热、关节痛、咯血等系统性血管炎的表现。

(三)辅助检查

1.免疫学检查

可见抗GBM抗体阳性(I型)、ANCA阳性(III型)。此外,II型患者的血循环免疫复合物可呈阳性,可伴血清C_3降低。

2.B超检查

常显示双肾增大。

(四)诊断

凡急性肾炎综合征伴肾功能急剧恶化,无论是否已达到少尿性急性肾衰竭,应疑为本病并及时进行肾活检。若病理证实为新月体性肾小球肾炎,根据临床和实验室检查能除外系统性疾病,诊断可成立。

(五)治疗

包括针对急性免疫介导性炎症病变的强化治疗以及针对钠水潴留、高血压、尿毒症及感染等的对症治疗两方面。尤其强调尽快进行强化治疗。

1.强化治疗

(1)强化血浆置换疗法:应用血浆置换机分离患者的血浆和血细胞,弃去血浆以等量正常人的血浆和患者血细胞重新输入体内。通常每日或隔日 1 次,每次置换血浆 2～4L,直到血清抗体(如抗 GBM 抗体、ANCA)或免疫复合物转阴、病情好转,一般需置换 6～10 次。该疗法需配合糖皮质激素及细胞毒药物。适用于各型急进性肾炎,主要适用于Ⅰ型;对Ⅲ型伴有威胁生命的肺出血作用较为肯定、迅速,应首选。

(2)甲泼尼龙冲击伴环磷酰胺治疗:甲泼尼龙 0.5～1.0g 溶于 5％葡萄糖注射液中静脉滴注,每日或隔日 1 次,3 次为一疗程。必要时间隔 3～5d 可进行下一疗程,一般不超过 3 个疗程。甲泼尼龙冲击疗法也需辅以泼尼松及环磷酰胺常规口服治疗,方法同前。该疗法主要适用Ⅱ、Ⅲ型,Ⅰ型疗效较差。

2.替代治疗

对凡急性肾衰竭已达透析指征者,应及时透析。对强化治疗无效的晚期病例或肾功能已无法逆转者,则有赖于长期维持透析。Ⅰ型、Ⅲ型患者肾移植应在血中抗 GBM 抗体、ANCA 转阴后进行。

(六)常见护理诊断/问题

1.体液过多

与肾小球滤过率下降、大剂量激素治疗导致水钠潴留有关。

2.知识缺乏

缺乏自我照顾的有关知识。

3.潜在并发症

有急性肾衰竭。

(七)护理措施

1.密切观察病情

观察患者尿量、血压、水肿、血电解质、肾功能的变化,警惕心力衰竭、尿毒症、高血压急症、电解质紊乱的发生。

2.观察用药不良反应

尤其是强化治疗时激素及环磷酰胺的不良反应。

(八)健康教育

1.休息

患者应注意休息,避免劳累。急性期绝对卧床休息,时间较急性肾小球肾炎者更长。指导患者注意生活规律,避免过劳,防止受凉,注意个人卫生,预防感染,以免导致肾功能恶化。

2.按医嘱坚持用药

不得自行停药或减量,避免应用对肾脏有损害的药物,如链霉素、庆大霉素和卡那霉素等。

3.自我病情监测与预防的指导

向患者解释如何监测病情变化以及病情好转后仍需较长时间的随访,以防止疾病复发及恶化。

4.预后指导

患者若能得到及时明确诊断和早期强化治疗,预后可得到显著改善。但本病缓解后以逐渐转为慢性肾衰竭较为常见,应特别注意保护残存肾功能,延缓疾病进展和慢性肾衰竭的发生。

四、慢性肾小球肾炎

慢性肾小球肾炎(CGN)是一组病情迁延、进展缓慢,最终发展为慢性肾衰竭的原发性肾小球疾病。以水肿、高血压、蛋白尿、血尿为基本临床表现,病变缓慢进展,可有不同程度肾功能损害,逐渐发展为慢性肾衰竭,患者以青中年男性居多。

(一)病因

本病的起始因素多为免疫介导炎症,发病机制不尽相同,较少由急性肾小球肾炎发展而来。非免疫、非炎症因素在慢性肾炎的发生发展中有重要作用。持续高血压,健存肾单位高滤过,高蛋白、高脂饮食等都会导致肾小球硬化。

(二)临床表现

1.轻、中度水肿

水肿轻,若有若无。多为晨起眼睑、颜面水肿,下午双下肢水肿。

2.尿液改变

轻、中度蛋白尿是慢性肾炎患者必有表现。多为镜下血尿,也可见肉眼血尿及管型尿。

3.高血压

血压可正常或轻度升高,部分患者以高血压为突出表现。血压(特别是舒张压)持续性中等以上程度升高,患者可有眼底出血、渗出甚至视乳头水肿,如血压控制不好,肾功能恶化较快,预后较差。

4.肾功能呈进行性损害

多数慢性肾炎患者的肾功能呈慢性渐进性损害,可持续数年甚至数十年。病理类型为决定肾功能进展快慢的重要因素(如系膜毛细血管性肾小球肾炎进展较快,膜性肾病进展常较慢),但也与是否合理治疗和保护肾脏等相关。

(三)辅助检查

1.尿液检查

多为轻度尿异常。蛋白尿(+)~(+++),24h尿蛋白定量常在1~3g。有肉眼血尿(多形性红细胞)或镜下血尿及管型尿。

2.血液检查

晚期血浆白蛋白降低,血脂升高,内生肌酐清除率下降,血尿素氮、血肌酐上升,中度贫血,红细胞沉降率增快,血免疫复合物阳性,补体正常或下降。

3.B超检查

出现肾衰竭后，双肾对称性缩小，皮质变薄。

4.肾活组织检查

可确定慢性肾炎的病理类型，判断发展速度及预后。系膜毛细血管性肾炎进展快，膜性肾病进展慢。

（四）诊断

凡尿化验异常，水肿及高血压病史达1年以上，无论有无肾功能异常，均应考虑慢性肾炎，需除外继发性肾小球肾炎（狼疮肾、糖尿病肾病、过敏性紫癜肾）及遗传性肾小球肾炎。

（五）治疗

慢性肾炎的治疗以防止或延缓肾功能进行性恶化、改善或缓解临床症状及防治严重合并症为主要目的，而不以消除尿红细胞或轻微尿蛋白为目标。可采用下列综合治疗措施。

1.积极控制高血压和减少尿蛋白

高血压和尿蛋白是加速肾小球硬化、促进肾功能恶化的重要因素，积极控制高血压和减少尿蛋白是两个重要的环节。高血压的治疗目标为力争把血压控制在理想水平：尿蛋白≥1g/d，血压应控制在125/75mmHg以下；尿蛋白<1g/d，血压控制可放宽到130/80mmHg以下。尿蛋白的治疗目标则为争取减少至<1g/d。

慢性肾炎常因水钠潴留引起容量依赖性高血压，故高血压患者应限盐（NaCl<6g/d）；可选用噻嗪类利尿药，如氢氯噻嗪。Cr<30mL/min时，噻嗪类无效，应改用袢利尿药，但一般不宜过多、长久使用。

ACEI或ARB除具有降低血压作用外，其扩张出球小动脉的作用强于入球小动脉，可以减少肾小球高滤过，减少尿蛋白，起到保护肾脏的作用，为治疗慢性肾炎高血压和（或）减少尿蛋白的首选药物。肾功能不全患者应用ACEI或ARB，要防止高血钾。

2.应用抗血小板聚集药

大剂量双嘧达莫（300～400mg/d）、小剂量阿司匹林（40～300mg/d）有抗血小板聚集作用，研究结果显示，其对系膜毛细血管性肾炎有一定降尿蛋白作用。

3.糖皮质激素和细胞毒药物

一般不主张积极应用，但对肾功能正常或仅轻度受损、肾脏体积正常、病理类型较轻（如轻度系膜增生性肾炎、早期膜性肾病等）、大量蛋白尿、无禁忌者可试用。

（六）常见护理诊断/问题

1.体液过多

与肾功能受损、肾小球滤过率下降导致水钠潴留等有关。

2.营养失调，低于机体需要量

与慢性病程消耗过多及限制蛋白质摄入等有关。

3.知识缺乏

缺乏保护肾脏、延缓肾脏衰退的知识。

4.潜在并发症

慢性肾衰竭。

（七）护理措施

1.知识宣教

慢性肾炎的早期症状隐匿，不能引起患者足够的重视，如果不注意保护肾脏，肾脏功能会持续恶化，快速进入慢性肾衰竭阶段。必须指导患者如何保护肾脏，避免加重肾脏损伤的因素。

（1）避免劳累：充分休息，适度活动，避免劳累和剧烈活动，减少肾脏和心脏负担。确诊疾病后，建议患者不要盲目求医，以免劳累加重病情。

（2）饮食：高蛋白、高脂、高磷饮食都会加重肾脏损害，因此肾功能下降者要低优质蛋白、低磷、低脂饮食。肾功能正常时，给予正常量优质蛋白饮食。

（3）预防控制各种感染，避免预防接种：慢性肾炎也是免疫介导性炎症反应引起的，反复发生的感染导致反复发生自身免疫反应，加重肾脏的损伤。生活中应劳逸结合，避免受凉，增强抵抗力，不去人群聚集的场所；发生上呼吸道感染时尽快医治。

（4）避免肾毒性药物：如氨基糖苷类抗生素（庆大霉素、链霉素、丁胺卡那霉素等）、解热镇痛药、含马兜铃酸的中药等，禁用或在医生指导下慎用。生活中不自己乱用药，用药时咨询医生并告知医生有慢性肾炎。

（5）控制血压：高血压会导致肾小球持续高滤过，加速肾小球硬化，需要结合尿蛋白量将血压控制在理想范围。坚持服用 ACEI 类药物，监测血钾变化。

（6）女性避免妊娠：妊娠时肾脏血流量增加，肾脏负荷重，可能会加重肾功能恶化。

2.病情观察

观察水肿、高血压、尿蛋白、贫血、血白蛋白、肾脏大小、肾功能的变化情况。早期发现肾功能减退的征象。

3.心理支持

本病预后差，如果能坚持采取保护肾脏的措施，病变可在较长时间内不进展。详细向患者说明疾病的真实情况，鼓励患者诉说内心的担忧，共同讨论解决问题。

（八）健康教育

指导患者避免加重肾脏损害的因素，让患者明确治疗的目标不以消除蛋白尿和红细胞为目的。告知患者控制好血压的重要性，遵医嘱坚持服药，定期门诊复查肾功能。

五、肾病综合征

肾病综合征（NS）是由多种肾脏疾病引起的具有共同临床表现的一组综合征。诊断标准是：尿蛋白大于 3.5g/d，血浆白蛋白低于 30g/L，水肿，血脂升高。其中前两项为诊断所必需。其可分为肾炎性肾病和单纯性肾病。

（一）病因与发病机制

NS 可分为原发性及继发性两大类，可由多种不同病理类型的肾小球疾病所引起。

原发性肾病综合征：原发于肾小球疾病（如急性肾炎、急进性肾炎、慢性肾炎）过程中的肾病综合征，是免疫介导性炎症所致的肾损害。

继发性肾病综合征：继发于过敏性紫癜肾炎、系统性红斑狼疮、乙肝病毒相关性肾炎、糖尿病肾病、肾淀粉样变性、骨髓瘤性肾病等的肾病综合征。

引起 NS 的肾小球疾病病理类型多样，不同的病理类型对激素的敏感性不相同，预后和进展不相同。微小病变型肾病和轻度系膜增生性肾小球肾炎的预后好。

1.大量蛋白尿

在正常生理情况下，肾小球滤过膜具有分子屏障及电荷屏障作用，当这些屏障作用受损时，原尿中白蛋白含量增多，当其增多明显超过近曲小管回吸收量时，形成大量白蛋白尿。在此基础上，凡增加肾小球内压力及导致高灌注、高滤过的因素（如高血压、高蛋白饮食或大量输注血浆蛋白）均可加重尿蛋白的排出。

2.低白蛋白血症

发生 NS 时大量白蛋白从尿中丢失，促进白蛋白肝脏代偿性合成增加。当肝脏白蛋白合成增加不足以克服丢失和分解时，则出现低白蛋白血症。此外，NS 患者因胃肠道黏膜水肿导致饮食减退、蛋白质摄入不足、吸收不良或丢失，这也是加重低白蛋白血症的原因。

除外血浆白蛋白减少外，血浆的某些免疫球蛋白（如 IgG）和补体成分、抗凝及纤溶因子、金属结合蛋白及内分泌素结合蛋白也可减少，尤其是肾小球病理损伤严重，出现大量蛋白尿和非选择性蛋白尿时更为显著。患者易发生感染、高凝、微量元素缺乏、内分泌紊乱和免疫功能低下等并发症。

3.水肿

NS 时低白蛋白血症、血浆胶体渗透压下降，使水分从血管腔内进入组织间隙，是造成 NS 水肿的基本原因。

4.高脂血症

与肝脏合成脂蛋白增加和脂蛋白分解减弱相关。

（二）临床表现

1.水肿

水肿是 NS 患者最常见的症状，也可能是唯一明显的体征。水肿常较重，全身性，随体位移动，晨起以眼睑、头枕部、腰骶部水肿明显，起床活动后以下肢为主，呈对称性和凹陷性。严重时全身可出现腹水、胸水。男童会出现睾丸水肿。水肿明显时可有尿量减少。

2.大量蛋白尿

部分患者可能发现尿液泡沫增多，经久不消失。

3.低白蛋白血症

可能出现营养不良表现，如面色苍白、疲乏无力、头晕、直立性低血压等。但都不如水肿明显。

4.并发症

（1）感染：与蛋白质营养不良、免疫功能紊乱及应用糖皮质激素治疗有关。常见感染部位顺序为呼吸道、泌尿道、皮肤。感染是 NS 的常见并发症，是导致 NS 复发和疗效不佳的主要原因之一，甚至造成死亡，要高度重视。

（2）血栓、栓塞：由于血液浓缩、高脂血症、凝血及纤溶系统失衡，所以血液处于高凝状态。

水肿越重的患者越容易发生。其中以肾静脉血栓最为常见（发生率为 10％～50％，其中 3/4 病例因慢性形成，临床并无症状）。此外，肺血管栓塞，下肢静脉、下腔静脉、冠状血管血栓和脑血管血栓也不少见。血栓、栓塞并发症是直接影响 NS 治疗效果和预后的重要原因。

（3）急性肾衰竭：NS 患者可因有效血容量不足而致肾血流量下降，诱发肾前性氮质血症。扩容利尿有效。少数病例可因双侧肾静脉血栓或肾间质高度水肿压迫肾小管引起急性肾衰竭，表现为少尿甚至无尿，扩容利尿无效。

（4）蛋白质及脂肪代谢紊乱：长期低蛋白血症可导致营养不良、小儿生长发育迟缓；免疫球蛋白减少造成机体免疫力低下，易致感染；高脂血症还可增加动脉粥样硬化，并可促进肾小球硬化，促进肾脏病变的慢性进展。

（三）辅助检查

1.尿液检查

24h 尿蛋白定量大于 3.5g。

2.血液检查

血浆清蛋白低于 30g/L，血总胆固醇和（或）甘油三酯升高。

3.肾功能检查

内生肌酐清除率正常或降低，血肌酐、尿素氮可正常或升高。

4.肾穿刺活检

有助于明确肾小球病变的病理类型，指导治疗及判断预后。

（四）诊断

诊断包括 3 个方面：确诊 NS，确认病因（必须首先除外继发性的病因和遗传性疾病，才能诊断为原发性 NS；最好能进行肾活检，作出病理诊断），判定有无并发症。

（五）治疗

1.主要治疗

抑制免疫与炎症反应。

(1)糖皮质激素：使用原则：①起始足量，常用药物为泼尼松 1mg/(kg·d)，口服 8 周，必要时可延长至 12 周。②缓慢减药，足量治疗后每 2～3 周减原用量的 10％，当减至 20mg/d 左右时症状易反复，应更加缓慢减量。③长期维持，最后以最小有效剂量(10mg/d)再维持半年左右。激素可采取全日量顿服或在维持用药期间两日量隔日一次顿服，以减轻激素的不良反应。水肿严重、有肝功能损害或泼尼松疗效不佳时，可更换为甲泼尼龙(等剂量)口服或静脉滴注。

根据患者对糖皮质激素的治疗反应，可将其分为激素敏感型(用药 8～12 周内 NS 缓解)、激素依赖型(激素减药到一定程度即复发)和激素抵抗型(激素治疗无效)3 类，其各自的进一步治疗有所区别。

长期应用激素的患者可出现感染、药物性糖尿病、骨质疏松等不良反应，少数病例还可能发生股骨头无菌性缺血性坏死，需加强监测，及时处理。

(2)环磷酰胺：这是最常用的细胞毒药物，用于激素依赖型或激素抵抗型的患者，协同激素治疗。

（3）环孢素：作为二线药物用于治疗激素及细胞毒药物无效的难治性 NS。价格较昂贵，具有上述不良反应，停药后易复发，这使其广泛应用受到限制。

（4）麦考酚吗乙酯（MMF）：选择性抑制 T、B 淋巴细胞增殖及抗体形成，达到治疗目的。

2.对症治疗

（1）利尿消肿：经激素、限钠、限水无效者，可用。利尿治疗的原则是不宜过快，以免造成血容量不足，加重血液高黏倾向，诱发血栓、栓塞并发症。

1）噻嗪类、袢利尿药和保钾利尿药合用。

2）渗透性利尿药：上述药物无效时，可选用不含钠的右旋糖酐 40（低分子右旋糖酐）或淀粉代血浆（706 代血浆），250～500mL 静脉滴注，隔日 1 次。加用袢利尿药可增强利尿效果。因分子量小，可一过性提高血浆胶体渗透压；经过肾小球滤过，使肾小管液高渗，减少水钠重吸收，利于消肿。但对少尿（尿量<400mL/d）患者应慎用此类药物，因少尿时，渗透性利尿剂与肾小管内蛋白形成管型，阻塞肾小管，诱发急性肾衰竭。

3）提高血浆胶体渗透压：血浆或白蛋白等静脉输注均可提高血浆胶体渗透压，促进组织中水分回吸收并利尿，由于输注的蛋白 24～48h 内从尿中排出，会加重肾脏损伤，必须严格掌握适应证，对严重低蛋白血症、严重感染、高度水肿而又少尿（尿量<400mL/d）的 NS 患者，在必须利尿的情况下方可考虑使用。

（2）减少尿蛋白：持续性大量蛋白尿本身可导致肾小球高滤过，促进肾小球硬化。血管紧张素转换酶抑制药（ACEI）或血管紧张素 Ⅱ 受体拮抗药（ARB），除可有效控制高血压外，均存在不依赖于降低全身血压的减少尿蛋白作用。

3.并发症治疗

（1）感染：通常在激素治疗时无须应用抗生素预防感染，一旦发现感染，应及时选用对致病菌敏感、强效且无肾毒性的抗生素积极治疗，有明确感染灶者应尽快去除。

（2）血栓及栓塞：一般认为，当血浆白蛋白低于 20g/L 时，提示存在高凝状态，即应开始预防性抗凝治疗。可给予肝素钠、华法林治疗，抗凝同时可辅以抗血小板药口服。对已发生血栓、栓塞者应尽早溶栓，同时配合抗凝治疗，抗凝药一般应持续应用半年以上。抗凝及溶栓治疗时均应避免药物过量导致出血。

（3）急性肾衰竭：利尿药无效时，尽快透析治疗。

（4）蛋白质及脂肪代谢紊乱：可服用中药黄芪促进肝脏白蛋白合成，服用辛伐他汀降低胆固醇，服用非诺贝特降低甘油三脂等。NS 缓解后，高脂血症可自然缓解，则无须再继续药物治疗。

（六）常见护理诊断/问题

1.体液过多

与大量蛋白尿导致低白蛋白血症、血浆胶渗压降低有关。

2.营养失调，低于机体需要量

与大量蛋白质丢失、胃肠黏膜水肿使蛋白质吸收障碍有关。

3.有感染的危险

与蛋白丢失、糖皮质激素使用致机体抵抗力下降有关。

4.有皮肤完整性受损的危险

与皮肤水肿、长期卧床休息有关。

5.潜在并发症

栓塞、急性肾衰竭、动脉粥样硬化等。

（七）护理措施

1.休息

凡有严重水肿、低蛋白血症者需卧床休息。休息时协助患者在床上做肢体关节的被动运动，预防血栓形成。水肿消失、一般情况好转后，可起床活动。尿蛋白定量下降到2g/d时，可恢复室外活动。保持病室通风保暖，做好病室物品及空气的清洁消毒，减少探视人数，以防交叉感染。

2.饮食

改善营养状况，不增加肾脏负担，目前建议给予正常量0.8～1.0g/(kg·d)的优质蛋白饮食。保证充分热量，每日每千克体重不应少于126kJ(30kcal)。水肿时应低盐(<3g/d)饮食。少进富含饱和脂肪酸(动物油脂)的饮食，注意补充维生素、可溶性纤维和钙、铁等。

3.用药护理

按医嘱正确给药，观察药物疗效和不良反应。让患者及家属了解激素及细胞毒药物的治疗作用、用药方法、注意事项、不良反应等，使患者及家人能积极配合治疗。使用激素时应嘱患者勿自行减量或停药，以免引起反跳的不良后果。另外，要定期监测体温、白细胞计数、血压、血糖，并注意大便颜色，及时发现血糖、血压增高以及消化道出血、感染等不良反应。对应用环孢素的患者，服药期间应注意监测血药浓度，观察有无不良反应的出现，如肝肾毒性、高血压、高尿酸血症、多毛及牙龈增生等。应用环磷酰胺时注意骨髓抑制、消化道反应、脱发以及出血性膀胱炎等。

4.病情观察

密切观察水肿消长情况，观察有无呼吸道、泌尿道、皮肤感染，以及有无血栓形成、少尿或无尿征象，监测24h尿蛋白、肾功能、血浆白蛋白、血清电解质等变化。

5.皮肤护理

对阴囊水肿者应用托带将阴囊托起。保持皮肤干燥、清洁，避免皮肤长时间受压，经常更换体位，并有适当支托，预防水肿的皮肤受挤压、摩擦或损伤。水肿部位皮肤变薄，嘱患者及家属勿过分用力，洗擦要轻，以避免皮肤破损后不易愈合。严格遵守无菌操作，避免医源性感染的发生。

（八）健康教育

注意个人卫生，注意预防呼吸道、皮肤感染，皮肤瘙痒时切勿用力搔抓，以免破损引起感染。注意会阴部的清洁卫生。坚持遵医嘱用药，不自行减量或停用激素，熟知激素及其他免疫抑制药的不良反应。定期复查，监测尿蛋白的变化情况。

（江璐芸）

第二章　外科疾病护理

第一节　水、电解质及酸碱代谢失衡

一、正常体液平衡

在机体各组织中体液的分布不尽相同,一般认为肌肉含水量最高,脂肪含水量最低,这样就造成男女体液总量的差异。成年男性体液总量约占体重的 60%,女性约占 55%,儿童体液相对较多,占 70%~80%。其中,40% 为细胞内液,20% 为细胞外液,细胞外液又分为组织间液(占体重的 15%)和血浆(占体重的 5%)。

(一)水的平衡

人体摄入水主要依靠饮水和食物,正常成人 24h 出入液量 2 000~2 500mL。

(1)正常人体每天摄入水量和排出水量的平衡,详见表 2-1。

表 2-1　一般成人 24h 出入液量估计

每日摄入水量(mL)	每日排出水量(mL)
饮水 1 000~1 500	尿 1 000~1 500
固体食物水 700	呼吸蒸发 350
代谢氧化内生水 300	皮肤蒸发 500
	大便 150
总摄入量 2 000~2 500	总排出量 2 000~2 500

无形失水是指正常情况下,皮肤和呼吸蒸发的水分,每日约 850mL,称为不显性失水。异常失水增加见于:体温每增高 1℃,失水 3~5mL/(kg·d),出汗湿透一身衬衣裤失水 1 000mL,气管切开患者失水量 700~1 000mL/24h 等。

(2)体液平衡通过神经内分泌系统和肾脏进行调节。当体液失调时,首先通过下丘脑—神经垂体—抗利尿激素系统恢复和维持体液渗透压。血容量的恢复和维持是通过肾素—血管紧张素—醛固酮系统完成的。

这两个系统共同作用于肾,调节水和钠的代谢,维持平衡。

(二)电解质的平衡

(1)血液缓冲系统中最重要的缓冲对是 $NaHCO_3/H_2CO_3$,正常时二者比值为 20∶1。

(2)肺是排出体内挥发性酸的主要器官,主要通过排出 CO_2 来调节体内 H_2CO_3 的含量。

(3)肾是酸碱平衡调节的最重要器官,所有非挥发性酸和过剩的碳酸氢盐都由肾排出,肾的作用是排氢、回收钠和碳酸氢根离子。

(三)酸碱平衡

正常状态下,机体有一套调节酸碱平衡的机制。疾病过程中,尽管有酸碱物质的增减变化,一般不易发生酸碱平衡失调,只有在严重情况下,机体内产生或丢失的酸碱过多而超过机体调节能力,或机体对酸碱调节的机制出现障碍时,进而导致酸碱平衡失调。血液正常 pH 值稳定在 7.35～7.45。

1.血液缓冲系统

HCO_3^-/H_2CO_3 是最重要的缓冲系统,缓冲能力最强(含量最多,为开放性缓冲系统),两者的比值决定着 pH 值,正常比值为 20∶1,此时 pH 值为 7.4。其他的缓冲系统有红细胞内的 Hb^-/HHb,还有 HPO_4^{2-}/H_2PO_4、Pr^-/HPr。

2.肺呼吸

$PaCO_2$ 升高或 pH 值降低使呼吸中枢兴奋,$PaCO_2$ 降低或 pH 值升高使呼吸中枢抑制。机体通过调节肺呼吸使 HCO_3^-/H_2CO_3 趋于 20∶1,维持 pH 值的相对恒定。

3.肾脏排泄和重吸收

(1)H^+ 的分泌和重吸收:肾小管上皮细胞内及刷状缘上的 Ca^{2+} 起着非常重要的作用。

(2)肾小管腔内缓冲盐的酸化:$HPO_4^{2-}+H^+\longrightarrow H_2PO_4^-$。

(3)NH_4^+ 的分泌。

4.细胞内外离子交换

如 H^+-K^+、H^+-Na^+、Na^+-K^+ 等。

血液缓冲迅速,但不持久;肺调节作用效能大,30min 达高峰,仅对 H_2CO_3 有效;细胞内液缓冲强于细胞外液,但可引起血钾浓度改变;肾调节较慢,在 12～24h 才发挥作用,但效率高,作用持久。

二、水和钠代谢紊乱

(一)高渗性脱水

高渗性脱水又称原发性脱水。

1.病因

(1)水分摄入不足,如长期禁食、上消化道梗阻等。

(2)水分丢失过多,如高热大汗、气管切开、利尿等。

2.病理

患者体液丧失以失水为主,钠盐损失较少。病理特点:缺水多于缺钠,细胞外液呈高渗状态,细胞内水分外移而造成细胞内脱水程度重于细胞外。血钠高于 150mmol/L,尿少,尿比重高。

3.临床表现

见表 2-2。

表 2-2　脱水程度的评估

脱水程度	临床表现	失水量占体重百分比
轻度脱水	以口渴、尿少为特点	2%～4%
中度脱水	极度口渴,口干舌燥,皮肤弹性下降,眼窝凹陷,尿少、尿比重高	4%～6%
重度脱水	除以上症状外,出现中枢神经系统功能障碍,可有烦躁不安、躁动、躁狂、幻觉、昏迷等	6%以上

4.辅助检查

实验室检查的异常包括:尿比重高;红细胞计数、血红蛋白量、血细胞比容轻度升高;血钠浓度升高,在 150mmol/L 以上。

5.治疗

饮水是最安全可靠的措施。轻度脱水者饮水后立即纠正,不能饮水或重度脱水者,首选液体是 5%葡萄糖注射液。

(二)低渗性脱水

低渗性脱水又称慢性脱水或继发性脱水。

1.病因

任何原因引起的体液过度丢失,只补充水而未适当补充钠盐,均可导致低渗性脱水。

2.病理

患者体液丧失以失盐为主,钠盐损失较多。病理特点:失钠多于失水,细胞外液呈低渗状态,细胞外水分移向细胞内而造成短暂的细胞内水肿,细胞外液失水最重。血钠低于 135mmol/L,尿少、尿比重一般较低。

3.临床表现

见表 2-3。

表 2-3　缺钠程度的评估

缺钠程度	临床表现	血钠值[(mmol/L)]	缺钠[(g/kg 体重)]
轻度缺钠	乏力、头晕、手足麻木,无口渴,尿量变化不大(正常或偏多)	130～135	0.5
中度缺钠	除以上表现外,出现恶心、呕吐、脉搏细速、血压下降、站立性晕倒	120～130	0.5～0.75
重度缺钠	除以上表现加重外,出现抽搐、休克、昏迷等。尿比重低,常在 0.010 以下	120 以下	0.75～1.25

4.辅助检查

(1)尿液检查:尿比重常在 1.010 以下。

(2)血钠测定:血钠浓度低于 135mmol/L,表明有低钠血症。

（3）红细胞计数、血红蛋白量、血细胞比容及尿素氮值均有增高。

5.治疗

对低渗性脱水患者以静脉补充等渗盐水为主,严重者可选用3％～5％氯化钠注射液。同时要注意葡萄糖注射液的补充,以免转成高渗性脱水。

（三）等渗性脱水

等渗性脱水又称为急性脱水或混合性脱水,是外科最常见的一种脱水类型。水和钠等比例的丢失,细胞外液的渗透压也保持正常,故称为等渗性脱水。

1.病因

急性腹膜炎、肠梗阻、肠瘘、大量呕吐、大面积烧伤等引起的水和钠丢失。

2.病理

兼有上述两种脱水的变化。

3.临床表现

具有以上两类脱水的表现,既有脱水又有失钠的表现,但口渴不明显。实验室检查:尿比重增高,血液浓缩,血清Na^+、Cl^-等一般无明显降低,做动脉血气分析可判别是否有酸(碱)中毒存在。

4.治疗

以生理盐水和葡萄糖注射液补液,先输生理盐水,交替补给。生理盐水和葡萄糖注射液等比例补充。

（四）水中毒

水中毒又称稀释性低钠血症,是指由于人为因素或病理原因(输液过多、大量清水洗胃灌肠、肾功能不全等),使体内水分过多,细胞外液稀释而形成稀释性低钠血症,同时细胞外液向细胞内渗入,引起细胞内水肿。

1.病因

各种原因所致的抗利尿激素分泌过多;肾功能不全,排尿能力下降;机体摄入水分过多或接受过多的静脉输液。

2.病理

血浆渗透压下降和循环血量增多。

3.临床表现

主要是脑水肿,引起颅内压增高,表现为乏力、头痛、呕吐、嗜睡、躁动、昏迷等神经精神症状。严重者可发生脑疝,并出现相应表现。

4.治疗

一经确诊,立即停止水分的摄入。严重者静脉输注高渗盐水(3％～5％氯化钠注射液),酌情使用脱水药、利尿药(20％甘露醇和呋塞米)。

三、钾代谢异常

正常血清钾浓度3.5～5.5mmol/L。血清钾低于3.5mmol/L,称为低钾血症;血清钾高于

5.5mmol/L,称为高钾血症。临床上以低钾血症常见。

(一)低钾血症

1.病因、病理

(1)钾摄入不足,如长期禁食。

(2)钾丧失增加,如频繁且严重的呕吐、腹泻、长期胃肠减压或利尿等。

(3)钾离子向细胞内转移,如代谢性碱中毒或糖原合成、蛋白质合成时。

2.临床表现

(1)神经肌肉系统:神经肌肉兴奋性降低,骨骼肌软弱无力(最早出现),抬头、翻身费力,软瘫,腱反射降低。

(2)消化系统改变:腹胀、肠鸣音减弱或消失。

(3)循环系统改变:心肌应激性增强,出现心悸、心律不齐、血压下降。

(4)中枢神经系统抑制:表情淡漠、嗜睡,甚至昏迷。

3.辅助检查

血清钾低于3.5mmol/L;心电图T波低平、倒置,ST段下移,QT间期延长,如有U波出现,则可确诊。

4.治疗

(1)控制病因:如止吐、止泻。

(2)防止并发症。

(3)及时补钾:严禁将10%氯化钾注射液直接静脉注射。

5.护理措施

静脉补钾必须注意以下四点原则。

(1)尿量正常:补钾时,成人尿量每小时不得少于30mL。

(2)浓度不高:浓度不得高于0.3%。

(3)滴速勿快:成人静脉滴注不得超过60滴/分。

(4)总量限制:每日补钾量不得高于6～8g。

(二)高钾血症

1.病因、病理

(1)入量过多。

(2)排出减少。

(3)酸中毒。

(4)分解代谢增强,如严重的组织损伤。

2.临床表现

(1)神经肌肉系统:轻度高血钾患者应激性增加,患者可有手足感觉异常、疼痛、肌肉轻度抽搐。重度高血钾患者则应激性减低,患者常出现四肢无力、腱反射消失甚至迟缓性麻痹。

(2)心血管系统:心室纤维颤动(心室颤动)、心跳骤停、心律不齐、心跳减慢甚至停止。

(3)消化系统:可出现恶心、呕吐、肠绞痛、腹泻。

3.辅助检查

(1)血清钾高于5.5mmol/L。

(2)心电图改变:T 波高尖,QRS 波增宽,QT 间期延长等。

4.治疗

(1)停用一切含钾的药物或溶液。

(2)降低血钾浓度:①禁钾。②抗钾(应用钙剂)。③转钾(碱化细胞外液,促钾转入细胞内)。④排钾(透析等方法)。

5.护理措施

遵医嘱做好降低血钾的一切措施。预防高钾血症应做到:控制原发疾病,如改善肾功能;保证外科患者有足够的热量供给,避免蛋白质、糖原的大量分解而释放钾离子;严重创伤者,给予彻底清创,控制感染;大量输血时不输注久存的库血;静脉补钾应遵循"尿量不少、浓度不高、滴速勿快、总量限制"的原则。

四、酸碱平衡失调

(一)代谢性酸中毒

1.病因、病理

(1)体内产酸过多,排酸减少。

(2)HCO_3^- 丢失过多。

2.临床表现

(1)呼吸改变:呼吸深而快(Kussmaul 呼吸),呼气有酮味。

(2)口唇樱红,心率快而弱,血压下降。

(3)中枢神经表现:精神萎靡、头痛、头晕、嗜睡等中枢神经抑制表现。

3.辅助检查

血 pH 值低于 7.35,血 HCO_3^- 降低、CO_2CP 降低、BE 降低,尿呈强酸性。

4.治疗

(1)控制病因。

(2)纠正酸中毒:首选 5% 碳酸氢钠注射液,也可用 11.2% 乳酸钠注射液。

(二)代谢性碱中毒

1.病因、病理

(1)酸性物质丢失过多,如幽门梗阻、急性胃扩张、高位肠梗阻、长期胃肠减压等。

(2)碱性物质入量过大,常见于医源性输入碱性液过多。

2.临床表现

(1)呼吸中枢受到抑制,呼吸浅而慢。

(2)血红蛋白氧离曲线左移,脑细胞缺氧,头晕、嗜睡、谵妄、昏迷等。

(3)低钾、低钙表现:手足抽搐、腱反射亢进等。

3.辅助检查

血 pH 值高于 7.45,血 HCO_3^- 增高、CO_2CP 增高、BE 增高。

4.治疗

轻者补给等渗盐水和钾盐可纠正。严重者静脉给予 0.1mmol/L 盐酸溶液或氯化铵。

（三）呼吸性酸中毒

1.病因、病理

呼吸性酸中毒为肺泡通气功能障碍所致,常见于呼吸中枢抑制、呼吸道梗阻、肺部疾病、胸部损伤等。

2.临床表现

(1)呼吸困难,换气不足、气促、发绀、胸闷、头痛等。

(2)酸中毒加重,出现神志变化,有嗜睡、神志不清、谵妄、昏迷等。

(3)CO_2 过量积聚除引起血压下降外,可出现突发心室颤动(由于 Na^+ 进入细胞内、K^+ 移出细胞内,出现急性高钾血症)。

(4)化验检查:急性或失代偿者血 pH 值下降,$PaCO_2$ 增高,CO_2CP、BE、SB、BB 正常或稍增高;慢性呼吸性酸中毒或代偿者,血 pH 值下降不明显,$PaCO_2$ 增高,CO_2CP、BE、SB、BB 均有增高;血 K^+ 浓度可升高。

3.辅助检查

急性呼吸性酸中毒时,血气分析显示血 pH 值明显下降,$PaCO_2$ 增高,血$[HCO_3^-]$正常。慢性呼吸性酸中毒时,血 pH 值下降不明显,$PaCO_2$ 增高,血$[HCO_3^-]$增高。

4.治疗

(1)积极防治引起呼吸性酸中毒的原发病。

(2)改善肺泡通气,排出过多的 CO_2。根据情况可行气管切开、人工呼吸、解除支气管痉挛、祛痰、给氧等措施,给氧时氧浓度不能太高,以免抑制呼吸。人工呼吸要适度,因为呼吸性酸中毒时 $NaHCO_3^-/H_2CO_3$ 中 H_2CO_3 原发性升高,$NaHCO_3^-$ 呈代偿性继发性升高。如果通气过度则血浆 $PaCO_2$ 迅速下降,而 $PaCO_2$ 仍在高水平,则患者转化为细胞外液碱中毒。脑脊液的情况也如此,可以引起低钾血症、血浆 Ca^{2+} 下降、中枢神经系统细胞外液碱中毒,患者昏迷甚至死亡。

(3)一般不给予碱性药物,除非血 pH 值下降甚剧,因碳酸氢钠的应用只能暂时减轻酸中毒,不宜长时间应用。酸中毒严重时如患者昏迷、心律失常,可给予 THAM 治疗以中和过高的 H^+。$NaHCO_3$ 溶液亦可使用,但必须保证在有充分的肺泡通气的条件下才可使用。因为 $NaHCO_3$ 溶液纠正呼吸性酸中毒体液中过高的 H^+,能生成 CO_2,如不能充分排出,会使 CO_2 浓度升高。

（四）呼吸性碱中毒

1.病因、病理

病因包括:精神性过度通气;代谢性过程异常;乏氧性缺氧(低张性缺氧);中枢神经系统疾病;水杨酸中毒;革兰阴性杆菌败血症;人工呼吸过度;肝硬化;代谢性酸中毒突然被纠正;妊娠。

2.临床表现

由于 $PaCO_2$ 减低,呼吸中枢受抑制,临床表现为呼吸由深快转为快浅、短促,甚至间断叹息样呼吸,提示预后不良。由于组织缺氧,患者有头痛、头晕及精神症状。由于血清游离$[Ca^{2+}]$降低引起感觉异常,如口周和四肢麻木及针刺感,甚至搐搦、痉挛、Trousseau 征阳性。

化验检查:血 pH 值升高,$PaCO_2$、CO_2CP 降低,SB、BE、BB 可下降或正常。

3.辅助检查

根据病史和临床表现可初步作出诊断,血气分析可以确定诊断血 pH 值增高,$PaCO_2$ 下降,$[HCO_3^-]$ 下降。

4.治疗

(1)积极防治原发病。

(2)治疗患者的通气过度,如精神性通气过度可用镇静药。

(3)为提高血液 $PaCO_2$ 可用纸袋或长筒袋罩住口鼻,以增加呼吸道无效腔,减少 CO_2 的呼出和丧失。也可吸入含 5% CO_2 的氧气。

(4)手足搐搦者可静脉适量补给钙剂以增加血浆 $[Ca^{2+}]$(缓慢注射 10% 葡萄糖酸钙注射液 10mL)。

(五)护理

1.护理评估

(1)健康史:评估年龄、性别、体重、饮食习惯,有无慢性疾病,身体状况等。

(2)评估各项生化指标、心电图等。

(3)评估患者及其家属对疾病认知能力和承受能力。

2.护理措施

(1)控制病因。

(2)实施液体疗法。

1)补液总量:包括生理需要量、已经丢失量、继续丢失量。正常成人日需量为 2 000～2 500mL。

2)液体种类:缺什么,补什么。

3)输液方法:先盐后糖,先晶后胶,先快后慢,液种交替,尿畅补钾。

4)疗效观察。

(3)脱水的预防。

1)水中毒的护理:停止增加液体入量,给予高渗盐溶液和利尿药。

2)保持皮肤清洁干燥,预防压疮等。

3)增加患者活动耐受力,避免或减少损伤。

4)采取半卧位、雾化吸入等方法,增强肺部气体交换功能。

(谢莉莎)

第二节　外科营养支持

一、概述

机体良好的营养状态及正常代谢是维持生命活动的基础和保证。任何营养不良或代谢紊乱都会影响组织及器官功能,甚至导致器官功能衰竭。患者由于疾病或因手术引起的机体代谢改变,导致患者抵抗力下降而出现感染、创伤愈合延迟等并发症,从而影响患者的康复。从20世纪60年代开始,营养支持的基础理论、营养制剂及应用技术不断发展,并已经广泛应用于临床,挽救了许多危重患者的生命。目前营养支持已成为外科应激患者有效的治疗手段之一。临床营养支持是指经口、肠道或肠外途径为患者提供较全面的营养素,包括肠内营养(EN)和肠外营养(PN)。

(一)外科患者的代谢变化

手术、创伤、感染后,机体通过神经、内分泌系统发生一系列应激反应,表现为交感神经系统兴奋,胰岛素分泌减少,肾上腺素、去甲肾上腺素、胰高血糖素、促肾上腺皮质激素、肾上腺皮质激素及抗利尿激素分泌均增加。这些神经内分泌改变使体内营养素处于分解代谢增强而合成代谢降低的状态。外科患者机体代谢变化的特征是:①高血糖伴胰岛素抵抗。②蛋白质分解加速,尿氮排出增加,出现负氮平衡。③脂肪分解明显增加。④水、电解质及酸碱平衡失调。⑤微量元素、维生素代谢紊乱。在此种状态下,适当的营养支持是创伤、感染时合成代谢的必备条件。

(二)营养状态评定

营养状态评定是由专业人员对患者的营养代谢、机体功能等进行全面检查和评估。目的是判断患者有无营养不良及营养不良的类型与程度,同时也是评估营养支持治疗效果的重要指标。

1.健康史

包括有无慢性消耗性疾病、手术创伤、感染等应激状态,注意摄食量变化,体重变化以及是否有呕吐、腹泻等消化道症状。

2.人体测量指标

(1)体重:综合反映蛋白质、能量的摄入、利用和储备情况。我国成年人标准体重(kg)=身高(cm)-105。短期内出现的体重变化可受体液失衡因素的影响,故应根据病前3~6个月的体重变化加以判断。当实际体重仅为标准体重90%以下时,即可视为体重显著下降。

(2)体质指数(BMI):BMI=体重/身高^2(体重单位为kg,身高单位为m)。"中国肥胖问题工作组"提出中国成人BMI正常参考值为18.5kg/m^2≤BMI<24kg/m^2,BMI<18.5kg/m^{2}为消瘦,BMI≥24kg/m^{2}为超重。

(3)其他:三头肌皮褶厚度是测定体脂贮备的指标,上臂肌围用于判断骨骼肌或体内瘦体组织群的量。因缺乏中国人群正常参考值,加之测量误差较大且与临床结果无确定关系,故临床应用价值不高。

3.实验室检测

(1)血浆蛋白:血浆蛋白水平可反映机体蛋白质营养状况。临床用作营养评价的主要是血浆清蛋白(又称白蛋白)、转铁蛋白及前清蛋白等。持续低蛋白血症是判定营养不良的可靠指标。

(2)氮平衡:能动态反映体内蛋白质的平衡情况。氮的摄入量大于排出量为正氮平衡,反之为负氮平衡。在正常口服饮食情况下,氮平衡(g/d)=氮摄入量[静脉输入氮量或口服蛋白质$(g)/6.25$]－氮排出量(尿中尿素氮＋4g)。食物中每 6.25g 蛋白质含 1g 氮。在没有消化道及其他额外体液丢失的情况下,机体蛋白质分解后基本以尿素氮形式排出;公式里的 4g 氮包括尿中其他含氮物质和经大便、皮肤排出的氮。

(3)免疫测定:营养不良时常伴有免疫功能降低。如总淋巴细胞计数$<1.5×10^9/L$ 常提示营养不良,但其影响因素较多,特异性较差。

(4)肌酐－身高指数:衡量机体蛋白质水平的灵敏指标。肌酐－身高指数＝被试者 24h 尿中肌酐排出量(mg)/相同身高健康人 24h 尿中肌酐排出量(mg)。评定标准:患者的肌酐－身高指数与健康成人对比,90%～110%为营养状况正常,80%～90%为轻度营养不良,60%～80%为中度营养不良,低于 60%为重度营养不良。

(三)营养不良的分类

营养不良是因能量、蛋白质及其他营养素缺乏或过度,导致营养不足或肥胖,影响机体功能乃至临床结果。根据蛋白质或能量缺乏的程度,将营养不良分为三种类型。

1.消瘦型营养不良

由于蛋白质和能量摄入不足,肌肉组织和皮下脂肪被消耗。表现为体重下降,人体测量值较低,但内脏蛋白指标基本正常。

2.低蛋白型营养不良

因疾病应激状态下分解代谢增加、营养摄入不足所致。表现为血清清蛋白、转铁蛋白测定值降低,总淋巴细胞计数及皮肤超敏试验结果异常。由于人体测量数值基本正常而易被忽视。

3.混合型营养不良

混合型营养不良是长期慢性营养不良发展的结果,兼有上述两种类型的表现,可致器官功能损害、感染等并发症。

(四)营养物质需要量

营养物质需要量估算的方法很多,如基础能量消耗(BEE)、实际能量消耗(AEE)、静息能量消耗(REE)及简易估算等。

营养素中的能源物质是蛋白质、脂肪和碳水化合物,其供能各占总能量比例见表 2-4。正常状态下,脂肪与碳水化合物提供非蛋白质热量,蛋白质作为人体合成代谢原料,热氮比为(125～150)kcal∶1g。严重应激状态下,营养素供给中应增加氮量、减少热量,降低热氮比,即给予代谢支持,以防止过多热量引起的并发症。

表 2-4　正常和分解状态下三大物质供能比例

机体状态	正常状态	分解状态
蛋白质	15%	25%
脂肪	25%	30%
碳水化合物	60%	45%

二、肠内营养

肠内营养(EN)指经消化道(包括经口或喂养管)提供维持人体代谢所需营养素的一种方

法。临床上多指经管饲提供肠内营养素。其优点是：①营养物质经肠道和门静脉吸收,能很好地被机体利用,符合生理状态。②可以维持肠黏膜细胞的正常结构,保护肠道屏障功能。③无严重代谢并发症,安全、经济。因此,凡胃肠道有功能,应首选肠内营养。

(一)适应证与禁忌证

1.适应证

凡有营养支持指征,胃肠道有功能并可利用的患者都有指征接受肠内营养支持。包括:①不能正常经口进食者:如意识障碍及口腔、咽喉、食管疾病。②处于高分解状态者:如严重感染、大面积烧伤、复杂大手术后、危重患者(非胃肠道疾病)。③消化道疾病稳定期:如消化道瘘、短肠综合征、急性坏死性胰腺炎等。④慢性消耗状态者:如患结核病、肿瘤等。⑤肝、肾、肺功能不全及糖不耐受者。

2.禁忌证

肠梗阻;消化道活动性出血;腹腔或肠道感染;严重腹泻或吸收不良;休克。

(二)肠内营养的实施

1.肠内营养制剂

肠内营养制剂不同于通常意义的食品,前者经加工预消化,故在进入肠道后更易被消化、吸收或无需消化。肠内营养制剂按营养素预消化的程度可分为大分子聚合物和要素膳两大类。

(1)大分子聚合物:该类制剂包括自制匀浆膳和大分子聚合物制剂。前者可用牛奶、鱼、肉、水果、蔬菜等食物配制,具有自然食物的良好口感,不足之处在于家庭制备时受食物种类限制而不能保证完整的营养成分,且营养素含量难以精确计算。后者所含的蛋白质是从酪蛋白、乳清蛋白或大豆蛋白等水解、分离而来;糖类通常是淀粉及其水解物形式的葡萄糖多聚体;脂肪来源于植物油;此外,尚含有多种维生素和矿物质,通常不含乳糖,有些配方含有膳食纤维。大分子聚合物制剂可经口摄入或经喂养管注入,适合于胃肠功能完整或基本正常者。

(2)要素膳:特点是化学成分明确,无需消化,无渣,可直接被胃肠道吸收利用。要素膳较适合于消化功能弱的人。由于该类配方的高渗透压可吸引游离水进入肠腔而易产生腹泻,应用时需加强护理。

2.肠内营养给予途径

多数患者因经口摄入受限或不足而采用管饲,有经鼻插管或空肠造口途径。

(1)经鼻胃管或胃造口:适用于胃肠功能良好的患者。鼻胃管多用于短期(1个月内)肠内营养支持者;胃造口适用于需长期营养支持者。

(2)经鼻肠管或空肠造口:适用于胃功能不良、误吸危险性较大者。鼻肠管多用于短期(1个月内)营养支持者;空肠造口适用于长期营养支持者,后者可同时进行胃、十二指肠减压或经口进食。

3.肠内营养给予方式

(1)分次给予:适用于喂养管端位于胃内及胃肠道功能良好者。分次给予又分为分次推注和分次输注,每次入量为100~300mL。分次推注时,每次入量在10~20min完成;分次输注时,每次入量在2~3h完成,再间隔2~3h。可视患者耐受程度加以调整。

(2)连续输注:适用于胃肠道功能和耐受性较差,导管尖端位于十二指肠或空肠内的患者。

常借助营养泵做24h连续输注,大多数患者耐受良好。

(三)护理评估

1.健康史

(1)疾病和相关因素:近期饮食情况,如饮食习惯和食欲有无改变,有无厌食,饮食种类和进食量;是否因检查或治疗而需禁食,禁食天数。有无额外丢失;是否存在消化道梗阻、出血、严重腹泻或因腹部手术等不能经胃肠道摄食的疾病或因素。

(2)既往史:近期或既往有无消化系统手术史、较大的创伤、烧伤、严重感染或慢性消耗性疾病,如结核病、癌症等。

2.身体状况

(1)局部:有无腹部胀痛、恶心、呕吐、腹泻等症状,以及腹部压痛、反跳痛和肌紧张等腹膜炎体征。

(2)全身:生命体征是否平稳,有无休克、脱水或水肿征象。

(3)辅助检查:了解体重、血浆清蛋白、细胞免疫功能等检查结果,以评估患者的营养状况及对营养支持的耐受程度。

3.心理—社会支持状况

了解患者及家属对营养支持重要性和必要性的认识程度,对营养支持的接受程度和对营养支持费用的承受能力。

(四)常见护理诊断/问题

1.有误吸的危险

与胃排空障碍、喂养管位置、患者意识和体位等有关。

2.有胃肠动力失调的危险

与不能经口摄食、管饲、患者不耐受等有关。

3.有皮肤完整性受损的危险

与留置喂养管有关。

4.潜在并发症

感染。

(五)护理目标

(1)患者未发生误吸或发生误吸的危险性降低。

(2)患者接受肠内营养期间能维持正常的排便型态,未出现腹胀或腹泻。

(3)患者未发生黏膜、皮肤的损伤。

(4)患者未发生与肠内营养支持相关的感染或发生时被及时发现和处理。

(六)护理措施

1.预防误吸

(1)妥善固定喂养管:注意观察喂养管在体外的标记;经鼻置管者妥善固定于面颊部;造口置管者采用缝线固定于腹壁;患者翻身、床上活动时防止压迫、扭曲、拉脱喂养管。

(2)取合适体位:经鼻胃管或胃造口途径肠内营养时,取30°～45°半坐卧位有助于防止营养液反流和误吸;经鼻肠管或空肠造口途径者可取随意卧位。

（3）评估胃内残留量：每次输注营养液前及连续输注过程中（每隔4h）抽吸并评估胃内残留量，若超过100mL，应减慢或暂停输注，必要时遵医嘱加用胃动力药物，以防胃潴留引起反流和误吸。

（4）加强观察：若患者突然出现呛咳、呼吸急促或咳出类似营养液的痰液，疑有误吸可能。鼓励和刺激患者咳嗽，排出吸入物和分泌物，必要时经鼻导管或气管镜清除误吸物。

2.提高胃肠道耐受性

（1）加强观察：若患者出现腹泻、腹胀、恶心、呕吐等胃肠道不耐受情况，应查明原因；针对性采取措施，如减慢速度或降低浓度；若对乳糖不耐受，应改用无乳糖配方营养制剂。

（2）输注环节的调控：输注时注意营养液的浓度、速度及温度。①经胃管给予：开始即可用全浓度（20%～24%），滴速约50mL/h，每日给予500～1 000mL，3～4d内逐渐增加滴速至100mL/h，达到1d所需总量2 000mL。②经空肠管给予：先用1/4～1/2全浓度（即等渗液），滴速宜慢（25～50mL/h），从500～1 000mL/d开始，逐日增加滴速、浓度，5～7d达到患者能耐受和需要的最大输入量。用肠内营养专用输注泵控制输注速度为佳。输注时保持营养液温度合适（38～40℃），室温较低时可使用恒温加热器。

（3）防止营养液污染：配制营养液时遵守无菌操作原则；现配现用，1次仅配一日量；暂不用时置于4℃冰箱保存，24h内用完；每日更换输注管或专用泵管。

（4）支持治疗：伴有低蛋白血症者，遵医嘱给予清蛋白或血浆等，以减轻肠黏膜组织水肿导致的腹泻。

3.避免黏膜和皮肤损伤

长期留置鼻胃管或鼻肠管的患者，可能因鼻咽部黏膜受压而发生溃疡。应每日用油膏涂拭鼻腔黏膜，以起润滑作用；对胃空肠造瘘者，应保持造瘘口周围皮肤干燥、清洁。

4.感染性并发症的护理

（1）吸入性肺炎：多见于经鼻胃管行肠内营养发生误吸者。如合并感染，应选择合理抗生素治疗。

（2）急性腹膜炎：多见于经空肠造口置管行肠内营养者。①加强观察：若患者突然出现腹痛、造口管周围渗出或腹腔引流管引流出类似营养液的液体，应怀疑饲管移位致营养液进入游离腹腔。立即停止输入并报告医师，尽可能协助清除或引流出渗漏的营养液。②遵医嘱合理应用抗生素，避免继发性感染或腹腔脓肿。

5.其他

（1）保持喂养管通畅：每次输注前后、连续输注过程中每间隔4h、特殊用药前后，均以温开水30mL冲洗管道，防止营养液残留堵塞管腔，喂养管通常只用于营养液的输注，如需管饲药物，务必参考药物说明书，药物经研碎、溶解后直接注入喂养管，避免与营养液混合而凝结成黏块附于管壁或堵塞管腔。

（2）代谢及效果监测：注意监测血糖或尿糖，以及时发现高血糖和高渗性非酮性昏迷。记录液体出入量，监测电解质变化，防止水、电解质失调。定期监测肝、肾功能及内脏蛋白质，留尿测定氮平衡，进行人体测量，以评价肠内营养效果。

（七）健康教育

（1）告知患者肠内营养的重要性和必要性,降低自行拔管的风险。

（2）告知患者术后恢复经口饮食是循序渐进的过程,指导患者和家属饮食护理的内容,保持均衡饮食。

（3）指导携带喂养管出院的患者及家属掌握居家喂养和自我护理方法。

（八）护理评价

通过治疗与护理:①未发生误吸或发生误吸的危险性降低。②在接受肠内营养期间维持正常的排便型态,未出现腹胀或腹泻。③未发生黏膜、皮肤的损伤。④未发生与肠内营养支持相关的感染。

三、肠外营养

肠外营养是通过静脉为无法经胃肠道摄取或摄取的营养物不能满足自身代谢需要的患者提供包括氨基酸、脂肪、碳水化合物、维生素及矿物质在内的营养素,以抑制分解代谢,促进合成代谢并维持结构蛋白的功能。所有营养素完全经肠外获得的营养支持方式称为全肠外营养（TPN）。

（一）适应证

凡是需要营养支持,但又不能或不宜接受肠内营养支持的患者。

（1）不能从胃肠道进食者,如高流量消化道瘘、食管胃肠道先天性畸形、短肠综合征、急性坏死性胰腺炎等。

（2）处于高分解代谢状态者,如严重感染、大面积烧伤、复杂手术特别是腹部大手术后。

（3）消化道需要休息或消化不良者,如肠道炎性疾病（溃疡性结肠炎和克罗恩病）、长期腹泻等。

（4）需要改善营养状况者,如营养不良者的术前应用、放射治疗和化学治疗期间胃肠道反应重者、肝肾衰竭者。

（二）禁忌证

严重水、电解质及酸碱平衡失调;凝血功能异常;休克。

（三）肠外营养的实施

1.肠外营养制剂

（1）葡萄糖:是 PN 的主要能源物质,成人常用量为 4～5g/(kg·d),供给机体非蛋白质热量需要的 50%～70%。常用浓度为 25%、50%。一般每日提供葡萄糖 200～250g,最多不超过 300g。由于溶液的渗透压很高,只能经中心静脉输入。

（2）脂肪乳剂:PN 的另一种重要能源,成人常用量为 1～2g/(kg·d),供给机体非蛋白质热量需要的 20%～30%。常用浓度为 10%、20%、30%。临床应用意义在于提供必需脂肪酸、维持细胞膜结构和人体脂肪组织的恒定。因其渗透压与血液相似,可经外周静脉输入。但注意输注速度不宜过快,先从 1mL/min 开始(不超过 0.2g/min)。

（3）复方氨基酸:PN 的唯一氮源,其营养价值在于供给机体合成蛋白质及其他生物活性

67

物质的氮源。正常机体氨基酸需要量为 0.8～1.0g/(kg·d),应激、创伤时需要量增加,可按 1.2～1.5g/(kg·d)供给。

(4)电解质:肠外营养时需补充钾、钠、氯、钙、镁及磷。常用制剂有 10%氯化钾、10%氯化钠、10%葡萄糖酸钙、25%硫酸镁等,有机磷制剂为甘油磷酸钠,含磷 1mmol/mL。

(5)维生素:常用制剂有水溶性维生素及脂溶性维生素。前者在体内无储备,因此,PN 时应每日给予;后者在体内有一定储备,禁食时间超过 2～3 周才需补充。

(6)微量元素:复方微量元素静脉用制剂,含人体所需锌、铜、锰、铁、铬、钼、硒、氟、碘 9 种微量元素。短期禁食者可不予补充,TPN 超过 2 周时静脉给予。

2.肠外营养液的输注途径

可经周围静脉或中心静脉途径给予。临床上选择 PN 途径时,考虑营养液渗透压、预计输注时间、既往静脉置管史、拟定穿刺部位的血管条件、患者疾病及凝血功能等。

(1)经周围静脉肠外营养支持(PPN):技术操作简单,并发症少,适用于 PN 时间<2 周、部分补充营养素的患者。

(2)经中心静脉肠外营养支持(CPN):包括经锁骨下静脉或颈内静脉穿刺置管入上腔静脉途径,以及近年来发展的经外周置入中心静脉导管途径。CPN 需有严格的技术与物质条件。适用于 PN 时间>10d、营养素需要量较多及营养液的渗透压较高(超过 900mOsm/L)的患者。

3.肠外营养液的输注方法

(1)全营养混合液(TNA):是将 PN 各营养素配制于 3L 输液袋中,又称全合一(AIO)营养液。即将每日所需的营养物质,在无菌环境中按次序混入 3L 输液袋内输注,其最大的优点是能减少氮的消耗。

(2)单瓶输注:不具备 TNA 输注条件时可采用单瓶输注。但由于各营养素非同步输入,不利于所供营养素的有效利用。

(四)常见护理诊断/问题

潜在并发症:气胸、血管损伤、胸导管损伤、空气栓塞、导管移位、感染、糖代谢紊乱、肝功能异常、血栓性静脉炎等。

(五)护理措施

1.合理输注

合理安排输液顺序和控制输注速度:①对已有缺水者,先补充部分平衡盐溶液;已有电解质紊乱者,先予纠正。②为适应人体代谢能力并充分利用输入的营养液,TNA 输注不超过 200mL/h,并保持连续性,不可突然大幅度改变输液速度。③根据患者 24h 出入液量,合理补液,维持水、电解质及酸碱平衡。

2.定期监测和评价

PN 最初 3d 每日监测血清电解质、血糖水平,3d 后视稳定情况每周测 1～2 次。血清清蛋白、转铁蛋白、前清蛋白、淋巴细胞计数等营养指标及肝肾功能测定每 1～2 周 1 次,每周称体重,有条件时进行氮平衡测定,以评价营养支持效果。

3.并发症的观察和护理

(1)置管相关并发症:与中心静脉插管或留置有关,包括气胸、血管损伤、胸导管损伤、空气栓塞、导管移位等。置管并发症重在预防:①掌握静脉导管留置技术,遵循静脉治疗临床实践指南规范。②妥善固定静脉导管,防止导管移位,每日查看体外导管长度,确保输注装置、接头紧密连接。

(2)感染:主要有导管性脓毒症和肠源性感染。

1)导管性脓毒症:与输入液污染、插管处皮肤感染或其他感染部位的病原菌经血行种植于导管有关。护理措施:①导管护理:穿刺24h后消毒置管口皮肤,更换透明敷贴并注明时间,以后每周更换2次,局部有异常时及时消毒和更换敷贴。每日更换输液管道,遵守无菌操作原则。②严密观察:观察患者有无发热、寒战,局部穿刺部位有无红肿、渗出等。怀疑出现导管性脓毒症者,应做营养液细菌培养及血培养;更换输液袋及输液管;观察8h后仍不退热者,拔除中心静脉导管,导管端送培养。24h后仍不退热者,遵医嘱用抗生素。③规范配制和使用TNA:配制过程由专人负责,在层流环境、按无菌操作技术要求进行;配制过程符合规定的程序,按医嘱将各种营养素均匀混合,添加电解质、微量元素等时注意配伍禁忌,保证混合液中营养素的理化性质保持在正常状态;营养液现配现用,不得加入抗生素、激素、升压药等;TNA液在24h内输完,暂时不用者保存于4℃冰箱内,输注前0.5～1h取出置室温下复温后再输注。④防止管腔堵塞:中心静脉导管不可用于输注血制品、抽血及测压;保持滴注通畅,防止回血凝固致导管堵管;采用正压封管技术,保持管腔通畅。

2)肠源性感染:与长期TPN时肠道缺少食物刺激而影响胃肠激素分泌、体内谷氨酰胺缺乏等引起肠黏膜萎缩、肠屏障功能减退、肠内细菌和内毒素移位有关。因此,患者胃肠功能恢复后,尽早开始肠内营养。

(3)糖代谢紊乱:主要有高血糖和高渗性非酮性昏迷,低血糖。

1)高血糖和高渗性非酮性昏迷:较常见。与外科应激患者对葡萄糖的耐受力及利用率降低、输入葡萄糖浓度过高、速度过快有关。血糖浓度超过40mmol/L可致高渗性非酮性昏迷。因此,葡萄糖的输入速度应小于5mg/(kg·min)。一旦血糖异常升高,立即报告医师,停输葡萄糖溶液或含大量糖的营养液;输入低渗或等渗盐水以纠正高渗环境,加用适量胰岛素以降低血糖;但应避免血浆渗透压下降过快引发急性脑水肿。

2)低血糖:外源性胰岛素用量过大或输入高浓度葡萄糖注射液,促使机体持续释放胰岛素,若突然停输葡萄糖可出现低血糖。因很少单独输注高浓度葡萄糖注射液,此类并发症已少见。患者主要表现为脉搏加速、面色苍白、四肢湿冷和低血糖性休克。一旦发生应协助医师处理,推注或输注葡萄糖溶液。

(4)肝功能异常:主要原因是葡萄糖超负荷引起肝脂肪变性,其他相关因素包括必需脂肪酸缺乏、长期TPN时肠道缺少食物刺激、体内谷氨酰胺大量消耗,以及肠黏膜屏障功能降低、内毒素移位等。表现为转氨酶升高、碱性磷酸酶升高、高胆红素血症等。目前尚无有效的预防措施。

(5)血栓性静脉炎:多发生于经周围静脉肠外营养支持时,引起的主要原因为化学性损伤及机械性损伤。一般经局部湿热敷、更换输液部位或外涂经皮吸收的抗凝消炎软膏后可逐步消退。

（六）健康教育

1.PN 相关知识

告知患者及家属合理输注营养液及控制输注速度的重要性,不能自行调节速度;告知保护静脉导管的方法,避免翻身、活动、更衣时导管脱出。

2.尽早经口进食或肠内营养

患者胃肠功能恢复或允许进食情况下,鼓励患者经口进食或行肠内营养,以降低和防治PN 相关并发症。

3.出院指导

制订饮食计划,指导均衡营养,定期到医院复诊。

（孙小娟）

第三节　外科感染

一、概述

感染是指致病微生物侵入机体引起的炎症反应。外科感染是指需要手术治疗的感染性疾病和发生在创伤、手术、器械检查或插管等治疗后的感染。外科感染在外科中最为常见,在所有的外科疾病中占 1/3～1/2。

外科感染的特点:①大多数为几种细菌引起的混合感染。②多有显著的局部症状和体征。③感染常会导致化脓、坏死等,愈合后形成瘢痕组织而影响局部功能。④往往需要手术或换药处理。

（一）分类

1.按致病菌种类和性质分类

(1)非特异性感染:又称化脓性感染或一般性感染,常见致病菌有金黄色葡萄球菌、溶血性链球菌、大肠杆菌等,如疖、痈、蜂窝织炎、急性阑尾炎、急性乳腺炎等。

其共同特点:①一菌多病,即一种致病菌可以引起多种感染,如金黄色葡萄球菌可以引起疖、痈、蜂窝织炎等。②多菌一病,即多种致病菌可以引起同一种感染,如金黄色葡萄球菌、链球菌都可以引起疖。③临床表现相似,局部表现有红、肿、热、痛及功能障碍,全身表现有发热、白细胞计数增高等。④治疗原则基本相似。

(2)特异性感染:由特异性致病菌引起的感染,如结核由结核杆菌所致,破伤风及气性坏疽分别由破伤风杆菌及气性坏疽杆菌引起。其特点:不同的疾病其临床表现、病理改变、治疗原则和预后各不相同。

2.按病变进展过程分类

(1)急性感染:病程多在 3 周以内,病变以急性炎症为主。

(2)慢性感染:病程持续超过 2 个月,部分急性感染迁延不愈转为慢性感染。

（3）亚急性感染：病程在3周～2个月，多由急性感染迁延，致病菌毒力弱但有一定的耐药性，机体抵抗力弱等。

3.按感染的发生情况分类

按感染的发生情况分类，感染可分为原发性感染、继发性感染、混合性感染、二重感染（菌群交替症）、条件性感染（机会性感染）和医院内感染等。

（二）病因与发病机制

外科感染的发生与致病菌的数量、毒力有关。侵入人体组织的致病菌数量越多、增殖速度越快，引起感染的概率越高。此外，致病菌的作用与其毒素有关，如胞外酶、外毒素和内毒素。当人体存在某些局部或全身性出血，导致人体天然性和获得性感染防御机制受损，即可引起感染。局部因素有：皮肤或黏膜破损，血管或体腔内留置导管处理不当，管腔阻塞，异物与坏死组织存在，局部组织血供障碍或水肿、积液等。全身因素有：严重创伤，糖尿病等慢性消耗性疾病，严重营养不良，长期使用免疫抑制药，抵抗力低下等。

1.感染后的炎症反应

人体组织接触病原菌，仅属污染，并不都发生感染。感染的发生一般取决于人体的抵抗力，细菌种类、数量和毒力等各种因素。感染发生后，受损细胞变性，释放多种炎症介质和细胞因子，局部出现充血、渗出、组织坏死、增生。若部分炎症介质、细胞因子和致病菌毒素等进入血流，可引起全身性炎症反应。

2.感染的转归

感染的转归与致病菌的毒力、机体抵抗力和治疗是否得当等因素有关。

（1）炎症消退或局限化：当机体抵抗力占优势时，感染局限、吸收或形成脓肿。若是小脓肿可自行吸收；而较大脓肿在破溃或手术切开排脓后，感染部位肉芽组织生长，形成瘢痕组织；经有效药物治疗后，炎症消退，感染治愈。

（2）转为慢性感染：当机体抵抗力与致病菌毒性处于相持状态时，致病菌大部分被杀灭，但病灶内仍有致病菌存在，感染转为慢性。一旦机体抵抗力下降，致病菌再次繁殖，导致感染急性发作。

（3）炎症扩散：当致病菌数量多、毒性大或机体抵抗力较差时，感染扩散，甚至引起全身性感染，如菌血症、脓毒症等，可对机体造成很大伤害。

（三）临床表现

1.局部表现

急性炎症的典型表现有红、肿、热、痛和功能障碍。脓肿形成后，触之可有波动感。深部感染局部表现多不明显，但其表面局部可有压痛及功能障碍。若有伤口、创面或破溃处，应注意脓液、肉芽的性状。慢性感染表现不典型。

2.全身表现

轻重不一。轻者可无全身表现；较重者出现全身感染中毒表现，如发热、头痛、食欲减退、乏力及生命体征的改变等。病程较长时，可出现营养不良、贫血、水肿等；严重感染者甚至出现感染性休克。

3.特殊表现

特异性感染出现其特有的临床表现,如:破伤风患者有强直性肌痉挛的表现;气性坏疽和其他产气菌感染,可出现皮下捻发音等。

(四)辅助检查

1.实验室检查

(1)血常规检查:白细胞计数增高,中性粒细胞比例增高。

(2)血生化检查:有助于判断患者的营养状况和各脏器的功能状态。

2.影像学检查

(1)B超检查:可以探测肝、胆、肾等部位的病变情况,以及胸腔、腹腔和关节腔有无积液等。

(2)X线、CT、MRI检查:有助于检查骨、关节或胸部的病变及有无膈下游离气体等。

(五)治疗

1.局部治疗

无感染中毒表现者主要行局部治疗。

(1)非手术治疗:主要包括局部制动、局部用药、理疗等。

1)局部制动:避免局部受压,抬高患肢,局部制动,可以减轻肿胀、疼痛,使炎症局限化。

2)局部用药:浅表的急性感染未形成脓肿时,局部可用鱼石脂软膏、金黄散等药物外敷,组织肿胀明显时可用50%硫酸镁溶液湿热敷,以促进局部血液循环、加速肿胀消退和促使炎症局限。

3)理疗:炎症早期,可用超短波、红外线辐射或局部热敷等物理治疗,以促进炎症吸收和消退。

(2)手术治疗:如形成脓肿,应及时切开引流。局部炎症剧烈、扩展迅速,或全身中毒症状明显者,也可切开减压和引流渗出物,减轻局部与全身症状,阻止感染的扩散。

2.全身治疗

有感染中毒表现者,除局部治疗外,需行全身治疗。

(1)支持疗法:保证患者充分的休息与睡眠,加强营养支持,供给高热量、高蛋白、高维生素饮食,纠正水、电解质及酸碱代谢失衡;对于明显摄入不足、不能进食者,可提供肠内、肠外营养支持;严重贫血、低蛋白血症或白细胞计数减少者,可少量多次输新鲜血。

(2)抗生素的应用:早期、足量、联合使用有效抗生素。

(3)对症处理:高热患者可给予物理和药物降温,疼痛剧烈者适当使用止痛药,体温过低者予以保暖。

二、软组织急性化脓性感染

(一)疖

疖俗称疔疮,是指单个毛囊及其周围组织的急性化脓性感染。

1.病因

主要致病菌为金黄色葡萄球菌。当皮肤不洁或经常摩擦和刺激、环境温度较高或人体抗感染能力低下时,易发生感染,好发于毛囊和皮脂腺丰富部位,如头面部、腋窝、腹股沟、会阴及小腿等。不同部位同时发生几处疖,或者在一段时间内反复发生疖,称为疖病,常见于糖尿病患者及营养不良的小儿。

2.临床表现

初起时局部皮肤出现红、肿、痛的小结节,以后逐渐肿大呈锥形隆起,随病情进展结节中央组织坏死化脓,形成黄白色小脓栓。脓液可自行吸收痊愈,也可自行溃破或切开引流,排出脓液后可痊愈。有时感染扩散,可引起淋巴管炎、淋巴结炎。

发生在面部特别是"危险三角"内的疖,禁忌挤压,以防感染扩散。如被挤压,致病菌可经内眦静脉、眼静脉进入颅内海绵状静脉窦,引发化脓性海绵状静脉窦炎或栓塞,出现眼及其周围组织进行性红肿、硬结和疼痛,并伴有寒战、高热等全身症状,严重时可出现昏迷,危及患者生命。

3.辅助检查

(1)血常规检查:发热患者白细胞计数和中性粒细胞比例增高。

(2)脓液细菌培养:取疖内的脓液做细菌培养可明确致病菌的种类。

4.治疗

早期红肿阶段时,可理疗(如热敷、超短波、红外线等)或外敷鱼石脂软膏、中药膏等以促进炎症吸收。脓栓处可点涂10%苯酚烧灼或用针头、刀尖将脓栓剔出,以加速脓栓脱落和脓液溢出。避免对"危险三角"的疖进行挤压,以免炎症扩散而引起颅内感染。形成脓肿时,及时切开引流并换药。若有全身症状可选用抗生素治疗。

(二)痈

痈是指相邻的多个毛囊及其周围组织的急性化脓性感染,也可由多个疖融合而成。

1.病因及病理

主要致病菌为金黄色葡萄球菌。当皮肤不洁、擦伤、机体抵抗力低下时易发生,好发于皮肤较韧厚的部位,如颈项、背部。感染常从一个毛囊底部开始向皮下组织蔓延,并扩散至周围组织,再向上传入邻近毛囊群而导致具有多个"脓头"的痈。由于有多个毛囊同时感染,痈的急性炎症浸润范围广,病变可累及深层结缔组织,使皮肤发生血液循环障碍甚至坏死。痈出现自行破溃较慢,而全身反应较重。随病程的进展,还可能合并其他致病菌形成混合感染,甚至发展为脓毒症。中医学将颈后痈俗称为"对口疮",背部痈俗称为"瘩背疮",多见于免疫力低的老年人及糖尿病患者等。

2.临床表现

初起时局部皮肤出现黯红色浸润区,稍隆起、质地坚韧、界限不清,以后中央区表面出现多个脓栓,破溃后局部呈"蜂窝状"。随病情进展中央组织坏死、化脓、溃烂、塌陷使局部呈"火山口"状,内含坏死组织和脓液,常伴有附近淋巴结肿痛。痈易向四周深部发展,周围呈浸润性水肿。痈除有剧痛外,患者多有明显的全身感染中毒表现,如寒战、高热、全身不适、头痛、食欲不振等。唇痈可导致颅内化脓性海绵窦静脉炎,危险甚大。

3.辅助检查

(1)血常规检查:可见白细胞总数增高,中性粒细胞增多。

（2）血、脓液细菌培养加药物敏感试验，以选择有效的抗生素。

4.治疗

痈应予以全身支持治疗，包括保证休息、加强营养和使用高效广谱抗生素。形成脓肿时，广泛切开引流。

（三）急性蜂窝织炎

急性蜂窝织炎是指发生在皮下、筋膜下、肌间隙或深部疏松结缔组织的急性化脓性感染。

1.病因及病理

主要致病菌为溶血性链球菌、金黄色葡萄球菌等，常由皮肤、黏膜损伤或皮下疏松结缔组织受细菌感染而引起。其特点为扩散迅速，不易局限，与周围组织无明显界限。因发生部位不同，可出现不同的临床表现，并伴有严重全身感染中毒表现。

2.临床表现

表浅的急性蜂窝织炎，表现为局部红肿、疼痛，并向周围迅速扩散，边界不清，中央区呈黯红色，与正常皮肤分界不清，压痛明显。深部的急性蜂窝织炎局部红肿不明显，可出现组织水肿和深压痛，但寒战、高热、头痛、乏力、白细胞计数增高等全身感染中毒表现明显。

口底、颌下急性蜂窝织炎，可引起喉头水肿和压迫气管，局部组织肿胀后可影响吞咽和呼吸功能，严重时导致呼吸困难，甚至窒息。炎症蔓延至纵隔可引起化脓性纵隔炎，严重影响心肺功能，且预后凶险。

3.辅助检查

（1）血常规检查：白细胞计数和中性粒细胞比例明显增高。

（2）细菌培养：将脓液抽出做细菌培养可明确致病菌的种类，通过药物敏感试验选用敏感抗生素。

（3）影像学检查：了解深部组织的感染情况。

4.治疗

（1）非手术治疗：抗感染治疗（如及时使用有效抗生素）和加强全身支持治疗（如保证营养素的摄入、注意休息），局部治疗包括早期患处应制动，给予中药、西药局部热敷或理疗，出现疼痛时可使用止痛药。

（2）手术：广泛扩散的严重病变，需多处切开引流；口腔底部、颌下急性蜂窝织炎经短期积极的抗炎治疗无效时，应及早切开减压引流，以防发生窒息，必要时行气管切开；怀疑厌氧菌感染的伤口，可用3%过氧化氢溶液冲洗并湿敷。

（四）急性淋巴管炎和淋巴结炎

急性淋巴管炎是指致病菌经破损的皮肤、黏膜，或其他感染灶侵入淋巴管，引起淋巴管及其周围组织的急性炎症。如感染经淋巴管侵及局部淋巴结，即为急性淋巴结炎；急性淋巴管炎多见于四肢，尤以下肢常见。急性淋巴结炎好发于颈部、腋窝、腹股沟、肘内侧等处。

1.病因及病理

主要致病菌为金黄色葡萄球菌和溶血性链球菌。主要来源于口咽炎症、足癣、皮肤损伤以及各种皮肤、皮下化脓性感染。淋巴管炎是急性化脓性感染，可引起淋巴液回流障碍，并使感染向周围组织扩散，其毒性代谢产物可引起全身性炎症反应，若大量组织细胞液化坏死，可集聚形成脓肿。

2.临床表现

急性淋巴管炎分为管状淋巴管炎和网状淋巴管炎。

急性淋巴管炎常见于四肢,以下肢多见,有深部淋巴管炎、浅部淋巴管炎两种。浅部淋巴管炎皮肤上可出现一条或多条"红线",扩展时红线向近心端延伸,硬而有压痛。深部淋巴管炎患处出现肿胀和压痛,看不到"红线",有局部条形触痛区,淋巴结肿大并有明显压痛。

网状淋巴管炎是皮肤及其网状淋巴管的急性感染,即丹毒,好发于下肢和面部。特点是:起病急,蔓延快,很少有组织化脓坏死,易复发,有一定的传染性。初起皮肤出现略隆起、鲜红色片状、中间颜色稍淡而周围深的红斑,边界清楚,红肿扩散较快。病变部位可出现水疱,有烧灼样疼痛,周围淋巴结肿大,严重时可致全身不适、头痛、畏寒、高热等全身症状。下肢丹毒反复发作,可出现淋巴水肿,甚至发展为"象皮肿"。

急性淋巴结炎初起为单个淋巴结肿大、疼痛和触痛,局部皮肤红、热,随病情进展,可有多个淋巴结肿大并互相融合成炎性肿块,疼痛加剧,久之可形成脓肿。

急性淋巴管炎和急性淋巴结炎严重时,均可出现发热、白细胞增多等全身感染中毒性反应。

3.辅助检查

(1)血常规检查:白细胞计数和中性粒细胞比例增高。

(2)细菌培养:淋巴结炎严重时可形成脓肿,将脓液抽出做细菌培养和药物敏感试验明确致病菌的种类和敏感抗生素。

4.治疗

急性淋巴管炎应积极治疗原发感染病灶,出现红线条时,可用呋喃西林溶液等湿热敷。急性淋巴结炎未形成脓肿时,积极治疗原发感染灶,而急性淋巴结炎暂不进行处理;若脓肿形成,可穿刺抽脓或切开引流。对丹毒患者应隔离,与患者接触的敷料、衣物等均应消毒灭菌以防止交叉感染。患者应充分休息加强支持疗法,选用青霉素、链霉素或磺胺类药物控制感染。抬高患肢,局部涂碘酊,有一定疗效。

(五)脓肿

脓肿是指急性化脓性感染后,组织、器官或体腔内出现局灶性病变后,形成的局限性脓液积聚,其周围有完整脓腔壁将脓液包裹。

1.病因及病理

脓肿的主要致病菌为金黄色葡萄球菌。脓肿常继发于各种化脓性感染,如疖、痈及急性蜂窝织炎等,也可经血液循环或淋巴管转移形成远处感染灶,还可发生于局部损伤的血肿或异物存留处。早期脓肿,细菌产生毒素使局部组织坏死,继而大量中性粒细胞浸润并崩解释放蛋白水解酶使坏死组织液化并形成脓腔。经历一段时间后,脓肿周围可出现肉芽组织增生并包绕脓肿形成所谓"脓膜",具有吸收脓液、限制炎症扩散的作用。如果病原菌被消灭,则渗出停止,脓液逐渐被吸收,由肉芽组织填补而愈合;如果脓肿经久不愈,其周围大量纤维组织增生而引起厚壁的慢性脓肿,常需切开排脓后方能修复愈合。

2.临床表现

位置较浅的脓肿局部出现红、肿、热、痛,与正常组织界限清楚,有波动感,全身表现较轻。深部脓肿局部红、肿不明显,亦无明显波动感,其表面可出现压痛和水肿,范围大而且位置深的脓肿全身感染中毒表现明显。

3.辅助检查

(1)血常规检查:白细胞计数和中性粒细胞比例增高。

(2)细菌培养:穿刺或切开将脓液做细菌培养和药物敏感试验可明确致病菌的种类及选择敏感抗生素。

(3)B超检查:呈现出"液性暗区",可确定感染的部位。

4.治疗

主要为局部治疗,脓肿形成后及时切开引流,清除坏死组织和脓液,以促进创面愈合。注意保持脓腔引流通畅,观察引流液的颜色、性状和量。严格按照无菌操作及时更换敷料,保持敷料清洁、干燥。

三、全身化脓性感染

(一)概述

致病菌侵入血液循环,并在体内生长繁殖或产生毒素,引起严重的全身感染中毒症状,称为全身化脓性感染。全身化脓性感染通常有脓毒症和菌血症两种。脓毒症是指因感染引起的全身炎症反应,体温、循环功能、呼吸功能有明显改变的外科感染的统称。菌血症是脓毒症中的一种,即血培养检出病原菌者,目前多指临床上有明显感染表现的菌血症。

1.病因及病理

引起全身化脓性感染的原因是致病菌数量多、毒力强和(或)机体抗感染能力下降。全身化脓性感染常继发于严重创伤后的感染、各种化脓性感染、长期静脉内置管、使用肾上腺糖皮质激素、使用广谱抗生素和免疫抑制药、局部病灶处理不当、机体抵抗力低下等。常见的致病菌有金黄色葡萄球菌、大肠杆菌、铜绿假单胞菌、变形杆菌、白色念珠菌等。

病原菌及其产物(如内毒素、外毒素等)和它们介导的多种炎症介质可对人体造成损害。在感染的过程中,细菌繁殖和裂解游离、释放毒素,毒素本身除具有毒性外,还能刺激机体产生多种炎症介质,如肿瘤坏死因子、白介素-1、白介素-6 等,以及氧自由基、一氧化氮等,这些炎症介质可起到防御作用,而过量则可造成组织损害。感染若未能及时控制,可因炎症介质失控,并可互相介导,出现全身炎症反应综合征(SIRS),使脏器受损和功能障碍,严重可引起感染性休克、MODS。革兰阴性杆菌产生的内毒素及其介导的炎症介质可使毛细血管扩张、通透性增加和微循环淤滞,引起有效循环血量减少,出现低温、低白细胞、低血压即"三低"现象。

2.临床表现

脓毒症主要表现:①骤起寒战后高热(可达 40～41℃)或体温不升,起病急、病情重、发展快。②头痛、头晕、恶心、呕吐、腹胀、面色苍白或潮红、出冷汗。③神志淡漠或烦躁、谵妄和昏迷。④心率加快、脉搏细速、呼吸急促或困难。⑤代谢紊乱和不同程度的代谢性酸中毒。⑥严重者出现感染性休克、多器官功能障碍、肝脾大、黄疸、皮下出血或淤血等。

根据常见致病菌的不同,脓毒症在临床上可分为三种类型。

(1)革兰阳性菌脓毒症:主要致病菌是金黄色葡萄球菌,多见于严重的痈、急性蜂窝织炎、骨与关节化脓性感染等。患者面色潮红,四肢温暖干燥,可有或无寒战,发热呈稽留热或弛张热,常有皮疹及转移性脓肿。休克出现晚。

(2)革兰阴性菌脓毒症:致病菌以大肠杆菌、铜绿假单胞菌、大肠杆菌为主,多见于胆管、尿路、肠道和大面积烧伤感染。一般为突发寒战起病,发热呈间歇热,体温可不升高。休克出现早,持续时间长,表现为四肢厥冷、发绀、少尿或无尿,以外周血管阻力显著增加的冷休克多见,多无转移性脓肿。

(3)真菌性脓毒症:常见致病菌是白色念珠菌,多在原有细菌感染经广谱抗生素治疗的基础上发生。其临床表现似革兰阴性菌脓毒症,表现为骤起寒战、高热,出现神志淡漠、昏睡、休克等。怀疑有真菌性脓毒症时需做尿、大便、痰、血的真菌检查。

3.辅助检查

(1)血常规检查:白细胞计数明显增高,一般可达$(20\sim30)\times10^9/L$,或降低;出现核左移,白细胞内含有毒性颗粒。

(2)血生化检查:可有不同程度的代谢失衡和肝、肾功能受损征象。

(3)血培养和药物敏感试验:在寒战、高热时抽血做培养,可查出致病菌并做药物敏感试验,以选用有效的抗菌药物。

4.治疗

(1)处理原发病灶:首先明确感染的原发病灶,及时、彻底地处理,包括清除坏死组织和异物,消灭死腔,引流脓肿等,尽早去除感染的相关因素,如血流障碍、梗阻等。对于暂时找不到原发病灶,应做全面检查,特别要注意潜在的感染源和感染途径。如果是静脉内导管感染,应先拔除导管,再做细菌或真菌培养及药物敏感试验。

(2)应用抗生素:在未获得培养结果之前,先早期、足量、联合应用广谱抗生素,再根据细菌培养和药物敏感试验的结果调整为有针对性的窄谱抗生素。对真菌性脓毒症,应尽量停用广谱抗生素,改用窄谱抗生素,并全身应用抗真菌药物。

(3)支持治疗:补充血容量、输血、加强营养支持、纠正低蛋白血症等。

(4)对症治疗:控制高热,抗休克,纠正水、电解质及酸碱失衡等。

(二)全身化脓性感染患者的护理

1.护理评估

(1)健康史:了解患者感染的时间、经过及发展,既往有无免疫缺陷、营养不良、长期使用广谱抗生素等病史。

(2)身体状况。

1)局部:原发病灶的部位、性质以及脓液的性状。

2)全身:患者的生命体征、面色、神志、尿量等的变化;有无寒战、高热,水、电解质及酸碱失衡和感染性休克等表现。

3)辅助检查:白细胞计数明显增高或降低;血培养和药物敏感试验的结果;肝、肾等重要脏器的检查。

（3）心理－社会支持状况：因全身性外科感染起病急、病情重、发展快，患者和家属经常会出现焦虑、恐惧等心理反应，所以应了解他们的心理状态及其情绪变化的原因，评估他们对防治疾病的了解程度和对治疗方案的了解程度等。

2.护理诊断及合作性问题

（1）体温过高：与致病菌感染有关。

（2）营养失调，低于机体需要量：与机体代谢量增高、呕吐有关。

（3）潜在并发症：有感染性休克及水、电解质代谢紊乱等。

3.护理目标

（1）体温下降或恢复正常。

（2）营养的摄取能适应代谢的需要。

（3）未发生并发症，或并发症出现后能及时发现和处理。

4.护理措施

（1）控制感染。

1）密切监测病情变化：观察生命体征的变化，记录24h出入液量。若患者出现高热，给予物理降温或根据医嘱应用退热药降温。

2）抗感染：根据医嘱，及时、准确地使用抗生素，控制感染。

3）细菌培养：协助医生在患者寒战、高热时采集血标本做细菌或真菌培养，以明确致病菌，并给予有效治疗。

4）严格无菌操作：加强静脉留置导管的护理，预防感染的发生。每天坚持消毒、清洁静脉留置导管入口处，并及时更换敷料。

（2）营养支持摄入高热量、高蛋白、高维生素饮食；进食困难者，可行肠内、肠外营养。遵医嘱给患者输注新鲜血，加强患者营养支持，提高抵抗力。

（3）并发症的观察和防治。

1）感染性休克：若患者出现体温升高、脉搏及心率增快、呼吸急促、面色苍白、尿量减少、意识障碍等感染性休克的临床表现，发现后应及时报告医生，并配合进行积极抢救。

2）水、电解质失衡：观察患者是否出现口渴、皮肤弹性差、尿量减少等脱水的表现，定时监测电解质的变化，及时补充体液和电解质，维持体液平衡。

5.健康教育

（1）注意个人日常卫生，保持皮肤清洁。

（2）加强饮食卫生，避免肠源性感染。

（3）发现局部感染病灶或受伤后应及早就医，以免炎症进一步扩散。

（4）对患有糖尿病等全身慢性疾病的患者，应让其了解病情。

（5）嘱患者加强营养，平时坚持体育锻炼，增强机体抵抗力。

6.护理评价

（1）体温是否正常，全身性感染是否得到控制。

（2）营养能否满足机体的需要。

（3）是否出现了感染性休克等并发症，或发生后能否得到及时、有效的处理。

四、特异性感染

（一）破伤风

破伤风是由破伤风杆菌侵入人体伤口并生长繁殖、产生毒素而引起的一种急性特异性感染。常发生在各种创伤后，亦可发生于不洁条件下分娩的产妇和新生儿。

1.病因及病理生理

破伤风杆菌是革兰阳性厌氧梭状芽孢杆菌，广泛存在于土壤、人畜大便中，芽孢抵抗力很强，100℃温度下，仍能生存半小时。正常皮肤和黏膜破伤风杆菌不能侵入，如果伤口小而深、伤口内有缺血坏死组织、血块阻塞、引流不畅、异物存留等，特别是合并需氧菌感染的伤口更易发生破伤风。

破伤风杆菌在伤口内生长繁殖，并分泌外毒素，包括痉挛毒素和溶血毒素两种。痉挛毒素是对神经系统具有高度亲和力的痉挛素，它是致病的主要毒素。它可经血液循环和淋巴系统到达脊髓、脑干等处，与中间联络神经元的突触相结合，抑制突触释放抑制性传递介质。运动神经元因失去中枢抑制而兴奋性增强，使骨骼肌发生紧张性收缩与痉挛。同时毒素还可阻断脊髓对交感神经的抑制，使交感神经过度兴奋，引起血压升高、心率增快、体温升高、大汗等。溶血毒素，可致组织加重坏死和心肌损害，但对发病不起决定作用。

2.临床表现

（1）潜伏期：一般为6～10d，少数可于伤后1～2d发病，最长可达数月。新生儿破伤风多在断脐后7d发生，故称"七日风"。潜伏期越短，症状越重，预后越差。

（2）前驱表现：表现为全身乏力、头痛、头晕、怕冷多汗、咀嚼肌酸胀、咀嚼无力、烦躁不安等。

（3）典型表现：主要是在肌紧张性收缩（肌强直、发硬）的基础上，出现阵发性强烈痉挛。

通常最先受累的肌群是咀嚼肌，随后依次是面部表情肌及颈肌、背肌、腹肌、四肢肌和膈肌。表现为：张口困难（牙关紧闭）、"苦笑"面容、颈项强直、头后仰；当背肌紧张性收缩时，因背部肌群收缩较为省力，躯干因而扭曲成弓，腰部前凸，足后屈，形成"角弓反张"的强迫性体位；而四肢呈屈膝、弯肘、半握拳等痉挛状态。膈肌受累可致面唇青紫、呼吸困难，甚至呼吸暂停。强烈的肌痉挛可导致肌断裂，甚至发生骨折；膀胱括约肌痉挛可引起尿潴留，持续呼吸肌痉挛可造成呼吸骤停。在肌肉强直性收缩的基础上，受到外界轻微的刺激，如声、光、接触、饮水等均可诱发阵发性痉挛。抽搐发作时患者屈膝、弯肘、半握拳、口吐白沫、呼吸急促，头频频后仰，大汗淋漓，而患者的神志始终清楚，表情痛苦。肌痉挛及大量出汗可引起水、电解质失衡及酸中毒。严重者发生心力衰竭。发病期间，发作越频繁提示病情越重。病程一般为3～4周，病后1周内发作频繁，2周后可逐渐缓解。

3.辅助检查

（1）实验室检查：脑脊液检查正常，多无异常发现。

（2）伤口处分泌物检查：可查出革兰阳性杆菌，伤口渗出物可做细菌培养。

4.预防

破伤风是可以预防的疾病。创伤后早期彻底清创，改善局部厌氧环境是预防的关键；此外，还可通过人工免疫的方法，产生稳定的免疫力。人工免疫有主动和被动免疫两种，临床常用被动免疫。被动免疫适用未曾进行破伤风类毒素预防注射的开放性损伤的伤员及施行伤口已愈合的陈旧性异物取出术的伤员。

(1)正确处理伤口：对各种伤口，都应及时彻底清创。污染严重伤口，要清除异物，切除坏死组织并充分引流，切开死腔敞开伤口不予缝合，并用3%过氧化氢溶液冲洗。

(2)破伤风抗毒素(TAT)：注射TAT是一种常用的预防措施。TAT为异种蛋白制剂，可致过敏反应，在体内仅能存留6d。常规肌内注射剂量为1 500U，若受伤超过24h或伤口污染重，剂量加倍。用前询问过敏史，注射前常规做过敏试验。

(3)人体破伤风免疫球蛋白(TIG)：TIG是推广使用的理想制品，无过敏反应，在体内存留时间为4～5周，效能比TAT强10倍以上，肌内注射剂量为250～500U。

5.治疗

破伤风是一种极为严重的疾病，病死率高，应采取积极的综合治疗措施尽力抢救。痊愈后无明显后遗症是其特点。

(1)消除毒素来源：彻底清创，伤口应敞开，并予充分引流，局部可用3%过氧化氢溶液冲洗。若伤口愈合后应注意检查有无瘘管或死腔。

(2)中和游离毒素：因TAT或TIG不能中和已与神经元结合的痉挛毒素，只能中和游离毒素，故应尽早使用。TAT一般用量为10 000～60 000U，肌内注射或静脉滴注，注意严防血清反应。TIG早期应用，剂量为3 000～6 000U，一般只用1次。

(3)控制和解除痉挛：这是治疗中最重要的环节。轻者可使用镇静催眠药，如地西泮10～20mg肌内注射或静脉滴注，苯巴比妥钠0.1～0.2g肌内注射，10%水合氯醛20～40mL保留灌肠等。严重者，可使用冬眠Ⅰ号合剂(由氯丙嗪、异丙嗪各50mg，哌替啶100mg及5%葡萄糖注射液250mL配成)。痉挛发作频繁不易控制时，可使用硫喷妥钠缓慢静脉注射。

(4)防治并发症：主要防治呼吸道并发症，如窒息、肺不张、肺部感染等。防止患者发作时坠床、骨折、舌咬伤等。对抽搐频繁、药物不易控制的严重患者，应尽早行气管切开，必要时上呼吸机辅助呼吸。因痉挛、出汗、不能进食等，热量消耗和水分丢失过多，注意纠正水、电解质代谢紊乱和给予营养支持。使用青霉素、甲硝唑以抑制破伤风杆菌，防治感染。

6.护理评估

(1)健康史：询问患者发病经过，不应忽视任何轻微的受伤史；有无产后感染或新生儿脐带消毒不严等病史；了解破伤风预防接种史等。

(2)身体状况。

1)局部：了解患者的受伤史，受伤的部位、范围及深度，有无受到感染等。若是新生儿注意检查脐带有无红肿等感染的迹象。

2)全身：评估患者的肌肉痉挛引起的症状和体征、发作的时间和间隔的时间；呼吸困难的程度或肺部感染；患者排尿的状况及其他脏器功能状态等。

3)辅助检查：伤口分泌物可做厌氧菌培养，但阳性率不高。

（3）心理—社会支持状况：因起病急、病情严重，反复痉挛时患者意识是清醒的，所以患者表情极为痛苦，多有焦虑、恐惧甚至有濒死感。患者可能因隔离、开口困难感觉孤独无助，因此护士应了解患者的情绪反应。了解患者家属对本病认识程度和心理承受能力。

7.护理诊断及合作性问题

（1）有窒息的危险：与持续性喉头和呼吸肌痉挛、误吸有关。

（2）有体液不足的危险：与反复肌痉挛、大量出汗有关。

（3）有受伤的危险：与强烈的肌痉挛有关。

（4）尿潴留：与膀胱括约肌痉挛有关。

（5）营养失调，低于机体需要量：与肌痉挛、消耗、摄入障碍有关。

8.护理目标

（1）呼吸道通畅，呼吸平稳。

（2）体液维持平衡，生命体征及尿量正常。

（3）未发生意外伤害。

（4）能正常排尿。

（5）能满足机体代谢需要，恢复经口饮食。

9.护理措施

（1）一般护理。

1）环境要求：将患者置于单人隔离病室遮光，房外设有明显隔离标志，保持安静，室内温度15～20℃，湿度60%。

2）减少外界刺激：医护人员需做到说话轻、走路轻、操作稳、使用器具时避免发出噪声；合理、集中地安排各种护理治疗和操作，尽量在使用镇静药后30min内完成；减少探视，避免干扰患者，减少刺激，避免风、光、声等刺激而诱发抽搐。

3）用药护理：遵医嘱使用 TAT、镇静解痉药、抗生素等，观察并记录用药后的效果。保持输液通畅，在每次抽搐后应检查静脉管道是否堵塞或脱落而影响治疗。

4）严格隔离消毒：严格执行接触隔离措施；护理人员应穿隔离衣、戴帽子、戴口罩和手套等，身体有伤口者不能进入病室；接触过患者伤口的物品，先用 1% 过氧乙酸溶液浸泡 10min，再行高压灭菌；更换后的敷料须立即焚烧，患者的排泄物应严格消毒后倾倒，尽可能使用一次性材料；所有器械及敷料须专用，用后给予灭菌处理，防止交叉感染。

（2）保持呼吸道通畅。

1）床旁备好气管切开包及急救药品，以备急救所需。对频繁抽搐无法咳痰者应予以吸痰；对不易控制者，应尽早行气管切开，及时清除呼吸道分泌物，必要时进行人工辅助呼吸。

2）痉挛发作控制后，应协助患者翻身、叩背，以利排痰，痰液黏稠者可行雾化吸入。气管切开患者应给予气道湿化。

3）进食时注意避免呛咳、误吸；频繁抽搐者，禁止经口进食。

（3）严密观察病情变化：密切观察患者的生命体征、意识、尿量等变化，观察痉挛发作前的征兆，并记录抽搐发作的次数、症状、体征、持续时间和间隔时间。注意观察药物的疗效，用以调整用药的时间、剂量或更换药物。

（4）防止意外受伤：使用床护栏，防止患者坠床；抽搐时应用牙垫防止舌咬伤；必要时使用约束带固定患者，注意关节部位保护，防止肌膜断裂和骨折。

（5）导尿管的护理：对尿潴留的患者行留置导尿时，做相关护理，防止泌尿系感染。

（6）保证营养的摄入：可以经口进食者予以高热量、高蛋白质及维生素饮食，少量多餐，避免呛咳和误吸；不能进食者提供肠内、肠外营养支持。

10.健康教育

（1）加强有关破伤风发病原因和预防知识的宣传教育，使人们认识到破伤风的危害性，受伤后须及时就诊，并且正确处理伤口和常规注射破伤风抗毒素。

（2）加强劳动保护，避免创伤。日常不可忽略任何小伤口，如木刺、锈钉刺伤及深部感染（化脓性中耳炎）等的正确处理。

（3）避免不洁接生，指导农村妇女选择医疗设备完善的医院生育，防止新生儿破伤风和产妇产后破伤风。

（4）高危人群定期接受破伤风抗毒素的预防注射，以获得主动免疫。

11.护理评价

（1）有无呼吸困难的表现，呼吸道是否通畅。

（2）生命体征是否正常，水、电解质代谢是否出现紊乱。

（3）是否发生意外伤害。

（4）是否恢复自行排尿。

（5）营养摄入是否满足机体需要。

（二）气性坏疽

气性坏疽是多种厌氧芽孢杆菌侵入伤口导致的急性特异性感染。多见于严重战伤，平时偶见于严重软组织损伤、复杂性骨折等，若不及时处理，常丧失肢体，甚至危及生命。

1.病因及病理生理

气性坏疽杆菌是革兰阳性厌氧梭状芽孢杆菌，广泛存在于自然界土壤和人、牲畜大便中，有产气荚膜杆菌、恶性水肿杆菌、腐败弧形杆菌等，常为混合感染。在缺氧的环境下，能够生长繁殖和致病，多发于深部组织损伤，如伤口深，引流不畅，有死腔或异物、血管损伤等，合并肌肉缺血和大片组织坏死造成局部缺氧易发生本病。

气性坏疽杆菌侵入伤口，在肌组织中生长繁殖，并产生外毒素及多种酶，其中 α 毒素为主要毒素，可引起溶血、尿少、肾组织坏死、血压下降、脉搏加快及循环衰竭等。大量毒素进入血液循环，则引起严重的毒血症，以至并发感染性休克。

2.临床表现

临床多见于肌肉丰富的下肢和臀部严重外伤，易感染气性坏疽。潜伏期一般为 1～4d，短者伤后 6～8h。

（1）局部症状：病初患肢有沉重感或胀感，产生强烈"胀裂样"剧痛。局部炎症迅速扩散，使患肢急骤肿胀，伤口周围先水肿、发亮、皮肤苍白，逐渐转变为黯红色，最终呈紫黑色。在皮肤表层出现含有黯紫色液体、大小不等的水疱。若轻压创缘时，伤口溢出带有恶臭味浆液体或浆液性血性液体，并伴有气体逸出，出现捻发音。伤口肌肉颜色呈黯红色或紫黑色，失去弹性及收缩力,切面不出血。由于血栓形成与局部受压造成静脉、淋巴回流障碍,伤口远端肢体水肿、变色、发冷,最终发生坏疽。

(2)全身症状:患者极度衰弱,颜面苍白、出冷汗,有时烦躁不安,呼吸急迫,体温急骤上升至 39~41℃,脉搏弱而快,可升至 120 次/分。严重者可出现谵妄或嗜睡,甚至昏迷。

3.辅助检查

(1)血常规检查:因溶血素的溶血作用,红细胞明显减少,血红蛋白降至正常的 30%~40%;白细胞增多;可出现肝功能损害和酸中毒。

(2)伤口分泌物涂片检查:发现大量革兰阳性杆菌和少量白细胞。

(3)影像学检查:X 线检查示伤口肌群间有气体。

4.预防

伤后早期彻底清创是预防气性坏疽最有效的方法。若伤口污染严重,应彻底切除坏死组织及清除异物。尤其火器伤,清创后以 3%过氧化氢溶液充分清洗并湿敷。伤口需敞开并不予缝合,可使用抗生素。

5.治疗

(1)一般处理:将患者收入单人病室,严格执行隔离制度;凡患者用过的床单、衣物、器械等,要单独收集高压灭菌;敷料必须焚毁;清创术尽量在病室做;如在手术室进行时,要封闭以甲醛熏蒸消毒 48h,以防止交叉感染。

(2)手术疗法:气性坏疽病情发展极迅速,对伤口处理必须分秒必争,才能取得良好疗效以挽救肢体和生命。

(3)抗生素应用:气性坏疽多为混合感染,应用大量青霉素或广谱抗生素控制化脓感染。

(4)支持疗法:给予高蛋白、高热量、富含维生素饮食;纠正水、电解质平衡失调;少量多次输新鲜血液,增强机体抵抗力,纠正贫血;并给予止痛、退热、镇静。

(5)高压氧疗法:吸入高浓度氧,能提高组织血液含氧量,以抑制厌氧菌的生长繁殖。

6.护理评估

(1)健康史:了解患者的发病时间、经过,引起局部缺氧环境的因素,伤口的污染程度、深度,以及有无开放性损伤史等。

(2)身体状况。

1)局部:了解患肢疼痛性质及程度,伤口有无水疱,有无气体逸出,了解伤口分泌物的性状、颜色和气味,以及周围皮肤的肿胀程度及有无捻发音。

2)全身:评估患者的生命体征、意识状态、重要脏器功能状态等。

3)辅助检查:包括实验室、影像学检查,了解伤口渗出物涂片及细菌培养的结果。

(3)心理-社会状况:本病起病急、发展快,患肢疼痛剧烈,一般止痛药不能缓解,甚至患者需要做截肢手术,故患者常有焦虑、恐惧等心理反应。

7.护理诊断及合作性问题

(1)皮肤完整性受损:与切口感染有关。

(2)组织灌流不足:与肢体肿胀、血供不足有关。

(3)舒适的改变:疼痛,与肢体缺血有关。

（4）焦虑、恐惧：与可能施行的截肢手术不安及担忧有关。

（5）知识缺乏：与对疾病的进展演变以及高压氧治疗等缺乏知识有关。

8.护理目标

（1）受损的组织得以修复，皮肤恢复其完整性。

（2）能维持体温正常，感染得以控制。

（3）疼痛缓解或减轻。

（4）能逐步接受自身形体变化，适应新生活。

（5）患者及其家属对本病的有关知识了解和掌握。

9.护理措施

（1）隔离措施：患者住单间，实施接触性隔离处理，使用的敷料应集中焚毁。

（2）密切观察病情：密切观察血压、脉搏、呼吸及体温变化，注意伤口及肢体的变化，特别是肢体的血运状况，注意皮肤色泽、肢体肿胀程度及脓液情况，及时记录并报告医生。

（3）创口处理：气性坏疽肢体肿胀、大片肌肉坏死，故除早期正确处理伤口外，还需做好伤口护理，保持伤口引流通畅，定时以氧化剂冲洗、湿敷。

（4）高压氧治疗：对需做高压氧治疗的患者应说明有关措施。

（5）心理护理：对需截肢的患者应仔细解释截肢对保存生命及治疗方面的必要性，鼓励其正确对待残疾，并联系做好义肢等。

10.健康教育

（1）加强公众预防性教育，注意劳动保护，避免损伤。

（2）受伤后预防是关键，及时、彻底清创，正确处理伤口并及时就诊。

（3）实施截肢手术前，应向患者及其家属告知手术的必要性及术后的不良反应，使患者及其家属思想上有所准备。

（4）指导患者进行患肢功能锻炼，逐渐恢复患肢的功能，提高生活质量。介绍有关义肢的知识，指导截肢患者正确使用义肢和进行适当的功能训练。

11.护理评价

（1）伤口疼痛是否得到有效控制。

（2）伤口愈合是否良好。

（3）感染是否得到有效控制，体温是否控制在正常范围。

（4）营养是否满足机体需求。

（5）水、电解质是否平衡。

（6）是否适应形体的改变，生活是否能自理。

（7）是否安全且无意外伤害发生。

（8）是否有贫血发生。

（迟菲菲）

第四节　颅脑疾病

一、颅内压增高

颅内压增高指各种疾病如颅脑损伤、脑出血、脑肿瘤、脑积水等使颅腔内容物体积增加或颅腔容积减少超过颅腔可代偿的容量,导致颅内压持续在 1.96kPa(200mmH$_2$O)以上,并出现头痛、呕吐和视乳头水肿等临床表现的综合征。持续颅内压增高可导致部分脑组织被挤嵌入颅腔裂隙或孔道,形成脑疝,是颅脑疾病致死的重要原因。

(一)病因和分类

1.病因

(1)颅腔内容物体积或量增加。

1)脑体积增加:脑组织损伤、炎症、缺血缺氧、中毒导致脑水肿。

2)脑脊液增多:脑脊液分泌增加、吸收障碍或脑脊液循环受阻导致脑积水。

3)脑血流量增加:如恶性高血压、颅内动静脉畸形、体内二氧化碳潴留、高碳酸血症,脑血管扩张导致脑血流量增加。

(2)颅内空间或颅腔容积缩小。

1)先天因素:如狭颅症、颅底凹陷症等先天性畸形使颅腔容积变小。

2)后天因素:颅内占位性病变如颅内血肿、脑肿瘤、脑脓肿等,或大片凹陷性骨折,导致颅内空间相对变小。

2.分类

(1)根据病因分类。

1)弥漫性颅内压增高:颅腔狭窄或脑实质体积增大,颅腔内各部分及分腔内压力增高,无压力差,脑组织无明显移位。如弥漫性脑水肿、弥漫脑膜炎等。

2)局灶性颅内压增高:局部病变导致病变部位压力首先增高,周围脑组织受压移位,颅内各个腔隙出现压力差,导致脑组织移位,局部受压。局部受压过久导致该处血管的张力消失,血管壁肌群失去正常的舒缩力,当颅内压下降脑血管扩张时,血管壁的通透性增加出现渗出,脑实质出现出血性水肿。

(2)根据病情进展速度分类。

1)急性颅内压增高:病情进展快,生命体征变化明显,颅内压增高引起的症状和体征严重。如高血压性脑出血、急性硬膜下血肿等。

2)亚急性颅内压增高:病情进展较快,颅内压增高反应较轻或不明显。如颅内恶性肿瘤、颅内炎症等。

3)慢性颅内压增高:病情进展缓慢,时好时坏。如慢性硬膜下血肿、颅内良性肿瘤等。

(二)病理生理

1.颅内压的形成

颅内压(ICP)是指颅腔内容物对颅腔壁所产生的压力,颅腔是由颅骨组成的半封闭、成年后总体积固定不变的体腔。颅腔内容物包括脑组织、脑脊液及供应脑的血液,它们的总体积和颅腔容积是相适应的,通过生理调节来维持动态的平衡。通常以脑脊液的静水压代表颅内压力。成人正常值为 $0.69\sim1.96kPa(70\sim200mmH_2O)$,儿童为 $0.49\sim0.98kPa(50\sim100mmH_2O)$。

2.颅内压的调节

正常颅内压有一定的波动范围,随心脏搏动、血压、呼吸有细微波动,咳嗽、喷嚏、憋气、用力等均可引起 ICP 明显的波动。颅内压调节主要依靠脑脊液量的增减来实现。当颅内压增高时,脑脊液被挤入蛛网膜下腔并被吸收,同时脑脊液的分泌减少、吸收增加;当颅内压降低时,脑脊液分泌增加,吸收减少,以维持颅内压。

3.颅内压增高的后果

颅内压增高可引发一系列中枢神经系统功能紊乱和病理生理改变。主要导致脑血流量减少,脑组织缺血、缺氧加剧颅内压的增高,导致脑灌注压下降,当脑灌注压低于 40mmHg,脑血流调节作用消失,当颅内压接近平均动脉压时脑灌注几乎停止。组织缺血、缺氧,加重脑水肿和颅内压增高,脑疝形成,导致脑组织移位,压迫脑干,抑制循环和呼吸中枢。

(三)临床表现

头痛、呕吐、视乳头水肿是 ICP 增高的"三主征",但出现的时间有所不同。

1.头痛

颅内压增高的常见症状,是脑膜、血管或神经受牵扯或挤压所致。初始较轻,呈持续性疼痛,进行性加重。头痛的部位及特性与颅内原发病变的部位和性质有一定关系,多在前额及双颞,后颅窝占位性病变的后枕部疼痛。常呈搏动性,改变体位时、咳嗽、喷嚏、用力、弯腰、低头、清晨或傍晚头痛程度加重。

2.呕吐

常在头痛剧烈时出现,多呈喷射性呕吐,与进食无关,但常在饭后发生,因迷走神经受激惹所致,呕吐后头痛可有所缓解。

3.视乳头水肿

颅内压增高的客观征象。因神经受压、眼底静脉回流受阻导致。出现视盘充血、边缘模糊、中央凹陷变浅或消失,视网膜静脉怒张、迂曲、搏动消失。严重可致视乳头周围火焰状出血。早期无明显视力障碍,仅有视野缩小。持续视乳头水肿,可致视神经萎缩,甚至失明。

4.意识障碍及生命体征变化

慢性颅内压增高的患者会出现神志淡漠、反应迟钝;急性颅内压增高者常有进行性意识障碍甚至昏迷。患者可伴有典型的生命体征改变,出现库欣(Cushing)综合征,即血压升高、心跳和脉搏缓慢、呼吸减慢(两慢一高)。后期失代偿出现血压下降,脉搏细速,呼吸浅而不规则,甚至呼吸停止。

5.脑疝

脑疝是颅内压增高的严重后果,当颅腔内某一分腔存在占位性病变时,该分腔压力高于邻近分腔,脑组织从高压区向低压区移位,其中部分脑组织被挤入颅内生理空间或裂隙,出现相应的受压症状和体征,称为脑疝。常见的有小脑幕切迹疝、枕骨大孔疝及大脑镰下疝。

(1)小脑幕切迹疝:又称颞叶沟回疝,经小脑幕切迹缘颞叶的海马回和沟回疝入小脑幕裂孔下方。①颅内压增高:进行性加剧的头痛,伴频繁呕吐。②进行性意识障碍:脑干内网状上行激活系统被阻断,随着脑疝的加重患者出现进行性意识障碍。③瞳孔变化:初期患侧动眼神经受刺激出现患侧瞳孔缩小,随着脑疝加重受压动眼神经麻痹,患侧瞳孔开始散大,直接及间接对光反射消失;晚期对侧动眼神经受压,出现类似改变。④运动障碍:沟回压迫大脑脚,导致锥体束受累。出现病变对侧肢体肌力下降或麻痹,病理征阳性。⑤生命体征改变:如不及时解除脑疝,患者出现深昏迷,双侧瞳孔散大固定,去皮质强直,血压下降,脉搏细速,呼吸浅弱且不规则,相继出现呼吸、心跳停止而亡。

(2)枕骨大孔疝:又称小脑扁桃体疝,小脑扁桃体及延髓经枕骨大孔被挤入椎管内。脑脊液循环通路被堵塞,后颅窝体积较小,颅内压迅速增高,患者表现为后枕部剧烈头痛、频繁呕吐、颈项强直或强迫头位、肌张力减退,四肢呈弛缓性瘫痪。因脑干缺氧,瞳孔可忽大忽小。早期出现生命体征紊乱,意识障碍出现较晚。位于延髓的呼吸中枢严重受损,患者可早期突发呼吸骤停而亡。

(3)大脑镰下疝:又称扣带回疝,为一侧大脑半球扣带回经镰下孔被挤入对侧。出现对侧肢体轻瘫及排尿困难等。

6.其他症状

如头晕、复视、耳鸣、猝倒。婴儿可出现头皮静脉怒张、囟门饱满及骨缝分离。

(四)辅助检查

1.头颅 X 线检查

可发现骨缝分离、颅骨局部破坏或增生、颅骨内板变薄、蝶鞍扩大等。

2.CT 和 MRI 检查

颅内占位性病变首选方法是 CT,能显示病变的部位和范围。当 CT 不能确诊时采用 MRI,有助确诊。

3.脑血管造影

主要用于动脉瘤和脑血管畸形的诊断。

4.腰椎穿刺

可测量颅内压和治疗,同时取脑脊液检查。但颅内压增高症状、体征明显者应禁做腰穿,以免发生脑疝。

(五)治疗

治疗原则是首先处理原发病,抢救生命。若发生急性脑疝应该立即手术。

1.非手术治疗

(1)脱水治疗:适用于暂不明原因或明确病因但目前不能手术的患者。临床常用高渗性和利尿性脱水药,通过渗透作用使脑组织水分进入血液循环经肾脏排出体外。首选的高渗性脱水药为 20%甘露醇,15～30min 快速静脉滴注,2～4 次/天。利尿药有呋塞米(速尿)20～40mg,口服、肌内注射或静脉注射,2～4 次/天。目前临床对降颅压、减轻脑水肿还使用 20%

白蛋白 20～40mL 静脉注射。

（2）糖皮质激素治疗：糖皮质激素可改善毛细血管通透性，缓解脑水肿。地塞米松 5～10mg 静脉或肌内注射；氢化可的松 100mg 静脉注射；泼尼松 5～10mg 口服。注意观察有无消化性溃疡出血。

（3）抗感染：根据药敏试验选用合适的抗生素，伴颅内感染患者应早期使用抗生素控制感染。

（4）冬眠低温治疗：通过药物和物理降温来降低机体的温度，从而降低脑组织的代谢率、耗氧量和血流量，增加脑组织对缺氧的耐受力，防治脑水肿，降低颅内压。

（5）对症治疗：疼痛者可遵医嘱给予镇痛剂，但忌用吗啡和哌替啶等，防止呼吸中枢受抑制，导致患者死亡；抽搐患者，可给予抗癫痫药物；躁动患者可给予镇静药。

2.手术治疗

对于颅内占位性病变应尽早手术切除；对暂时不能确诊的患者可采用脑脊液分流术、脑室穿刺外引流、颞肌下减压术等手术方式降颅压争取时间，暂缓病情。

（六）护理评估

1.术前评估

（1）健康史：通过收集资料，评估以下内容。

1）基本资料。

2）颅内压增高的相关因素，如评估患者有无脑外伤、高血压、动脉硬化等。

3）诱发颅内压骤升的因素，评估患者有无便秘、咳嗽等。

（2）身体状况。

1）局部：评估患者头痛的性质、程度、持续时间。

2）全身表现：评估患者是否因头痛出现喷射状呕吐，患者进食情况和水、电解质情况，有无视力减退和意识障碍等。

（3）辅助检查：CT、MRI 检查可证实颅内占位性病变；血生化检查可反映是否存在电解质紊乱等。

（4）心理－社会支持状况。

1）头痛、呕吐等不适会引发患者焦虑、烦躁的心情。

2）亲属对患者疾病的认知程度，对患者的关心程度、支持力度，家庭对手术的经济承受能力等。

2.术后评估

（1）术中情况：了解手术、麻醉方式与效果，术中出血、补液、输血情况和术后诊断。

（2）全身情况：着重了解患者的生命体征是否平稳、意识状况以及瞳孔变化。

（3）术后恢复情况：了解患者术后颅内压的变化，恢复是否顺利，有无并发症发生。

（4）预后判断：根据患者的临床症状、手术情况、辅助检查及术后恢复情况，评估预后情况。

（七）常见护理诊断/问题

1.头痛

与颅内压增高引起的脑膜、血管或神经受牵扯、挤压有关。

2.脑组织灌注异常

与颅内高压有关。

3.有体液不足的危险

与频繁呕吐有关。

4.有受伤的危险

与意识障碍有关。

5.潜在并发症

脑疝、误吸、感染等。

（八）护理措施

1.术前护理

（1）一般护理。

1)体位:抬高床头 $15°\sim30°$,促进颅内静脉的回流,头颈不可过伸或过屈。昏迷患者取侧卧位,有利于呼吸道分泌物排出,防止呕吐物导致窒息。

2)给氧:持续或间断给氧,改善脑缺氧,促进血管收缩,降低脑血流量。

3)饮食与补液:神志清醒者可给予清淡、低盐普食;意识障碍、频繁呕吐者可通过胃肠外营养补充,成人补液不超过 $2\,000mL/d$,尿量不少于 $600mL/d$,注意控制补液速度。

4)安全防护:加强安全护理,防坠床、防跌伤,烦躁的患者应适当约束。

（2）防止颅内压升高。

1)休息:患者绝对卧床休息,保持病室的安静,避免情绪激动。

2)保持呼吸道通畅:呼吸道梗阻,患者用力呼吸,胸腔压力增高、$PaCO_2$ 增高诱发脑血管扩张、脑血流量增多、颅内压增高。及时清除分泌物及呕吐物,防误吸。舌后坠者可放置口咽通气管,必要时协助医生做气管插管或气管切开。翻身拍背,协助痰液排出,痰液黏稠者定时雾化吸入。

3)避免剧烈咳嗽和便秘:避免胸腹腔压力骤然升高导致脑疝。注意保暖、防止着凉感冒。鼓励患者多摄入粗纤维食物而有利于排便,便秘者可给缓泻剂或小剂量低压灌肠,禁止高压灌肠。

4)及时控制癫痫发作:癫痫发作可加重脑水肿,遵医嘱给予抗癫痫药物,发作时做好安全护理。

5)躁动的护理:患者躁动要寻找原因,不可盲目使用镇静药或强制约束,躁动患者突然变安静或由安静变得躁动提示病情变化。

（3）用药护理。

1)脱水药治疗护理:$20\%\sim25\%$甘露醇 $125\sim250mL$,$15\sim30min$ 滴完,注意输液的速度和脱水的效果。使用高渗液体后血容量突然增加,加重循环系统负担,可导致心力衰竭或肺水肿,特别注意儿童、老年人及心功能不良者。遵医嘱定时、反复使用,停药前逐步减量或延长给药间隔时间,防止颅内压反跳现象。

2)激素治疗护理:遵医嘱给药,注意有无应激性溃疡、感染等不良反应。

3)冬眠低温疗法护理:室温 $18\sim20℃$,抢救药品,专人护理。①先冬眠后物理降温:冬眠药物可选用冬眠Ⅰ号(氯丙嗪、异丙嗪、哌替啶)或冬眠Ⅱ号(哌替啶、异丙嗪、双氢麦角碱)。待患者御寒反应消失进入昏睡状态后用物理降温,避免寒战影响。②预防寒战:寒战发生机体代谢率升高、耗氧量增加、颅内压增高。为增强冬眠效果、减轻寒战,可遵医嘱使用苯巴比妥或水合氯醛。③物理降温方式:可选择冰帽、冰敷大动脉、降低室温、减少被褥、温水浴或冰毯等。④降温速度:下降1℃/h为宜。⑤降温标准:体温过低诱发心律失常、低血压、凝血障碍等并发症,测量肛温32~34℃、腋温31~33℃时停止降温。⑥缓慢复温:冬眠低温疗法一般3~5d,复温时先停物理温度后逐步减少冬眠药剂量至停用。应自然复温,复温速度不可过快,以免颅内压反跳。

4)病情观察:①意识状态:可采用意识障碍传统分级法或格拉斯哥(Glasgow)昏迷评分法进行评估。Glasgow评分满分15分,最低3分,低于8分为昏迷。②瞳孔:观察瞳孔是否等大等圆、对光反射是否灵敏。③生命体征:观察体温、脉搏、呼吸、血压,观察有无库欣反应。

5)监测颅内压防治脑疝:①监测颅内压:利用颅内压检测仪,将导管或微型压力感受器置于颅腔内,ICP检测仪屏幕会显示数值,观察颅内压的变化。检测仪使用前要调零,与外耳道齐平,监测过程中注意无菌操作,预防逆行感染,一般监测时间不超过1周。观察患者是否存在烦躁、头痛剧烈、呕吐频繁、意识障碍进行性加重,瞳孔是否等大等圆,对光反射是否灵敏。②脑疝急救:20%~25%甘露醇快速滴注,保持呼吸道通畅给氧,严密监测生命体征,做好急诊术前准备。

6)对症护理:①高热:有效降温。②头痛:禁用吗啡、哌替啶。避免加重头痛的因素,如咳嗽、打喷嚏、低头弯腰及用力活动。③呕吐:及时清理防止误吸,观察记录呕吐物的颜色性质和量。④便秘:多吃蔬菜、水果,可给予缓泻剂但禁止高压灌肠。⑤尿潴留:先诱导排尿,无效可留置导尿,注意会阴部护理。

2.术后护理

(1)脑室引流护理。

1)引流管位置:高于侧脑室平面10~15cm。搬动时应夹闭。

2)控制引流速度及量:每日不超过500mL。有颅内感染者,可适当增加引流量。

3)保持引流通畅:正常时管内液面随呼吸、脉搏上下波动。如不通畅,可能原因有:颅内压低于1.18kPa(120mmH$_2$O),可降低引流袋后观察;引流管过深过长、盘曲,可经造影证实后,抽出部分重新固定;引流管管口吸附于脑室壁,可轻轻旋转调整;小凝血块或脑组织阻塞,可于严格消毒后,用注射器向外抽吸,不可冲洗。处理无效,需更换引流管。

4)观察记录:记录引流液的颜色、量、性状,术后1~2d脑脊液呈血性,以后逐渐转为淡黄色,若一直引流血性液提示颅内出血,若脑脊液呈毛玻璃样或絮状物提示感染,引流不宜超过7d。

5)无菌原则:严格无菌操作,每日更换引流袋,更换前夹闭引流管。

6)拔管护理:前一日试抬高引流袋或夹闭24h,若无症状可拔管。拔管后若伤口处有脑脊液漏,应及时通知医生处理,防止颅内感染。

(2)并发症护理。

1)肺部感染:保持呼吸道通畅,定时翻身拍背,雾化吸入。

2)低血压:低温导致心排血量减少,周围血管阻力降低,可引起低血压,搬动患者或翻身时动作轻稳、缓慢,以防直立性低血压。

3)冻伤:冰袋不可直接接触患者,注意观察肢端血运,定时按摩。

4)其他:防止压疮、保护眼等。

(3)心理护理:多和患者及其家属沟通,鼓励患者表达出内心的感受。向患者及其家属介绍疾病的相关知识和治疗方案,指导患者及家属参与到康复训练中来,尽早掌握康复训练的知识和技能。

(九)健康教育

(1)指导患者保持情绪稳定,避免便秘、咳嗽、搬重物等突然导致颅内压升高。

(2)指导患者掌握康复训练,如肌力锻炼,步态平衡练习等。

(3)告知患者出现不适及时复查。

(十)护理评价

通过治疗与护理,患者是否:①头痛得到缓解。②体液维持在正常范围,或及时得到纠正。③脑组织灌注量恢复到正常,神志恢复。④未发生并发症,防治措施恰当及时,术后恢复顺利。

二、颅脑损伤

颅脑损伤多见于交通、工矿作业等事故,以及自然灾害、爆炸、火器伤、坠落、跌倒、锐器、钝器对头部的伤害等。占全身损伤的 15%～20%,仅次于四肢损伤,复合伤多见,其致残率及致死率均高于其他部位损伤。颅脑损伤可分为头皮损伤、颅骨骨折和脑损伤,三者可单独也可合并存在,其核心问题是脑损伤。

(一)头皮损伤

1.头皮血肿

(1)分类:按血肿出现在头皮中的位置可分为皮下血肿、帽状腱膜下血肿和骨膜下血肿。

(2)病因:皮下血肿多见于撞击或产伤;帽状腱膜下血肿多因头部受斜向暴力,头皮产生剧烈滑动,导致血管撕裂所致;骨膜下血肿常由颅骨骨折导致。

(3)临床表现。

1)皮下血肿:血肿在皮肤表层与帽状腱膜之间。位于损伤部位中央,中心硬,周围软,无波动感。因皮下组织连接紧密,血肿体积小,张力高,有明显压痛。

2)帽状腱膜下血肿:该处组织疏松,血肿易扩展,严重者血肿边界可蔓延整个帽状腱膜下,覆盖整个穹窿部,仿佛戴一顶有波动的帽子。儿童或年老体弱者,可导致休克或贫血。

3)骨膜下血肿:血肿位于骨膜和颅骨外板间。血肿局限于颅缝,张力高,可有波动感。

(4)辅助检查:X线检查,了解有无颅骨骨折。

(5)治疗:为减轻疼痛,24h 内进行冷敷,之后热敷。较小的头皮血肿伤后 1～2 周内可自行吸收,无须特殊处理;若血肿较大,应严格备皮和消毒,分次穿刺抽吸后加压包扎。骨膜下血肿,要注意是否并发颅内血肿。若血肿发生感染均需切开引流。

2.头皮裂伤

(1)病因:多由锐器或钝器伤所致。锐器伤伤口边缘整齐,钝器伤伤口边缘不规则,形态、大小、深浅不一。

(2)临床表现:头皮血管丰富,头皮裂伤出血较多,不易止血,易导致休克。

(3)辅助检查:X线检查是否合并颅骨骨折和脑损伤。

(4)治疗:现场立即压迫止血,按开放性损伤原则处理,争取24h内清创缝合,在合理使用抗生素前提下,延迟至48~72h也可达到一期愈合。给予抗菌药物及破伤风抗毒素。头皮缺损者可进行减张缝合、皮下松解或植皮。

3.头皮撕脱伤

(1)病因:多因发辫卷入转动的机械中,使头皮部分或整块撕脱,往往自帽状腱膜下间隙全层撕脱,有时连同部分骨膜一并撕脱。

(2)临床表现:受牵扯的发根面积大头皮撕脱的范围就大,有时可造成耳廓撕脱。患者剧烈疼痛及大量出血,可导致失血性或疼痛性休克。但较少合并颅骨骨折及脑损伤。

(3)治疗:急救时加压包扎止血,抗休克。争取在伤后6~8h内清创做头皮皮瓣复位再植或自体皮移植。对于骨膜已撕脱不可再植者,需清洁创面,在颅骨外板钻孔达板障,待骨孔内肉芽生长后再二期植皮。条件允许,可在显微外科技术下行小血管吻合术,头皮原位缝合,有望头发重生。

(二)颅骨骨折

1.病因和病理

颅骨骨折指受暴力因素所致颅骨结构的改变。颅盖骨外板厚,内板较薄,内、外板表面均有骨膜覆盖,在颅骨的穹窿部,内骨膜与颅骨板结合不紧密,颅顶部骨折容易形成硬脑膜外血肿。颅底部的硬脑膜与颅骨贴附紧密,当颅底骨折时易导致硬脑膜撕裂,产生脑脊液漏,形成开放性骨折。

颅骨骨折临床意义不在于骨折本身,而在于因骨折所引起的脑膜、脑、血管和神经损伤,可合并脑脊液漏、颅内血肿及颅内感染等。

2.分类

(1)按骨折的部位:分颅盖骨折和颅底骨折,发生比例为4:1。

(2)按骨折线形态:分线性骨折和凹陷性骨折。

(3)按骨折是否和外界相通:分闭合性骨折和开放性骨折。

3.临床表现

(1)颅盖骨折。

1)线性骨折:发生率最高。骨折线多为单发,若多条骨折线交错则可形成粉碎性骨折。局部有压痛、肿胀,患者多伴发局部骨膜下血肿。当骨折线跨越脑膜中动脉或静脉窦时,应警惕形成硬膜外血肿。

2)凹陷性骨折:多见于额部、顶部。多为颅骨全层凹陷,局部可扪及局限性下陷区。少数患者仅出现内板凹陷。成人凹陷性骨折多为粉碎性骨折,婴幼儿多为"乒乓球"样凹陷。可能出现脑组织受压的症状,如失语、偏瘫、癫痫等神经系统定位病征。

(2)颅底骨折:多因暴力直接作用于颅底所致,线性骨折多见。颅底骨折可因出现脑脊液漏而确诊。根据骨折的部位不同分颅前窝、颅中窝和颅后窝骨折。

4.辅助检查

(1)X线检查:颅盖骨骨折的诊断主要依靠X线检查确诊。凹陷性骨折X线检查可显示骨折碎片凹陷的深度。

(2)CT检查:有助于了解骨折情况及是否合并脑损伤。

5.治疗

(1)颅盖骨折。

1)单纯线性骨折:无须特殊处理,患者卧床休息,对症止痛、镇静。关键在于积极处理因骨折引起的脑损伤或颅内出血,特别是硬膜外血肿。

2)凹陷性骨折:出现下列情况需要立即手术取出骨折碎片。①合并脑损伤或骨折面积直径>5cm,骨折片陷入颅腔,导致颅内压升高。②骨折片压迫脑重要部位引起神经功能障碍。③非功能区部位的小面积凹陷性骨折,无颅内压增高,但深度超过1cm可考虑择期手术。④开放性粉碎性凹陷性骨折。

(2)颅底骨折:本身无须特殊治疗,重点处理合并的脑损伤、脑脊液漏。出现脑脊液漏时即属开放性损伤,应使用TAT及抗菌药物预防感染,患者取头高位休息,避免填塞或冲洗耳道及鼻腔,避免用力咳嗽、打喷嚏或擤鼻涕。大部分脑脊液漏在伤后1~2周可自愈。若超过4周仍有脑脊液漏,可行手术修补硬脑膜。若骨折片压迫视神经,应尽早手术减压。

(三)脑损伤

脑损伤是指脑膜、脑组织、脑血管以及脑神经受到外力作用后发生的损伤。

1.根据脑损伤病理改变的先后分类

脑损伤分为原发性脑损伤和继发性脑损伤。

(1)原发性脑损伤:指暴力作用于头部后立刻出现的脑损伤,如脑震荡、脑挫裂伤等。

(2)继发性脑损伤:指头部受伤后一段时间出现的脑受损病变、脑水肿和颅内血肿。

2.根据伤后脑组织是否和外界相通分类

脑损伤分为闭合性脑损伤和开放性脑损伤。

(1)闭合性损伤:颅脑于外界不相通。

(2)开放性损伤:头皮裂伤、颅骨骨折、硬脑膜破裂并存。

3.根据脑损伤机制分类

脑损伤分为直接损伤、间接损伤和旋转损伤。

(1)直接损伤:①加速性损伤:运动的物体敲击静止的头部,导致头部加速运动出现损伤,损伤多出现在受损部位。②减速性损伤:运动的头部撞击到静止的物体,使头部突然停止产生损伤,损伤多出现在受损的对侧。③挤压伤:两个相反方向的力同时作用在头部,导致颅骨变形颅内压骤升。

(2)间接损伤:①传递性损伤:足部或臀部着地,外力通过下肢或脊柱传至颅底发生的脑损伤。②挥鞭样损伤:外力导致躯干极速运动,头部运动落后于躯干,导致头部发生过屈过伸似挥鞭样运动,造成脑干和脊髓损伤。③创伤性窒息:胸腹部受猛烈撞击或挤压胸腹腔压力骤升,上腔静脉血逆流导致脑、头面部毛细血管破裂。

(3)旋转损伤:外力导致头颅沿着其某条轴线旋转运动出现的损伤。

4.脑震荡

(1)临床表现:脑震荡是最轻微、最常见的原发性脑损伤。患者在伤后立即出现短暂的意识障碍,持续数秒或数分钟,一般不超过 30min。同时可出现头痛、头晕、恶心、呕吐、皮肤苍白、出汗、血压下降、心动过缓、呼吸微弱、肌张力减低、各生理反射迟钝或消失等症状和体征。清醒后大多不能回忆受伤前及当时的情况,称为逆行性遗忘。

(2)辅助检查:神经系统检查无阳性征,CT 检查无异常,脑脊液无红细胞。

(3)治疗:无须特殊治疗,卧床休息 1~2 周,期间可给予镇静对症处理,患者一般 2 周后痊愈,不留后遗症。

5.脑挫裂伤

常见的原发性脑损伤,分为脑挫伤和脑裂伤。脑挫伤脑组织受损轻,软脑膜完整;脑裂伤时软脑膜、脑血管、脑组织同时裂开并伴外伤性蛛网膜下腔出血。由于两者常同时存在,合称为脑挫裂伤。

(1)临床表现。

1)意识障碍:脑挫裂伤最突出的症状,伤后立即出现,多数患者超过半小时,严重者可出现长期昏迷。

2)局灶症状和体征:伤及脑皮质功能区可出现相应的神经功能障碍或体征,如语言中枢受损出现失语,运动区损伤出现锥体束征、肢体抽搐、偏瘫等。

3)蛛网膜下腔出血:出现脑膜刺激征,脑脊液检查有红细胞。

4)颅内压增高:因继发脑水肿,患者恶心、呕吐,严重者可出现脑疝。

(2)辅助检查:CT 是首选,MRI 检查也有助于确诊。

(3)治疗:非手术治疗为主,防治脑水肿,促进脑复苏,预防并发症。

1)非手术治疗:①一般处理:卧床休息,头部抬高 15°~30°;保持呼吸道通畅,必要时可做气管切开;营养支持,维持水、电解质、酸碱平衡;应用抗菌药物;对症处理,如镇静、止痛、抗癫痫等。②防治脑水肿:是关键措施。可给予脱水治疗、糖皮质激素治疗、冬眠低温疗法等降颅压。③促进脑功能恢复:可用神经营养药改善细胞代谢和促进脑细胞功能恢复,如辅酶 A、细胞色素 C、三磷酸腺苷等。

2)手术治疗:非手术治疗无效,出现脑疝迹象时,应做脑减压或局部病灶清除术。

6.颅内血肿

颅内血肿是颅脑损伤中最危险、最多见却又是可逆的继发性病变。由于血肿直接压迫脑组织,常引起局部脑功能障碍的占位性病变症状和体征以及颅内压增高的病理生理改变,若未及时处理,可导致脑疝,危及生命,早期发现和及时处理可在很大程度上改善预后。

(1)分类。

1)根据血肿来源和部位:分为硬膜外血肿、硬膜下血肿、脑内血肿。

2)根据血肿引起颅内压增高及早期脑疝所需时间:分为急性(3d 内)、亚急性(3d 至 3 周)、慢性(3 周以上)血肿。

(2)临床表现

1)硬膜外血肿:发生在颅骨与硬脑膜之间,发生率占外伤性颅内血肿的 30%。①意识障碍:伤后当时有短暂的意识障碍,随即清醒或好转,继之因颅内出血导致颅内压增高,再度出现意识障碍,并进行性加重。两次昏迷之间称为中间清醒期。若原发性脑损伤较严重或血肿形成较迅速,可能不出现中间清醒期。②颅内压增高及脑疝:头痛、恶心、呕吐剧烈。一般成人幕上血肿超过 20mL、幕下血肿超过 10mL,可引发颅内压增高症状。幕上血肿者大多先出现小脑幕切迹疝,后合并枕骨大孔疝,故先有意识障碍和瞳孔改变,继而出现严重的呼吸循环障碍。幕下血肿者可直接发生枕骨大孔疝,早期发生呼吸骤停。

2)硬膜下血肿:最常见,占颅内血肿的 50%,血肿位于硬脑膜下腔。表现为意识障碍进行性加重,多不存在中间清醒期。较早出现颅内压增高和脑疝的症状。急性亚急性硬膜下血肿常继发于对冲性脑挫裂伤。慢性硬膜下血肿多见于老年人,大多有轻微头部外伤史,与脑萎缩及桥静脉撕裂有关。

3)脑内血肿:发生率较低,占颅内血肿的 5%。血肿位于脑实质内。以进行性意识障碍为主,若血肿累及重要脑功能区,可出现偏瘫、失语、癫痫等症状。

(3)辅助检查:CT、MRI 可协助诊断。

(4)治疗:一经确诊,尽早通过手术清除血肿,如钻孔引流术、开颅血肿清除术、血肿碎吸或脑室外引流术等。

(四)颅脑损伤患者的护理

1.护理评估

(1)健康史:了解患者的受伤过程,包括受伤的部位、时间、因素、伤后的处理情况。了解患者一般资料和既往病史。

(2)身体状况:①呼吸系统:呼吸道是否出现梗阻,有无血液、呕吐物、分泌物或异物阻塞呼吸道或出现舌后坠。②生命体征:监测患者的体温、脉搏、呼吸、血压,注意病情变化。③意识状况:评估患者意识障碍程度和持续时间。有无逆行性遗忘或中间清醒期。④神经系统:检查双侧瞳孔的大小及对光反射,双侧肢体的肌力和肌张力以及自主运动、感觉、生理反射和病理反射。⑤头皮及五官:检查患者是否存在头皮损伤,伤口的大小、位置、波动感,有无口鼻腔漏出脑脊液或血液。⑥其他:检查是否合并其他部位损伤,如四肢或脊柱骨折、胸腹部损伤等。

(3)辅助检查:评估 CT、X 线、MRI 检查的结果。

(4)心理-社会支持状况:了解意识清醒的患者是否存在焦虑、恐惧;评估患者家属对疾病的认知及治疗的信心。

2.常见护理诊断/问题

(1)意识障碍:与颅脑损伤、颅内压增高有关。

(2)感知觉的改变:与脑神经损伤有关。

(3)清理呼吸道无效:与意识障碍有关。

(4)恐惧、焦虑:与颅脑损伤及担心预后有关。

(5)营养失调,低于机体需要量:与颅脑损伤机体处于高代谢状态、中枢性高热、呕吐有关。

(6)有感染的危险:与头皮损伤、开放性颅骨骨折、误吸有关。

(7)有受伤的危险:与意识障碍、感知觉障碍、癫痫发作等有关。

(8)潜在并发症:应激性溃疡、颅内出血、脑疝、癫痫等。

3.护理措施

(1)现场急救。

1)保持呼吸道通畅:是现场急救的首要措施。颅脑损伤的患者发生意识障碍,正常的咳嗽和吞咽功能受抑制,呼吸道内分泌物不能有效排出。患者口咽部的血液、漏出的脑脊液或呕吐物等可能导致误吸引发窒息。现场应将患者摆侧卧或平卧头偏向一侧,头后仰托下颌,尽快清除口鼻腔分泌物、呕吐物、异物等。立即给氧,必要时协助医生放置口咽通气管、气管插管或气管切口。呼吸减弱或潮气量不足者应该尽早使用呼吸机。

2)妥善处理伤口:单纯头皮裂伤,予以加压包扎止血,头皮撕脱伤要妥善保管好撕脱的头皮,将头皮用无菌纱布包裹放入密闭的塑料袋中并扎紧袋口,放入冰水混合物的容器中和病人一起尽快转送医院。开放性的颅脑损伤,修剪伤口周围毛发,避免冲洗伤口,不用药,用无菌纱布卷保护外露脑组织,外加干纱布包扎,避免受压。不可随意将插入颅腔内的致伤物拔出,需手术清创取出。尽早使用抗生素和TAT。

3)防治休克:尽快查明休克原因,立即平卧、补液、保暖。

4)做好记录:记录受伤经过、现场急救处理以及生命体征、意识、瞳孔、肢体活动等,以便发现病情变化,为进一步处理提供依据。

(2)术前护理。

1)热情接待患者:对意识清醒的患者介绍病区的环境及主管的医生、护士。

2)心理护理:了解患者及其家属对疾病的认识和治疗方案的想法,告知手术的方式、术后的康复过程及预后情况,缓解其恐惧、焦虑的情绪。

3)病情观察:病情观察是伤后3d左右的护理的重点。①意识:意识障碍是颅脑损伤患者最重要的观察内容。意识障碍出现的早晚、是否存在进行性加重是区别原发性和继发性脑损伤的重要依据。意识障碍的程度可以判断脑损伤的轻重。如采用Glasgow评分法或传统的方法观察。②瞳孔:瞳孔变化是颅脑损伤患者的重要体征之一,应15~30min观察一次,观察瞳孔的大小、形态、对光反射。a.伤后一侧瞳孔进行性散大,对侧肢体瘫痪、意识障碍,提示脑受压或脑疝。b.双侧瞳孔缩小,光反应迟钝伴有中枢性高热、深昏迷多为脑桥损伤。c.双侧瞳孔散大,对光反应消失、眼球固定伴深昏迷或去皮质强直,多为原发性脑干损伤或临终表现。d.双侧瞳孔大小形状多变、对光反应消失,多为中脑损伤。e.眼球不能外展,提示展神经损伤。f.有无间接对光反射可以鉴别视神经损伤与动眼神经损伤。g.眼球震颤常见于小脑或脑干损伤。③生命体征:为避免患者烦躁引起测量不准,应先测呼吸和脉搏后测血压。出现"两慢一高"提示颅内压增高,应警惕脑疝发生。枕骨大孔疝的患者早期出现呼吸骤停。若损伤累及脑干或间脑,可出现体温调节紊乱,体温不升或中枢性高热。④肢体活动:观察肢体是否存在自主运动,是否对称。有无瘫痪及瘫痪的程度。⑤颅内压增高:观察患者有无剧烈头痛、喷射性呕吐、烦躁不安等。头痛可加重患者的烦躁,但禁用吗啡类药物。及时发现脑疝及时处理。

4)对症护理:高热、躁动、昏迷患者的护理,保持呼吸道通畅、预防尿路感染及皮肤压疮。

5)术前准备:对颅骨凹陷性骨折范围大于5cm、深度大于1cm、颅内血肿或出现脑疝迹象的应立即做好急诊术前准备,如备皮、配血、药物过敏试验等。

（3）术后护理。

1）体位：麻醉未清醒或伴休克症状取平卧位，麻醉清醒后应抬高床头 15°～30°，有利于颅内静脉回流，减轻脑水肿。对于深昏迷患者可采取侧卧位，注意定时翻身，防止压疮。

2）加强营养：创伤后应激状态下人体的分解代谢增强，合成减少，导致血糖增高、乳酸堆积，加重脑水肿。因此补充能量和蛋白质十分必要。急性期 72h 内应给予肠外营养。肠蠕动恢复后，无消化道出血的患者，可尽早逐步过渡到肠内营养。但当患者癫痫发作或肌张力高时，应预防肠内营养液反流导致呕吐、误吸诱发肺部感染。

3）病情观察：观察意识状况、瞳孔、生命体征、肢体活动、尿量等，及时发现病情变化，及时通知医生做出处理。

4）治疗护理：①降颅压减轻脑水肿：20％甘露醇或 25％山梨醇 250mL 静脉滴注，15～30min 内滴完，观察尿量。血压过低、心力衰竭、肾功能障碍者禁用脱水疗法。②保护脑组织促进脑苏醒：遵医嘱应用营养神经的药物，如神经节苷脂、胞磷胆碱等，有助于促进脑苏醒。

5）并发症的预防和护理：①肺部感染：加强呼吸道管理，保持呼吸道通畅，定期翻身拍背，防止呕吐物误吸引起窒息和呼吸道感染。②尿路感染：昏迷患者常有排尿功能紊乱，长期留置导尿管是引起尿路感染的主要原因。必须导尿时，应严格无菌操作。留置尿管过程中，加强会阴部护理，拔尿管前夹闭导尿管并定时开放训练膀胱储尿功能。③蛛网膜下腔出血：因脑裂伤所致。患者可有头痛、发热、颈项强直表现。可遵医嘱给予解热镇痛药物对症处理。病情稳定、排除颅内血肿以及颅内压增高、脑疝后，为解除头痛可以协助医生行腰椎穿刺，放出血性脑脊液。④消化道出血：可因创伤应激或大量使用激素类药物引起。遵医嘱补充血容量、停用激素类药物，并使用止血药和减少胃酸分泌的药物。避免消化道出血患者发生误吸，及时清理呕吐物。⑤外伤性癫痫：任何部位的脑损伤均可能导致癫痫，患者发作时注意保护，避免受伤。遵医嘱用药预防发作及控制抽搐。⑥失用综合征：脑损伤患者因意识不清或肢体功能障碍，可导致关节挛缩和肌萎缩。应保持患者肢体功能位，预防足下垂。做四肢关节被动活动及按摩肢体 2～3 次/天，防止肢体挛缩和畸形。⑦压疮：保持皮肤清洁、干燥，定时翻身，注意保护骨隆突部位。

6）恢复期护理等病情稳定后，应尽早进行语言训练和肢体功能锻炼。

4.健康教育

（1）功能锻炼：对存在失语、肢体功能障碍或生活不能自理的患者，病情好转后，要耐心指导患者进行功能锻炼，鼓励患者生活自理，树立信心，告知家属给予适当协助和心理支持。

（2）安全指导：对感知觉障碍的患者要防烫伤；对存在外伤性癫痫者外出应有人陪同，并按时服药，告知禁止从事危险工作或活动，如游泳、驾驶、攀高、带电作业等，防止发作时发生意外。

（3）心理指导：多与患者沟通，给予精神上的鼓励，鼓励其表达自己内心的感受，对于失语、感知觉障碍的患者可采用非语言方式沟通。指导患者家属参与到患者的康复训练中，帮助患者建立战胜疾病的信心。

5.护理评价

通过治疗与护理，患者是否：①意识障碍减轻，感知觉障碍获得改善。②呼吸道分泌物能有效排出,呼吸道是否保持通畅。③恐惧、焦虑的情绪得到缓解,能否积极配合治疗。④营养充足,消除引起营养不良的因素。⑤发生并发症或发生并发症被及时发现并得到治疗。

三、脑脓肿

脑脓肿是细菌入侵脑组织引起化脓性炎症,并形成局限性脓肿。可直接破坏脑组织,因而是一种严重的颅内感染性疾病。

(一)病因及分类

1.耳源性脑脓肿

最多见,约占脑脓肿的 2/3。继发于慢性化脓性中耳炎、乳突炎。炎症多数位于同侧颞叶,少数发生在顶叶或枕叶。

2.鼻源性脑脓肿

炎症经乳突小房顶部,岩骨后侧壁,穿过硬脑膜或侧窦血管侵入小脑。

3.血源性脑脓肿

约占脑脓肿的 1/4。多由于身体其他部位感染,细菌栓子经动脉血行播散到脑内而形成脑脓肿。原发感染灶常见于肺、胸膜、支气管化脓性感染,先天性心脏病、细菌性心内膜炎,皮肤疖痈,骨髓炎,腹腔及盆腔脏器感染等。

4.外伤性脑脓肿

多继发于开放性脑损伤,致病菌经创口直接侵入或异物、碎骨片进入颅内而形成脑脓肿。

5.隐源性脑脓肿

原发感染灶不明显或隐蔽,机体抵抗力弱时,脑实质内隐伏的细菌逐渐发展为脑脓肿。隐源性脑脓肿实质上是血源性脑脓肿的隐蔽型。

(二)病理

(1)急性脑膜炎、脑炎期化脓菌侵入脑实质后,患者表现出明显全身感染反应和急性局限性脑膜炎、脑炎的病理变化。脑炎中心部逐渐软化、坏死,出现很多小液化区,周围脑组织水肿。病灶部位浅表时可有脑膜炎症反应。

(2)化脓期脑炎软化灶坏死、液化,融合形成脓肿,并逐渐增大。如融合的小脓腔有间隔,则成为多房性脑脓肿,周围脑组织水肿。患者全身感染征象有所好转和稳定。

(3)包膜形成期一般经 1～2 周,脓肿外围的肉芽组织由纤维组织及神经胶质细胞的增生而初步形成脓肿包膜,3～4 周或更久脓肿包膜完全形成。包膜形成的快慢与致病菌种类和毒性及机体抵抗力与对抗生素治疗的反应有关。

(三)临床表现

1.脓肿早期

出现急性化脓性感染的局部和全身症状,如畏寒、发热、头痛、呕吐及颈项强直等。

2.脓肿形成期

脓肿作为颅内占位性病变,可出现颅内压增高及局部受压症状,导致脑疝。脓肿靠近脑室或脑表面时,因脓肿壁薄弱,可突然破溃,造成急性化脓型脑膜炎或脑室炎,患者可突发高热、昏迷、全身抽搐、角弓反张,甚至死亡。

(四)辅助检查

1.CT检查

可以确定脓肿位置、大小、数量及形态,是诊断脑脓肿的首选方法。

2.实验室检查

血常规提示,白细胞计数及中性粒细胞比例增高;疾病早期,脑脊液检查白细胞增多,糖及氯化物含量可在正常范围降低;脓肿形成后,脑脊液压力增高,白细胞计数可正常或略增高,糖及氯化物含量正常,蛋白含量增高;若脓肿破溃,脑脊液检查白细胞增多,甚至呈脓肿。

(五)治疗

1.非手术治疗

急性脑炎期感染尚未局限化、脓肿包膜尚未形成的患者,应以非手术治疗为主。全身应用抗生素,因此时尚无法进行细菌学检查,无法确定病原菌及治疗敏感药物,因而应选用广谱抗生素并联合用药,剂量应用足;同时采取降颅压治疗。

2.手术治疗

脓肿局限化,已有包膜形成时应采用外科治疗。脓肿包膜形成约需3周,因而3周以前者宜采用内科治疗,但也并不绝对,如患者颅压很高,已有脑疝迹象者,应及时采用适当的外科治疗。对与脑深部或功能区的脓肿并已出现脑疝或全身衰竭者,应紧急行颅骨穿刺抽脓,待病情稳定后再行脓肿切除术。

(六)护理评估

1.术前评估

(1)健康史:通过收集资料,评估以下内容。

1)基本资料。

2)既往史:如有无中耳炎、颅脑外伤,身体其他部位有无感染灶。

(2)身体状况。

1)早期:有无畏寒、发热、头痛、呕吐及颈项强直。

2)晚期:评估患者有无意识障碍,是否发生脑疝、全身抽搐、角弓反张等。

(3)辅助检查:评估实验室检查和CT检查结果。

(4)心理－社会支持状况。

1)患者会因头痛、呕吐等不适及可能面临手术产生焦虑、恐惧。

2)家属对患者的关心程度、支持力度,家庭对手术的经济承受能力。

2.术后评估

(1)术中情况:了解手术、麻醉方式与效果、病变组织切除情况、术中出血、补液、输血情况和术后诊断。

(2)术后情况:着重了解患者的生命体征是否平稳、瞳孔大小、意识是否恢复;颅内压是否恢复到逐渐恢复到正常水平;评估脑室引流管是否通畅,引流液的情况。

（七）常见护理诊断/问题

1.体温过高

与感染有关。

2.清理呼吸道无效

与意识障碍有关。

3.营养失调,低于机体需要量

与摄入不足及大量消耗有关。

4.语言沟通障碍

与颅内压增高有关。

5.潜在并发症

颅内压增高、脑疝等。

（八）护理措施

1.术前护理

（1）维持正常体温:高热者按高热护理常规。

（2）饮食护理:给予高热量、高蛋白质、高维生素、易消化饮食,吞咽困难者予鼻饲饮食,以改善患者全身营养状况,增强机体抵抗力。

（3）病情观察:严密观察神志、瞳孔等生命体征变化,尤其是意识、体温的变化。

（4）按神经外科术前一般护理常规。

2.术后护理

（1）常规护理:按神经外科术后一般护理常规。

（2）降颅压:遵医嘱采取降低颅内压的措施。

（3）病情观察:严密观察意识、瞳孔等生命体征的变化,尤其是体温的变化,异常时及时通知医生。

（4）引流管护理。

1）妥善固定:保持头部引流管通畅,观察并记录引流液的颜色、性质、量。引流袋低于创腔平面30cm。在无菌操作下更换引流袋,防止脓液外流。

2）冲洗:为避免感染扩散,术后24h创口周围初步形成粘连,此后可行囊内冲洗,先用生理盐水缓缓冲洗;接着注入抗菌药物夹闭管道2～4h。

3）拔管:待脓腔闭合时拔管。

（九）健康教育

1.心理指导

给予适当心理支持,使患者及家属能面对现实,接受疾病的挑战,减轻挫折感。根据患者及家属的具体情况提供正确的、通俗易懂的指导,告知疾病类型、可能采用的治疗计划及如何配合,帮助家属学会对患者的特殊照料方法和技巧。

2.健康教育

加强个人清洁卫生,防止口腔疾病。积极彻底治疗邻近部位慢性感染病灶,如耳、鼻部慢性炎症。加强营养,饮食宜清淡,注意劳逸结合,逐步提高活动耐受力。

3.出院指导

遵医嘱按时服用抗生素及抗癫痫药物,出院后1个月门诊随访。

4.健康促进

肢体活动障碍者坚持功能锻炼。

(十)护理评价

通过治疗与护理,患者是否:①体温恢复到正常范围。②呼吸道保持通畅。③颅内压保持稳定,恢复到正常范围。④发生并发症或发生并发症被及时发现并得到治疗。

四、颅内和椎管内肿瘤

(一)颅内肿瘤

颅内肿瘤可分为原发性和继发性两大类。原发性颅内肿瘤是起源于颅内各组织(如脑组织、脑膜、脑神经、垂体、脑血管及残余胚胎组织等部位)的肿瘤。继发性颅内肿瘤是身体其他部位的恶性肿瘤转转移性病变。任何年龄都可发生颅内肿瘤,多见于20～50岁的人群,40岁左右成年人是发病高峰。大脑半球多见,其次为鞍区、小脑脑桥角、小脑、脑室及脑干。

1.病因及分类

目前关于颅内肿瘤的病因尚不明确,可能与遗传、理化、生物等因素有关。常见的颅内肿瘤分为以下6种。

(1)神经胶质瘤:来源于神经上皮,多为恶性,占颅内肿瘤的40%～50%。

1)多形性胶质母细胞瘤:恶性程度最高,病情发展快,对放化疗不敏感。

2)髓母细胞瘤:高度恶性,好发于2～10岁儿童,位于后颅窝中线,常占据第四脑室,阻塞水管导致脑积水,对放疗敏感。

3)少突胶质细胞瘤:生长缓慢,分界清晰,可进行手术切除,但术后易复发,需要放化疗。

4)室管膜瘤:约占12%,术后需放化疗。

5)心形细胞瘤:是胶质瘤中最常见的一类,约占40%,恶性程度较低,生长缓慢,呈实质性者与周围组织分界不清,常不能彻底切除,术后易复发,囊性者分界清楚,若切除彻底可根治。

(2)脑膜瘤:约占颅内肿瘤的20%,良性居多,生长缓慢,多位于大脑半球矢状窦旁,邻近的颅骨有增生或被侵蚀的迹象。早期发现,彻底切除可预防复发。

(3)垂体腺瘤:起源于垂体,良性肿瘤。

1)催乳素腺瘤(PRL瘤):表现为女性闭经、泌乳、不孕;男性性功能下降、毛发稀少等。

2)生长激素瘤(GH瘤):在青春期患者表现为巨人症,成年后发病表现为肢端肥大症。

3)促肾上腺皮质激素腺瘤(ACTH瘤):表现为库欣综合征,如满月脸、水牛背、皮下紫斑等。

(4)听神经瘤:约占颅内肿瘤的10%,良性。发生于第Ⅷ对脑神经前庭支,位于小脑脑桥角内。患者可出现患侧神经性耳聋、耳鸣、前庭功能障碍、三叉神经及面神经受累和小脑症状。

(5)颅咽管瘤:属于先天性颅咽管瘤内良性肿瘤,大多为囊性。多位于鞍上区,约占颅内肿瘤的5%,多见于儿童及青少年,男性多于女性。表现为视力障碍、视野缺损、尿崩症、肥胖、发育迟缓等。

(6)转移性肿瘤:多来自肺、乳腺、消化道等部位的恶性肿瘤。部分以脑部症状先出现,原发病灶症状发现较晚。

2.临床表现

(1)颅内压增高:90%以上的患者可出现颅内压增高的症状和体征。通常为慢性、进行性加重的头痛、呕吐、神经乳头水肿、视力减退、复视、头晕、意识障碍等。严重者可导致脑疝。

(2)局灶症状和体征:不同部位的肿瘤对脑组织的压迫、刺激和破坏不同。压迫和破坏症状有偏瘫、失语、感觉障碍及脑神经功能障碍、小脑症状等,刺激症状有癫痫、肌肉抽搐、疼痛等。脑组织最先受损的部位对应出现首发症状和体征,有定位诊断意义。

(3)内分泌功能紊乱:垂体瘤早期出现内分泌功能紊乱现象,如女性闭经、泌乳、不孕,男性性功能障碍,巨人症、肢端肥大症、库欣综合征等。

3.辅助检查

(1)X线检查:脑室脑池造影、头颅平片、脑血管造影等,可发生骨质变化、异物存在。

(2)CT、MRI检查:颅内肿瘤诊断的主要依据,可判断肿瘤大小及脑室受压情况。

(3)脑电图及脑电地形图检查:对大脑半球凸面肿瘤及病灶有较高定位价值。

(4)内分泌激素检测:如垂体瘤导致机体内分泌紊乱。

(5)其他:颅脑超声、脑脊液等。

4.治疗

(1)降低颅内压:通过降低颅内压可缓解症状,争取治疗时间。常用方法有脱水治疗、激素治疗、冬眠低温疗法及脑脊液外引流等。

(2)手术切除:治疗颅内肿瘤最直接、最有效的方法。包括肿瘤切除、内减压或由外减压术、脑脊液分流术、γ刀治疗、显微镜手术等。

(3)放疗:对于位于重要功能区或位置较深不适宜手术的肿瘤、患者全身情况较差不耐受手术、肿瘤对放疗敏感可采用放疗:分为内照射和外照射。

(4)化疗:正逐渐成为重要的中和治疗手法之一。选择易通过血脑屏障、无中枢神经毒性的药物。化疗过程中注意防止颅内压增高、肿瘤坏死出血和骨髓抑制等不良反应的发生。

(5)其他治疗:如免疫疗法、中医治疗、基因技术等。

5.常见护理诊断/问题

(1)疼痛:与颅内压增高和手术切口有关。

(2)清理呼吸道无效:与肿瘤导致意识障碍、肿瘤手术有关。

(3)营养失调,低于机体需要量:与肿瘤的消耗、呕吐、放化疗有关。

(4)恐惧、焦虑:与担心肿瘤的疗效有关。

(5)潜在并发症:颅内压增高、脑疝、感染、脑脊液漏、癫痫、尿崩症。

6.护理措施

(1)术前护理。

1)一般护理:①体位:术后头部抬高 15°～30°,以利于静脉回流减轻脑水肿。②加强生活护理:术前要修剪鼻毛,加强口腔和鼻腔的护理;保证充足的睡眠;加强安全护理,防跌倒;对视力、听力、语言障碍的患者,要多和患者沟通,了解患者的需求。③加强营养:通过胃肠外或胃肠内营养的方式保证患者摄入足够的营养,确保水、电解质、酸碱平衡。

2)保持呼吸道通畅:及时清理口鼻腔分泌物,给氧,必要时放入口咽通气管或协助医生进行气管插管或气管切口。定时协助患者翻身拍背、定时雾化吸入,防止肺炎。

3)术前准备:协助患者做好各项检查工作;遵医嘱进行降颅压治疗;备皮;术前用药;留置导尿管;和患者及家属说明手术的过程及可能出现的情况,并签署手术知情同意书。

4)心理护理:给予患者心理支持,鼓励患者表达自己内心的感受。

(2)术后护理。

1)一般护理:①体位:术后全麻未清醒的患者取去枕平卧位,头偏向一侧;意识清醒,血压平稳的患者采取头高足低位;幕上开颅术,术后采取健侧体位;垂体瘤经口鼻蝶窦路入者术后采取半坐卧位,以利于伤口引流;体积较大的肿瘤切除术后24h内手术区域保持高位,避免突然翻动导致脑组织和脑干移位。②疼痛护理:评估患者头痛的原因、性质及程度。手术切口疼痛多发于术后24h内,可遵医嘱给止痛药。颅内压增高性头痛多发于术后2~4d脑水肿高峰期,可遵医嘱给脱水药或糖皮质激素等降颅压从而缓解头痛。头痛的患者应保持安静,避免情绪紧张加重颅内压增高,可遵医嘱适当给予氯丙嗪、异丙嗪等镇静药。③加强营养:术后24h内可进流质饮食,2~3d后过渡到半流质饮食,以后逐步过渡到软食、普食。颅后窝或听神经术后早期患者应禁食、禁饮,采用鼻饲供给营养,吞咽功能恢复后逐渐练习进食。较大颅脑手术或全麻术后伴恶心、呕吐或消化功能紊乱患者需禁食1~2d。昏迷患者可经鼻饲供给营养,必要时应全胃肠外营养。④控制补液量:颅脑术后患者均有脑水肿现象,可用脱水药、糖皮质激素疗法、冬眠低温疗法缓解脑水肿。为避免水肿加重应限制补液量,以1 500~2 000mL/d为宜。检测电解质、血气分析结果,记录24h出入量,维持水、电解质和酸碱平衡。

2)病情观察:观察意识状况、生命体征、瞳孔、肢体活动状况,尤其注意颅内压增高,保持呼吸道通畅。

3)引流管的护理:术后放置引流管引流手术残腔内的血性液体、气体,减少局部积液以及假性囊肿形成的机会。妥善固定引流管,防止引流管扭曲、折叠、受压,观察引流液的颜色、性质和量,每日更换引流袋。术后48h内引流管与手术切口保持一致或稍偏高,确保颅腔内有一定压力,防止脑组织移位。48h后引流管可放低,有利于脑组织膨出,减少局部残腔。待3~4d后血性液转变成透明清亮脑脊液时,可考虑拔管。预防逆行感染。

4)并发症的护理:①颅内压增高、脑疝:颅内出血是术后最危险的并发症,高发于术后1~2d,术后3~4d是脑水肿高发期。两者导致颅内压增高诱发脑疝。术后应该加强意识观察,生命体征、瞳孔、肢体功能等,及时发现脑疝并做好处理。②脑脊液漏:垂体瘤经蝶鞍区入路术后避免用力咳嗽、打喷嚏,防止脑脊液漏。注意观察耳、鼻、口处有无脑脊液,若发现漏液及时通知医生处理。③尿崩症:多见于鞍上手术,如颅咽管瘤、垂体瘤等涉及下丘脑影响血管升压素的分泌,患者出现多尿、多饮、口渴,尿量大于4 000mL/d,注意记录每小时尿量及24h出入量,多尿期注意补钾。④感染:手术切口感染高发于术后3~5d,局部伤口红、肿、热、痛,早期勤换药,遵医嘱使用抗菌药物;若形成脓肿要切口引流。肺部感染高发于术后1周左右。防治措施包括加强营养、增强抵抗力,遵医嘱使用抗菌药物,严格执行无菌操作。⑤中枢性高热:体温高于40℃,一般物理降温效果差,可用冬眠低温疗法。

(二)椎管内肿瘤

椎管内肿瘤又称脊髓瘤,发生在脊髓本身及椎管内与脊髓邻近组织的原发性或转移性肿瘤。发生率较低,仅为颅内肿瘤的10%。任何年龄段均可发生,但20~40岁多见。从发生的位置来看,胸椎段多见,其次是颈椎、腰椎段。

1.病理

根据肿瘤与脊髓、脊膜的关系可分为髓内、髓外硬脊膜下、硬脊膜外三大类,其中以髓外硬脊膜下肿瘤最多见,占65%~70%,良性多见。

2.临床表现

肿瘤不断增大压迫脊髓和神经根,分为以下三期。

(1)刺激期:肿瘤较小,属于早期。表现为神经根痛,疼痛部位固定且顺着神经根分布区扩散,随牵拉或压力增高疼痛加重,如咳嗽、打喷嚏或用力排便。部分患者有夜间痛和平卧痛。

(2)脊髓部分受压期:肿瘤体积增大压迫脊髓,导致脊髓传导束受压。出现受压平面以下肢体的运动和感觉功能障碍。

(3)脊髓瘫痪期:肿瘤长期压迫脊髓,导致脊髓功能完全丧失。表现为受压平面以下肢体的运动、感觉功能完全丧失,导致完全瘫痪。

3.辅助检查

(1)影像学检查:脊髓MRI是目前最有价值的辅助检查。X线平片、脊髓造影、CT检查也可以辅助诊断。

(2)实验室检查:脑脊液检查提示蛋白质含量增高、细胞数正常称为蛋白细胞分离,是重要诊断依据。

4.治疗

手术切除肿瘤是唯一有效的治疗手段。良性肿瘤切除预后良好,恶性肿瘤切除后需要辅助放化疗。

5.常见护理诊断/问题

(1)疼痛:与肿瘤压迫脊髓、神经有关。

(2)有受伤的危险:与肢体感觉、运动功能障碍有关。

(3)潜在并发症:截瘫、失用综合征等。

6.护理措施

(1)体位:卧硬板床休息,防止压疮,轴线翻身避免脊髓损伤,术后采取俯卧位或侧卧位。

(2)缓解疼痛:指导患者取舒适体位,避免神经根受压。可遵医嘱适当给予镇痛剂缓解疼痛。

(3)病情观察:观察患者肢体的运动和感觉功能,观察生命体征、意识状况及瞳孔情况。

(孙小娟)

第五节　甲状腺疾病

甲状腺有合成、储存和分泌甲状腺素的功能。甲状腺素对机体能量代谢和物质代谢都有显著的影响,不但可以加速细胞的氧化率、全面增强机体的代谢,同时促进蛋白质、碳水化合物和脂肪的分解,并且严重影响体内水的代谢。

一、甲状腺功能亢进

(一)分类

按引起甲状腺功能亢进(甲亢)的原因,可分为以下三类。

1.原发性甲亢

最常见,患者在甲状腺肿大同时出现功能亢进症状。以 20～40 岁多见。腺体多呈弥漫性肿大,两侧对称,常伴有眼球突出,故又称"突眼性甲状腺肿"。可伴胫前黏液性水肿。

2.继发性甲亢

较少见,如继发于结节性甲状腺肿的甲亢,患者先有结节性甲状腺肿多年,以后逐渐出现功能亢进症状。年龄多在 40 岁以上。腺体呈结节状肿大,两侧不对称,无眼球突出,容易发生心肌损害。

3.高功能腺瘤

少见,甲状腺内有单个的自主性高功能结节,结节周围的甲状腺组织呈萎缩改变。患者无眼球突出。放射性碘扫描显示结节的聚碘量增加,呈现"热结节"。

(二)病因与病理

目前认为原发性甲亢是一种自身免疫性疾病。除了自身免疫以外,精神因素、遗传、交感神经刺激等均与本病的发生有关。继发性甲亢和高功能腺瘤的发病原因未完全明确,患者血中长效甲状腺刺激激素等的浓度不高,可能与结节本身自主性分泌紊乱有关。

(三)临床表现

甲亢是全身性疾病,各个系统均可有异常。典型表现有甲状腺激素分泌过多综合征、甲状腺肿大及眼征三大主要表现。

1.甲状腺激素分泌过多综合征

由于甲状腺激素分泌增多和交感神经兴奋,患者可出现高代谢综合征和各系统功能受累,表现为性情急躁、易激动、失眠、双手细微颤动、怕热多汗、皮肤潮湿;食欲亢进却体重减轻、肠蠕动亢进和腹泻;女性月经失调,男性阳痿;心悸,脉快有力(脉率常在 100 次/分以上,休息与睡眠时仍快),脉压增大。其中脉率增快及脉压增大常作为判断病情程度和治疗效果的重要指标。合并甲状腺功能亢进性心脏病时,可出现心律失常、心脏增大和心力衰竭。

2.甲状腺肿大

呈弥漫性、对称性肿大,质地不等,无压痛,多无局部压迫症状。甲状腺触诊可有震颤,听诊时闻及血管杂音。

3.眼征

原发性甲亢患者常伴有不同程度的突眼。典型者双侧眼球突出、眼裂增宽。严重者上、下眼睑难以闭合,甚至不能盖住角膜。除此之外尚有瞬目减少;眼向下看时上眼睑不随眼球下闭;上视时无额纹出现;两眼内聚能力差;甚至伴眼睑肿胀、结膜充血水肿等表现。

（四）辅助检查

1.基础代谢率测定

用基础代谢率测定器测定，较为可靠。临床上常根据脉压和脉率计算，较简便，计算公式为：基础代谢率％＝（脉率＋脉压）－111。正常值为±10％，＋20％～＋30％为轻度甲亢，＋30％～＋60％为中度甲亢，＋60％以上为重度甲亢。为减少误差，应在清晨、空腹和静卧时测定。

2.甲状腺摄^{131}I率测定

正常甲状腺24h内摄取的^{131}I为人体总量的30％～40％，如摄碘率增高，2h大于25％或24h大于50％，且摄碘高峰提前出现，均可诊断为甲亢。

3.血清中T_3、T_4的测定

有确诊价值。甲亢时T_3高于正常的4倍，T_4仅为正常的2.5倍。T_3测定对甲亢的诊断具有较高的敏感性。

（五）治疗

1.甲亢治疗的基本方法

①以内科治疗为主。②手术治疗。

2.手术指征

①继发性甲亢或高功能腺瘤。②中度以上的原发性甲亢。③腺体较大，有压迫症状，或胸骨后甲状腺肿等类型的甲亢。④内科治疗无效、复发或不能坚持长期服药。⑤妊娠早、中期的甲亢患者有上述指征者。

3.手术禁忌证

①症状轻者。②青少年患者。③老年人或不能耐受手术者。

（六）护理评估

1.术前评估

(1)健康史：通过收集资料，评估以下内容。

1)基本资料。

2)目前主要的症状或体征：以便判断甲状腺疾病的种类。

3)发病的缓急、持续时间与伴随症状。

4)家族史、疾病史。

5)饮食习惯和居住环境。

6)女性患者询问月经周期是否正常。

7)了解有无影响手术效果的因素存在。

8)了解发病后的诊疗、护理经过，从而判断患者的发病原因。

(2)身体状况。

1)局部体征：如甲状腺肿大的程度；甲状腺肿块部位及患侧颈部淋巴结有无肿大和压痛；眼裂有无增宽、眼球突出等。

2)全身表现：有无心悸，睡眠、进食等情况；有无体重减轻、消瘦；心、肺、肝、肾等重要器官功能等。

（3）辅助检查：甲状腺疾病常用的诊断检查方法有 B 超检查，核素扫描，血清中 T_3、T_4 测定，穿刺细胞学检查，病理切片检查。除此以外，还有判断病情或手术耐受力的检查：①测定基础代谢率。②心电图检查了解心脏功能。③颈部透视或 X 线了解有无气管压迫或移位。④五官科会诊，喉镜检查了解声带功能。⑤测定血清钙、磷了解甲状旁腺功能。评估患者对手术的耐受力和可能出现的并发症，以助病情判断和制订护理计划。

（4）心理—社会支持状况。

1）患者对疾病的认知程度，对手术及手术可能导致的并发症，自我形象失常和生理功能改变的恐惧、焦虑程度和心理承受能力。

2）家属对患者的关心程度、支持力度，家庭对手术的经济承受能力。

2.术后评估

（1）术中情况：了解手术、麻醉方式与效果、病变组织切除情况、术中出血、补液、输血情况和术后诊断。

（2）全身情况：着重了解患者的生命体征是否平稳，有无出现高热、脉快、烦躁不安、呼吸困难；全身生理恢复情况等。

（3）颈部情况：了解颈部切口情况，切口是否干燥，有无渗液、渗血；引流是否通畅，引流量、性质与颜色等。

（4）术后恢复情况：了解患者术后恢复是否顺利，有无并发症发生。

（5）预后判断：根据患者的临床症状、特殊检查、手术情况和术后病理学检查结果，评估预后情况。

（七）常见护理诊断/问题

1.焦虑

与担心预后、害怕手术有关。

2.自我形象紊乱

与突眼、甲状腺肿大等引起患者外貌改变有关。

3.营养失调，低于机体需要量

与机体消耗量增高有关。

4.清理呼吸道无效

与咽喉部及气管受到刺激分泌物增多，术后切口疼痛不敢咳嗽有关。

5.潜在并发症

呼吸困难和窒息、喉返神经损伤、喉上神经损伤、甲状旁腺损伤、甲状腺危象等。

（八）护理措施

1.术前护理

充分而完善的术前准备和护理是保证手术顺利进行和预防术后并发症的关键。

（1）休息与心理护理：多与患者交谈，消除顾虑和恐惧心理，避免情绪激动。精神过度紧张或失眠者，适当应用镇静药或催眠药物。保持病房安静，指导患者减少活动，适当卧床，以免体力消耗。

（2）配合术前检查：除常规检查外，还包括：①颈部摄片，了解气管有无受压或移位。②心电图检查。③喉镜检查，确定声带功能。④测定基础代谢率。

（3）用药护理：术前通过药物降低基础代谢率是甲亢患者手术准备的重要环节。通常有以下几种方法。

1）单用碘剂：①碘剂的作用：抑制蛋白水解酶，减少甲状腺球蛋白的分解，逐渐抑制甲状腺素的释放，有助于避免甲状腺危象在术后的发生。但不准备施行手术治疗的甲亢患者不宜服用碘剂。②常用的碘剂与用法：复方碘化钾溶液口服，从每次 3 滴、每日 3 次开始，逐日每次增加 1 滴至 16 滴，每日 3 次，并维持此剂量，直至手术。服药 2～3 周后甲亢症状得到基本控制，表现为患者情绪稳定，睡眠好转，体重增加，脉率稳定在每分钟 90 次以下，脉压恢复正常，基础代谢率＋20％以下，便可进行手术。

2）硫脲类药物加用碘剂：先用硫脲类药物，待甲亢症状基本控制后停药，再单独服用碘剂 1～2 周后再行手术。由于硫脲类药物能使甲状腺肿大充血，手术时极易发生出血，增加手术困难和危险；而碘剂能减少甲状腺的血流量，减少腺体充血，使腺体缩小变硬，因此服用硫脲类药物后必须加用碘剂。

3）碘剂加用硫脲类药物后再单用碘剂：少数患者服碘剂 2 周后症状改善不明显，可加服硫脲类药物，待甲亢症状基本控制、停用硫脲类药物后再继续单独服用碘剂 1～2 周后手术。在此期间应严密观察用药效果与不良反应。

4）普萘洛尔单用或合用碘剂：对于不能耐受碘剂或硫脲类药物，或对此两类药物都不能耐受或无反应的患者，主张单用普萘洛尔或与碘剂合用做术前准备，每 6h 服药 1 次，每次 20～60mg，一般服用 4～7d 后脉率即降至正常水平。由于普萘洛尔半衰期不到 8h，故最后 1 次须在术前 1～2h 服用，术后继续口服 4～7d。术前不用阿托品，以免引起心动过速。

（4）突眼护理：突眼者注意保护眼，常滴滴眼液。外出戴墨镜以免强光、风沙及灰尘刺激；睡前用抗生素眼膏敷眼，戴黑眼罩或以油纱布遮盖，以免角膜过度暴露后干燥受损，发生溃疡。

（5）饮食护理：给予高热量、高蛋白质和富含维生素的食物，加强营养支持，纠正负氮平衡，保证术前营养；给予足够的液体摄入以补充出汗等丢失的水分，但有心脏疾病患者应避免大量摄入水，以防水肿和心力衰竭。禁用对中枢神经有兴奋作用的浓茶、咖啡等刺激性饮料，戒烟酒，勿进食富含粗纤维的食物以免增加肠蠕动而导致腹泻。

（6）其他措施：术前教会患者头低肩高体位，可用软枕每日练习数次，使机体适应术时颈过伸的体位。指导患者深呼吸，学会有效咳嗽的方法，有助于术后保持呼吸道通畅。患者接往手术室后备麻醉床，床旁备引流装置、无菌手套、拆线包及气管切开包等。

2.术后护理

（1）体位和引流：术后取平卧位，待血压平稳或全麻清醒后取半坐卧位，以利呼吸和引流。指导患者在床上变换体位、起身、咳嗽时可用手固定颈部以减少震动。术野常规放置橡皮片或胶管引流 24～48h，注意观察引流液的量和颜色，保持引流通畅，及时更换浸湿的敷料，估计并记录出血量。

（2）保持呼吸道通畅：鼓励和协助患者进行深呼吸和有效咳嗽，必要时行超声雾化吸入，使痰液稀释易于排出。因切口疼痛而不敢或不愿意咳嗽排痰者，遵医嘱适当给予镇痛药。

（3）并发症的观察与护理。

1）呼吸困难和窒息：是术后最危急的并发症。多因切口内出血压迫气管、喉头水肿、气管塌陷、痰液阻塞、双侧喉返神经损伤等原因引起。发生在术后 48h 内。术后应严密观察患者的呼吸、脉搏、血压及切口渗血情况。如发现患者有颈部紧压感、切口大量渗血、呼吸费力、气急烦躁、心率加快、发绀等,应立即床边拆除切口缝线,敞开伤口,去除血块。如出血严重,应急送手术室彻底止血。指导、鼓励患者进行有效的咳嗽、咳痰。当痰液黏稠不易咳出时,可行雾化吸入,必要时吸痰。床边备好气管切开包及抢救药品、器械,以备气管插管或气管切开时用。

2)喉返神经损伤:一侧喉返神经损伤会出现声音嘶哑;双侧喉返神经损伤会导致严重呼吸困难。术后应鼓励患者及早发音,以观察患者有无声音嘶哑,根据损伤程度给予药物、理疗、针灸等方法促进康复。

3)喉上神经损伤:喉上神经外支损伤可引起声带松弛,音调降低。如损伤内支,则喉部黏膜感觉丧失,进食时,特别是饮水时易发生呛咳、误咽。术后首次进食时应在床边指导、协助患者进食,观察患者进水及流质时有无呛咳。

4)甲状旁腺损伤:术后 1～3d 应密切观察患者有无面部、口唇周围、手、足针刺感和麻木感或强直感。重者可出现面肌和手足阵发性、疼痛性痉挛或手足抽搐,甚至发生喉及膈肌痉挛,引起窒息死亡。给予葡萄糖酸钙及维生素 D 或双氢速变固醇油剂口服,同时分管护士耐心向患者解释,消除其紧张情绪,指导患者限制含磷较高食物,如乳制品、鱼类、蛋黄、瘦肉等的摄入。抽搐发作时,立即遵医嘱静脉注射 10% 葡萄糖酸钙或氯化钙 10～20mL。

5)甲状腺危象:指危及生命的严重甲状腺功能亢进状态。术后 12～36h 内体温在 39℃ 以上,一般解热措施无效;脉快而弱,在 120 次/分以上;大汗、烦躁、焦虑、谵妄甚至昏迷。处理措施:①降温:应使用物理降温、退热药物、冬眠药物等综合措施,使体温控制在 37℃ 左右。②吸氧:必要时进行辅助呼吸。③静脉输液:以保证水、电解质和酸碱平衡。④碘剂:口服复方碘化钾溶液 3～5mL,紧急时将 10% 碘化钠加入葡萄糖注射液中静脉滴注。⑤降低应激反应:应用肾上腺皮质激素,首选氢化可的松。⑥降低组织对甲状腺素的反应:如利血平、普萘洛尔等。⑦对症治疗:镇静、抗心力衰竭等。

(4)特殊药物的应用:甲亢患者术后继续服用复方碘化钾溶液,每日 3 次,从每次 16 滴开始,逐日每次减少 1 滴,直至病情平稳。年轻患者术后常口服甲状腺素,每日 30～60mg,连服 6～12 个月,以抑制促甲状腺激素的分泌和预防复发。

(5)饮食与营养:术后清醒患者,即可给予少量温水或凉水。若无呛咳、误咽等不适,可逐步给予便于吞咽的微温流质饮食,注意饮食温度过高可使手术部位血管扩张,加重创口渗血。以后逐步过渡到半流质和软食。甲状腺手术对胃肠道功能影响很小,只是在吞咽时感觉疼痛不适,应鼓励患者少量多餐,加强营养,促进愈合。

(九)健康教育

(1)康复与自我护理指导:指导患者正确面对疾病,自我控制情绪,保持心情愉快、心境平和。合理安排休息与饮食,维持机体代谢需求。鼓励患者尽可能生活自理,促进康复。

(2)用药指导:说明甲亢术后继续服药的重要性并督促执行。教会患者正确服用碘剂的方法,如将碘剂滴在饼干、面包等食物上,一并服下,以保证剂量准确,减轻胃肠道不良反应。

(3)复诊指导:嘱出院患者定期至门诊复查,以了解甲状腺的功能,出现心悸、手足震颤、抽搐等情况及时就诊。

（十）护理评价

（1）患者情绪是否稳定，焦虑是否减轻或缓解，能否安静地休息和睡眠。

（2）患者能否正确认识疾病，积极配合治疗和护理；突眼是否得到很好的防治，是否出现角膜损伤或感染。

（3）患者的营养需求是否得到满足，体重是否维持在标准体重的$(100\pm10)\%$。

（4）患者术后能否有效咳嗽、及时清除呼吸道分泌物，保持呼吸道通畅。

（5）患者是否发生并发症，防治措施是否恰当及时，术后是否恢复顺利。

二、甲状腺肿瘤

（一）甲状腺腺瘤

甲状腺腺瘤是最常见的甲状腺良性肿瘤，腺瘤周围有完整的包膜。按形态学可分为滤泡状腺瘤和乳头状囊性腺瘤，临床以前者多见。

1.临床表现

本病以 40 岁以下女性多见，且多数患者无不适症状，常在无意间或体检时发现颈部有圆形或椭圆形结节，多为单发。结节表面光滑，边界清楚，包膜完整，无压痛，随吞咽上下移动。腺瘤一般生长缓慢，但乳头状囊性腺瘤因囊壁血管破裂所致囊内出血时，瘤体在短期内可迅速增大并伴局部胀痛。

2.治疗

因甲状腺腺瘤可诱发甲亢（发生率约 20％）和恶变（发生率约 10％），原则上应切除。一般行患侧甲状腺大部切除（包含腺瘤在内）；如腺瘤较小，可行单纯腺瘤切除，但应做楔形切除，即腺瘤周围应裹有少量正常甲状腺组织。切除标本须即刻行冷冻切片检查，以明确肿块性质，若为恶性病变需按甲状腺癌治疗。

（二）甲状腺癌

甲状腺癌是头颈部较常见的恶性肿瘤，约占全身恶性肿瘤的 1％，女性发病率高于男性。除髓样癌外，多数甲状腺癌起源于滤泡上皮细胞。

1.分类

按肿瘤的病理类型可分为以下四种。

（1）乳头状癌：约占成人甲状腺癌的 70％，而儿童甲状腺癌一般是乳头状癌。多见于中青年女性，低度恶性，生长较缓慢，较早可出现颈淋巴结转移，但预后较好。

（2）滤泡状癌：约占甲状腺癌的 15％。多见于 50 岁左右的女性，肿瘤生长较迅速，属中度恶性；可经血液转移至肺、肝、骨和中枢神经系统，预后较乳头状癌差。

（3）未分化癌：占甲状腺癌的 5％～10％，多见于老年人。发展迅速，高度恶性，其中约 50％早期即有颈淋巴结转移。肿瘤除侵犯气管、喉返神经或食管外，还常经血液转移至肺和骨，预后很差。

（4）髓样癌：约占甲状腺癌的 7％，常伴家族史。来源于滤泡旁细胞（C 细胞），可分泌降钙素，瘤内有淀粉样物质沉积；较早出现淋巴结转移，且可经血行转移至肺和骨，恶性程度中等。

预后比乳头状癌和滤泡状癌差,但略好于未分化癌。

2.临床表现

发病初期多无明显症状,仅在颈部出现单个、质地硬而固定、表面高低不平、随吞咽上下移动的肿块。未分化癌肿块可在短期内迅速增大,并侵犯周围组织;因髓样癌组织可产生激素样活性物质,患者可出现腹泻、心悸、面部潮红和血清钙降低等症状,并伴其他内分泌腺体的增生。晚期癌肿除伴颈淋巴结肿大外,常因喉返神经、气管或食管受压而出现声音嘶哑、呼吸困难或吞咽困难等;若颈交感神经节受压可引起霍纳(Horner)综合征;若颈丛浅支受累可出现耳、枕和肩等处疼痛。甲状腺癌远处转移多见于扁骨(颅骨、椎骨、胸骨、盆骨等)和肺。

3.辅助检查

(1)实验室检查:除血生化和尿常规检查外,测定甲状腺功能和血清降钙素有助于髓样癌的诊断。

(2)影像学检查。

1)B超检查:可测定甲状腺大小,探测结节的位置、大小、数目及与邻近组织的关系。结节若为实质性且呈不规则反射,则恶性可能大。

2)X线检查:颈部 X 线摄片可了解有无气管移位、狭窄、肿块钙化及上纵隔增宽。胸部及骨骼摄片有助于排除肺和骨转移的诊断。

(3)细针穿刺细胞学检查:明确甲状腺结节性质的有效方法,该诊断的正确率可达80%以上。

(4)放射性核素扫描:甲状腺癌的放射性^{131}I 或^{99m}Tc 扫描多提示为冷结节且边缘较模糊。

4.治疗

手术切除是除未分化癌以外各型甲状腺癌的基本治疗方式,并辅助应用核素、甲状腺激素和放射外照射等治疗。手术治疗包括甲状腺本身的手术,以及颈淋巴结清扫术。甲状腺癌行次全切或全切除者应终身服用甲状腺素片,以预防甲状腺功能减退和抑制 TSH,应注意药物不良反应。未分化型甲状腺癌恶性程度高,发展迅速,常在发病 2～3 个月后出现局部压迫或远处转移症状,故对该类患者通常以外放射治疗为主,不宜手术,以免增加手术并发症和促进癌肿转移。

5.护理评估

(1)术前评估。

1)健康史和相关因素:除评估患者的一般资料,如年龄、性别等外,还应询问其是否曾患有结节性甲状腺肿或伴有其他自身免疫性疾病;了解其既往健康状况及有无手术史和相关疾病的家族史。

2)身体状况:①局部:肿块与吞咽运动的关系;肿块的大小、形状、质地和活动度;肿块的生长速度;颈部有无肿大淋巴结。②全身:有无压迫症状,如声音嘶哑、呼吸困难、吞咽困难、Horner 综合征等;有无骨和肺转移征象;有无腹泻、心悸、脸面潮红和血清钙降低等症状;是否伴有其他内分泌腺体的增生。③辅助检查:包括基础代谢率,甲状腺摄^{131}I 率,血清 T_3、T_4 含量,核素扫描和 B 超等检查。

3)心理－社会支持状况:①心理状态:患者常在无意中发现颈部肿块、病史短且突然,或因已存有多年的颈部肿块在短期内迅速增大,因而担忧肿块的性质和预后,表现为惶恐、焦虑和不安,故需正确了解和评估患者患病后的情绪、心情和心理变化状况。②认知程度:患者和家属对疾病、手术和预后的不同认知程度会影响患者对手术和治疗的依从性及疗效。护士对患者和家属应分别做好评估:对甲状腺疾病的认知态度;对手术的接受程度;对术后康复知识的了解程度。

(2)术后评估。

1)一般情况:包括麻醉方式,手术方式,术中情况,术后生命体征、切口和引流情况等。

2)呼吸和发音:加强对甲状腺术后患者的呼吸节律、频率和发音状况的评估,以利早期发现并发症。

3)并发症:甲状腺术后常见并发症有呼吸困难和窒息、喉返神经损伤、喉上神经损伤和手足抽搐等。

6.常见护理诊断/问题

(1)焦虑:与颈部肿块性质不明、环境改变、担心手术及预后有关。

(2)潜在并发症:呼吸困难和窒息、喉返和(或)喉上神经损伤、手足抽搐等。

(3)清理呼吸道无效:与咽喉部及气管受刺激、分泌物增多及切口疼痛有关。

7.护理措施

(1)术前护理。

1)心理护理:热情接待患者,介绍住院环境,告知患者有关甲状腺肿瘤及手术方面的知识,说明手术必要性及术前准备的意义;多与患者交谈,消除其顾虑和恐惧;了解其对所患疾病的感受、认识和对拟行治疗方案的想法。

2)一般护理:指导患者进行手术体位的练习,将软枕垫于肩部,保持头低、颈过伸位,以利术中手术野的暴露。

3)术前准备:对精神过度紧张或失眠者,遵医嘱适当应用镇静药或催眠药物,使其处于接受手术的最佳身心状态。

(2)术后护理。

1)一般护理:①体位:患者回病室后取平卧位,待其血压平稳或全麻清醒后取高坡卧位,以利呼吸和引流。②饮食:颈丛麻醉者,术后 6h 起可进少量温或凉流质,禁忌过热流质,以免诱发手术部位血管扩张,加重创口渗血。③对手术范围较大,如行颈淋巴结清扫术者,可遵医嘱给予适量镇痛剂,以减轻患者因切口疼痛而不敢或不愿意咳嗽排痰的现象,以保持呼吸道通畅和预防肺部并发症。

2)病情观察:①监测患者的生命体征,尤其是呼吸、脉搏的变化。②了解患者术后发音和吞咽情况,及早发现甲状腺术后常见并发症,一旦发生并发症,及时通知医师并配合抢救。③保持创面敷料清洁无渗出,及时更换潮湿敷料,并估计渗血量。④妥善固定颈部引流管,保持引流通畅;观察并记录引流液的量、颜色及性状。

3)心理护理:根据患者术后病检结果,疏导患者,调整心态,配合后续治疗。

8.健康教育

(1)功能锻炼:为促进颈部功能恢复,术后患者在切口愈合后可逐渐进行颈部活动,直至出院后 3 个月。颈淋巴结清扫术者,因斜方肌不同程度受损,功能锻炼尤为重要,故在切口愈合后即应开始肩关节和颈部的动能锻炼,并随时保持患侧上肢高于健侧的体位,以防肩下垂。

（2）治疗:甲状腺全切除者应遵医嘱坚持服用甲状腺素制剂,以预防肿瘤复发;术后需加行放射治疗者,应遵医嘱按时治疗。

（3）随访:教会患者颈部自行体检的方法;患者出院后须定期随访,复诊颈部、肺部和甲状腺功能等。若发现结节、肿块或异常应及时就诊。

9.护理评价

（1）患者情绪是否平稳,能否安静休息。患者及其家属对甲状腺手术的接受程度和治疗护理配合情况。

（2）患者术后生命体征是否稳定,有无呼吸困难、出血、喉返神经和喉上神经损伤、手足抽搐等并发症出现,防治措施是否恰当及时;术后恢复是否顺利。

（3）患者术后能否有效咳嗽、及时清除呼吸道分泌物,能否保持呼吸道通畅。

（杜云晓）

第六节　乳腺疾病

成年女性乳房是两个半球形的性征器官,位于胸大肌浅面,约在第 2 肋骨和第 6 肋骨水平的浅筋膜浅层和深层之间。外上方形成乳腺腋尾部伸向腋窝。乳头位于乳房的中心,周围的色素沉着区称为乳晕。

每侧乳腺有 15～20 个腺叶,每个腺叶分成很多乳腺小叶,乳腺小叶由小乳管和腺泡组成,是乳腺的基本单位。每一腺叶有其单独的导管,腺叶和导管均以乳头为中心呈放射状排列。小乳管汇至乳管,乳管开口于乳头,乳管靠近开口处的 1/3 段略为膨大,称为输乳管窦,是乳管内乳头状瘤的好发部位。腺叶、小叶和腺泡之间有结缔组织间隔,腺间还有与皮肤垂直的纤维束,上连浅筋膜浅层,下连浅筋膜深层,称为 Cooper 韧带（乳房悬韧带）。

乳腺是许多内分泌腺的靶器官,其生理活动受垂体、卵巢和肾上腺皮质等分泌的激素影响。妊娠及哺乳时乳腺明显增生,腺管延长,腺泡分泌乳汁。哺乳期后,乳腺又处于相对静止状态。平时,育龄期妇女在月经周期的不同阶段,乳腺的生理状态在各激素影响下,呈周期性变化。绝经后腺体逐渐萎缩,被脂肪组织替代。

乳房的淋巴网非常丰富,其淋巴液输出有 4 个途径:①乳房大部分淋巴液经胸大肌外侧缘淋巴管回流至腋窝淋巴结,再流向锁骨下淋巴结。②部分乳房内侧的淋巴液通过肋间淋巴管流向胸骨旁淋巴结(在第 1、第 2、第 3 肋间比较恒定存在)。③两侧乳房间皮下存在交通淋巴管,一侧乳房的淋巴液可流向另一侧。④乳房深部的淋巴网可沿腹直肌鞘和肝镰状韧带通向肝。

一、急性乳房炎

急性乳房炎指乳房的急性化脓性感染。多发生于产后哺乳期妇女,以初产妇最为常见,好发于产后3～4周。致病菌主要为金黄色葡萄球菌,少数为链球菌。

(一)病因

1.乳汁淤积

乳汁淤积有利于入侵细菌的生长繁殖。引起乳汁淤积的主要原因有以下三点。

(1)乳头发育不良(过小或凹陷):妨碍正常哺乳。

(2)乳汁过多或婴儿吸乳过少:以致不能完全排空乳汁。

(3)乳管不通畅:影响乳汁排出。

2.细菌入侵

乳头破损或皲裂是使细菌沿淋巴管入侵感染的主要原因。婴儿患口腔炎或含乳头睡眠,易使细菌直接侵入乳管,上行至腺小叶而致感染。

(二)病理

急性乳房炎局部可出现炎性肿块,一般在数天后可形成脓肿。脓肿可以是单房或多房性。表浅脓肿可向外溃破或破入乳管自乳头流出,深部脓肿除可缓慢向外溃破外,也可向深部穿至乳房与胸肌间的疏松组织中,形成乳房后脓肿。感染严重者,可并发脓毒症。

(三)临床表现

1.局部

患侧乳房胀痛,局部红、肿、热,并有压痛性肿块。常伴患侧腋窝淋巴结肿大和触痛。

2.全身

随炎症发展,患者可有寒战、高热和脉搏加快。

(四)辅助检查

1.实验室检查

血常规检查示,血白细胞计数及中性粒细胞比例升高。

2.诊断性穿刺

在乳房肿块波动最明显的部位或压痛最明显的区域穿刺,抽到脓液表示脓肿已形成,脓液应做细菌培养及药物敏感试验。

(五)治疗

控制感染,排空乳汁。脓肿形成前主要以抗菌药物等治疗为主;脓肿形成后,则需及时行脓肿切开引流。

1.非手术处理

(1)局部处理:①患乳停止哺乳,排空乳汁。②热敷、药物外敷或理疗,以促进炎症的消散;外敷药可用金黄散或鱼石脂软膏;局部皮肤水肿明显者,可用25%硫酸镁溶液湿热敷。

(2)抗感染。

1)抗菌药物:原则为早期、足量应用抗菌药物。首选青霉素类抗菌药物,或根据脓液的细菌培养和药物敏感试验结果选用。由于抗菌药物可被分泌至乳汁,故应避免使用对婴儿有不良影响的抗菌药物,如四环素、氨基糖苷类、磺胺药和甲硝唑等。

2)中药治疗:服用清热解毒类中药。

3)终止乳汁分泌:感染严重、脓肿引流后或并发乳瘘者应终止乳汁分泌。常用方法:①口服溴隐亭 1.25mg,每日 2 次,服用 7～14d;或己烯雌酚 1～2mg,每日 3 次,共 2～3d。②肌内注射苯甲酸雌二醇,每次 2mg,每日 1 次,至乳汁分泌停止。③中药炒麦芽,每日 60mg 水煎,分 2 次服用,共 2～3d。

2.手术处理

脓肿切开引流。脓肿形成后,应及时做脓肿切开引流。脓肿切开引流时应注意:①切口呈放射状,以避免损伤乳管发生乳瘘;乳晕部脓肿可沿乳晕边缘做弧形切口;乳房深部或乳房后脓肿可在乳房下缘做弓形切口。②分离多房脓肿的房间隔膜以利引流。③为保证引流通畅,引流条应放在脓腔最低部位,必要时另加切口做对口引流。

(六)常见护理诊断/问题

1.疼痛

与乳房炎症、肿胀、乳汁淤积有关。

2.体温过高

与乳房炎症有关。

3.焦虑

与担心婴儿喂养有关。

(七)护理措施

1.缓解疼痛

(1)防止乳汁淤积:患乳暂停哺乳,定时用吸乳器吸净或挤净乳汁。

(2)局部托起:用宽松的胸罩托起乳房,以减轻疼痛和减轻肿胀。

(3)局部热敷、药物外敷或理疗:以促进局部血循环和炎症的消散;局部皮肤水肿明显者,可用 25% 硫酸镁溶液湿热敷。

2.控制体温和感染

(1)控制感染:遵医嘱早期应用抗菌药物。

(2)病情观察:定时测量体温、脉搏、呼吸,监测血白细胞计数及分类变化,必要时做血培养及药物敏感试验。

(3)采取降温措施:高热者,予以物理降温,必要时遵医嘱应用解热镇痛药物。

(4)脓肿切开引流后的护理:保持引流通畅,定时更换切口敷料。

3.心理护理

向患者及家属说明病情变化及有关治疗方法、护理措施的意义,进行有效沟通及心理疏导,稳定患者的情绪,使其能积极配合治疗。

(八)健康教育

(1)保持乳头和乳晕清洁:在妊娠期经常用肥皂及温水清洗两侧乳头,妊娠后期每日清洗一次;产后每次哺乳前后均需清洗乳头,保持局部清洁和干燥。

（2）纠正乳头内陷：经常挤捏、提拉乳头以矫正乳头内陷。

（3）养成良好的哺乳习惯：定时哺乳，每次哺乳时应将乳汁吸净，如有乳汁淤积，应及时用吸乳器或手法按摩排空乳汁。养成婴儿不含乳头睡眠的良好习惯。

（4）保持婴儿口腔卫生，及时治疗婴儿口腔炎。

（5）及时处理乳头破损：乳头、乳晕破损或皲裂时暂停哺乳，用吸乳器吸出乳汁哺乳婴儿；局部用温水清洗后涂以抗菌药软膏，待愈合后再行哺乳；症状严重时应及时诊治。

二、乳腺囊性增生病

乳腺囊性增生病是女性多发病，常见于育龄妇女，是乳腺组织的良性增生，病理形态复杂，增生可发生于腺管周围并伴有大小不等的囊肿形成；也可发生于腺管内，表现为不同程度的乳头状增生伴乳管囊性扩张，也有发生在小叶实质者，主要为乳管及腺泡上皮增生。本病是否有癌变可能，目前尚有争议，但有资料表明，乳腺上皮不典型增生属于癌前病变，与部分乳腺癌的发生有关。

（一）病因

本病的发生与内分泌失调有关。一是体内雌、孕激素比例失调，黄体素分泌减少，雌激素量增多导致乳腺实质增生过度和复旧不全；二是部分乳腺实质中女性雌激素受体的质与量的异常，致乳腺各部分发生不同程度的增生。

（二）临床表现

1.乳房疼痛

特点是胀痛，具有周期性，表现为月经来潮前疼痛加重，月经来潮后减轻或消失，有时整个月经周期都有疼痛。

2.乳房肿块

一侧或双侧乳腺有弥漫性增厚，可呈局限性改变，多位于乳房外上象限，轻度触痛；也可分散于整个乳腺。肿块呈结节状或片状，大小不一，质韧而不硬，增厚区与周围乳腺组织分界不明显。

3.乳头溢液

少数患者可有乳头溢液，呈黄绿色或血性，偶为无色浆液。

（三）辅助检查

钼靶 X 线摄片、B 超或活组织病理学检查等均有助于本病的诊断。

（四）治疗

1.非手术治疗

主要是观察、随访和药物治疗。观察期间可用中医中药调理，或口服乳康片、乳康宁等；抗雌激素治疗仅在症状严重时采用，可口服他莫昔芬。由于本病有恶变可能，应嘱患者每隔 2～3 个月到医院复查，有对侧乳腺癌或有乳腺癌家族史者应密切随访。

2.手术治疗

病变局限者，可予以局部切除；对有乳腺癌家族史者，或病理检查发现上皮细胞增生活跃者,则以乳房单纯切除为宜;已证实癌变者,须立即行乳腺癌根治术,或根据病理分型、疾病分期及辅助治疗条件综合确定处理方式。

(五)常见护理诊断/问题

1.疼痛

与内分泌失调致乳腺实质过度增生有关。

2.焦虑或恐惧

与担心癌变及疾病预后有关。

3.知识缺乏

缺乏乳房保健知识。

(六)护理措施

(1)心理护理:解释疼痛发生的原因,消除患者的思想顾虑,使其保持心情舒畅。

(2)指导患者用宽松乳罩托起乳房。

(3)指导患者按医嘱服用中药调理或其他对症治疗药物。

(4)告知患者定期复查和乳房自我检查,以便及时发现恶变。

三、乳房肿瘤

(一)乳腺纤维腺瘤

乳腺纤维腺瘤是女性常见的乳房良性肿瘤,好发年龄为 20～25 岁。

1.病因

本病的发生与雌激素的作用活跃密切相关。

2.临床表现

主要为无痛性乳房肿块。肿块多发生于乳房外上象限,约 75% 为单发,少数为多发。肿块增长缓慢,质似硬橡皮球的弹性感,表面光滑,易于推动。月经周期对肿块大小的影响不大。患者常无自觉症状,多为偶然扪及。

3.治疗

乳腺纤维腺瘤虽属良性,但有恶变可能,故手术切除是唯一有效的治疗方法。由于妊娠可使纤维腺瘤增大,所以妊娠前后发现的乳腺纤维腺瘤一般应手术切除。手术切除的肿块必须常规做病理学检查。

4.常见护理诊断/问题

(1)知识缺乏:缺乏乳腺纤维腺瘤诊治的相关知识。

(2)焦虑或恐惧:与担心发生乳腺癌有关。

5.护理措施

(1)告知患者乳腺纤维腺瘤的病因及治疗方法。

(2)行肿瘤切除术后,嘱患者保持切口敷料清洁、干燥。

(3)暂不手术者应密切观察肿块的变化,明显增大者应及时到医院诊治。

（二）乳管内乳头状瘤

乳管内乳头状瘤多见于 40～50 岁妇女。75％发生在乳管近乳头的壶腹部,瘤体很小,且有很多壁薄的血管,容易出血。乳管内乳头状瘤属良性,但有恶变的可能,恶变率为 6％～8％。

1.临床表现

一般无自觉症状,乳头溢血性液体为主要表现。因瘤体小,常不能触及;偶可在乳晕区扪及质软、可推动的小肿块,轻压此肿块,常可见乳头溢出血性液体。

2.治疗

诊断明确者以手术治疗为主,行乳腺区段切除并做病理学检查,若有恶变应施行根治性手术。

3.常见护理诊断/问题

(1)知识缺乏:缺乏乳管内乳头状瘤诊治的相关知识。

(2)焦虑:与担心发生乳腺癌有关。

4.护理措施

(1)告知患者乳头溢液的病因、手术治疗的必要性,解除患者的思想顾虑。

(2)术后保持切口敷料清洁、干燥,按时回院换药。

(3)告知患者定期回院复查。

（三）乳腺癌

乳腺癌是女性最常见的恶性肿瘤之一。在我国占全身各种恶性肿瘤的 7％～10％。国家癌症中心 2017 年最新统计数据表明,乳腺癌已成为女性发病率第一的恶性肿瘤。

1.病因

乳腺癌的病因尚不清楚。目前认为与下列因素有关:①雌酮和雌二醇:与乳腺癌的发生直接相关。20 岁以前本病少见,20 岁以后发病率迅速上升,45～50 岁较高,绝经后发病率继续上升,可能与年老者雌酮含量升高相关。②乳腺癌家族史:一级亲属中有乳腺癌病史者,发病危险性是普通人群的 2～3 倍。③内分泌因素:月经初潮早、绝经年龄晚、不孕、初次足月产年龄较大、未哺乳者发病机会增加。④乳房良性疾病:乳房良性疾病与乳腺癌的关系尚有争论,多数认为乳腺小叶上皮高度增生或不典型增生可能与乳腺癌发病有关。⑤饮食因素:营养过剩、肥胖、高脂肪饮食可增加乳腺癌的发病机会。⑥环境因素和生活方式:北美、北欧地区乳腺癌的发病率为亚洲地区的 4 倍。

2.病理

(1)病理分型:根据乳腺癌的病理特点分型。

1)非浸润性癌:包括导管内癌(癌细胞未突破导管壁基底膜)、小叶原位癌(癌细胞未突破末梢乳管或腺泡基底膜)及乳头湿疹样乳腺癌。此型属早期,预后较好。

2)早期浸润性癌:包括早期浸润性导管癌(癌细胞突破管壁基底膜,向间质浸润),早期浸润性小叶癌(癌细胞突破末梢乳管或腺泡基底膜;向间质浸润,但未超过小叶范围)。此期仍属早期,预后较好。

3)浸润性特殊癌:包括乳头状癌、髓样癌(伴大量淋巴细胞浸润)、小管癌(高分化腺癌)、腺样囊性癌、黏液腺癌、大汗腺样癌、鳞状细胞癌等。此型一般分化较高,预后尚好。

4)浸润性非特殊癌:包括浸润性小叶癌、浸润性导管癌、硬癌、髓样癌(无大量淋巴细胞浸润)、单纯癌、腺癌等。此型一般分化较低,预后较上述类型差,且是乳腺癌中最常见的类型,占70%～80%。

5)其他罕见癌或特殊类型乳腺癌:炎性乳腺癌和乳头湿疹样乳腺癌。

(2)转移途径:主要有局部浸润、淋巴转移和血行转移。

1)局部浸润:癌细胞沿导管或筋膜间隙蔓延,继而浸润皮肤、胸肌、胸膜等周围组织。

2)淋巴转移:主要途径有以下两条。①癌细胞经胸大肌外侧淋巴管→同侧腋窝淋巴结→锁骨下淋巴结→锁骨上淋巴结→胸导管(左)或右淋巴导管→静脉→远处转移。②癌细胞沿内侧淋巴管→胸骨旁淋巴结→锁骨上淋巴结,再经同样途径侵入静脉血流而发生远处转移。

3)血行转移:癌细胞可经淋巴途径进入静脉,也可直接侵入血液循环而致远处转移。早期乳腺癌亦可发生血行转移。最常见的远处转移部位依次为肺、骨和肝。

3.临床表现

(1)乳房肿块:早期表现为患侧乳房无痛性、单发小肿块,患者多在无意中(洗澡、更衣)发现。肿块多位于乳房外上象限,质硬、表面不甚光滑,与周围组织分界不清,不易推动。

(2)乳房外形改变:乳房肿瘤增大可致乳房局部隆起。若肿瘤累及乳房 Cooper 韧带,可使其缩短而致肿瘤表面皮肤凹陷,即所谓"酒窝征"。邻近乳头或乳晕的癌肿因侵及乳管使之缩短,将乳头牵向癌肿一侧,可使乳头扁平、回缩、内陷。若皮下淋巴管被癌细胞堵塞,可引起淋巴回流障碍,出现真皮水肿,乳房皮肤呈"橘皮样改变"。乳腺癌发展至晚期,癌肿侵入胸膜和胸肌时,使得肿块固定于胸壁而不易推动。若癌细胞侵犯大片乳房皮肤,皮肤表面出现多个坚硬小结或条索,如卫星一般围绕原发病灶,称为"卫星结节"。有时癌肿侵犯皮肤并破溃形成溃疡,常有恶臭,易出血。

(3)转移征象。

1)淋巴转移:最初多见于患侧腋窝。肿大淋巴结先是少数散在,质硬、无痛、可被推动,继之数目增多并融合成团,甚至与皮肤或深部组织粘连。

2)血行转移:乳腺癌转移至肺、骨、肝时,可出现相应受累器官的症状。肺转移者可出现胸痛、气急,骨转移者可出现局部疼痛,肝转移者可出现肝大或黄疸。

(4)特殊类型乳腺癌的临床表现。

1)炎性乳腺癌:多见于年轻女性。表现为患侧乳房皮肤红、肿、热且硬,犹似急性炎症,但无明显肿块。癌肿迅速浸润整个乳房,常可累及对侧乳房。该型乳腺癌恶性程度高,早期即发生转移,预后极差,患者常在发病数月内死亡。

2)乳头湿疹样乳腺癌(Paget 病):少见,恶性程度低,发展慢。乳头有瘙痒、烧灼感,之后出现乳头和乳晕区皮肤发红、糜烂、潮湿,如同湿疹样,进而形成溃疡;有时覆盖黄褐色鳞屑样痂皮,病变皮肤较硬。部分患者于乳晕区可扪及肿块。腋窝淋巴结转移晚。

4.临床分期

乳腺癌的临床分期多采用国际抗癌联盟(UICC)建议的 T(原发癌肿)、N(区域淋巴结)、M(远处转移)分期法。简要如下:

(1)原发肿瘤。

T_x:原发肿瘤情况不详细。

T_0:原发肿瘤未扪及。

Tis:原位癌包括导管内癌、小叶原位癌、无肿块的乳头 Paget 病(伴有肿块的 Paget 病根据肿瘤大小分类)。

T_1:肿瘤最大直径≤2cm。

T_2:肿瘤最大直径>2cm,但≤5cm。

T_3:肿瘤最大直径>5cm。

T_4:任何大小的肿瘤,直接侵犯胸壁或皮肤(胸壁包括肋骨、肋间肌、前锯肌,不包括胸肌)。炎性乳腺癌亦属之。

(2)区域淋巴结。

Nx:局部淋巴结情况不详。

N_0:同侧腋窝淋巴结未扪及。

N_1:同侧腋窝淋巴结肿大,尚可活动。

N_2:同侧腋窝淋巴结肿大,相互融合或与其他组织粘连固定。

N_3:同侧胸骨旁淋巴结转移,或同侧锁骨上淋巴结转移。

(3)远处转移。

M_0:无远处转移。

M_1:有远处转移。

(4)分期。

0 期:$TisN_0M_0$。

Ⅰ期:$T_1N_0M_0$。

Ⅱ期:$T_{0\sim1}N_1M_0$,$T_2N_{0\sim1}M_0$,$T_3N_0M_0$。

Ⅲ期:$T_{0\sim2}N_2M_0$,$T_3N_{1\sim2}M_0$,T_4 任何 NM_0,任何 TN_3M_0。

Ⅳ期:包括 M_1 的任何 TN。

5.辅助检查

(1)影像学检查。

1)X 线检查:乳房钼靶 X 线摄片可作为乳腺癌的普查方法,是早期发现乳腺癌最有效的方法。可发现乳房内密度增高的肿块影,边界不规则,或呈毛刺状,或见细小钙化灶。

2)B超检查:能清晰显示乳房各层次软组织结构及肿块的形态和质地,能显示直径在 0.5cm 以上的乳房肿块。

(2)细胞学和活组织病理学检查:对疑为乳腺癌者,可用以下方法。

1)细针穿刺肿块:将抽吸出的细胞做细胞学诊断。

2)用空芯针穿刺肿块:将取出的肿瘤组织做病理学检查。

3)完整切下肿块连同周围乳腺组织做快速病理学检查。

(3)乳腺导管内镜检查:可直接观察患者乳腺导管上皮及导管腔内的情况,提高了乳头溢液患者病因诊断的准确性,并对病变导管准确定位,给手术治疗提供极大的帮助。

6.治疗

手术治疗为主,辅以化学药物、放射、内分泌、生物等综合治疗措施。

(1)手术治疗:最根本的治疗方法。手术适应证为 TNM 分期的 0、Ⅰ、Ⅱ 期及部分Ⅲ 期患者。已有远处转移、全身情况差、主要脏器有严重疾病及不能耐受手术者属手术禁忌。1894年 Halsted 提出的乳腺癌根治术是治疗乳腺癌的标准术式,20 世纪 50 年代扩大根治术问世,但发现扩大手术范围对术后生存率并无明显改善,目前主张缩小手术范围,同时加强术后综合辅助治疗。

1)乳腺癌改良根治术:有两种术式,一种是保留胸大肌,切除胸小肌;另一种是保留胸大、小肌。该术式适用于Ⅰ、Ⅱ 期乳腺癌患者。由于该术式保留了胸肌,术后外观效果好,目前已成为常用的手术方式。

2)保留乳房的乳腺癌切除术:完整切除肿块及肿块周围 1~2cm 的组织,并行腋窝淋巴结清扫。术后必须辅以放疗、化疗。适用于Ⅰ、Ⅱ 期乳腺癌患者。

3)乳腺癌根治术:切除整个乳房、胸大肌、胸小肌、腋窝及锁骨下淋巴结。适用于局部晚期乳腺癌,中、高位腋窝淋巴结转移或肿瘤浸润胸大、小肌的患者。

4)单纯乳房切除术:切除整个乳房,包括腋尾部及胸大肌筋膜。适宜于原位癌、微小癌及年迈体弱不宜做根治术或晚期乳腺癌尚能局部切除者。

5)乳腺癌扩大根治术:在传统根治术的基础上再行胸廓内动、静脉及其周围淋巴结(即胸骨旁淋巴结)清除术。该术式目前较少应用。

(2)化学药物治疗:重要的全身性辅助治疗,可以提高生存率。一般主张术后早期应用,治疗期为 6 个月左右,能达到杀灭亚临床转移灶的目的。常用的化疗药物有环磷酰胺(C)、甲氨蝶呤(M)、氟尿嘧啶(F)、阿霉素(A)、表柔比星(E)、紫杉醇类如紫杉醇(T)等。传统联合化疗方案有 CMF、CAF,目前临床常用 CAF、CEF、AT 等。术前化疗(新辅助化疗)目前多用于Ⅲ期病例,可探测肿瘤对化疗药物的敏感性,并使肿瘤缩小,降低临床分期。

(3)内分泌治疗。

1)他莫昔芬:最常用的药物,可降低乳腺癌术后复发及转移,同时可减少对侧乳腺癌的发生率;适用于雌激素受体(ER)、孕酮受体(PgR)阳性的绝经妇女。他莫昔芬的用量为每日 20mg,至少服用 3 年,一般为 5 年。该药的主要不良反应有潮热、恶心、呕吐、静脉血栓形成、眼部不良反应、阴道干燥或分泌物多。

2)芳香化酶抑制药(如来曲唑等):能抑制肾上腺分泌的雄激素转变为雌激素过程中的芳香化环节,从而降低雌二醇水平,达到治疗乳腺癌的目的。适用于 ER 受体阳性的绝经后妇女。

3)卵巢去势治疗:包括药物、手术或放射去势,目前临床少用。

(4)放射治疗:属局部治疗手段。可降低Ⅱ 期以上患者的局部复发率。

(5)生物治疗:近年临床上推广应用的曲妥珠单抗注射液,通过转基因技术,对 HER2 过度表达的乳腺癌患者有一定效果。

7.护理评估

（1）术前评估。

1）健康史及相关因素：患者的月经史、孕育史、哺乳情况、饮食习惯、生活环境等；既往有无患乳房良性肿瘤；有无乳腺癌家族史。

2）身体状况。

局部：①乳房外形和外表：两侧乳房的形状、大小是否对称，乳头是否在同一水平，近期有无出现一侧乳头内陷的现象；乳房浅表静脉是否扩张；乳房皮肤有无红、肿及橘皮样改变，乳头和乳晕有无糜烂。②乳房肿块：了解有无乳房肿块，肿块大小、质地和活动度，肿块与深部组织的关系，表面是否光滑、边界是否清楚；有无局限性隆起或凹陷等改变情况。

全身：①有无癌症远处转移的征象，如锁骨上、腋窝淋巴结和其他部位有无肿大淋巴结，淋巴结的位置、大小、数目、质地及活动性；有无肺、骨和肝转移的征象。②全身的营养状况以及心、肺、肝、肾等重要器官的功能状态。

辅助检查：包括特殊检查及与手术耐受性有关的检查结果。

3）心理-社会支持状况：患者面对恶性肿瘤对生命的威胁、不确定的疾病预后、乳房缺失致外形受损、各种复杂而痛苦的治疗（手术、放疗、化疗、内分泌治疗等）、婚姻生活可能受影响等问题所产生的心理反应，如焦虑、恐惧程度，能否很好地应对；患者对拟采取的手术方式以及手术后康复锻炼知识的了解和掌握程度；家属尤其是配偶对本病及其治疗、疾病预后的认知程度及心理承受能力。

（2）术后评估：皮瓣和切口愈合情况；有无皮下积液；患侧上肢有无水肿、肢端血液循环情况、患肢功能锻炼计划的实施情况及肢体功能恢复情况；患者对康复期保健和疾病相关知识的了解和掌握程度。

8.常见护理诊断/问题

（1）焦虑或恐惧：与对癌症的恐惧、担心预后、担心乳房缺失、害怕死亡等有关。

（2）自我形象紊乱：与手术切除乳房和术后瘢痕形成等有关。

（3）有组织完整性受损的危险：与留置引流管、患侧上肢淋巴引流不畅、头静脉被结扎、腋静脉栓塞或感染有关。

（4）知识缺乏：缺乏有关术后患肢功能锻炼等的知识。

9.护理措施

（1）做好心理护理，让患者正确对待手术引起的自我形象改变：护理人员应有针对性地进行心理护理，多了解和关心患者，向患者和家属耐心解释手术的必要性和重要性，鼓励患者表述手术创伤对自己今后角色的影响，介绍患者与曾接受过类似手术且已经痊愈的妇女联系，通过成功者的现身说法帮助患者度过心理调适期，使之相信一侧乳房切除将不影响正常的家庭生活、工作和社交；告知患者今后行乳房重建的可能，鼓励其树立战胜疾病的信心，以良好的心态面对疾病和治疗。对已婚患者，应同时对其丈夫进行心理辅导，鼓励夫妻双方坦诚相待，让丈夫认识其手术的必要性和重要性以及手术对患者的影响，取得丈夫的理解、关心和支持，并能接受妻子手术后身体形象的改变。

(2)促进伤口愈合,预防术后并发症。

1)术前严格备皮:对手术范围大、需要植皮的患者,除常规备皮外,同时做好供皮区(如腹部或同侧大腿区)的皮肤准备。乳房皮肤溃疡者,术前每日换药至创面好转,乳头凹陷者应清洁局部。

2)体位:术后麻醉清醒、血压平稳后取半坐卧位,以利呼吸和引流。

3)加强病情观察:术后严密观察生命体征的变化,观察切口敷料渗血、渗液情况,并予以记录。乳腺癌扩大根治术有损伤胸膜可能,患者若感胸闷、呼吸困难,应及时报告医师,以便早期发现和协助处理肺部并发症,如气胸等。

4)加强伤口护理。

保持皮瓣血供良好。①手术部位用弹性绷带加压包扎,使皮瓣紧贴胸壁,防止积液积气。包扎松紧度以能容纳一手指、维持正常血运、不影响患者呼吸为宜。②观察皮瓣颜色及创面愈合情况。正常皮瓣的温度较健侧略低,颜色红润,并与胸壁紧贴;若皮瓣颜色黯红,则提示血液循环欠佳,有可能坏死,应报告医生及时处理。③观察患侧上肢远端血液循环情况,若手指发麻、皮肤发绀、皮温下降、动脉搏动不能扪及,提示腋窝部血管受压,应及时调整绷带的松紧度。④绷带加压包扎一般维持 7~10d,包扎期间告知患者不能自行松解绷带,瘙痒时不能将手指伸入敷料下搔抓。若绷带松脱,应及时重新加压包扎。

维持有效引流:乳腺癌根治术后,皮瓣下常规放置引流管并接负压吸引,以便及时、有效地吸出残腔内的积液、积血,并使皮肤紧贴胸壁,从而有利于皮瓣愈合。护理时应注意以下五点。①保持有效的负压吸引:负压吸引的压力大小要适宜。若负压过高会使引流管腔瘪陷,导致引流不畅;过低则不能达到有效引流的目的,易致皮下积液、积血。若引流管外形无改变,但未闻及负压抽吸声,应观察连接是否紧密,压力调节是否适当。②妥善固定引流管:引流管的长度要适宜,患者卧床时将其固定于床旁,起床时固定于上身衣服。③保持引流通畅:防止引流管受压和扭曲。引流过程中若有局部积液、皮瓣不能紧贴胸壁且有波动感,应报告医师,及时处理。④观察引流液的颜色和量:术后 1~2d,每日引流血性液 50~200mL,以后颜色量逐渐变淡、减少。⑤拔管:术后 4~5 日,每日引流液转为淡黄色、量少于 10~15mL,创面与皮肤紧贴,一手指按压伤口周围皮肤无空虚感,即可考虑拔管。若拔管后仍有皮下积液,可在严格消毒后抽液并局部加压包扎。

5)预防患侧上肢肿胀患侧上肢肿胀是患侧腋窝淋巴结切除、头静脉被结扎、腋静脉栓塞、局部积液或感染等因素导致的上肢淋巴回流不畅、静脉回流障碍引起的。护理方法如下。①勿在患侧上肢测血压、抽血、做静脉或皮下注射等。②指导患者保护患侧上肢:平卧时患肢下方垫枕抬高 10°~15°,肘关节轻度屈曲;半坐卧位时屈肘 90°放于胸腹部;下床活动时用吊带托或用健侧手将患肢抬高于胸前;需他人扶持时只能扶健侧,以防腋窝皮瓣滑动而影响愈合;避免患肢下垂过久。③按摩患侧上肢或进行握拳、屈、伸肘运动,以促进淋巴回流。肢体肿胀严重者,可戴弹力袖促进淋巴回流;局部感染者,及时应用抗菌药物治疗。

(3)指导患者做患侧肢体功能锻炼:由于手术切除了胸部肌肉、筋膜和皮肤,使患侧肩关节活动明显受限。随时间推移,肩关节挛缩可导致冰冻肩。术后加强肩关节活动可增强肌肉力量,松解和预防粘连,最大限度地恢复肩关节的活动范围。为减少和避免术后残疾,鼓励和协助患者早期开始患侧上肢的功能锻炼。

1)术后 24h 内:活动手指及腕部,可做伸指、握拳、屈腕等锻炼。

2)术后 1～3d:进行上肢肌肉的等长收缩,利用肌肉泵作用促进血液、淋巴回流;可用健侧上肢或他人协助患侧上肢进行屈肘、伸臂等锻炼,逐渐过渡到肩关节的小范围前屈、后伸运动(前屈小于 30°,后伸小于 15°)。

3)术后 4～7d:患者可坐起,鼓励患者用患侧手洗脸、刷牙、进食等,并做以患侧手触摸对侧肩部及同侧耳朵的锻炼。

4)术后 1～2 周:术后 1 周皮瓣基本愈合后,开始做肩关节活动,以肩部为中心,前后摆臂。术后 10d 左右皮瓣与胸壁黏附已较牢固,循序渐进地做抬高患侧上肢(将患侧的肘关节伸屈、手掌置于对侧肩部,直至患侧肘关节与肩平)、手指爬墙(每日标记高度,逐渐递增幅度,直至患侧手指能高举过头)、梳头(以患侧手越过头顶梳对侧头发、扪对侧耳朵)等的锻炼。指导患者做患肢功能锻炼时应注意锻炼的内容和活动量应根据患者的实际情况而定,一般以每日 3～4 次,每次 20～30min 为宜;应循序渐进,功能锻炼的内容应逐渐增加;术后 7～10d 内不外展肩关节,不要以患侧肢体支撑身体,以防皮瓣移动而影响创面愈合。

10.健康教育

(1)活动:术后近期避免用患侧上肢搬动、提取重物,继续行功能锻炼。

(2)避孕:术后 5 年内应避免妊娠,以免促使乳腺癌复发。

(3)放疗或化疗:放疗期间应注意保护皮肤,出现放射性皮炎时及时就诊;放疗、化疗期间因抵抗力低,应少到公共场所,以减少感染机会;加强营养,多食高蛋白质、高维生素、高热量、低脂肪的食物,以增强机体的抵抗力。

(4)义乳或假体:为患者提供改善自我形象的方法。①介绍假体的作用和应用。②出院时暂佩戴无重量的义乳(有重量的义乳在治愈后佩带),乳房硕大者,为保持体态匀称,待伤口一期愈合后即可佩带有重量的义乳。③避免衣着过度紧身。④根治后 3 个月可行乳房再造术,但有肿瘤转移或乳腺炎者,严禁假体植入。

(5)乳房自我检查:20 岁以上的女性应每月自查乳房一次,宜在月经干净后 4～7d 进行。乳房自查方法如下。

1)视诊:站在镜前取各种姿势(两臂放松垂于身体两侧、向前弯腰或双手上举置于头后),观察双侧乳房的大小和外形是否对称;有无局限性隆起、凹陷或皮肤橘皮样改变;有无乳头回缩或抬高。

2)触诊:仰卧,肩下垫软薄枕,被查侧的手臂枕于头下,使乳房完全平铺于胸壁。对侧手指并拢后放于乳房,从乳房外上象限开始检查,依次为外上、外下、内下、内上象限,然后检查乳头、乳晕,最后检查腋窝注意有无肿块,乳头有无溢液。若发现肿块和乳头溢液,应及时到医院做进一步检查。

11.护理评价

(1)患者焦虑、恐惧有无缓解,情绪是否稳定,患者及家属能否正确接受手术所致的乳房外形改变。

（2）置引流管期间患者有否出现感染征象,创面是否愈合良好,患侧肢体有否出现肿胀,功能有否障碍。

（3）患者是否掌握患肢功能锻炼的方法。

（杜云晓）

第七节 胸部损伤

一、肋骨骨折

肋骨骨折是指肋骨的完整性和连续性中断,是最常见的胸部损伤。肋骨骨折可分为单根或多根骨折,同一肋骨也可有一处或多处骨折。肋骨骨折多见于第4～第7肋,因其长而薄,最易折断;第1～第3肋因较粗短,且有锁骨、肩胛骨及胸肌保护而较少发生骨折,但一旦骨折,常提示致伤暴力巨大;第8～第10肋虽然长,但其前端肋软骨形成肋弓,与胸骨相连,弹性大,不易骨折;第11～第12肋前端不固定而且游离,弹性也较大,故也较少发生骨折。

（一）病因

1.外来暴力

多数肋骨骨折为外来暴力所致。外来暴力又分为直接和间接两种。直接暴力是打击力直接作用于骨折部位,间接暴力则是胸部前后受挤压而导致的骨折。

2.病理因素

多见于恶性肿瘤发生肋骨转移的患者或严重骨质疏松者。此类患者可因咳嗽、打喷嚏或病灶肋骨处轻度受力而发生骨折。

（二）病理生理

单根或数根肋骨单处骨折时,其上、下仍有完整肋骨支撑胸廓,对呼吸影响不大。但尖锐的肋骨断端内移刺破壁胸膜和肺组织时,可导致气胸、血胸、皮下气肿、血痰、咯血等;刺破肋间血管,尤其撕破动脉时,可引起大量出血,致病情迅速恶化。

多根、多处肋骨骨折,尤其是前侧胸的肋骨骨折时,局部胸壁因失去完整肋骨的支撑而软化,可出现反常呼吸运动,又称连枷胸,表现为吸气时软化区胸壁内陷,呼气时外凸。若软化区范围大,呼吸时双侧胸腔内压力不均衡,则可致纵隔左右扑动,影响换气和静脉血回流,导致体内缺氧和二氧化碳滞留,重者发生呼吸和循环衰竭。

（三）临床表现

1.症状

骨折部位疼痛,深呼吸、咳嗽或体位改变时加重;部分患者可有咯血。多根、多处肋骨骨折者可出现气促、呼吸困难、发绀或休克等。

2.体征

受伤胸壁肿胀,可有畸形;局部压痛;有时可触及骨折断端和骨摩擦感;多根多处肋骨骨折者,伤处可有反常呼吸运动;部分患者可有皮下气肿。

(四)辅助检查

1.实验室检查

肋骨骨折伴血管损伤致大量出血者的血常规检查可示血红蛋白容量和血细胞比容下降。

2.影像学检查

胸部 X 线检查可显示肋骨骨折的断裂线或断端错位、血气胸等,但不能显示前胸肋软骨折断征象。

(五)治疗

1.闭合性肋骨骨折

(1)固定胸廓:目的是限制肋骨断端活动,减轻疼痛。可用多条胸带、弹性胸带或宽胶布条叠瓦式固定。

(2)止痛:必要时给予口服吲哚美辛、布洛芬、地西泮、可待因、曲马朵、吗啡等镇痛镇静药,或中药三七片、云南白药等;也可用 1‰普鲁卡因做肋间神经阻滞或封闭骨折部位。

(3)处理合并症:处理反常呼吸。主要是牵引固定,即在伤侧胸壁放置牵引支架,或用厚棉垫加压包扎,以减轻或消除胸壁的反常呼吸运动,促进患侧肺复张。

(4)建立人工气道:对有闭合性多根多处肋骨骨折、咳嗽无力、不能有效排痰或呼吸衰竭者,应实施气管插管或切开、呼吸机辅助呼吸。

(5)应用抗菌药物,预防感染。

2.开放性肋骨骨折

此类患者除经上述相关处理外,还需及时处理伤口。

(1)清创与固定:彻底清洁胸壁骨折处的伤口,缝合后包扎固定。多根多处肋骨骨折者,清创后可用不锈钢丝对肋骨断端行内固定术。

(2)胸膜腔闭式引流术:用于胸膜穿破者。

(3)预防感染:应用敏感的抗菌药物。

(六)护理评估

1.健康史

(1)一般情况:患者的性别、年龄、职业、文化背景等。

(2)受伤史:了解患者受伤部位、时间、经过,暴力大小、方向,受伤后意识状况,是否接受过处理等。

(3)既往史:包括手术史、过敏史、用药史等。

2.身体状况

(1)局部:评估受伤部位及性质;有无开放性伤口;有无活动性出血,是否有肿胀淤血;骨折端是否外露;有无反常呼吸运动和纵隔扑动。

(2)全身:评估生命体征是否平稳,是否有呼吸困难或发绀,有无意识障碍;是否有咳嗽、咳痰,痰量和性质;有无咯血,咯血次数和量等。

(3)辅助检查:根据胸部 X 线等检查结果,评估骨折的部位、类型、数量;评估有无气胸、血胸或胸腔内其他脏器损伤。

（七）常见护理诊断/问题

1.气体交换受损

与肋骨骨折导致的疼痛、胸廓运动受限、反常呼吸运动有关。

2.疼痛

与胸部组织损伤有关。

3.潜在并发症

肺部和胸腔感染。

（八）护理措施

1.维持有效气体交换

（1）现场急救：采取紧急措施对危及生命的患者给予急救。对于出现反常呼吸的患者，可用厚棉垫加压包扎，以减轻或消除胸壁的反常呼吸运动，促进患侧肺复张。

（2）清理呼吸道分泌物，鼓励患者咳出分泌物和血性痰，对气管插管或切开者，应用呼吸机辅助呼吸者，加强呼吸道护理，包括吸痰和湿化。

（3）密切观察生命体征、神志、胸腹部活动以及气促、发绀、呼吸困难等情况，若有异常，及时报告医师并协助处理。

2.减轻疼痛

遵医嘱行胸带或宽胶布条固定，后者固定时必须由下向上叠瓦式固定，后起健侧脊柱旁，前方越过胸骨；遵医嘱应用镇痛、镇静药或用1%普鲁卡因做肋间神经封闭；患者咳痰时，协助或指导其用双手按压患侧胸壁。

3.预防感染

（1）密切观察体温，若体温超过38.5℃，应通知医师及时处理。

（2）鼓励并协助患者有效咳痰。

（3）对开放性损伤者，及时更换创面敷料，保持敷料洁净、干燥和引流管通畅。

（4）遵医嘱合理使用抗菌药物。

二、气胸

气胸即指胸膜腔内积气。多由于肺组织、气管、支气管、食管破裂，空气逸入胸膜腔，或因胸壁伤口穿破胸膜，外界空气进入胸膜腔所致。在胸部损伤中气胸的发生率仅次于肋骨骨折。

（一）分类

根据胸膜腔压力情况，一般分为闭合性气胸、开放性气胸和张力性气胸三类。

1.闭合性气胸

多并发于肋骨骨折，由于肋骨断端刺破肺，空气进入胸膜腔所致。

2.开放性气胸

多并发于因刀刃、锐器、弹片或火器等导致的胸部穿透伤。胸膜腔通过胸壁伤口与外界大气相通，外界空气可随呼吸自由出入胸膜腔。

3.张力性气胸

主要原因是较大的肺泡破裂、较深较大的肺裂伤或支气管破裂。

（二）病理生理

1.闭合性气胸

空气通过胸壁或肺的伤道进入胸膜腔后，伤道立即闭合，气体不再进入胸膜腔，胸腔内负压被抵消，但胸膜腔内压仍低于大气压，使患侧肺部分萎陷、有效气体交换面积减少，影响肺的通气和换气功能。

2.开放性气胸

患侧胸膜腔与大气直接相通后负压消失，胸膜腔内压几乎等于大气压，伤侧肺被压缩而萎陷致呼吸功能障碍；若双侧胸膜腔内压力不平衡，患侧显著高于健侧时可致纵隔向健侧移位，使健侧肺受压、扩张受限。表现为：吸气时，健侧负压增大，与患侧的压力差增加，纵隔进一步向健侧移位；呼气时，两侧胸腔内压力差减少，纵隔又移回患侧，导致其位置随呼吸而左右摆动，称为纵隔扑动，可影响静脉血回流，造成严重的循环功能障碍。同时，此类患者在吸气时健侧肺扩张，不仅吸入从气管进入的空气，而且吸入由患侧肺排出的含氧量低的气体；而呼气时健侧肺气体不仅排出体外，同时亦排至患侧支气管和肺内，使低氧气体在双侧肺内重复交换而致患者严重缺氧。

3.张力性气胸

气管、支气管或肺损伤裂口与胸膜腔相通，且形成活瓣，气体随每次吸气时从裂口进入胸腔，而呼气时活瓣关闭，气体只能入不能出，致使胸膜腔内积气不断增多，压力不断升高，导致胸膜腔压力高于大气压，称为高压性气胸。胸腔内高压使患侧肺严重萎陷，纵隔显著向健侧移位，并挤压健侧肺组织，影响腔静脉回流，导致严重的呼吸和循环障碍。有些患者，由于高于大气压的胸膜腔内压，驱使气体经支气管、气管周围疏松结缔组织或壁层胸膜裂伤处进入纵隔或胸壁软组织，并向皮下扩散，导致纵隔气肿或颈、面、胸部等处的皮下气肿。

（三）临床表现

1.闭合性气胸

（1）症状：胸闷、胸痛、气促和呼吸困难，其程度随胸膜腔积气量和肺萎陷程度而不同。肺萎陷在30%以下者为小量气胸，患者可无明显呼吸和循环功能紊乱的症状；肺萎陷在30%～50%者为中量气胸；肺萎陷在50%以上者为大量气胸。后两者均可出现明显的低氧血症表现。

（2）体征：可见气管向健侧移位，患侧胸部饱满，叩诊呈鼓音，听诊呼吸音减弱甚至消失。

2.开放性气胸

（1）症状：表现为气促、明显呼吸困难、鼻翼扇动、口唇发绀，重者伴有休克症状。

（2）体征：可见患侧胸壁的伤道，呼吸时可闻及空气进出胸腔伤口的吸吮样音；颈静脉怒张；患侧胸部叩诊呈鼓音，听诊呼吸音减弱甚至消失；气管向健侧移位。

3.张力性气胸

（1）症状：患者表现为严重或极度呼吸困难、发绀、烦躁、意识障碍、大汗淋漓、昏迷、休克，甚至窒息。

（2）体征：气管明显向健侧偏移，颈静脉怒张，患侧胸部饱满，肋间隙增宽，呼吸幅度减低，多有皮下气肿；叩诊呈鼓音；听诊呼吸音消失。

（四）辅助检查

1.影像学检查

胸部 X 线检查显示肺压缩和胸膜腔积气及纵隔移位情况，并可反映伴随的肋骨骨折、血胸等情况。

2.诊断性胸腔穿刺

既能明确有无气胸的存在，又能抽出气体降低胸膜腔内压力，缓解症状。

（五）治疗

以抢救生命为首要原则。处理包括封闭胸壁开放性伤口，通过胸膜腔闭式引流排出胸腔内积气和防治感染。

1.不同类型气胸的处理

（1）闭合性气胸：①小量气胸者的积气一般可在 1～2 周内自行吸收，无须处理。②中量或大量气胸者，可先行胸腔穿刺抽尽积气减轻肺萎陷，必要时行胸腔闭式引流术，排出积气，促使肺尽早膨胀。③应用抗菌药物防治感染。

（2）开放性气胸：①紧急封闭伤口：使开放性气胸立即转变为闭合性气胸，赢得抢救生命的时间。可用无菌敷料如凡士林纱布、纱布、棉垫或其他清洁器材封盖伤口，再用胶布或绷带包扎固定，然后迅速转送至医院。②行胸膜腔穿刺抽气减压，暂时解除呼吸困难。③清创、缝合胸壁伤口，并做胸膜腔闭式引流。④开胸探查：对疑有胸腔内器官损伤或进行性出血者，经手术止血、修复损伤或清除异物。⑤预防和处理并发症：吸氧，补充血容量，纠正休克，应用抗菌药物预防感染。

（3）张力性气胸：是可迅速致死的危急重症，需紧急抢救处理。①迅速排气减压：危急者可在患侧锁骨中线第 2 肋间，用粗针头穿刺胸膜腔排气减压，并外接单向活瓣装置。②胸膜腔闭式引流：目的是排出气体，促使肺膨胀。放置胸腔引流管的位置是在积气最高部位（通常于锁骨中线第 2 肋间）。③开胸探查：若胸腔引流管内持续不断逸出大量气体，呼吸困难未改善，提示可能有肺和支气管的严重损伤，应手术探查并修补裂口。④应用抗菌药物防治感染。

2.胸膜腔闭式引流目的

目的包括：①引流胸腔内积气、积血和积液。②重建负压，保持纵隔的正常位置。③促进肺膨胀。

（1）适应证：外伤性或自发性气胸、血胸、脓胸或心胸外科手术后引流。

（2）置管和置管位置：通常在手术室置管，紧急情况下可在急诊室或患者床旁进行。可根据体征和胸部 X 线检查结果决定置管位置。①积气：由于积气多向上聚集，宜在前胸膜腔上部引流，因此常选锁骨中线第 2 肋间置管引流。②低位积液：一般于腋中线和腋后线之间第 6～第 7 肋间插管引流。③脓胸：常选择脓液积聚的最低位置置管。

（3）胸管种类：①用于排气：引流管应选择质地较软，既能引流，又可减少局部刺激和疼痛的、管径为 1cm 的塑胶管。②用于排液：引流管应选择质地较硬，不易折叠和堵塞，且利于通畅引流的、管径为 1.5～2cm 的橡皮管。

（4）胸膜腔引流的装置：传统的胸膜腔闭式引流装置有单瓶、双瓶和三瓶 3 种，目前临床广泛应用的是各种一次性使用的胸膜腔引流装置。①单瓶水封闭式引流：集液瓶的橡胶瓶塞上有两个孔,分别插入长、短塑料管。瓶中盛有无菌生理盐水约 500mL,长管的下口插至液面下 3～4cm,短管下口则远离液面,使瓶内空气与外界大气相通。使用时,将长管上的橡皮管与患者的胸膜腔引流管相连接,接通后即可见长管内水柱升高,高出液平面 8～10cm,并随着患者呼吸上下波动;若无波动,则提示引流管道不通畅,有阻塞。②双瓶水封闭式引流:包括上述收集瓶和一个水封瓶,在引流胸膜腔内液体时,水封下的密闭系统不会受到引流量的影响。③三瓶水封闭式引流:在双瓶式基础上增加一个施加抽吸力的测压瓶。抽吸力通常取决于通气管没入液面的深度。若没入液面的深度是 15～20cm,则对该患者所施加的负压抽吸力为 1.47～1.96kPa(15～20cmH$_2$O)。若抽吸力超过没入液面的通气管的高度,就会将外界空气吸入此引流系统中,所以压力控制瓶中必须始终有水泡产生方表示其具有功能并处于工作状态。

(六)护理评估

1.术前评估

(1)健康史和相关因素:①一般情况:患者的年龄、性别、婚姻、职业、经济状况、社会、文化背景等。②受伤史:受伤时间和经过、暴力大小、受伤部位,有无昏迷、恶心、呕吐等;接受过何种处理。③有无胸部手术史、服药史和过敏史等。

(2)身体状况。

1)局部:①受伤部位及性质、有无肋骨骨折;是否有开放性伤口,伤口是否肿胀,有无活动性出血。②有无反常呼吸运动,气管位置有否偏移。③有无颈静脉怒张或皮下气肿。④有无肢体活动障碍。

2)全身:①生命体征是否平稳,是否有呼吸困难或发绀,为何种呼吸型态,有无休克或意识障碍。②是否有咳嗽、咳痰,痰量和性质;有无咯血,咯血次数和量等。

3)辅助检查:根据胸部 X 线等检查结果,评估气胸的程度、性质以及有无胸内器官损伤等。

(3)心理-社会支持状况:患者有无恐惧或焦虑,程度如何。患者及家属对损伤及其预后的认知、心理承受程度及期望。

2.术后评估

(1)术中情况:了解手术、麻醉方式和效果,术中出血、补液、输血情况和术后诊断。

(2)生命体征:生命体征是否平稳,麻醉是否清醒,末梢循环和呼吸状态,有无胸闷、呼吸浅快和发绀。

(3)心理状态与认知程度:有无紧张,能否配合进行术后早期活动和康复锻炼,对出院后的继续治疗是否清楚。

(七)常见护理诊断/问题

1.气体交换受损

与疼痛、胸部损伤、胸廓活动受限或肺萎陷有关。

2.疼痛

与组织损伤有关。

3.潜在并发症

肺或胸腔感染。

（八）护理措施

1. 维持有效气体交换

（1）现场急救：胸部损伤患者若出现危及生命的征象，护士应协同医师施以急救。

（2）维持呼吸功能：①对开放性气胸者，立即用敷料（最好是凡士林纱布）封闭胸壁伤口，使之成为闭合性气胸，阻止气体继续进入胸腔。②闭合性或张力性气胸积气量多者，应立即行胸膜腔穿刺抽气或闭式引流。③供氧：及时给予气促、呼吸困难和发绀患者吸氧。④体位：病情稳定者取半坐卧位，以使膈肌下降，有利呼吸。⑤人工呼吸机辅助呼吸：密切观察呼吸机工作状态和各项参数，根据病情及时调整参数。

（3）加强观察：密切观察、记录生命体征。观察患者有无气促、呼吸困难、发绀和缺氧等症状；呼吸的频率、节律和幅度等；气管移位或皮下气肿有无改善。

2. 减轻疼痛与不适

（1）当患者咳嗽咳痰时，协助或指导患者及其家属用双手按压患侧胸壁，以减轻咳嗽时疼痛。

（2）遵医嘱给予止痛药。

3. 预防肺部和胸腔感染

（1）密切监测体温：每 4h 测量 1 次，若有异常，及时通知医师并配合处理。

（2）严格无菌操作：①及时更换引流瓶，避免胸腔引流管受压、扭曲，保持胸腔闭式引流通畅。②及时更换和保持胸壁伤口敷料清洁、干燥。

（3）协助患者咳嗽咳痰：帮助患者翻身、坐起、拍背、咳嗽，指导其做深呼吸运动，以促进肺扩张，减少肺不张或肺部感染等并发症。

（4）遵医嘱合理使用抗菌药物。

（5）加强对气管插管或切开的护理：对于做气管插管或气管切开、人工呼吸机辅助呼吸的患者做好呼吸道护理，包括清洁、湿化和保持通畅，以维持有效气体交换。

4. 做好胸膜腔闭式引流的护理

（1）保持管道密闭：①随时检查引流装置是否密闭、引流管有无脱落。②保持水封瓶长管没入水中 3～4cm 并直立。③用油纱布严密包盖胸膜腔引流管周围。④搬动患者或更换引流瓶时，应双重夹闭引流管，防止空气进入。⑤若引流管连接处脱落或引流瓶损坏，应立即用双钳夹闭胸壁引流导管，并更换引流装置。⑥若引流管从胸腔滑脱，应立即用手捏闭伤口处皮肤，消毒处理后，用凡士林纱布封闭伤口，并协助医师进一步处理。

（2）严格无菌技术操作，防止逆行感染：①保持引流装置无菌。②保持胸壁引流口处敷料清洁、干燥，一旦渗湿应及时更换。③引流瓶应低于胸壁引流口平面 60～100cm，防止瓶内液体逆流入胸膜腔。④按时更换引流瓶，更换时严格遵守无菌技术操作规程。

（3）保持引流通畅：①体位：患者取半坐卧位和经常改变体位，依靠重力引流。②定时挤压胸膜腔引流管，防止其阻塞、扭曲和受压。③鼓励患者咳嗽和深呼吸，以便胸腔内气体和液体排出，促进肺扩张。

（4）观察和记录：①密切观察长管中水柱随呼吸上下波动的情况，有无波动是提示引流管是否通畅的重要标志。水柱波动幅度反映无效腔的大小和胸膜腔内负压的情况。一般情况下,水柱上下波动的范围为 4~6cm。若水柱波动过大,提示可能存在肺不张;若无波动,提示引流管不通畅或肺已经完全扩张;若患者表现为气促、胸闷、气管向健侧偏移等肺受压症状,则提示血块阻塞引流管,应积极采取措施,捏挤或用负压间断抽吸引流瓶中的短管,促使其通畅,并及时通知医师处理。②观察并准确记录引流液的颜色、性质和量。

(5)拔管:①拔管指征:置管引流 48~72h 后,临床观察引流瓶中无气体溢出且颜色变浅、24h 引流液量少于 50mL、脓液少于 10mL、胸部 X 线摄片显示肺膨胀良好无漏气、患者无呼吸困难或气促时,即可终止引流,考虑拔管。②协助医师拔管:嘱患者先深吸一口气,在其吸气末迅速拔管,并立即用凡士林纱布和厚敷料封闭胸壁伤口并包扎固定。③拔管后观察:拔管后24h 内应密切观察患者是否有胸闷、呼吸困难、发绀、切口漏气、渗液、出血和皮下气肿等,若发现异常及时通知医师处理。

(九)健康教育

1.急救知识

(1)变开放性气胸为闭合性气胸:即在发生胸腔开放性损伤的危急情况下,立即用无菌或清洁的敷料或棉织物加压包扎,阻止外界空气通过伤口不断进入胸腔内而压迫心肺和大血管、危及生命。

(2)采取合适体位:当胸部损伤患者合并昏迷或休克时取平卧位。

2.出院指导

(1)注意安全,防止发生意外事故。

(2)肋骨骨折患者在 3 个月后应复查胸部 X 检查,以了解骨折愈合情况。

(3)合理休息,加强营养的摄入。

(十)护理评价

(1)患者呼吸功能是否恢复正常,有无气促、呼吸困难或发绀等。

(2)患者疼痛是否减轻或消失。

(3)患者的病情变化是否被及时发现和处理,并发症是否得到有效预防或控制。

三、血胸

血胸指胸部损伤导致的胸膜腔积血。血胸可与气胸同时存在,称为血气胸。

(一)病因

多数因胸部损伤所致。肋骨断端或利器损伤胸部均可能刺破肺、心脏、血管而导致胸膜腔积血。大量持续出血导致的胸膜腔积血称为进行性血胸。

(二)病理生理

随损伤部位、程度和范围而有不同的病理生理变化。肺裂伤出血时,常因循环压力低,出血量少而缓慢,多能自行停止;肋间血管、胸廓内血管或压力较高的动脉损伤出血时,常不易自行停止;心脏和大血管受损破裂,出血量多且急,易造成有效循环血量减少而致循环障碍或衰竭,甚至短期内死于失血性休克。

胸膜腔内血液积聚和压力的增高,使伤侧肺受压萎陷,纵隔被推向健侧,致健侧肺也受压,从而阻碍腔静脉血回流,严重影响呼吸和循环。由于心包、肺和膈肌的运动具有去纤维蛋白作用,故积血不易凝固。但短期内胸腔内迅速积聚大量血液时,去纤维蛋白作用不完善,即可凝固成血块,形成凝固性血胸。凝血块机化后形成的纤维组织束缚肺和胸廓,并影响呼吸运动和功能。由于血液是良好的培养基,细菌可通过伤口或肺破裂口进入,在积血中迅速滋生繁殖,并发感染,引起感染性血胸,最终形成脓胸。

(三)临床表现

血胸的临床表现与出血速度和出血量有关。

(1)小量血胸(胸腔内积血量≤500mL),症状不明显。

(2)中量血胸(胸腔内积血量500～1 000mL)和大量血胸(胸腔内积血量>1 000mL),特别是急性出血时,可出现以下两种症状。①低血容量性休克表现,表现为面色苍白、脉搏快弱、血压下降、四肢湿冷、末梢血管充盈不良等。②伴有胸水表现,如呼吸急促、肋间隙饱满、气管移向健侧、患侧胸部叩诊呈浊音、心界向健侧移位、呼吸音减低或消失等。

(3)感染症状:血胸患者多可并发感染,表现为高热、寒战、出汗和疲乏。

(四)辅助检查

1.实验室检查

血常规检查显示血红蛋白含量和血细胞比容下降。继发感染者,血白细胞计数和中性粒细胞比例增高。

2.影像学检查

(1)胸部X线检查:小量血胸者,胸部X线检查仅显示肋膈角消失;大量血胸时,显示胸膜腔内大片阴影,纵隔移向健侧;合并气胸者可见液平面。

(2)胸部B超检查:可明确胸部积液的位置和量。

3.胸膜腔穿刺

抽得血性液体即可确诊。

(五)治疗

包括非手术和手术处理。

1.非进行性血胸

小量积血可自行吸收;积血量多者,应早期行胸腹腔穿刺抽除积血,必要时行胸腹腔闭式引流,以促进肺膨胀,改善呼吸。

2.进行性血胸

及时补充血容量,防治低血容量性休克;立即开胸探查、止血。

3.凝固性血胸

为预防感染或血块机化,于出血停止后数日内经手术清除积血和血块;对于已机化血块,于病情稳定后早期行血块和胸膜表面纤维组织剥除术;血胸已感染应按脓胸处理,及时做胸腔引流。

4.抗感染

合理有效应用抗菌药物防治感染。

（六）常见护理诊断/问题

1.组织灌注量改变

与失血引起的血容量不足有关。

2.气体交换受损

与肺组织受压有关。

3.潜在并发症

感染。

（七）护理措施

1.维持有效的心排血量和组织灌注量

（1）建立静脉通路并保持其通畅,积极补充血容量和抗休克;遵医嘱合理安排和输注晶体和胶体溶液,根据血压和心肺功能状态等控制补液速度。

（2）密切监测生命体征:重点监测生命体征和观察胸腹腔引流液的量、色和性质,若每小时引流量超过 200mL 并持续 3h 及以上,引流出的血液很快凝固,胸部 X 线显示胸腔大片阴影,说明有活动性出血的可能,应积极做好开胸手术的术前准备。

2.促进气体交换,维持呼吸功能

（1）观察:密切观察呼吸型态、频率、呼吸音变化和有无反常呼吸运动。

（2）吸氧:根据病情给予鼻导管或面罩吸氧,观察血氧饱和度。

（3）体位:若生命体征平稳,可取半坐卧位,以利呼吸。

（4）排痰:协助患者拍背、咳痰,有效清除呼吸道分泌物;指导患者有效呼吸和深呼吸。

（5）镇痛:对因胸部伤口疼痛影响呼吸者,按医嘱予以镇痛。

3.预防并发症

（1）合理足量使用抗菌药物,并保持药物的有效浓度。

（2）指导和协助患者咳嗽、咳痰,排出呼吸道分泌物,保持呼吸道通畅,预防肺部并发症。

（3）密切观察体温、局部伤口和全身情况的变化。

（4）在进行胸腹腔闭式引流护理过程中,严格无菌操作,保持引流通畅,以防胸部继发感染。

（苏　洁）

第八节　肺癌

肺癌多数起源于支气管黏膜上皮,因此也称支气管肺癌。近 50 年来,全世界肺癌的发病率明显增高,发病年龄大多在 40 岁以上,以男性多见,男女发病比为（3~5）∶1。但近年来,女性肺癌的发病率也明显增加。

一、病因

肺癌的病因尚不完全明确,现认为与下列因素有关。

1.长期大量吸烟

这是肺癌的一个重要致病因素。资料表明,多年每日吸烟达 40 支以上者,肺鳞癌和小细胞癌的发病率比不吸烟者高 4～10 倍。

2.某些化学物质、放射性物质

长期接触石棉、铬、镍、铜、锡、砷、放射性物质等致癌物质,肺癌的发病率较高。

3.人体内在因素

如免疫状态、代谢活动、遗传因素、肺部慢性感染等,也可能与肺癌的发生相关。

4.其他

近年来,在肺癌分子生物学方面的研究表明,如 P53 基因、nm23-H1 基因等表达的变化及基因突变与肺癌的发病有密切的联系。

二、分类和转移途径

1.分类

(1)按解剖学部位分类:①中央型肺癌:起源于主支气管、肺叶支气管的癌肿,位置靠近肺门。②周围型肺癌:起源于肺段支气管以下的癌肿,位置在肺的周围。

(2)组织学分类:目前较为常用的是国际肺癌研究协会(IASLC)与世界卫生组织(WHO)对肺癌进行的病理分类,临床最常见的为下列 4 种类型。①鳞状细胞癌(鳞癌):在肺癌中约占 50%,大多起源于较大的支气管,常为中心型;生长速度较缓慢,病程较长,通常先经淋巴转移,血行转移发生较晚。②小细胞未分化癌:是肺癌中恶性程度最高的一种。小细胞癌发病率比鳞癌低,一般起源于较大支气管,多为中心型;恶性程度高,生长快,较早出现淋巴和血行转移,在各型肺癌中预后较差。③腺癌:多数起源于较小的支气管上皮,多为周围型肺癌,少数则起源于大支气管。一般生长较慢,少数在早期即发生血行转移,淋巴转移则较晚发生。④大细胞癌:较少见,约半数起源于大支气管,多为中心型;癌细胞分化程度低,常在发生脑转移后才被发现,预后很差。

2.转移途径

(1)直接扩散:癌肿沿支气管管壁并向支气管腔内生长,可造成支气管腔部分或全部阻塞;亦可直接扩散侵入邻近肺组织,并穿越肺叶间裂侵入相邻的其他肺叶。还可侵犯胸壁、胸内其他组织和器官。

(2)淋巴转移:是常见的扩散途径。癌细胞先由局部浸润,然后转移至肺门、气管隆嵴下、纵隔、气管旁淋巴结;最后转移至锁骨上淋巴结。

(3)血行转移:多发生在肺癌的晚期。小细胞癌和腺癌的血行转移较鳞癌更为常见。通常癌细胞直接侵入肺静脉,然后经左心随体循环血流转移到全身各处器官和组织,常见有肝、骨骼、脑、肾上腺等。

三、临床表现

肺癌的临床表现与肺癌的部位、大小、是否压迫和侵犯邻近器官以及有无转移等密切相关。

1.早期

特别是周围型肺癌多无症状。癌肿增大后,常出现以下症状。

(1)刺激性咳嗽:最常见,抗感染治疗无效。当癌肿继续长大引起支气管狭窄时,咳嗽加重,呈高调金属音。

(2)血性痰:痰中可带血点、血丝或断续地少量咯血;侵蚀血管可引起大咯血。

(3)部分肺癌患者,由于肿瘤造成较大支气管不同程度的阻塞,可出现胸闷、哮鸣、气促、发热和胸痛等症状。

2.晚期

除食欲减退、体重减轻、倦怠及乏力等全身症状外,还出现癌肿压迫、侵犯邻近器官和组织或发生远处转移时的征象。

(1)压迫或侵犯膈神经:同侧膈肌麻痹。

(2)压迫或侵犯喉返神经:声带麻痹、声音嘶哑。

(3)压迫上腔静脉:面部、颈部、上肢和上胸部静脉怒张,皮下组织水肿,上肢静脉压升高。

(4)侵犯胸膜:胸膜腔积液,常为血性;大量积液可引起气促。

(5)侵犯胸膜及胸壁:有时可引起持续性剧烈胸痛。

(6)侵入纵隔:压迫食管,引起吞咽困难。

(7)霍纳(Horner)综合征:位于肺尖部的肺癌可压迫颈部交感神经,引起同侧上眼睑下垂、瞳孔缩小、眼球内陷、面部无汗等颈交感神经综合征。

(8)少数患者可出现非转移性的全身症状:如骨关节病综合征(杵状指、骨关节痛、骨膜增生等)、库欣(Cushing)综合征、重症肌无力、男性乳腺肥大、多发性肌肉神经痛等。

四、辅助检查

1.胸部 X 线和 CT 检查

在肺部可见块状阴影,边缘不清或呈分叶状,周围有毛刺。若有支气管梗阻,可见肺不张;若肿瘤坏死液化,可见空洞。

2.痰细胞学检查

痰细胞学检查是肺癌普查和诊断的一种简便有效的方法,尤其较大支气管的中央型肺癌,表面脱落的癌细胞随痰咳出,故痰中找到癌细胞即可明确诊断。但周围型肺癌痰检的阳性率仅有 50% 左右,因此痰细胞学检查阴性者不能排除肺癌的可能性。

3.纤维支气管镜检查

诊断中心型肺癌的阳性率较高,可直接观察到肿瘤大小、部位及范围,并可钳取或穿刺组织做病理学检查,亦可经支气管取肿瘤表面组织或取支气管内分泌物进行细胞学检查。

4.其他

有纵隔镜检查、放射性核素扫描、经胸壁穿刺活组织检查、转移病灶活组织检查、胸水检查等。

五、治疗

综合治疗。以手术治疗为主，结合放射、化学药物、中医中药以及免疫治疗等方法。

1.手术治疗

目的是彻底切除肺部原发癌肿病灶和局部及纵隔淋巴结，尽可能保留健康的肺组织。据统计，我国目前肺癌的手术切除率为85%～97%，总的5年生存率为30%～40%。肺切除术的范围取决于病变的部位和大小。对周围型肺癌，一般施行肺叶切除加淋巴结切除术；对中央型肺癌，施行肺叶或一侧全肺切除加淋巴结切除术。

2.放射治疗

在各种类型的肺癌中，小细胞癌对放射疗法敏感性较高，鳞癌次之，腺癌和细支气管肺泡癌最低。放射疗法可引起疲乏、食欲减退、低热、骨髓造血功能抑制、放射性肺炎、肺纤维化和癌肿坏死液化空洞形成等放射反应和并发症，应给予相应的处理。

3.化学治疗

对分化程度低的肺癌，特别是小细胞癌，疗效较好。亦可单独用于晚期肺癌患者以缓解症状，或与手术、放射疗法综合应用，以防止癌肿转移复发，提高治愈率。

4.中医中药治疗

按患者临床症状、脉象、舌苔等辨证论治，部分患者的症状可得到改善并延长生存期。

5.免疫治疗

(1)特异性免疫疗法：用经过处理的自体肿瘤细胞或加用佐剂后做皮下接种治疗。

(2)非特异性免疫疗法：用卡介苗、短小棒状杆菌、转移因子、干扰素、胸腺素等生物制品，或左旋咪唑等药物激发和增强机体免疫功能。

六、护理评估

1.术前评估

(1)健康史及相关因素：①一般情况：年龄、性别、婚姻和职业，有无吸烟史，吸烟的时间和数量等。②家庭史：家庭中有无肺部疾病、肺癌或其他肿瘤患者。③既往史：有无其他部位肿瘤病史或手术治疗史，有无其他伴随疾病，如糖尿病、冠心病、高血压、慢性支气管炎等。

(2)身体状况：①全身：患者有无咳嗽、是否为刺激性；有无咳痰，痰量及性状；有无痰中带血、咯血，咯血的量、次数；有无疼痛，疼痛部位和性质，如有无放射痛、牵扯痛；有无呼吸困难；营养状况。②局部：患者有无发绀、贫血；有无杵状指(趾)。③辅助检查：有无低蛋白血症；X线胸片、CT、各种内镜及其他有关手术耐受性检查等有无异常发现。

(3)心理－社会支持状况：①患者对疾病的认知程度，对手术有何顾虑，有何思想负担。

②家属对患者的关心程度、支持力度,家庭对手术的经济承受能力。

2.术后评估

术后有无大出血、感染、肺不张、支气管胸膜瘘等并发症。

七、常见护理诊断/问题

1.气体交换受损

与肺组织病变、手术、麻醉、肿瘤阻塞支气管、肺膨胀不全、呼吸道分泌物潴留、肺换气功能降低等因素有关。

2.营养失调,低于机体需要量

与疾病消耗、手术创伤等有关。

3.焦虑

与恐惧、担心手术、疼痛、疾病的预后等因素有关。

4.潜在并发症

出血、感染、肺不张、心律失常、哮喘发作、支气管胸膜瘘、肺水肿、成人呼吸窘迫综合征。

八、护理措施

1.改善肺泡的通气与换气功能

(1)戒烟:指导并劝告患者停止吸烟。因为吸烟会刺激肺、气管及支气管,使气管支气管分泌物增加,妨碍纤毛的清洁功能,使支气管上皮活动减少或丧失活力而致肺部感染。

(2)保持呼吸道通畅:若有大量支气管分泌物,应先行体位引流。痰液黏稠不易咳出者,可行超声雾化,必要时经支气管镜吸出分泌物。同时注意观察痰液的量、颜色、黏稠度及气味;遵医嘱给予支气管扩张药、祛痰剂等药物,以改善呼吸状况。

(3)机械通气治疗:对呼吸功能失常的患者,根据需要应用机械通气治疗。

(4)预防及治疗并发症:注意口腔卫生,若有龋齿或上呼吸道感染应先治疗,以免手术后并发肺部感染。遵医嘱给予抗菌药物。

(5)手术前指导:①练习腹式深呼吸、有效咳嗽和翻身,可促进肺扩张,利于术后配合。②练习使用深呼吸训练器,以便在手术后能有效配合术后康复,预防肺部并发症的发生。③介绍胸腔引流的设备,并告知患者在手术后安放引流管(或胸管)的目的及注意事项。

(6)加强手术后呼吸道护理:①氧气吸入。②观察呼吸频率、幅度及节律,双肺呼吸音;有无气促、发绀等缺氧征象以及动脉血氧饱和度等情况,若有异常及时通知医师予以处理。③对术后带气管插管返回病房者,应严密观察导管的位置,防止滑出或移向一侧支气管,造成通气量不足。④鼓励并协助患者深呼吸及咳嗽,每 1～2 h 1 次。定时给患者叩背,叩背时由下向上,由外向内轻叩震荡,使存在于肺叶、肺段处的分泌物松动流至支气管中并咳出。患者咳嗽时,固定胸部伤口,减轻疼痛。手术后最初几日由护士协助完成,以后可指导患者自己固定。⑤稀释痰液:若患者呼吸道分泌物黏稠,可用糜蛋白酶、地塞米松、氨茶碱、抗菌药物行药物超声雾化,以达到稀释痰液、解痉、抗感染的目的。

2.纠正营养和水分的不足

(1)建立令人愉快的进食环境,提供色香味齐全的均衡饮食,注意口腔清洁以促进食欲。

(2)伴营养不良者,经肠内或肠外途径补充营养,以改善其营养状况。

(3)术后维持液体平衡和补充营养:①严格掌握输液的量和速度,防止前负荷过重而导致肺水肿。全肺切除术后应控制钠盐摄入量,24h 补液量宜控制在 2 000mL 内,速度以 20～30 滴/分为宜。②记录出入液量,维持体液平衡。③当患者意识恢复且无恶心现象,拔除气管插管后即可开始饮水。④肠蠕动恢复后,即可开始进食清淡流质或半流质饮食;若患者进食后无任何不适可改为普食,饮食宜为高蛋白质、高热量、丰富维生素、易消化,以保证营养,提高机体抵抗力,促进伤口愈合。

3.减轻焦虑

(1)给患者发问的机会,认真耐心地回答患者所提出的任何问题,以减轻其焦虑不安或害怕的程度。

(2)向患者及家属详细说明手术方案及手术后可能出现的问题,各种治疗护理的意义、方法、大致过程、配合要点及注意事项,让患者有充分的心理准备。

(3)给予情绪支持,关心、同情、体贴患者,动员家属给患者以心理和经济方面的全力支持。

4.观察病情,预防和治疗并发症

(1)观察和维持生命体征平稳:①手术后 2～3h 内,每 15min 测生命体征 1 次。②脉搏和血压稳定后改为 30min 至 1h 测量 1 次。③注意有无呼吸窘迫的现象。若有异常,立即通知医师。④手术后 24～36h,血压常会有波动,需严密观察。若血压持续下降,应考虑是否为心脏疾病、出血、疼痛、组织缺氧或循环血量不足所造成。

(2)予以合适体位:①麻醉未清醒时取平卧位,头偏向一侧,以免呕吐物、分泌物吸入而致窒息或并发吸入性肺炎。②血压稳定后,采用半坐卧位。③肺叶切除者,可采用平卧或侧卧位。④肺段切除术或楔形切除术者,应避免手术侧卧位,尽量选择健侧卧位,以促进患侧肺组织扩张。⑤全肺切除术者,应避免过度侧卧,可采取 1/4 侧卧位,以预防纵隔移位和压迫健侧肺而导致呼吸循环功能障碍。⑥有血痰或支气管瘘管者,应取患侧卧位。⑦避免采用头低足高仰卧位,以防因横膈上升而妨碍通气。若有休克现象,可抬高下肢及穿弹性袜以促进下肢静脉血液回流。

(3)活动与休息:①鼓励患者早期下床活动:目的是预防肺不张,改善呼吸循环功能,增进食欲,振奋精神。术后第 1 日,生命体征平稳,鼓励及协助患者在床上坐起,坐在床边、双下肢下垂或在床旁站立移步;带有引流管者要妥善保护;严密观察患者病情变化,出现头晕、气促、心动过速、心悸和出汗等症状时,应立即停止活动。术后第 2 日起,可扶持患者围绕病床在室内行走 3～5min,以后根据患者情况逐渐增加活动量。②促进手臂和肩关节的运动:预防术侧胸壁肌肉粘连、肩关节强直及失用性萎缩。患者麻醉清醒后,可协助患者进行臂部、躯干和四肢的轻度活动,每 4h 1 次;术后第 1 日开始做肩、臂的主动运动。全肺切除术后的患者,鼓励取直立的功能位,以恢复正常姿势。

(4)伤口护理:检查敷料是否干燥,有无渗血,发现异常,及时通知医师。

(5)维持胸腔引流通畅:①按胸腔闭式引流常规进行护理。②密切观察引流液的量、色和性状,当引流出多量血液(每小时 100～200mL)时,应考虑有活动性出血,需立即通知医师。③对全肺切除术后所置的胸腔引流管一般呈钳闭状态,以保证术后患侧胸腔内有一定的渗液,减轻或纠正明显的纵隔移位。一般酌情放出适量的气体或引流液,维持气管、纵隔于中间位置。每次放液量不宜超过 100mL,速度宜慢,避免快速多量放液引起纵隔突然移位,导致心搏骤停。

(6)采用相应的护理措施:预防肺部感染、出血、肺水肿及心律失常等并发症的发生。

九、健康教育

(1)早期诊断:对 40 岁以上者应定期进行胸部 X 线普查;中年以上,久咳不愈或出现血痰者,应提高警惕,做进一步的检查。

(2)戒烟:使患者了解吸烟的危害,建议戒烟。

(3)出院前指导:①告知患者出院回家后数星期内,仍应进行呼吸运动及有效的咳嗽。②保持良好的口腔卫生,避免出入公共场所或与上呼吸道感染者接近,避免居住或工作于布满灰尘、烟雾及化学刺激物品的环境。③保持良好的营养状况,注意每日保持充分休息与活动。④若有伤口疼痛,剧烈咳嗽及咯血等症状,或有进行性倦怠情形,应返院复诊。⑤接受化学药物治疗者,在治疗过程中应注意血常规的变化,定期复查血细胞和肝功能等。

十、护理评价

(1)患者呼吸功能是否改善,有无气促、发绀等缺氧征象。

(2)患者营养状况是否已改善。

(3)患者焦虑是否减轻。

(4)患者有无并发症,如出血、感染、肺不张、心律失常、哮喘发作、支气管胸膜瘘、肺水肿、成人呼吸窘迫综合征等的发生,是否能及时发现和得到恰当处理。

(苏　洁)

第九节　食管癌

食管癌是一种常见的消化道癌肿,男多于女,发病年龄多在 40 岁以上。食管癌发病率在消化道恶性肿瘤中仅次于胃癌,而病死率各国差异很大,我国是世界上食管癌高发地区之一,河南、江苏、山西、河北、福建、陕西、安徽、湖北、山东、广东均为高发区。

一、病因

至今尚未明确,可能与下列因素有关。

1.化学物质

如长期进食亚硝胺含量较高的食物。

2.生物因素

如真菌,某些真菌能促使亚硝胺及其前体形成。

3.缺乏微量元素

缺乏如铜、铁、锌、氟、硒等微量元素。

4.缺乏维生素

缺乏维生素 A、维生素 B_2、维生素 C 等。

5.饮食习惯

嗜好烟酒,喜食过烫、过硬的食物,进食过快等。

6.慢性疾病

慢性食管炎、食管良性狭窄、食管黏膜白斑等。

7.遗传易感因素

有数据显示,食管癌高发区,有家族史者达 27%～61%。

二、分型和转移途径

以胸中段食管癌较多见,下段次之,上段较少;大多为鳞癌。贲门部腺癌可向上延伸累及食管下段。

1.分型

按病理形态,食管癌可分为四型。

(1)髓质型:管壁明显增厚并向腔内外扩展,使癌瘤的上下端边缘呈坡状隆起,多数累及食管周径的全部或大部分,恶性程度高。切面呈灰白色,为均匀致密的实体肿块。

(2)蕈伞型:瘤体呈卵圆形扁平肿块状,腔内呈蘑菇样突起。

(3)溃疡型:瘤体的黏膜面呈深陷而边缘清楚的溃疡,溃疡大小、形状不一,深入肌层。

(4)缩窄型(硬化型):瘤体形成明显的环行狭窄,累及食管全部周径,较早出现阻塞症状。

2.转移途径

主要通过淋巴转移,血行转移发生较晚。

(1)直接扩散:癌肿最先向黏膜下层扩散,继而向上、下及全层浸润,很容易穿过疏松的外膜侵入邻近器官。

(2)淋巴转移:首先进入黏膜下淋巴管,通过肌层到达与肿瘤部位相关的区域淋巴结。

(3)血行转移:发生较晚,可通过血液循环向远处转移,如肺、肝、骨等。

三、临床表现

1.早期

常无明显症状,在吞咽粗硬食物时有不同程度的不适感觉,包括哽噎感,胸骨后烧灼样、针刺样或牵拉摩擦样疼痛。食物通过缓慢,并有停滞感或异物感。哽噎、停滞感常通过饮水而缓解消失。症状时轻时重,进展缓慢。

2.中晚期

进行性吞咽困难为其典型症状,先是难咽干硬食物,继而只能进半流质、流质,最后滴水难进。患者逐渐消瘦、贫血、无力及营养不良。癌肿侵犯喉返神经时,可发生声音嘶哑;侵入主动脉、溃烂破裂时,可引起大量呕血;侵入气管时,可形成食管气管瘘;食管梗阻时可致食物反流入呼吸道,引起进食时呛咳及肺部感染。持续胸痛或背痛为晚期症状;最后出现恶病质。中晚期患者可有锁骨上淋巴结肿大,肝转移者可触及肝肿块,严重者有腹水征。

四、辅助检查

1.影像学检查

(1)食管吞钡 X 线双重对比造影检查:①食管黏膜皱襞紊乱、粗糙或有中断现象。②充盈缺损。③局限性管壁僵硬,蠕动中断。④龛影。⑤食管有明显的不规则狭窄,狭窄以上食管有不同程度的扩张。

(2)CT、超声内镜检查(EUS)等可用于判断食管癌的浸润层次、向外扩展深度以及有无纵隔、淋巴结或腹内脏器转移等。

2.脱落细胞学检查

采用带网气囊食管细胞采集器,做食管拉网检查脱落细胞,早期病变阳性率可达 90%~95%。这是一种简便易行的普查筛选方法。

3.纤维食管镜检查

可直视肿块部位、大小及取活组织做病理组织学检查。

五、治疗

以手术为主,辅以放射、化学药物等综合治疗。

1.手术治疗

全身情况和心肺功能储备良好、无明显远处转移征象者,可考虑采用手术治疗。对估计切除可能性不大的较大的鳞癌而全身情况良好的患者,可先做术前放疗,待瘤体缩小后再手术。食管下段癌切除后与代食管器官的吻合多在主动脉弓水平以上;而食管中段或上段癌切除后吻合口多在颈部。代食管的器官大多为胃,有时为结肠或空肠。

2.放射疗法

(1)放射和手术综合治疗,可增加手术切除率,也能提高远期生存率。术前放疗后,间隔

2～3周再做手术较为合适。对手术中切除不完全的残留癌组织处做金属标记,一般在手术后3～6周开始术后放疗。

（2）单纯放射疗法适用于食管颈段、胸上段癌或晚期癌。

3.化学药物治疗

作为术后辅助治疗。

六、护理评估

1.术前评估

（1）健康史及相关因素:①一般情况:患者的年龄、性别、婚姻、职业、居住地和饮食习惯等。②现病史:患者有无吞咽困难、呕吐;能否正常进食,饮食的性质;患者有无疼痛,疼痛的部位和性质;是否因疼痛而影响睡眠。③既往史:患者有无糖尿病、冠心病、高血压等病史。④家族史:家族中有无肿瘤患者等。

（2）身体状况:①全身:患者有无体重减轻;有无消瘦、贫血、脱水或衰弱。②有无触及锁骨上淋巴结肿大和肝肿大。③辅助检查:了解食管吞钡X线双重对比造影、脱落细胞学检查、纤维食管镜检查、CT、超声内镜检查（EUS）等结果,以判断肿瘤的位置、有无扩散或转移。

（3）心理-社会支持状况:①患者对该疾病的认知程度,有无心理问题。②患者家属对患者的关心程度、支持力度、家庭经济承受能力等。

2.术后评估

有无吻合口瘘、乳糜胸、出血、感染等并发症。

七、常见护理诊断/问题

1.营养失调,低于机体需要量

与进食量减少或不能进食、消耗增加等有关。

2.体液不足

与吞咽困难、水分摄入不足有关。

3.焦虑

与对癌症的恐惧和担心疾病预后等有关。

4.潜在并发症

肺不张、肺炎、吻合口瘘、出血、乳糜胸等。

八、护理措施

1.营养支持和维持水、电解质平衡

（1）手术前:大多数食管癌患者因不同程度吞咽困难而出现摄入不足、营养不良、水电解质失衡,使机体对手术的耐受力下降,故术前应保证患者的营养素的摄入。①口服:能口服者,进食高热量、高蛋白质、丰富维生素的流质或半流质饮食;若患者进食时感食管黏膜有刺痛,可给予清淡无刺激的食物;不宜进食较大、较硬的食物,可食半流质或水分多的软食。②若患者仅能进食流质而营养状况较差,可补充液体、电解质或提供肠内、肠外营养。

(2)手术后饮食护理:①术后吻合口处于充血水肿期,需禁饮、禁食3~5d。②禁食期间持续胃肠减压,注意经静脉补充营养。③术后3~5d待肛门排气、胃肠减压引流量减少后,拔除胃管。④停止胃肠减压24h后,若无呼吸困难、胸内剧痛、患侧呼吸音减弱及高热等吻合口瘘的症状,可开始进食。先试饮少量水,术后5~6d可给全清流质,每2h给100mL,每日6次,如无不适,逐渐增加至全量;流食1周后改半流质饮食;半流质饮食1周后改普食。注意少食多餐,细嚼慢咽,进食量不宜过多,速度不宜过快。⑤避免进食生、冷、硬食物(包括质硬的药片和带骨刺的鱼肉类、花生、豆类等),以免导致后期吻合口瘘。⑥因吻合口水肿导致进食时呕吐者应禁食,给予静脉营养,待3~4d水肿消退后再继续进食。⑦食管癌、贲门癌切除术后,可发生胃液反流至食管,患者可有反酸、呕吐等症状,平卧时加重,嘱患者饭后2h内勿平卧,睡眠时将床头抬高。⑧食管胃吻合术后患者,可由于胃拉入胸腔、肺受压而出现胸闷、进食后呼吸困难,应建议患者少食多餐,经1~2个月后,症状多可缓解。

2.心理护理

食管癌患者往往对进行性加重的进食困难、日渐减轻的体重焦虑不安;对所患疾病有部分认识,求生的欲望十分强烈,迫切希望能早日手术,恢复进食。但对手术能否彻底切除病灶、今后的生活质量、麻醉和手术意外、术后伤口疼痛及可能出现的术后并发症等表现出日益紧张、恐惧,甚至明显的情绪低落、失眠和食欲下降。护士应注意以下四点。

(1)加强与患者及家属的沟通,仔细了解患者及家属对疾病和手术的认知程度,了解患者的心理状况。根据患者的具体情况,实施耐心的心理疏导。讲解手术和各种治疗与护理的意义、方法、大致过程、配合与注意事项,尽可能减轻其不良心理反应。

(2)为患者营造安静舒适的环境,以促进睡眠。

(3)必要时使用催眠、镇静、镇痛类药物,以保证患者充分休息。

(4)争取家属在心理上、经济上的积极支持和配合,解除患者的后顾之忧。

3.并发症的预防和护理

(1)呼吸道护理:预防肺部并发症。

1)术前呼吸道准备:对吸烟者,术前劝其严格戒烟。指导并训练患者有效咳痰和腹式深呼吸,以利减少术后呼吸道分泌物、有利排痰、增加肺部通气量、改善缺氧、预防术后肺炎和肺不张。

2)术后呼吸道护理:食管癌术后患者易发生呼吸困难、缺氧,并发肺不张、肺炎,甚至呼吸衰竭。护理措施包括:①密切观察呼吸型态、频率和节律,听诊双肺呼吸音是否清晰,有无缺氧征兆。②气管插管者,及时吸痰,保持气道通畅。③术后第1日每1~2h鼓励患者深呼吸、吹气球、使用深呼吸训练器,促使肺膨胀。④痰多、咳痰无力的患者若出现呼吸浅快、发绀、呼吸音减弱等痰阻塞现象,应立即行鼻导管深部吸痰,必要时行纤维支气管镜吸痰或气管切开吸痰;⑤胸腔闭式引流者,注意维持引流通畅,观察引流液量、性状并记录。

(2)胃肠道护理:避免吻合口瘘和出血。吻合口瘘是食管癌手术后极为严重的并发症,死亡率高达 50%。发生吻合口瘘的原因有：食管的解剖特点，如无浆膜覆盖、肌纤维呈纵形走向，易发生撕裂；食管血液供应呈节段性，易造成吻合口缺血；吻合口张力太大；感染、营养不良、贫血、低蛋白血症等。

1)术前胃肠道准备：①食管癌出现梗阻和炎症者，术前 1 周遵医嘱给予患者分次口服抗菌药物溶液可起到局部抗感染作用。②术前 3d 改流质饮食，术前 1d 禁食。③对进食后有滞留或反流者，术前一晚遵医嘱予以生理盐水 100mL 加抗菌药物经鼻胃管冲洗食管及胃，可减轻局部充血水肿，减少术中污染，防止吻合口瘘。④拟行结肠代食管手术患者术前 3～5d 口服肠道抗生素，如甲硝唑、庆大霉素或新霉素等；术前 2d 进食无渣流质，术前晚行清洁灌肠或全肠道灌洗后禁饮、禁食。⑤手术日晨常规留置胃管，胃管通过梗阻部位时不能强行进入，以免穿破食管，可置于梗阻部位上端，待手术中直视下再置于胃中。

2)术后胃肠减压的护理：①术后 3～4d 内持续胃肠减压，妥善固定胃管，防止脱出。②严密观察引流量、性状、颜色并准确记录。术后 6～12h 内可从胃管内抽吸出少量血性液或咖啡色液，以后引流液颜色将逐渐变浅。若引流出大量鲜血或血性液，患者出现烦躁、血压下降、脉搏增快、尿量减少等，应考虑吻合口出血，需立即通知医师并配合处理。③经常挤压胃管，勿使管腔堵塞。胃管不通畅者，可用少量生理盐水冲洗并及时回抽，避免胃扩张使吻合口张力增加而并发吻合口瘘。④胃管脱出后应严密观察病情，不应盲目再插入，以免戳穿吻合口，造成吻合口瘘。

3)结肠代食管(食管重建)术后护理：①保持置于结肠袢内的减压管通畅。②注意观察腹部体征，发现异常及时通知医师。③若从减压管内吸出大量血性液体或呕吐大量咖啡样液体伴全身中毒症状，应考虑代食管的结肠袢坏死，应立即通知医师并配合抢救。④结肠代食管后，因结肠逆蠕动，患者常嗅到大便气味，需向患者解释原因，并指导其注意口腔卫生，一般此情况于半年后能逐步缓解。

4)胃肠造瘘术后的护理：①观察造瘘管周围有无渗出液或胃液漏出。由于胃液对皮肤刺激性较大，应及时更换渗湿的敷料并在瘘口周围涂氧化锌软膏或置凡士林纱布保护皮肤，防止发生皮炎。②妥善固定用于管饲的暂时性或永久性胃造瘘管，防止脱出或阻塞。

(3)严密观察病情

1)吻合口瘘：多发生在术后 5～10d，应注意观察患者有无吻合口瘘的临床表现，呼吸困难、胸水和全身中毒症状，如高热、寒战甚至休克等。一旦出现上述症状，应立即通知医师并配合处理。包括：嘱患者立即禁食；协助行胸腔闭式引流并常规护理；遵医嘱予以抗感染治疗及营养支持；严密观察生命体征，若出现休克症状，应积极抗休克治疗；需再次手术者，应积极配合医师完善术前准备。

2)乳糜胸：食管、贲门癌术后并发乳糜胸是比较严重的并发症，多因伤及胸导管所致。乳糜胸多发生在术后 2～10d，少数患者可在 2～3 周后出现。术后早期由于禁食，乳糜液含脂肪甚少，胸腔闭式引流可为淡血性或淡黄色液，但量较多；恢复进食后，乳糜液漏出量增多，大量积聚在胸腔内，可压迫肺及纵隔并使之向健侧移位。由于乳糜液中 95% 以上是水，并含有大量脂肪、蛋白质、胆固醇、酶、抗体和电解质，若未及时治疗，可在短时期内造成全身消耗、衰竭而死亡，故须积极预防和及时处理。措施包括：①加强观察：注意患者有无胸闷、气急、心悸，甚至血压下降。②协助处理：若诊断成立，迅速处理，即置胸腔闭式引流，及时引流胸腔内乳糜液，并使肺膨胀。可用负压持续吸引，以利胸膜形成粘连。③给予肠外营养支持治疗。

九、健康教育

1.饮食指导

(1)少量多餐，由稀到干，逐渐增加食量，并注意进食后的反应。

(2)避免进食刺激性食物与碳酸饮料，避免进食过快、过量及硬质食物；质硬的药片可碾碎后服用，避免进食花生、豆类等，以免导致吻合口瘘。

(3)患者餐后取半坐卧位，以防止进食后反流、呕吐，利于肺膨胀和引流。

2.活动与休息

保证充分睡眠，劳逸结合，逐渐增加活动量。活动时应注意掌握活动量，术后早期不宜下蹲大小便，以免引起直立性低血压或发生意外。

3.加强自我观察

若术后 3～4 周再次出现吞咽困难，可能为吻合口狭窄，应及时就诊。

4.其他

定期复查，坚持后续治疗。

十、护理评价

(1)患者的营养状况是否改善，体重是否增加。

(2)患者的水、电解质是否维持平衡，尿量是否正常，有无脱水或电解质紊乱的表现。

(3)患者的焦虑是否减轻或缓解，睡眠是否充足，能否配合治疗和护理。

(4)患者有无并发症发生及是否得到及时处理。

（苏　洁）

第十节　腹外疝

一、概述

体内某个脏器或组织离开其正常解剖部位，通过先天或后天形成的薄弱点、缺损或孔隙进入另一部位，即称为疝。全身各部位均可出现疝，但以腹外疝最为多见。腹外疝是由腹腔内的脏器或组织连同腹膜壁层，经腹壁薄弱点或孔隙，向体表突出所形成的。根据其发生部位不同，分为腹股沟疝（斜疝和直疝）、股疝、脐疝、切口疝等。腹股沟疝发生于男性者占大多数，男、女发病比约为 15：1。腹股沟斜疝最多见，占全部腹外疝的 75%～90%。

（一）病因及分类

腹壁强度降低和腹内压力增高是腹外疝发病的两个主要原因。

1.腹壁强度降低

（1）先天性因素：某些组织穿过腹壁的部位，如精索或子宫圆韧带穿过腹股沟管、股动静脉穿过股管、脐血管穿过脐环，以及腹股沟三角区均为腹壁薄弱区。

（2）后天性因素：腹部手术切口愈合不良，腹壁外伤或感染，老年体弱和过度肥胖致肌肉萎缩等，均导致腹壁强度降低。

2.腹内压力增高

腹内压力增高既可引起腹壁解剖结构的改变，有利于疝的形成，也可促进腹腔内脏器经薄弱处突出形成疝。腹内压力增高的常见原因有慢性咳嗽、慢性便秘、排尿困难（如前列腺增生）、腹水、妊娠、举重、婴儿经常啼哭等。

（二）病理解剖

典型的腹外疝由疝环、疝囊、疝内容物和疝外被盖等组成。疝囊是壁腹膜的憩室样的突出部，由疝囊颈、疝囊体和疝囊底组成。疝囊颈是疝囊较狭窄的部分，其位置为疝环所在。疝环，又称疝门，是疝突向体表的门户，即腹壁薄弱区或缺损所在。各种疝通常以作为命名依据，如腹股沟疝、股疝、脐疝、切口疝等。疝内容物是进入疝囊的腹内脏器或组织，以小肠为最多见，大网膜次之。较少见的，如盲肠、阑尾、乙状结肠、膀胱等也可作为疝内容物进入疝囊。疝外被盖指疝囊以外的各层组织。

（三）临床分型

腹外疝有易复性、难复性、嵌顿性、绞窄性等临床类型。

1.易复性疝

凡腹外疝在患者站立、行走或腹内压增高时突出，半卧、休息或用手向腹腔推送时疝内容物很容易回纳入腹腔的，称为易复性疝。

2.难复性疝

疝内容物不能或不能完全回纳入腹腔内者，称为难复性疝。常见原因是疝内容物反复突出，致疝囊颈受摩擦而损伤，并产生粘连，导致内容物不能回纳，内容物多数是大网膜。

3.嵌顿性疝

疝门较小而腹内压突然增高时，疝内容物可强行扩张疝环而向外突出，随后因疝环的弹性收缩，又将内容物卡住，使其不能回纳，称为嵌顿性疝。疝发生嵌顿后，如其内容物肠壁及系膜在疝门处受压，先使静脉回流受阻，导致肠壁淤血和水肿，疝囊内肠壁及系膜渐增厚，颜色由正常的淡红逐渐转为深红，囊内可有淡黄色渗液积聚。肠管受压情况加重，更难回纳。肠管嵌顿后，可导致急性机械性肠梗阻。

4.绞窄性疝

嵌顿如不能及时解除，疝内容物受压情况不断加重可使动脉血流减少，最终导致完全阻断，即为绞窄性疝。如疝内容物为肠管，此时肠系膜动脉搏动消失，肠壁逐渐失去光泽、弹性和蠕动能力，最终坏死变黑。疝囊内渗液变为淡红色或黯红色。如继发感染，疝囊内的渗液则为脓性。感染严重时，可引起疝外被盖组织的蜂窝组织炎。

二、常见的腹外疝

腹股沟斜疝和腹股沟直疝,其中以斜疝多见,约占全部腹外疝的90%。

(一)腹股沟斜疝

疝囊经过腹壁下动脉外侧的腹股沟管深环(内环)突出,向内、向下、向前斜行经过腹股沟管,再穿出腹股沟管浅环(皮下环)并进入阴囊,称为腹股沟斜疝。腹股沟区可触及肿块,多呈带蒂柄的梨形,并降至阴囊和大阴唇;肿块向腹腔回纳后,手指通过阴囊皮肤伸入浅环,可感觉浅环扩大、腹壁软弱,此时嘱患者咳嗽,指尖能感受到冲击感。

(二)腹股沟直疝

疝囊经腹壁下动脉内侧的直疝三角区直接由后向前突出,不经过内环,也不进入阴囊,称为腹股沟直疝。当患者直立时,在腹股沟内侧端、耻骨结节上方出现一半球形肿块,不伴有疼痛或其他症状;平卧后自行消失,一般不需用手推送复位。

(三)股疝

疝囊通过股环、经股管向卵圆窝突出的疝,称为股疝。其发病率约占腹外疝的5%,多见于40岁以上女性。平时多无症状,多偶然发现,疝块往往不大,表现为腹股沟韧带下方卵圆窝处有一个半球形的突起。股疝由于其解剖位置的特殊性,极易发生嵌顿,因此一旦确诊,应及时手术。

(四)切口疝

切口疝是指腹腔内器官或组织自腹壁手术切口突出的疝。主要表现是患者腹壁切口处逐渐膨隆,有肿块出现,站立或用力时更为明显,平卧时缩小或消失;较大的切口疝有腹部牵拉感,伴食欲减退、恶心、便秘、腹部隐痛等表现;疝环宽大,很少发生嵌顿。以手术治疗为主。

(五)脐疝

疝囊通过脐环突出的疝称为脐疝。临床上分为婴儿型脐疝和成人型脐疝,以前者多见。患者多无不适,主要表现为脐部可复性肿块,多在咳嗽、啼哭和站立时脱出,安静时肿块消失。婴儿型脐疝在2岁之前多采用非手术治疗。

三、治疗

腹股沟疝一般均应尽早施行手术治疗。

1.非手术治疗

半岁以下婴幼儿可暂不手术。可采用棉线束带或绷带压住腹股沟管深环,防止疝块突出。年老体弱或伴有其他严重疾病而禁忌手术者,白天可在回纳疝内容物后,将医用疝带一端的软压垫对着疝环顶住,阻止疝块突出。

2.手术治疗

基本原则是关闭疝门即内环口,加强或修补腹股沟管管壁。术前应积极处理引起腹内压力增高的情况,如慢性咳嗽、排尿困难、便秘等,否则术后易复发。疝手术主要可归为两大类,即单纯疝囊高位结扎术和疝修补术。①单纯疝囊高位结扎术：因婴幼儿的腹肌在发育中可逐渐强壮而使腹壁加强，单纯疝囊高位结扎常能获得满意的疗效，无须施行修补术。②疝修补术：成年腹股沟疝患者都存在程度不同的腹股沟管前壁或后壁的薄弱或缺损，只有在疝囊高位结扎后，加强或修补薄弱的腹股沟管前壁或后壁，治疗才彻底。常用的手术方法有传统的疝修补术、新兴的无张力疝修术及经腹腔镜疝修补术。

嵌顿性疝和绞窄性疝的处理有其特殊性，嵌顿性疝在下列情况下可先试行手法复位：①嵌顿时间在 3～4h 内，局部压痛不明显，也无腹部压痛或腹肌紧张等腹膜刺激征者。②年老体弱或伴有其他较严重疾病而估计肠袢尚未绞窄坏死者。复位手法须轻柔，切忌粗暴；复位后还需严密观察腹部情况，如有腹膜炎或肠梗阻的表现，应尽早手术探查。除上述情况外，嵌顿性疝原则上需紧急手术治疗。如果绞窄性疝的内容物已坏死，更需手术。术前应纠正缺水和电解质紊乱。

四、常见护理诊断/问题

(1)焦虑：与疝块突出影响日常生活有关。

(2)知识缺乏：缺乏腹外疝成因、预防腹内压升高及术后康复知识。

(3)潜在并发症：术后阴囊水肿、切口感染。

五、护理目标

(1)患者能说出预防腹内压升高、促进术后康复的相关知识。

(2)患者焦虑程度减轻，配合治疗。

(3)患者并发症得到有效预防，或得到及时发现和处理。

六、护理措施

1.术前护理

(1)休息与活动：疝块较大者减少活动，多卧床休息；建议患者离床活动时使用疝带压住疝环口，避免腹腔内容物脱出而造成疝嵌顿。

(2)病情观察：患者若出现明显腹痛，伴疝块突然增大、紧张发硬且触痛明显，不能回纳腹腔，应高度警惕嵌顿疝发生的可能，立即报告医生，并配合紧急处理。

(3)消除引起腹内压升高的因素：择期手术的患者，若术前有咳嗽、便秘、排尿困难等导致腹内压升高的因素，应相应处理，控制症状后再手术。指导患者注意保暖，预防呼吸道感染；多饮水、多吃蔬菜等粗纤维食物，保持排便通畅。吸烟者应在术前两周戒烟。

(4)术前训练：对年老、腹壁肌肉薄弱、复发性疝的患者，术前应加强腹壁肌肉锻炼并练习卧床排便、使用便器等。

(5)术前准备：①一般护理：术前备皮至关重要，既要刮净又要防止损伤皮肤，术日晨需再检查一遍有无毛囊炎等炎症表现,必要时应暂停手术。便秘者,术前晚灌肠,清除肠内积粪,防止术后腹胀及排便困难。患者进手术室前,嘱其排尿,以防术中误伤膀胱。②特殊护理:嵌顿性疝及绞窄性疝患者多需急诊手术。除上述一般护理外,应予禁食、输液、抗感染,纠正水、电解质及酸碱平衡失调,必要时胃肠减压、备血。

(6)心理护理:向患者解释造成腹外疝的原因和诱发因素、手术治疗的必要性,了解患者的顾虑所在,尽可能地予以解除,使其安心配合治疗。

2.术后护理

(1)休息与活动:患者回病房后取平卧位,膝下垫一软枕,使髋关节微屈,以降低腹股沟区切口的张力和减少腹腔内压力,利于切口愈合和减轻切口疼痛。次日可改为半坐卧位。术后1~2d卧床期间鼓励患者床上翻身及两上肢活动,一般术后3~5d可考虑离床活动。采用无张力疝修补术的患者可早期离床活动。年老体弱、复发性疝、绞窄性疝、巨大疝等患者可适当延迟下床活动。

(2)饮食护理:术后6~12h,若无恶心、呕吐,可根据患者食欲进流食,逐步改为半流质、软食及普食。行肠切除吻合术者术后应禁食,待肠功能恢复后,方可进食。

(3)病情观察:注意体温和脉搏的变化,观察切口有无红、肿、疼痛,阴囊部有无出血、血肿。

(4)伤口护理:术后切口一般不需加沙袋压迫,但如有切口血肿,应予适当加压。保持切口敷料清洁、干燥不被大小便污染,预防切口感染。

(5)预防腹内压升高:术后仍需注意保暖,防止受凉引起咳嗽;指导患者在咳嗽时用手掌扶持、保护切口,在增加腹压(如咳嗽动作)时用手掌稍加压于切口。保持排便通畅。便秘者给予通便药物,避免用力排便。因麻醉或手术刺激引起尿潴留者,可肌内注射卡巴胆碱或针灸,促进膀胱平滑肌的收缩,必要时导尿。

(6)预防并发症:为避免阴囊内积血、积液和促进淋巴回流,术后可用丁字带托起阴囊,并密切观察阴囊肿胀情况,预防阴囊水肿。切口感染是引起疝复发的主要原因之一。绞窄性疝行肠切除、肠吻合术,易发生切口感染。术后须应用抗生素,及时更换污染或脱落的敷料,一旦发现切口感染征象,应尽早处理。

七、健康教育

1.活动指导

患者出院后应逐渐增加活动量,3个月内避免重体力劳动或提举重物等。

2.预防复发

减少和消除引起腹外疝复发的因素,并注意避免增加腹内压的动作,如剧烈咳嗽、用力排便等,防止术后复发。调整饮食习惯,保持排便通畅。

3.出院指导

定期随访,若疝复发,应及早诊治。

(于 杰)

第十一节　急性化脓性腹膜炎

急性化脓性腹膜炎是由化脓性细菌,包括需氧菌和厌氧菌或两者混合引起的腹膜的急性炎症。急性化脓性腹膜炎累及整个腹膜腔称为急性弥漫性腹膜炎,若仅局限于病灶局部称为局限性腹膜炎,并可形成脓肿。根据发病机制分为原发性腹膜炎和继发性腹膜炎。腹膜腔内无原发病灶,细菌经血行、泌尿道、女性生殖道等途径播散至腹膜腔,引起腹膜炎,称为原发性腹膜炎。原发性腹膜炎约占2%,病原菌多为溶血性链球菌、肺炎双球菌或大肠杆菌,多见于儿童,患者常伴有营养不良或抵抗力低下。临床所称急性腹膜炎多指继发性的化脓性腹膜炎,是急性化脓性腹膜炎中最常见的一种,约占98%,也是一种常见的外科急腹症。

一、病因

1.继发性腹膜炎

最常见,约占98%。腹腔内有原发病灶,主要的致病菌是胃肠道内的常住菌群,其中以大肠杆菌最多见,其次为厌氧拟杆菌、链球菌等,大多为混合感染。

（1）腹内脏器穿孔、破裂:急性阑尾炎穿孔和胃、十二指肠溃疡穿孔是继发性腹膜炎最为常见的原因,其他原因有急性胆囊炎并发穿孔、胃肠道肿瘤坏死穿孔等;腹部损伤引起内脏破裂也是常见原因。

（2）腹内脏器炎症扩散:见于绞窄性疝、绞窄性肠梗阻、急性阑尾炎、急性胰腺炎,由于含有细菌的渗出液在腹腔内扩散,引起继发性腹膜炎。

（3）其他:如手术后腹腔污染、吻合口瘘及医源性损伤等。

2.原发性腹膜炎

不多见。腹腔内无原发病灶,细菌多由血源性感染进入腹腔而引起腹膜炎,多见于儿童、肝硬化并发腹水或肾病等,患者常伴有营养不良或抵抗力低下。

二、病理

腹膜受胃肠内容物或细菌刺激后,立即发生充血、水肿,随之产生大量浆液性渗出液。一方面可以稀释腹腔内毒素及消化液,以减轻对腹膜的刺激;另一方面也可以导致严重脱水,蛋白质丢失和电解质紊乱。渗出液中逐渐出现大量中性粒细胞、吞噬细胞,可吞噬细菌及微细颗粒。坏死组织、细菌和凝固的纤维蛋白,可使渗出液变为浑浊,继而成为脓液。腹膜炎形成后,根据患者的防御能力和感染的严重程度,产生不同转归。轻者,依靠邻近肠管及大网膜的粘连,使病变局限成为局限性腹膜炎;重者,炎症迅速扩散,形成弥漫性腹膜炎。腹膜严重充血、广泛水肿并渗出大量的液体引起脱水和电解质紊乱,肠管麻痹,肠腔内大量积液使血容量明显减少,广泛的毒素吸收可引起感染性休克、全身衰竭,甚至死亡。

三、临床表现

随着腹膜炎的不同阶段而有所不同,早期常仅为腹膜炎的表现,后期则可能因并发腹腔脓肿而有不同表现。

1.急性腹膜炎

(1)腹痛:最主要的症状。疼痛剧烈,呈持续性,患者常难以忍受;深呼吸、咳嗽、转动身体时,疼痛加剧,故患者多不愿改变体位。疼痛以原发部位最显著,随炎症扩散而延及全腹。

(2)恶心、呕吐:在发病早期常有反射性的恶心、呕吐,较轻微,吐出物多为胃内容物;并发麻痹性梗阻时,吐出黄绿色胆汁,甚至粪样肠内容物。

(3)中毒症状:多数患者有发热、脉搏加快,随着病情发展有高热、脉速、呼吸浅快、大汗、口干等全身表现,病情严重者出现代谢性酸中毒及感染性休克,甚至死亡。

(4)腹部体征:腹胀明显,腹式呼吸减弱或消失,腹部膨隆。腹肌紧张,腹部压痛、反跳痛为急性化脓性腹膜炎患者的重要体征,称为腹膜刺激征。压痛最明显的区域常为原发病灶处。突发而剧烈的刺激,如胃酸和胆汁。幼儿或极度虚弱的患者,腹肌紧张可以很轻微而被忽视。当腹腔内积液较多时,有移动性浊音。腹部听诊肠鸣音减弱或消失。

2.腹腔脓肿

(1)膈下脓肿:脓液积聚在膈肌以下、横结肠及其系膜以上的间隙内,称为膈下脓肿。膈下脓肿是腹腔内脓肿最为重要的一种。其临床特点是全身中毒症状明显,而局部症状隐匿。患者有发热,初期为弛张热,脓肿形成后可为持续高热或中等发热,逐渐出现乏力、消瘦。可有肋缘下或剑突下持续钝痛,深呼吸是疼痛加重,脓肿刺激膈肌时可引起呃逆。

(2)盆腔脓肿:盆腔位于腹腔最低点,腹膜炎时,腹腔内炎性渗出物易积聚于此而形成盆腔脓肿。因盆腔面积小,吸收能力弱,所以它的特点是局部症状明显而全身中毒症状轻。典型的表现是直肠或膀胱刺激征,如里急后重、排便次数增加而量少等,直肠指检时直肠前壁饱满并有触痛。

四、辅助检查

1.实验室检查

白细胞计数和中性粒细胞比例增高,甚至出现中毒颗粒。但病情严重或机体反应低下时,白细胞计数并不高,仅有中性粒细胞比例升高或中毒颗粒出现。

2.影像学检查

(1)腹部 X 线检查:可见肠胀气、多个气液平面等肠麻痹征象;如空腔脏器穿孔,膈下可见游离气体。

(2)B 超检查:显示腹腔内有不等量液体。

(3)CT 检查:对腹腔内实质性脏器的病变有确诊价值,有助于原发病的诊断。

3.腹腔穿刺及腹腔灌洗

根据抽出的液体性质、气味、浑浊度,进行涂片、细菌培养以及淀粉酶的测定等有助判断病因。

五、治疗

积极处理原发病灶,消除病因,清理或引流脓腔,促使炎症局限;形成脓肿者做脓腔引流。

1.非手术治疗

对病情较轻或病程较长,已经超过 24h、腹部体征已减轻或炎症已出现局限化趋势的继发性腹膜炎及原发性腹膜炎者可行非手术治疗。非手术治疗也为手术前的准备工作,包括:禁食、胃肠减压,静脉输液纠正水和电解质紊乱,合理使用抗生素,以及镇静、止痛、吸氧等。

2.手术治疗

继发性腹膜炎患者病情严重,或经非手术治疗无效者,采取手术治疗。适应证:①经非手术治疗 6～8h 后(一般不超过 12h),腹膜炎症状和体征无缓解或反而加重者。②腹腔内原发病严重,如胃肠穿孔、绞窄性肠梗阻或腹腔内器官破裂等。③腹腔内原发病严重,出现严重的肠麻痹或中毒症状,或合并休克。具体措施有处理原发病灶、彻底清理腹腔、充分引流。

六、常见护理诊断/问题

1.疼痛

与腹膜受炎症刺激有关。

2.体温过高

与腹膜炎毒素吸收有关。

3.体液不足

与大量腹腔渗出、高热、体液丢失过多有关。

4.焦虑

与病情严重、躯体不适、担心术后康复及预后等有关。

5.潜在并发症

腹腔脓肿、切口感染。

七、护理目标

(1)患者腹痛程度减轻或缓解。

(2)患者体温得以控制,逐渐降至正常范围。

(3)患者水、电解质维持平衡,未发生酸碱平衡失调。

(4)患者焦虑程度减轻,情绪稳定,配合治疗和护理。

(5)患者未发生并发症,或发生时得到及时发现和处理。

八、护理措施

1.非手术治疗患者的护理

(1)病情观察:定时测量生命体征,必要时监测尿量、中心静脉压、血清电解质以及血气分析等指标,记录液体出入量。加强巡视,多询问患者主诉,观察患者腹部症状和体征的变化,注意治疗前后对比,动态观察。

(2)体位:无休克情况下一般取半坐卧位。尽量减少搬动和按压腹部。病情稳定时,鼓励患者活动双腿,预防血栓性静脉炎的发生。休克患者取平卧位或头、躯干和下肢均抬高 20°。

(3)禁食、胃肠减压:胃肠穿孔患者必须禁食,并留置胃管持续胃肠减压。胃肠减压的目的:抽出胃肠内容物和气体;减少消化道内容物继续流入腹腔;减少胃肠内积气;改善胃肠壁的血运;利于炎症的局限和吸收;促进胃肠功能恢复。禁食期间,做好口腔护理,每日 2 次。留置胃管期间应妥善固定胃管,注意观察引流物的量、颜色、性状。

(4)营养支持:迅速建立静脉输液通道,遵医嘱补液,纠正水、电解质及酸碱平衡失调,保持患者每小时尿量达 30mL 以上,维持液体出入量平衡,必要时输新鲜血及血浆,维持有效的循环血量。由于炎症、应激状态下,分解代谢增强,营养素补充不足易致营养不良,影响患者的抵抗力和愈合能力。长时间禁食时,可考虑经肠外途径补给人体所需的营养素。

(5)控制感染:继发性腹膜炎多为混合性感染,根据细菌培养及药敏结果选用抗生素。

(6)对症护理:高热患者给予物理降温。已确诊的患者,可用哌替啶类止痛药、减轻患者的痛苦与恐惧。诊断不明或病情观察期间,暂不用止痛药物,以免掩盖病情。

(7)心理护理:做好患者、家属的解释安慰工作,稳定患者情绪;介绍有关腹膜炎的疾病知识,使其积极配合治疗和护理。

2.术后护理

(1)病情观察:术后密切监测生命体征的变化,定时监测生命体征。经常巡视,倾听患者主诉,观察腹部体征的变化,了解有无膈下或盆腔脓肿的表现,若发现异常,及时通知医师,配合治疗处理。对于危重患者,尤其注意其循环、呼吸、肾功能的监测和维护。

(2)体位:患者回病室后,给予平卧位。全麻未清醒者头偏向一侧,注意观察有无呕吐,保持呼吸道通畅。全麻清醒或硬膜外麻醉患者平卧 6h,血压、脉搏平稳后改为半坐卧位,并鼓励患者翻身、床上活动,预防肠粘连。

(3)饮食护理:术后继续禁食、胃肠减压,待肠蠕动恢复,拔除胃管后,逐步恢复经口饮食。禁食期间口腔护理每日 2 次,给予肠外营养支持,提高防御能力。

(4)维持体液平衡:根据医嘱合理补充液体、电解质和维生素,必要时输新鲜血及血浆,维持水、电解质及酸碱平衡。

(5)控制感染:继续应用有效抗生素,进一步控制腹腔内感染。

(6)切口护理:观察切口敷料是否干燥,有渗血、渗液时及时更换数料,观察切口愈合情况,及早发现切口感染的征象。

(7)引流管护理:正确连接各引流装置,有多根腹腔引流管时,贴上标签标明各管以免混淆。①妥善固定：妥善固定腹腔引流管，防止脱出或受压。②观察记录引流情况：观察记录引流液的量、颜色、性状。③保持引流通畅：对负压引流者及时调整负压，维持有效引流，经常挤捏引流管以防血块或脓痂堵塞，保持腹腔引流通畅，预防腹腔内残余感染。④适时拔管：当引流量减少、引流液颜色澄清、患者体温及白细胞计数恢复正常，可考虑拔管。

九、健康教育

1.知识宣教

提供疾病护理、治疗知识，向患者说明非手术期间禁食、胃肠减压、半坐卧位的重要性。

2.饮食指导

讲解术后饮食恢复的知识，指导其从流食→半流食→软食→普食，循序渐进，少量多餐，促进手术创伤的修复和切口愈合。

3.康复指导

解释术后早期活动对于促进肠功能恢复，防止术后肠粘连的重要性，鼓励患者卧床期间进行床上活动，体力恢复后尽早下床走动。做好出院患者的健康教育，定期门诊随访。

十、护理评价

通过治疗和护理，患者是否：①腹痛减轻或消失。②体温恢复正常，腹腔内感染得到控制。③体液维持平衡。④焦虑减轻，情绪稳定，能配合治疗和护理。⑤未发生腹腔脓肿或切口感染等并发症，或发生时得到及时发现和积极处理。

（于　杰）

第十二节　腹部损伤

腹部损伤在平时和战时都较多见，其发病率在平时占各种损伤的 0.4%～1.8%，战时发生率明显增高，占各种损伤的 50%。近年来随着我国交通运输业的发展，事故增多，各种创伤有增加的趋势，其中腹部伤亦增多。根据腹壁有无伤口可分为开放性损伤和闭合性损伤两大类。其中，开放性损伤根据腹壁伤口是否穿破腹膜分为穿透伤（多伴内脏损伤）和非穿透伤（偶伴内脏损伤）。穿透伤又可分为致伤物既有入口又有出口的贯通伤和仅有入口的非贯通伤。闭合性损伤可能仅局限于腹壁，也可同时兼有内脏损伤。

开放性损伤的致伤物常为各种锐器，如刀、弹丸或弹片等，闭合性损伤的致伤因素常为钝性暴力，如撞击、挤压、坠落、冲击、拳打脚踢或突然减速等。无论开放性还是闭合性损伤，都可导致腹部内脏损伤。开放性损伤中受损部位以肝、小肠、胃、结肠、大血管多见，闭合性损伤以脾、小肠、肝、肠系膜受损居多。

腹部损伤的严重程度是否涉及内脏、涉及哪个内脏等，很大程度上取决于暴力的强度、速度、着力部位、作用方向等外在因素,以及受损脏器的解剖特点、原有病理情况和功能状态等内在因素的影响。

一、病因和病理

1.实质性器官

(1)脾破裂:脾脏血运丰富,组织结构脆弱,易于钝性打击、剧烈震荡、挤压和术中牵拉而发生破裂,病理性脾脏更易发生损伤。脾破裂约占所有腹部脏器损伤的 40%,是最常见的腹部损伤。脾损伤可分为中央破裂、被膜下破裂和真性破裂三型。前两型脾包膜完整,出血限于脾实质内或包膜下,出血量较小,不做影像学检查易被漏诊,部分病例可继发包膜破裂出现大出血,使得诊治措手不及。临床上绝大多数脾损伤为真性脾破裂,伤口穿过脾包膜达脾实质,导致不易自行停止的腹腔内出血。

(2)肝破裂:肝脏是腹腔内最大的实质性器官,血供丰富,质地柔软而脆弱,在外界致伤因素的作用下,易发生损伤。占腹部脏器损伤的第二位。肝外伤时,不但损伤肝内血管导致出血,还常同时损伤肝内胆管,引起胆汁性腹膜炎。肝内血肿和包膜下血肿,可继发性向包膜外或肝内穿破,出现活动性大出血,也可向肝内胆管穿破,引起胆道出血。肝内血肿可继发细菌感染形成肝脓肿。

(3)胰腺损伤:胰腺位于上腹部腹膜后脊柱前,损伤常为上腹部强力挤压暴力直接作用于脊柱所致,损伤常位于胰的颈、体部,占腹腔脏器损伤的 1%~2%,因位置深在,早期不易发现。胰腺损伤后常并发为液漏或胰瘘。因胰液侵蚀性强,进入腹腔后,可出现弥漫性腹膜炎,又影响消化功能,故胰腺损伤的死亡率较高,部分病例渗液被局限在网膜囊内,形成胰腺假性囊肿。

2.空腔脏器损伤

(1)胃、十二指肠损伤:腹部闭合性损伤时胃很少受累,上腹或下胸部的穿透伤则常导致胃损伤。十二指肠大部分位于腹膜后,损伤的发病率很低,但因与胰、胆总管、胃、肝等重要脏器和结构相毗邻,局部解剖关系复杂,十二指肠损伤的诊断和处理存在不少困难,故死亡率和并发症发生率都相当高。而腹腔内部分的十二指肠损伤破裂时,胰液、胆汁流入腹腔则引起严重的腹膜炎。

(2)小肠损伤:成人小肠全长 5~6m,占据中下腹大部分空间,发生损伤的机会较多。闭合性损伤时,钝性致伤因素常导致小肠破裂、小肠系膜血肿,且小肠多部位穿孔在临床上较为多见。小肠破裂后,大量肠内容物进入腹腔,引起急性弥漫性化脓性腹膜炎。一部分患者的小肠裂口不大,或穿破后被食物渣、纤维蛋白素,甚至突出的黏膜所堵塞,可能无弥漫性腹膜炎的表现。

(3)结肠及直肠损伤:结肠、直肠损伤的发生率较低。但由于其内容物含有大量细菌,而液体成分少,受伤后早期腹膜炎较轻,后期会出现严重的细菌性腹膜炎,处理不及时常可危及生命。医源性致伤因素占有一定的比例。

二、临床表现

1.实质脏器损伤

(1)症状:①休克:实质性器官或大血管的损伤,临床表现以腹腔内出血症状为主,可表现为面色苍白、脉搏细速、脉压变小、尿量减少、神情淡漠等,可危及生命。②腹痛:程度一般较轻,呈持续性,肝、胰的损伤,具有强烈刺激作用的胆汁、胰液溢入腹腔,腹痛剧烈;脾或腹腔血管破裂以血液刺激为主,腹痛稍轻,早期多表现隐痛、钝痛或胀痛。③其他表现:恶心、呕吐为腹部损伤常见的早期表现之一,肝破裂者,血液可通过胆管进入十二指肠而出现黑便或呕血,肝、脾损伤可伴有肩部放射痛。

(2)体征:实质器官如肝脾损伤,如无胆汁外溢,腹膜刺激症状较轻。随着病情发展,腹腔感染形成和加剧,逐渐出现发热、腹胀,腹部移动性浊音阳性,肠鸣音减弱或消失。

2.空腔脏器损伤

(1)症状:①腹痛:空腔脏器损伤的主要症状,为持续性剧痛,伤后立即发生,一般以受伤处最明显。通常胃液、胆汁、胰液的刺激最强,肠液次之,血液最轻。②胃肠道症状:恶心、呕吐为腹部损伤常见的早期表现,发生麻痹性肠梗阻时可吐出棕褐色液体,甚至粪水样内容物,消化道损伤可伴有呕血或便血。③感染中毒症状:患者可出现高热、脉速、呼吸浅快、大汗等。随着病情进展,可出现面色苍白或发绀、呼吸急促、四肢发凉、脉搏微弱、体温骤升或下降、血压降低或神志不清等休克征象。

(2)体征:空腔脏器破裂以腹膜炎为主要表现,最突出的是腹膜刺激征,其程度因空腔器官内容物不同而异。

三、辅助检查

1.实验室检查

红细胞、血红蛋白与血细胞比容下降,表示有大量失血;空腔脏器破裂时,白细胞计数及中性粒细胞比例明显升高;血、尿淀粉酶升高,提示胰腺、胃或十二指肠损伤;出现血尿,提示泌尿系统损伤。

2.X线检查

立位腹部平片显示膈下新月形阴影,提示腹腔游离气体,为胃肠道破裂的特征性改变。

3.B超检查

对肝、脾、胰、肾等实质性脏器的损伤确诊率高,可显示腹腔内积血和腹水。

4.CT检查

比超声检查结果更为精确,能清晰地显示肝、脾、肾等实质性脏器的包膜是否完整,大小及形态是否正常以及出血量的多少等,诊断意义较大。

5.诊断性腹腔穿刺术和腹腔灌洗术

诊断阳性率达90%以上,观察穿刺液性状,如为不凝固血液为实质性脏器破裂,如为浑浊的液体并可见肠内容物,则为空腔脏器破裂,如疑有胰腺损伤,可测定其淀粉酶含量。

四、治疗

1.非手术治疗

单纯性闭合性腹壁损伤患者、闭合性腹壁损伤合并轻度的实质性脏器损伤患者、暂时不能确定有无内脏损伤患者,行非手术治疗,但需严密观察病情,综合分析,以便尽早明确诊断,抓住手术时机。观察期间需要特别注意的是:不要随便搬动伤者,以免加重伤情;不注射止痛药(诊断明确者例外),以免掩盖伤情。其措施包括禁食、禁灌肠、禁用泻药、禁用吗啡类药物等。

2.手术治疗

开放性腹部损伤患者及时行清创手术。闭合性腹部损伤患者,若已确诊或高度怀疑合并有腹内脏器损伤,及时手术治疗。手术的基本原则是先处理出血性损伤脏器,后处理穿孔性脏器。对实质性脏器破裂所致的腹腔内大出血,应当边抗休克边手术。对行非手术治疗无效、病情加重的患者,及时行剖腹探查术。其措施包括全面探查、止血、修补、切除或引流有关病灶等。

五、护理评估

了解患者的受伤史,包括受伤的时间、部位、原因、受伤时的姿势和体位,暴力的性质、强度、方向;伤前有否饮酒、进食;受伤后的神志变化,有无腹痛、腹胀、恶心、呕吐,有无排尿;受伤到就诊时的病情变化及采取的救治措施,效果如何等。如果患者有意识障碍或是儿童,可向护送人员、监护人或目击者询问有关情况。根据临床表现和辅助检查结果,评估患者的身体状况。

六、常见护理诊断/问题

1.体液不足

与损伤致腹腔内出血、渗出及呕吐致体液丢失过多有关。

2.急性疼痛

与腹部损伤、消化液刺激腹膜及手术有关。

3.有感染的危险

与脾切除术后免疫力降低、腹膜炎等有关。

4.焦虑

与意外创伤的刺激、出血、内脏脱出,担心术后康复及预后等有关。

5.潜在并发症

损伤器官再出血、腹腔脓肿、休克。

七、护理目标

(1)患者体液平衡能得到维持。

(2)患者疼痛缓解。

(3)患者体温得以控制,未出现继发感染的症状。

(4)患者焦虑程度缓解或减轻。

(5)患者未发生损伤器官再出血、腹腔脓肿、休克等并发症,或发生时得到及时发现和处理。

八、护理措施

1.现场急救

腹部损伤常合并多发性损伤,急救时应分清轻重缓急。首先检查呼吸情况,保持呼吸道通畅;包扎伤口,控制外出血,将患肢妥善外固定;有休克表现者应尽快建立静脉通路,快速输液。开放性腹部损伤者,妥善处理,伴有肠管脱出者,可用消毒碗反扣覆盖保护,勿予强行回纳。

2.非手术治疗患者的护理

(1)严密观察病情:每15～30min监测脉搏、呼吸、血压1次。观察腹部体征的变化,尤其注意腹膜刺激征的程度和范围、肝浊音界范围、移动性浊音的变化等。有下列情况之一者,考虑有腹内脏器损伤:①受伤后短时间内即出现明显的失血性休克表现者。②腹部持续性剧痛且进行性加重伴恶心、呕吐者。③腹部压痛、反跳痛、肌紧张明显且有加重的趋势者。④肝浊音界缩小或消失,有气腹表现者。⑤腹部出现移动性浊音者。⑥有便血、呕血或尿血者。⑦直肠指检盆腔触痛明显、波动感阳性,或指套染血者。注意事项:①尽量减少搬动,以免加重伤情。②诊断不明者不予注射止痛药,以免掩盖伤情。③怀疑结肠破裂者严禁灌肠。

(2)一般护理:①患者绝对卧床休息,给予吸氧,床上使用便盆;若病情稳定,可取半坐卧位。②患者禁食,防止加重腹腔污染。怀疑空腔脏器破裂或腹胀明显者应进行胃肠减压。禁食期间全量补液,必要时输血,积极补充血容量,防止水、电解质及酸碱平衡失调。待肠蠕动功能恢复后,可开始进流质饮食。

(3)用药护理:遵医嘱应用广谱抗生素防治腹腔感染,注射破伤风抗毒素。必要时,进行肠外营养支持。

(4)术前准备:除常规准备外,还应包括交叉配血试验,有实质性脏器损伤时,配血量要充足;留置胃管;补充血容量,血容量严重不足的患者,在严密监测中心静脉压的前提下,可在15min内输入液体1 000～2 000mL。

(5)心理护理:主动关心患者,提供人性化服务。向患者解释腹部损伤后可能出现的并发症、相关的治疗和护理知识,缓解其焦虑和恐惧,稳定其情绪,使患者积极配合各项治疗和护理。

3.手术治疗患者的护理

根据手术种类做好术后患者的护理,包括监测生命体征、观察病情变化、禁食、胃肠减压、口腔护理。遵医嘱静脉补液、应用抗生素和进行营养支持,保持腹腔引流的通畅,积极防治并发症。

九、健康教育

①加强安全教育:宣传劳动保护、安全行车、遵守交通规则的知识,避免意外损伤的发生。②普及急救知识:在意外事故现场,能进行简单的急救或自救。③出院指导:适当休息,加强锻炼,增加营养,促进康复。若有腹痛、腹胀、肛门停止排气排便等不适,应及时到医院就医。

(于 杰)

第十三节　胃、十二指肠溃疡

胃、十二指肠溃疡是指胃、十二指肠局限性圆形或椭圆形的全层黏膜缺损,也称消化性溃疡或溃疡病。外科治疗的主要指征包括急性穿孔、大出血、瘢痕性幽门梗阻、药物治疗无效的顽固溃疡以及胃溃疡恶性变等情况。

急性穿孔是胃、十二指肠溃疡严重的并发症。起病急、病情重、变化快,需要紧急处理,若诊治不当可危及生命。胃、十二指肠溃疡出血是上消化道出血中最常见的原因。溃疡大出血是指溃疡侵蚀动脉引起明显出血症状,表现为大量呕血和柏油样便,甚至发生休克前期或很快进入休克状态。幽门管、幽门溃疡或十二指肠球部溃疡反复发作可形成瘢痕狭窄,合并幽门痉挛水肿时,能引起幽门梗阻。

一、病因和病理

1.胃、十二指肠溃疡急性穿孔

活动期的胃、十二指肠溃疡可以逐渐加深侵蚀胃或十二指肠肠襞,由黏膜至肌层,穿破浆膜而形成穿孔。十二指肠溃疡穿孔好发于十二指肠球部前壁,而胃溃疡穿孔好发于胃窦部小弯侧。急性穿孔时,有强烈刺激性的胃酸、胆汁、胰液等消化液和食物流入腹腔,引起化学性腹膜炎,导致剧烈腹痛和大量腹腔渗出液,6～8h后细菌开始繁殖并逐渐转变为化脓性腹膜炎。强烈的化学刺激、细胞外液的丢失及细菌毒素吸收等因素,可导致患者休克。活动期的溃疡深达肌层,若溃疡向深层侵蚀,可引起出血或穿孔,多为单发。

2.胃、十二指肠溃疡大出血

溃疡基底部的血管壁被侵蚀并导致破裂出血。胃溃疡大出血好发于胃小弯,出血源自胃左、右动脉及其分支。十二指肠溃疡大出血好发于球部后壁,出血源自胰十二指肠上动脉或胃十二指肠动脉及其分支。大出血后血容量减少、血压降低、血流缓慢,可在血管破裂处形成凝血块而暂时止血。由于胃肠道蠕动和胃、十二指肠内容物与溃疡病灶的接触,暂时停止的出血可能再次出血。

3.胃、十二指肠溃疡瘢痕性幽门梗阻

溃疡引起幽门梗阻的原因有痉挛、炎症水肿及瘢痕三种。前两种梗阻是暂时的、可逆的，在炎症消退、痉挛缓解后梗阻解除。瘢痕性幽门梗阻则是永久性的，必须手术治疗。瘢痕性幽门梗阻是由溃疡愈合过程中瘢痕收缩所致。早期部分梗阻，胃排空受阻，胃蠕动增强而使胃壁肌肉代偿性肥厚，胃轻度扩大。后期胃代偿功能减退，失去张力，胃高度扩大，蠕动消失。胃内容物滞留，促使胃泌素分泌增加及胃酸分泌亢进而致胃黏膜糜烂、充血、水肿和溃疡。胃内容物滞留，食物不能进入十二指肠，导致患者吸收不良而引起贫血、营养不良等；呕吐引起水、电解质丢失，导致脱水、低氯低钾性碱中毒。

二、临床表现

1.胃、十二指肠溃疡急性穿孔

(1)症状：多数突然发生于夜间空腹或饱食后，表现为骤起上腹部刀割样剧痛，迅速扩散至全腹，疼痛难以忍受，常伴面色苍白、出冷汗、脉搏细速、血压下降等表现。当胃内容物沿右结肠旁沟向下流注时，可出现右下腹疼痛，疼痛可向肩部放射。继发细菌感染后，腹痛加重。

(2)体征：患者表情痛苦，仰卧微屈膝、不愿移动，腹式呼吸减弱或消失；全腹有明显的压痛、反跳痛，肌紧张呈"板样"强直，以左上腹部最为明显，叩诊肝浊音界缩小或消失，可有移动性浊音；听诊肠鸣音减弱或消失。随着感染加重，患者可以出现发热、脉速，甚至麻痹、感染性休克。

2.胃、十二指肠溃疡大出血

(1)症状：①呕血、黑便：是上消化道出血的主要症状，具体表现取决于出血量和出血的速度。主要症状为呕血和解柏油样黑便，多数患者仅有黑便而无呕血，迅猛的出血而出现大呕血和紫黑血便。呕血前常有恶心，便血前后可有心悸、头晕、目眩，甚至晕厥。多数患者曾有典型溃疡病史，近期常有服用阿司匹林等药物的情况。②循环系统改变：若出血缓慢，患者血压、脉搏改变不明显。若短时间内失血量超过800mL，可出现休克症状，表现为焦虑不安、四肢湿冷、脉搏细速、呼吸浅快、血压降低等。

(2)体征：腹部体征不明显。腹部稍胀，上腹部可有轻度深压痛，肠鸣音亢进。腹痛严重者，应注意伴发穿孔。

3.十二指肠溃疡瘢痕性幽门梗阻早期

患者有上腹部膨胀。

(1)症状：①呕吐宿食与腹部胀痛：是幽门梗阻的主要表现。早期患者有上腹部膨胀不适、阵发性胃收缩痛，伴有嗳气、恶心与呕吐。呕吐多在下午或夜间发生，量大，一次可达1 000～2 000mL，呕吐物含大量宿食，有腐败酸臭味，但不含胆汁。呕吐后自觉胃部饱胀改善，故患者常自行诱发呕吐以减轻症状。②水、电解质及酸碱平衡失调及营养不良：患者常有少尿、消瘦、便秘、贫血等慢性消耗表现以及合并有脱水、低钾低氯性碱中毒。

(2)体征：营养不良性消瘦，皮肤干燥、弹性消失，上腹部隆起可见胃型和蠕动波，上腹部可闻及振水声。

三、辅助检查

1.胃、十二指肠溃疡急性穿孔

①实验室检查:血常规检查可发现白细胞计数及中性粒细胞比例增加。②影像学检查:腹部 X 线检查 80％见膈下游离气体,是协助明确诊断的重要检查。③诊断性腹腔穿刺可抽出草绿色浑浊液体或食物残渣。

2.胃、十二指肠溃疡大出血

①实验室检查:血常规检查可出现红细胞计数、血红蛋白值、血细胞比值进行性下降。②胃镜:急诊胃镜可以明确出血部位和原因,出血 24h 内,胃镜检查阳性率可达 80％。

3.胃、十二指肠溃疡瘢痕性幽门梗阻

①盐水负荷试验:空腹情况下置胃管,注入 0.9％氧化钠注射液 700mL,30min 后经胃管回吸,若回吸液体超过 350mL,提示幽门梗阻。②纤维胃镜:可确定梗阻及梗阻原因。③X 线钡餐检查:如 6h 胃内尚有 1/4 钡剂存留者,提示胃潴留,24h 仍有钡剂存留者可诊断瘢痕性幽门梗阻。

四、治疗

绝大多数胃、十二指肠溃疡以内科治疗为主。

适应证:①发生严重并发症,如大出血、急性穿孔、瘢痕性幽门梗阻和恶变。②内科治疗无效者。胃、十二指肠溃疡的两种主要手术方法是胃大部切除术和迷走神经切断术。

1.胃大部切除术

适用于治疗胃、十二指肠溃疡。此法切除胃的远侧 2/3～3/4,包括胃的远侧部分、整个胃窦部、幽门和十二指肠球部。其主要理论根据:①切除大部分胃体,使可以分泌胃酸和胃蛋白酶的腺体大为减少。②切除整个胃窦部黏膜,减少 G 细胞分泌胃泌素所引起的胃酸分泌。③切除十二指肠球部、胃小弯附近及胃窦部等溃疡病好发部位。

胃切除后胃肠道重建有多种方式,其基本方式是胃、十二指肠吻合术和胃空肠吻合术,即毕罗(Billroth)Ⅰ式和毕罗Ⅱ式。毕罗Ⅰ式是在远端胃大部切除后,将残胃直接与十二指肠吻合,其优点是手术操作简单,吻合后的胃肠道接近正常解剖生理状态,术后由胃肠道功能紊乱引起的并发症较少,多用于治疗胃溃疡。毕罗Ⅱ式是在远端胃大部切除后,将残胃与上端空肠端侧吻合,其优点是适用于各种情况的胃、十二指肠溃疡,特别用于十二指肠溃疡,且术后溃疡复发率低。缺点为胃空肠吻合改变了正常解剖生理关系,术后发生并发症和后遗症的可能性较毕罗Ⅰ式大。

2.迷走神经切断术

此术式在国外应用广泛,主要用于治疗十二指肠溃疡。其原理是通过消除神经性胃酸分泌,达到治愈十二指肠溃疡的目的。手术类型有:①迷走神经干切断术。②高选择性胃迷走神经切断术。③选择性迷走神经切断术。

五、护理评估

1.健康史

了解患者的年龄、性别、职业及饮食习惯等；了解患者发病过程、治疗及用药情况，特别是非甾体抗炎药如阿司匹林、吲哚美辛，以及肾上腺皮质激素、胆汁酸盐等。了解患者既往是否有溃疡病史及胃手术病史等。

2.身体状况

根据患者临床表现及辅助检查结果，评估其身体状况。

3.心理—社会支持状况

了解患者对疾病的态度：情绪是否稳定；对疾病、检查、治疗及护理是否配合；对医院环境是否适应，对手术是否接受及程度；是否了解康复知识及掌握程度。是否了解家属及亲友的心理状态、家庭经济承受能力等。

六、常见护理诊断/问题

1.焦虑

与疾病知识缺乏、环境改变及担心手术有关。

2.急性疼痛

与胃、十二指肠黏膜受侵蚀或胃肠内容物对腹膜的刺激及手术创伤有关。

3.营养失调，低于机体需要量

与摄入不足及消耗增加有关。

4.有体液不足的危险

与溃疡大出血，禁食，穿孔后大量腹腔渗出液，幽门梗阻患者呕吐致水、电解质丢失等有关。

5.潜在并发症

出血、感染、吻合口破裂或瘘、术后梗阻、倾倒综合征等。

七、护理目标

（1）患者焦虑减轻或缓解。
（2）患者疼痛减轻或缓解。
（3）患者营养状况得到改善。
（4）患者水、电解质维持平衡，未发生酸碱平衡失调。
（5）患者并发症得到有效预防，或得到及时发现和处理。

八、护理措施

1.术前护理

(1)饮食护理:根据患者情况,指导患者饮食应少量多餐,给予高蛋白质、高热量、高维生素、易消化、无刺激的食物。

(2)用药护理:督促患者按时应用减少胃酸分泌、解痉及抗酸的药物,并观察药物疗效。

(3)急性穿孔患者的护理:患者应立即禁食、禁饮,胃肠减压,减少胃内容物继续流入腹腔;监测患者生命体征、腹痛、腹膜刺激征及肠鸣音等变化。若患者有休克症状,应平卧。根据医嘱及时补充液体和应用抗生素,维持水、电解质平衡和抗感染治疗;做好急症手术前的准备工作。

(4)溃疡大出血患者的护理:严密观察呕血、便血情况,并判断记录出血量,监测生命体征变化,观察有无口渴、四肢发冷、尿少等循环血量不足的表现;患者应取平卧位,禁食、禁饮;若患者过度紧张,应给予镇静药,遵医嘱及时输血、补液、应用止血药物,以纠正贫血和休克;同时,做好急症手术前的准备工作。

(5)幽门梗阻患者的护理:完全性梗阻患者禁食、禁饮,不完全性梗阻患者,给予无渣半流质饮食,以减少胃内容物潴留。遵医嘱输血补液,改善营养状况,纠正低氯低钾性碱中毒。做好术前准备,术前 3d,每晚用 300～500mL 温生理盐水洗胃,以减轻胃壁水肿和炎症,以利于术后吻合口愈合。

(6)对拟行迷走神经切除术患者的护理:术前测定患者的胃酸,包括夜间 12h 分泌量、最大分泌量及胰岛素试验分泌量,以供选择手术方法参考。

(7)心理护理:对于急性穿孔和大出血的患者,及时安慰患者,缓解紧张、恐惧情绪,解释相关的疾病和手术知识。

2.术后护理

(1)一般护理:患者应取平卧位,术后血压平稳后给予半坐卧位,可使腹肌松弛,减轻疼痛,以利于呼吸和循环。密切监测生命体征并记录。保持胃肠减压通畅并禁饮食,观察引流量及性状,并做好口腔护理。待胃肠功能恢复后,可拔除胃管。拔管后当日可少量饮水,第 2 日进半量流质饮食,第 3 日进全量流质饮食,第 4 日可进半流质饮食,术后 10～14d 可进软食,但应注意少量多餐,避免生、冷、硬、辣及不易消化的食物。鼓励患者深呼吸,有效咳嗽、排痰,协助患者翻身拍背,鼓励患者早期活动,促进肠蠕动恢复和预防肠粘连。

(2)术后并发症的观察和护理。

1)术后吻合口出血:手术后 24h 内从胃管中可引流出少量黯红色或咖啡色胃液,属手术后正常现象。如果胃管内流出鲜血每小时 100mL 以上,甚至呕血或黑便,应密切观察出血量及患者生命体征的变化,多数患者可给予止血药、抗酸药或输入鲜血,如患者经上述处理出血不止,则需要再次进行手术止血。

2)十二指肠残端破裂:多发生在毕罗Ⅱ式术后 3～6d,表现为右上腹突发剧痛和局部明显压痛,腹肌紧张等急性弥漫性腹膜炎症状,类似溃疡急性穿孔,需立即进行手术治疗。术后妥善固定引流管,持续负压吸引,观察并记录引流液的性状、颜色和量。纠正水、电解质失衡,抗感染,胃肠外营养支持,用氧化锌软膏保护引流处周围皮肤。

3)术后梗阻:根据梗阻部位可分为输入段肠袢梗阻、吻合口梗阻和输出段肠袢梗阻三种,共同的症状是大量呕吐,不能进食。表现如下。①输入段肠袢梗阻:急性完全性输入段肠袢梗阻的典型症状是上腹部剧烈疼痛,呕吐频繁,不含胆汁,量也少。上腹部偏右有压痛及可疑包块。病情险恶,患者烦躁,脉速和血压下降,应紧急手术。慢性不完全性输入段肠袢梗阻,表现为进食后数分钟至30min,上腹阵发性胀痛。一阵恶心后,大量喷射状呕吐胆汁,而不含食物,呕吐后症状缓解,需早期手术。②吻合口梗阻:主要症状为上腹饱胀、呕吐,呕吐物为食物,不含胆汁。可能是机械性梗阻所致,通常需手术治疗。③输出段肠袢梗阻:表现为上腹饱胀,呕吐食物和胆汁,非手术疗法如不能缓解,应及时手术治疗。

4)倾倒综合征与低血糖综合征:表现为进食高渗性食物后,特别是进甜的流质饮食10～20min后发生,患者感觉剑突下不适,乏力、出汗、头晕、恶心、腹泻、呕吐甚至虚脱,平卧短暂时间后即可缓解。预防方法:指导患者术后早期少量多餐,避免进食甜的过热流质饮食,进餐后平卧10～20min。低血糖综合征多发生在进食后2～4h,表现为心悸、无力、眩晕、出汗、手颤、嗜睡,也可能导致虚脱,少食多餐可预防此并发症。

九、健康教育

1.用药指导

遵医嘱指导患者服用药物时间、方法、剂量及药物不良反应。避免服用对胃黏膜有损害性的药物,如阿司匹林、吲哚美辛、皮质类固醇等药物。

2.饮食指导

告知患者术后一年胃内容量受限,饮食应定时、定量、少量多餐、营养丰富,逐步过渡为正常饮食。少食腌、熏制食品,避免进食过冷、过硬、过烫、过辣及油煎炸的食物。

3.出院指导

告知患者出院后注意休息、避免过劳,保持乐观的情绪,同时劝告患者放弃喝酒、吸烟等对身体有危害性的不良习惯。告知患者及家属有关手术后期可能出现的并发症的相关知识。

(谢莉莎)

第十四节　肠梗阻

肠内容物不能正常运行、顺利通过肠道,称为肠梗阻,是外科常见的急腹症。

一、病因与发病机制

1.根据肠梗阻发生的基本原因分类

(1)机械性肠梗阻:最常见的类型。这是由于各种原因导致的肠腔缩窄和肠内容物通过障碍。主要原因有：①肠腔内堵塞：如寄生虫、粪石、异物、结石等。②肠管外受压：如粘连带压迫、肠管扭转、嵌顿疝或受肿瘤压迫等。③肠壁病变：如肿瘤、炎症性狭窄、先天性肠道闭锁等。

（2）动力性肠梗阻：神经反射或毒素刺激引起肠壁肌肉功能紊乱，使肠蠕动丧失或肠管痉挛，以致肠内容物无法正常通行，但肠管本身无器质性肠腔狭窄。可分为麻痹性肠梗阻和痉挛性肠梗阻两种类型。麻痹性肠梗阻较常见，见于急性弥漫性腹膜炎、腹部大手术、腹膜后血肿或感染等。痉挛性肠梗阻较少，可见于肠道功能紊乱、慢性铅中毒或尿毒症。

（3）血运性肠梗阻：肠系膜血管栓塞或血栓形成，使肠管血运障碍，继而发生肠麻痹，使肠内容物不能运行，随着人口老龄化，动脉硬化等疾病增多，此类肠梗阻亦比较常见。

2.根据肠壁有无血运障碍分类

（1）单纯性肠梗阻：只有肠内容物通过受阻，而无肠管血运障碍。

（2）绞窄性肠梗阻：梗阻伴有肠壁血运障碍，可因肠系膜血管受压、血栓形成或栓塞等引起。

3.其他分类

按梗阻的部位，肠梗阻可分为高位（如空肠上段）和低位（如回肠末段和结肠）两种。按梗阻的程度，可分为完全性和不完全性肠梗阻。按发展过程的快慢，分为急性和慢性肠梗阻。

二、病理生理

各种类型肠梗阻的病理变化不全一致。

1.肠管局部的变化

（1）肠蠕动增强：单纯性机械性肠梗阻一旦发生，梗阻以上肠蠕动增强，以克服肠内容物通过障碍。

（2）肠腔积气、积液、扩张：液体主要来自胃肠道分泌液；气体大部分是咽下的空气，部分由血液弥散至肠腔内和肠道内容物经细菌分解或发酵产生。梗阻以上肠腔因气体和液体的积聚而扩张、膨胀。梗阻部位愈低，时间愈长，肠膨胀愈明显。梗阻以下肠管瘪陷、空虚或仅存积少量大便。

（3）肠壁充血水肿、血运障碍：肠管膨胀，肠壁变薄，肠腔压力升高到一定程度时可使肠壁血运障碍。最初为静脉回流受阻，肠壁的毛细血管及小静脉淤血，肠壁充血、水肿、增厚，呈黯红色。由于组织缺氧，毛细血管通透性增加，肠壁上有出血点，并有血性渗出液渗入肠腔和腹腔。继而出现动脉血运受阻，血栓形成，肠壁失去活力，肠管呈紫黑色，腹腔内出现带有粪臭的渗出物。肠管最终可因缺血坏死而破溃、穿孔。

2.全身性改变

（1）水、电解质、酸碱平衡失调：正常情况下胃肠道每日约有8 000mL的分泌液，分泌液绝大部分被再吸收。高位肠梗阻时，由于不能进食及频繁呕吐，丢失大量胃肠道液，使水分及电解质大量丢失；低位肠梗阻时，胃肠道液体不能被吸收而潴留在肠腔内。此外，肠管过度膨胀，影响肠壁静脉回流，使肠壁水肿和血浆向肠壁、肠腔和腹腔渗出。肠绞窄存在时，会丢失大量血液，从而造成严重的缺水，血容量减少和血液浓缩，以及酸碱平衡失调。十二指肠梗阻，可因丢失大量氯离子和酸性胃液而产生碱中毒。一般小肠梗阻,丧失的体液多为碱性或中性,钠、钾离子的丢失较氯离子多,以及酸性代谢物增加,可引起严重的代谢性酸中毒。

(2)感染和中毒:梗阻以上的肠腔内细菌大量繁殖,产生多种强烈毒素。由于肠壁血运障碍、通透性改变,细菌和毒素渗入腹腔,可引起严重的腹膜炎和脓毒症。

(3)休克和多器官功能障碍:严重水、电解质紊乱以及酸碱平衡失调,细菌感染、中毒等,可引起严重休克。肠腔高度膨胀,腹压增高,膈肌上升,影响肺内气体交换,腹式呼吸减弱,同时阻碍下腔静脉血液回流,而致呼吸、循环功能障碍。

三、临床表现

1.症状

(1)腹痛:阵发性腹部绞痛是机械性肠梗阻的特征,由于梗阻部位以上强烈肠蠕动导致,疼痛多在腹中部,也可偏于梗阻所在的部位。持续性伴阵发性加剧的绞痛提示绞窄性肠梗阻或机械性肠梗阻伴感染。麻痹性肠梗阻时表现为持续性胀痛,无绞痛。

(2)呕吐:梗阻早期,呕吐呈反射性,吐出物为食物或胃液。此后,呕吐随梗阻部位高低而有所不同,高位梗阻呕吐出现早、频繁,呕吐物主要为胃及十二指肠内容物。低位便阻呕吐出现迟而少量,可吐出粪臭样物。结肠梗阻呕吐迟,以腹胀为主。绞窄性肠梗阻时呕吐物呈咖啡样或血性。

(3)腹胀:高位梗阻,一般无腹胀,可有管型。低位梗阻及麻痹性肠梗阻腹胀显著,遍及全腹,可有肠型。绞窄性肠梗阻表现为不均匀腹胀。

(4)肛门停止排便、排气:见于急性完全性肠梗阻。但梗阻初期、高位梗阻、不完全性梗阻可有肛门排便、排气。血便或果酱样便见于绞窄性肠梗阻、肠套叠、肠系膜血管栓塞等。

2.体征

(1)全身表现:单纯性肠梗阻早期,患者全身情况多无明显改变。梗阻晚期或绞窄性肠梗阻患者,可有口唇干燥、眼窝内陷、皮肤弹性消失、尿少或无尿等明显缺水征,以及脉搏细速、血压下降、面色苍白、四肢发冷等中毒和休克征象。机械性肠梗阻腹腔内有渗液,移动性浊音阳性。

(2)腹部情况:机械性肠梗阻时,腹部膨隆,见肠蠕动波、肠型;麻痹性肠梗阻时,呈均匀性腹胀,肠扭转时有不均匀腹胀。单纯性肠梗阻者有轻度压痛;绞窄性肠梗阻有固定压痛和腹膜刺激征,可扪及痛性包块。绞窄性肠梗阻腹腔内有渗液,移动性浊音阳性。机械性肠梗阻肠鸣音亢进,有气过水声或金属音;麻痹性肠梗阻或绞窄性肠梗阻后期腹膜炎时肠鸣音减弱或消失。直肠指检:触及肿块提示肿瘤或肠套叠,指套染血提示肠套叠或绞窄。

3.几种常见肠梗阻

(1)粘连性肠梗阻:最为常见,其发生率占各类肠梗阻的 20%~40%,因肠管粘连成角,腔内粘连带压迫肠管所致。多由腹部手术、炎症、创伤、出血、异物等引起。临床上以腹部手术后所致的粘连性肠梗阻为最多。

(2)肠扭转:一段肠袢沿其系膜长轴旋转所形成的闭袢型肠梗阻,称为肠扭转。常见小肠扭转和乙状结肠扭转。前者多见于青壮年,常有饱食后剧烈活动等诱因;后者多与老年人便秘有关,X线钡灌肠呈"鸟嘴样"改变。

(3)肠套叠:一段肠管套入其相连的肠腔内,称为肠套叠,是小儿肠梗阻的常见病因,80%发生于2岁以下的儿童,以回盲部回肠套入结肠最为常见,临床以腹部绞痛、腹部腊肠样肿块、果酱样血便三大症状为特征,X线钡灌肠呈"杯口状"改变。早期空气或钡剂灌肠疗效可达90%以上。

(4)蛔虫性肠梗阻:指肠蛔虫聚集成团引起的肠道堵塞。多见于儿童,农村的发病率较高。其诱因常为发热或驱虫不当,多为单纯性不完全性肠梗阻。表现为脐周阵发性腹痛,伴呕吐,腹胀较轻,腹部柔软,扪及变形、变位的条索状包块,无明显压痛。腹部X线检查可见成团的蛔虫阴影。

四、辅助检查

1.实验室检查

单纯性肠梗阻后期,白细胞计数增加;血液浓缩后,红细胞计数增高,血细胞比容增高,尿比重增高。绞窄性肠梗阻早期即有白细胞计数增加。水、电解质紊乱及酸碱平衡失调时可伴K^+、Na^+、Cl^-及血气分析等改变。

2.影像学检查

在梗阻4～6h后X线立位平片可见到梗阻近段多个气液平面及气胀肠袢,梗阻远段肠内无气体。空肠梗阻时平片示"鱼肋征";结肠梗阻平片示结肠袋。麻痹性梗阻时X线示小肠、结肠均扩张。腹部平片结肠和直肠内含气体提示不完全性肠梗阻或完全性肠梗阻早期。肠梗阻,尤其当有坏疽、穿孔的可能时,一般不做钡灌肠检查,因为钡剂溢入腹腔会加重腹膜炎。结肠梗阻和肠套叠时低压钡灌肠可提高确诊率。

五、治疗

解除梗阻,纠正水及电解质紊乱、酸中毒、感染和休克等合并症。

1.非手术治疗

包括禁食、胃肠减压,以及纠正水、电解质失衡。应用抗生素防治腹腔内感染。必要时给予输血浆、全血。对起病急伴缺水者应留置尿管观察尿量。禁用强导泻剂,禁用强镇痛剂,防止延误病情。可给予解痉剂、低压灌肠、针灸等非手术治疗措施,并密切观察病情变化。

2.手术治疗

①去除病因:如松解粘连、解除疝环压迫、扭转复位、切除病变肠管等。排尽梗阻肠道内的积气积液、减少毒物吸收。②肠切除肠吻合术:如肠肿瘤、炎症性狭窄或局部肠袢已坏死,则行肠切除肠吻合术。③短路吻合手术:如晚期肿瘤已浸润固定,或肠粘连成团与周围组织粘连,可做梗阻近端与远端肠袢的短路吻合术。④肠造口或肠外置术:如患者情况极严重,或局部病变所限,不能耐受和进行复杂手术者,可行此术解除梗阻。

六、护理评估

1.健康史

询问病史,注意患者的年龄,有无感染、饮食不当、过度劳累等诱因,尤其注意腹部疾病史、手术史、外伤史。

2.身体状况

根据患者的症状、体征及辅助检查结果,评估其身体状况。

3.心理一社会支持状况

了解患者和家属有无因肠梗阻的急性发生而引起的焦虑、对疾病的了解程度、治疗费用的承受能力等。

七、常见护理诊断/问题

1.疼痛

与肠蠕动增强或手术创伤有关。

2.体液不足

与呕吐、禁食、肠腔积液及腹水、胃肠减压致体液丢失过多有关。

3.腹胀

与肠梗阻致肠腔积液、积气有关。

4.知识缺乏

缺乏术前、术后相关知识。

5.潜在并发症

肠坏死、腹腔感染、感染性休克。

八、护理目标

(1)患者腹痛程度减轻。

(2)患者体液平衡得以维持。

(3)患者腹胀缓解,舒适增加。

(4)患者能说出相关手术配合知识和术后康复知识。

(5)患者的并发症得到有效的预防,或并发症得到及时发现和处理。

九、护理措施

(一)非手术治疗患者的护理

1.一般护理

①休息和体位:患者卧床休息,生命体征稳定者给予半坐卧位,以减轻腹胀对呼吸循环系

统的影响,促进舒适。②禁食、胃肠减压:患者应禁食,若梗阻缓解,肠功能恢复,可逐步进流质饮食,忌食产气的甜食和牛奶等。胃肠减压期间,观察记录胃液的性质和量。

2.病情观察

注意观察患者神志、精神状态、生命体征、呕吐、排气、排便、腹痛、腹胀、腹膜刺激征及肠蠕动情况,观察期间慎用或禁用止痛药,以免掩盖病情。出现下列情况应考虑绞窄性梗阻,及时报告医师:①病情发展迅速,早期出现休克,抗休克治疗后改善不显著。②腹痛发作急骤,起始即为持续性剧烈疼痛,或在阵发性加重之间仍有持续性疼痛,肠鸣音可不亢进。呕吐出现早、剧烈而频繁。③有明显腹膜刺激征,体温上升,脉率增快,白细胞计数增高。④腹胀不均匀,腹部局部隆起或触及有压痛的肿块(肿大的肠袢)。⑤呕吐物、胃肠减压抽出液、肛门排出物为血性,或腹腔穿刺抽出血性液体。⑥经积极的非手术治疗,症状、体征无明显改善。⑦腹部 X 线见孤立、突出胀大的肠袢,不因时间而改变位置,或有假肿瘤状阴影;或肠间隙增宽,提示有腹水。

3.维持体液平衡

遵医嘱静脉输液,准确记录液体出入量,结合血清电解质和血气分析结果,合理安排输液种类和调节输液量,维持水、电解质及酸碱平衡。

4.呕吐的护理

呕吐时嘱患者坐起或头侧向一边,以免误吸引起吸入性肺炎或窒息;及时清除口腔内呕吐物,给予漱口,保持口腔清洁,并观察记录呕吐物的颜色、性状和量。

5.用药护理

遵医嘱应用抗生素,防治感染,减少毒素产生。注意观察用药效果和不良反应。给予解痉剂等药物治疗,解除胃肠道平滑肌痉挛;还可热敷腹部,针灸双侧足三里,缓解腹痛和腹胀。

6.心理护理

在与患者和家属建立良好沟通的基础上,做好解释安慰工作,稳定患者的情绪,减轻其焦虑;向患者和家属介绍有关肠梗阻的知识,如需手术治疗,应认真讲解手术的必要性和重要性,提高他们的认识,消除不必要的紧张和担忧,使其积极配合治疗和护理。

(二)手术治疗患者的护理

1.手术前患者的护理

除常规术前准备外,酌情备血。

2.手术后患者的护理

(1)一般护理:①体位:手术后患者取平卧位,全麻患者头偏向一侧,保持呼吸道通畅。麻醉清醒、生命体征平稳后取半坐卧位。②禁食与胃肠减压:术后患者仍禁食保持胃肠减压通畅(用生理盐水 5~10mL 冲管,每 4h 1 次)。观察和记录引流液的颜色、性状及量。③饮食护理:胃管拔除、肠蠕动恢复后逐步进食。先少量饮水,无不适可进食流质、半流质饮食,逐渐改为软食。原则是少量多餐,禁食油腻,逐渐过渡。④活动:鼓励患者早期下床活动,促进肠蠕动恢复,防止粘连性肠梗阻发生。

(2)病情观察:注意观察神志、精神恢复情况,每 30~60min 监测生命体征至平稳,准确记录 24h 出入量。观察有无腹胀及腹痛,肛门排气、排便、大便性质等情况,有腹腔引流管者,妥善固定,保持引流通畅,观察并记录腹腔引流液的性状、量,发现异常,及时报告。

(3)输液护理:禁食期间给予静脉补液,合理安排输液顺序,遵医嘱应用抗生素。

(4)并发症的观察与护理:绞窄性肠梗阻术后,若出现腹部胀痛、持续发热、白细胞计数增高、腹壁切口处红肿或腹腔引流管周围流出较多带有粪臭味的液体时,应警惕腹腔内感染、切口感染及肠瘘的可能,应及时报告医师,并协助处理。

(5)心理护理:解释术后恢复过程,安放各种引流管的意义,以及积极配合治疗和护理对康复的意义。

十、健康教育

1.饮食指导

注意饮食卫生,预防肠道感染;进食易消化食物,保持排便通畅,忌暴饮暴食及生冷饮食。

2.预防指导

避免腹部受凉和饭后剧烈运动,防止发生肠扭转。

3.出院指导

出院后若有腹胀、腹痛等不适,应及时到医院检查。

十一、护理评价

通过治疗和护理,患者是否:①疼痛减轻。②体液维持平衡,生命体征稳定。③腹胀缓解。④能说出相关疾病和康复知识。⑤未发生肠坏死、腹腔感染、休克等并发症,或发生时得到及时处理。

(孙小娟)

第十五节　急性阑尾炎

急性阑尾炎是外科常见病,是最多见的急腹症之一,多发生于青壮年,男性发病率高于女性。

一、病因与发病机制

1.阑尾管腔阻塞

阑尾管腔阻塞是急性阑尾炎最常见的病因。引起阻塞的最常见原因是淋巴滤泡的明显增生,约占60%,多见于年轻人。其次是粪石阻塞,约占35%。较少见的是由异物炎性狭窄、食物残渣、蛔虫、肿瘤等引起。另外,阑尾管腔细小,开口狭窄,系膜短,使阑尾卷曲是阑尾容易阻塞的解剖基础。阑尾管腔阻塞后阑尾黏膜仍继续分泌黏液,导致腔内压力进一步上升,血运发生障碍,使阑尾炎症加剧。

2.细菌入侵

由于阑尾管腔阻塞,细菌繁殖,分泌内毒素和外毒素,黏膜上皮受损并形成溃疡,细菌穿透溃疡进入肌层。阑尾壁间质压力升高,动脉血流受阻,导致阑尾缺血,最终造成梗死和坏疽。致病菌多为肠道内的革兰阴性杆菌和厌氧菌。

二、病理生理

1.急性单纯性阑尾炎

为轻型阑尾炎或病变早期。病变多只限于黏膜和黏膜下层,阑尾外观轻度肿胀,浆膜充血并失去正常光泽,表面有少量纤维素性渗出物。临床症状和体征均较轻。

2.急性化脓性阑尾炎

由单纯性阑尾炎发展而来。阑尾肿胀明显,浆膜高度充血,表面覆以纤维素性(脓性)渗出物。阑尾周围的腹腔内有稀薄脓液,形成局限性腹膜炎。临床症状和体征较重。

3.坏疽性及穿孔性阑尾炎

阑尾管壁坏死或部分坏死,呈黯紫色或黑色。阑尾腔内积脓,压力升高,阑尾壁血液循环障碍。多在阑尾根部和尖端穿孔,如未被包裹,感染继续扩散,可引起急性弥漫性腹膜炎。

4.阑尾周围脓肿

如果急性阑尾炎化脓、坏疽或穿孔的过程进展较慢,大网膜可移至右下腹部,将阑尾包裹、粘连,形成炎性肿块或阑尾周围脓肿。

急性阑尾炎的转归有:①炎症消退。②炎症局限化。③炎症扩散。

三、临床表现

1.症状

(1)腹痛:腹痛常始于上腹,逐渐移向脐部,数小时(6~8h)后转移并局限于右下腹。70%~80%的患者具有这种典型的转移性右下腹痛的特点。部分病例发病开始即出现右下腹痛。腹痛的性质和程度依阑尾炎的不同类现而有差异:单纯性阑尾炎表现为轻度隐痛;化脓性阑尾炎呈阵发性胀痛和剧痛;坏疽性阑尾炎则表现为持续性剧烈腹痛;穿孔性阑尾炎因阑尾腔内压力骤减,腹痛可暂时减轻,但出现腹膜炎后,腹痛又会持续加剧。不同位置的阑尾炎,因炎症累及的部位不同,其腹痛部位也略有区别。

(2)胃肠道症状:发病早期可有厌食、恶心、呕吐,但程度较轻。有的患者可发生腹泻。病情发展致弥漫性腹膜炎时可引起麻痹性肠梗阻。

(3)全身表现:病变早期患者常乏力,炎症重时出现中毒症状,表现为心率加快,发热,达38℃左右。阑尾穿孔时体温可高达39℃。若发生门静脉炎可出现寒战、高热和轻度黄疸。

2.体征

(1)右下腹固定压痛:是急性阑尾炎最常见的重要体征。压痛点常位于脐与右髂前上棘连线中外 1/3 交界处,即麦氏点,也可随阑尾位置的变异而有改变,但压痛点始终在一个固定位置上。

(2)腹膜刺激征:包括压痛、反跳痛、腹肌紧张,是壁腹膜受炎症刺激出现的防御性反应,提示阑尾炎症加重,出现渗出、化脓、坏疽或穿孔等病理改变。

(3)右下腹包块:如体检发现右下腹饱满,扪及一压痛性包块,边界不清,固定,应考虑有阑尾周围脓肿。

(4)其他:结肠充气试验、腰大肌试验、闭孔内肌试验及肛门直肠指检等可作为辅助诊断依据。①结肠充气试验:患者仰卧,用左手挤压近侧结肠,结肠内气体可传至盲肠和阑尾,引起右下腹疼痛者为阳性。②腰大肌试验:患者取左侧卧位,右大腿后伸,引起右下腹疼痛者为阳性,说明阑尾位置靠后,位于腰大肌前方。③闭孔内肌试验:患者取仰卧位,使右髋和右大腿屈曲,然后被动向右旋转,引起右下腹疼痛者为阳性,提示阑尾靠近闭孔内肌。④直肠指检:盆腔阑尾炎时,直肠右前方可有压痛。当阑尾穿孔时,直肠前壁压痛广泛;当形成阑尾周围脓肿时,可触及痛性肿块。

3.几种特殊类型的阑尾炎

(1)小儿急性阑尾炎:小儿阑尾壁薄,管腔小,一旦发生梗阻,易发生血运障碍,引起坏疽和穿孔;小儿大网膜发育不全,不能起到保护作用,穿孔后炎症不容易局限,容易形成弥漫性腹膜炎。临床特点:①病情发展快且较重,表现为全腹疼痛,早期即出现高热、呕吐等症状。②右下腹体征不明显,不典型,但有局部明显压痛和肌紧张。③极易穿孔继发腹膜炎。

(2)老年人急性阑尾炎:老年人痛觉迟钝,大网膜萎缩,又由于老年人阑尾动脉硬化,易导致阑尾缺血坏死。临床特点:①腹痛不强烈,体征不典型,体温和血白细胞增多不明显。②临床表现轻而病理改变重,容易延误诊断和治疗。③老年人常伴有心血管疾病等各种器质性疾病,病情复杂。

(3)妊娠期急性阑尾炎:临床特点如下。①在妊娠过程中,子宫逐渐增大,盲肠和阑尾的位置也随着向上、向外、向后移位,阑尾炎的压痛部位也随着上移。②妊娠后期子宫增大,阻碍大网膜趋近发炎的阑尾,所以阑尾穿孔后感染不易局限,常引起弥漫性腹膜炎。③炎症发展易致流产或早产,威胁胎儿和孕妇的安全。

(4)慢性阑尾炎:多由急性阑尾炎迁延形成,主要病理改变有阑尾壁不同程度的纤维化和慢性炎症细胞浸润。临床特点:①既往有急性阑尾炎发作史。②经常有右下腹局限性固定压痛。③X 线钡灌肠检查,阑尾不充盈或充盈不全。

四、辅助检查

1.实验室检查

大多数急性阑尾炎患者血常规检查有白细胞计数和中性粒细胞比例增高。白细胞计数可高达 $(10\sim20)\times10^9$/L,可发生核左移现象。尿检一般无阳性发现,可作为与输尿管结石的鉴别依据。

2.影像学检查

腹部 X 线平片可见盲肠扩张和液气平面。B 超有时可发现肿大的阑尾或脓肿。CT 扫描可获得与 B 超相似的效果,可靠性更高,尤其有助于阑尾周围脓肿的诊断。但这些特殊检查只在诊断不明确时才选用。

五、治疗

1.手术治疗

绝大多数急性阑尾炎一经确诊,应早期施行阑尾切除术。如阑尾穿孔已被包裹,阑尾周围脓肿形成,病情较稳定者,应用抗生素治疗或联合中药治疗,促进脓肿吸收消退,也可在超声引导下穿刺抽脓或置管引流。如脓肿扩大无局限趋势,定位后行手术切开引流。

2.非手术治疗

部分急性单纯性阑尾炎,可经非手术治疗而获痊愈。措施包括禁食、补液、大剂量抗生素治疗,中药以清热、解毒、化瘀为主。若病情有发展趋势,应改为手术治疗。

六、护理评估

1.健康史

了解患者既往病史,尤其注意有无急性阑尾炎发作史,了解有无与急性阑尾炎鉴别的其他脏器病变如十二指肠溃疡穿孔、右侧输尿管结石、胆石症、急性胰腺炎及妇产科疾病等。了解患者发病前是否有剧烈运动、不洁饮食等诱因。

2.身体状况

根据患者的症状、体征及辅助检查结果,评估其身体状况。

3.心理—社会支持状况

本病发病急,腹痛明显,需急诊手术治疗,患者常感突然而焦虑、不安。应了解患者的心理状态、患者和家属对疾病及治疗的认知和心理承受能力,了解其家庭的经济承受能力。

七、常见护理诊断/问题

1.疼痛

与阑尾炎症刺激、手术创伤等有关。

2.体温过高

与感染有关。

3.潜在并发症

术后出血、切口感染、粘连性肠梗阻、腹腔脓肿、门静脉炎等。

八、护理目标

(1)患者疼痛减轻或缓解。

（2）患者体温恢复正常。

（3）患者未发生并发症或并发症被及时发现并有效处理。

九、护理措施

1.术前护理

（1）病情观察：加强巡视，观察患者精神状态，定时测量体温、脉搏、血压和呼吸；观察患者的腹部症状和体征，尤其注意腹痛的变化。患者体温一般低于 38℃，高热提示可能有阑尾穿孔；若患者腹痛加剧，出现腹膜刺激征，应及时通知医师。

（2）对症处理：疾病观察期间，患者禁食；按医嘱静脉输液，保持水、电解质平衡，应用抗生素控制感染。为减轻疼痛，患者可取半坐卧位，使腹肌松弛，减轻腹部张力，缓解疼痛。禁服泻药及灌肠，以免加快肠蠕动，增高肠内压力，导致阑尾穿孔或炎症扩散。诊断未明确之前禁用镇静止痛药如吗啡等，以免掩盖病情。

（3）术前准备：做好血、尿、便常规检查，出凝血时间以及肝、肾、心、肺功能等检查。清洁皮肤。遵医嘱行手术区备皮。做好药物过敏试验并记录。嘱患者术前禁食 12h，禁饮 4h，按手术要求准备麻醉床、氧气及监护仪等用物。

（4）心理护理：在与患者和家属建立良好沟通的基础上，做好解释安慰工作，稳定患者的情绪，减轻其焦虑；向患者和家属介绍有关急性阑尾炎的知识，讲解手术的必要性和重要，提高他们的认识，消除患者不必要的紧张和担忧，使其积极配合治疗和护理。

2.术后护理

（1）一般护理。

1）体位与活动：患者回病房后，应根据不同麻醉，选择适当体位。6h 后，血压、脉搏平稳者，改为半坐卧位，利于呼吸和引流。鼓励患者术后在床上翻身、活动肢体，术后 24h 可起床活动，促进肠蠕动恢复，防止肠粘连，同时可增进血液循环，加速伤口愈合。老年患者术后注意保暖，经常拍背帮助咳嗽，预防坠积性肺炎。

2）饮食护理：患者手术当日禁食，经静脉补液。待肠蠕动恢复后，逐步恢复饮食。正常情况下，若进食后无不适，第3～第4日可进易消化的普食。少数病情重的坏疽性、穿孔性阑尾炎，术后饮食恢复较缓慢。

3）病情观察：密切监测生命体征及病情变化，遵医嘱定时测量体温、脉搏、血压及呼吸，并准确记录；加强巡视，倾听患者的主诉，观察患者腹部体征的变化，尤其注意观察有无粘连性肠梗阻、腹腔感染或脓肿等术后并发症的表现，及时发现异常，通知医生并积极配合治疗。

（2）切口和引流管的护理：保持切口敷料清洁、干燥，及时更换渗血、渗液污染的敷料；观察切口愈合情况，及时发现出血的征象。对于腹腔引流的患者，应妥善固定引流管，防止扭曲、受压，保持通畅；经常从近端至远端方向挤压引流管，防止因血块或脓液而造成引流管的堵塞；观察并记录引流液的量、颜色、性状等。当引流液量逐渐减少、颜色逐渐变淡至浆液性，患者体温及血常规检查正常时，可考虑拔管。

（3）用药护理：遵医嘱术后应用有效抗生素，控制感染，防止并发症发生。

（4）并发症的预防和护理。

1）切口感染：是阑尾术后最常见的并发症。多见于化脓性或穿孔性急性阑尾炎，表现为术后 2～3d 体温升高，切口胀痛或跳痛，局部红肿、压痛等，可先行试穿抽出脓汁，或于波动处拆除缝线，排出脓液，放置引流，定期换药。手术中加强切口保护、排出脓液，放置引流，定期换药。手术中加强切口保护、彻底止血、消灭无效腔等措施可预防切口感染。

2）粘连性肠梗阻：较常见的并发症。病情重者须手术治疗。术后患者早期离床活动可预防此并发症。

（5）心理护理：术后给予患者和家属心理上的支持，解释术后恢复过程，术后疼痛、各种治疗的意义，以及积极配合治疗和护理对康复的意义。

十、健康教育

1.知识宣教

对于非手术治疗的患者，应向其解释禁食的目的和重要性，教会患者自我观察腹部症状和体征变化的方法。

2.饮食与活动指导

对于手术治疗的患者，指导患者术后饮食的种类及量，鼓励患者循序渐进，避免暴饮暴食；向患者介绍术后早期离床活动的意义，鼓励患者尽早下床活动，促进肠蠕动恢复，防止术后肠粘连。

3.出院指导

若出现腹痛、腹胀等不适，应及时就诊。

（杜云晓）

第十六节　结直肠和肛管疾病

一、直肠、肛管疾病概述

（一）解剖生理概要

1.直肠

直肠位于盆腔的后部，上接乙状结肠，下连肛管，长 12～15cm，上段直肠前面的腹膜返折成为直肠膀胱陷凹或直肠子宫陷凹。直肠的主要功能是吸收、分泌和排便。

2.肛管

肛管上至齿状线，下至肛门缘，全长 3～4cm。直肠与肛管周围以肛提肌为界有数个间隙，包括骨盆直肠间隙、坐骨肛管间隙、直肠后间隙和肛门周围间隙。这些间隙是肛周脓肿的常见部位。肛管的主要功能是排便。

（二）直肠、肛管疾病的检查方法及记录

1.检查方法

①体位,截石位、胸膝位、蹲位、侧卧位。②视诊。③直肠指检。④肛镜检查。

2.记录方法

时钟定位法。

（三）常见的直肠、肛管疾病

1.痔

痔是齿状线上下的静脉迂曲、扩张所形成的团块。

(1)病因:①解剖因素:位置低、静脉内没有静脉瓣、周围支撑力差,回流不好。②腹内压增高:便秘、妊娠等。③其他因素:周围组织感染、年老体弱、营养不良等。

(2)临床表现:①内痔:位于齿状线以上,由直肠上静脉迂曲、扩张所致,表面覆盖黏膜。主要表现为无痛性便血和痔核脱出。可分为四期:第一期主要表现为排便时无痛性出血但是不伴有痔核脱出;第二期主要是便血加重,同时伴有痔核脱出,但便后能自行还纳;第三期便血减轻,主要以痔核脱出为主,脱出的痔核不能自行还纳,必须用手扶才能回纳,还纳后不再复出;第四期有或无便血,痔核反复脱出,甚至嵌顿。②外痔:位于齿状线以下,由直肠下静脉迂曲、扩张所致,表面覆盖皮肤。常无明显的症状,但容易形成血栓性外痔,引起肛门周围疼痛。③混合痔:由直肠上下静脉迂曲、扩张所致,表面覆盖皮肤和黏膜。兼有内痔和外痔的特点。

(3)治疗:①一般治疗,适用于一期内痔。主要方法是预防便秘、温水坐浴、药物的使用、对症疗法和手法治疗。②注射治疗,使用硬化剂使静脉闭塞。③冷冻治疗,适用于较小的出血性外痔。④手术治疗:适用于上述方法无效的痔。

2.肛裂

肛裂是肛管皮肤全层裂开,多见于肛管后正中线。

(1)病因:长期便秘是主要的病因。

(2)临床表现:①疼痛,是主要的症状,表现为排便时及便后肛门疼痛。②便秘,因为疼痛不敢排便所以使便秘加重。③出血,多为鲜血,不与大便混合(主要为大便表面附着新鲜血液)。④直肠指检可见肛裂"三联征"。

(3)治疗:①一般治疗,保持排便通畅、温水坐浴,封闭疗法、麻醉下扩张肛管等。②手术治疗。

3.直肠肛管周围脓肿

(1)病因:多由肛腺感染引起。

(2)临床表现:①肛门周围脓肿,最常见。主要表现为肛周持续性跳痛,排便、受压或咳嗽时加重,局部红肿、触痛。常自行破溃形成低位肛瘘。②坐骨肛管间隙脓肿:初期局部体征不明显,以全身感染引起的中毒症状为主,肛周疼痛加重。直肠指检:患处有触痛性肿块,脓肿破溃后可形成高位肛瘘。③骨盆直肠间隙脓肿:较少见。位置较深,全身感染中毒症状重而局部表现不明显。诊断主要靠穿刺。

(3)治疗:①脓肿未形成前,早期使用抗生素、局部理疗或热敷、温水坐浴、润肠通便。②脓肿形成后,切开引流。

4.肛瘘

肛瘘是肛管或直肠远端与肛周皮肤间形成的慢性感染性瘘管。

(1)病因:多由直肠肛管周围脓肿处理不当引起。

(2)分类:①按瘘管和瘘口的多少分为单纯性肛瘘、复杂性肛瘘。②按瘘位置分为低位瘘、高位瘘。③按瘘管外口的位置分为外瘘、内瘘。

(3)临床表现:典型症状是肛周外口流脓、肛门周围湿疹和瘙痒。局部检查可见肛周皮肤上有单个或多个瘘口,呈红色乳头状隆起。直肠指检可以扪及条索状瘘管。

(4)治疗:肛瘘不能自愈,必须手术治疗。低位单纯性肛瘘行切开术,高位单纯性肛瘘行挂线疗法。

5.直肠脱垂

直肠脱垂也称脱肛,是直肠壁部分或全部脱出肛门外。

(1)病因:①解剖因素,幼儿发育不全或年老体弱造成盆底软组织薄弱。②腹内压增高因素。③其他,如痔反复脱出,引起黏膜脱垂。

(2)临床表现:主要症状是有肿物自肛门脱出。尤其是蹲位检查时明显,脱出的多是直肠。

(3)治疗:①非手术治疗:加强营养;消除腹压增高因素;养成定时排便的习惯;一旦脱出及时复位。②注射疗法:适用于轻度直肠脱垂者。③手术治疗:适用于非手术治疗无效者。

二、直肠、肛管疾病患者的护理

(一)护理评估

1.健康史

如询问饮食情况、排便情况等。

2.常见症状

便秘、疼痛、便血等。

3.检查

根据病情采用不同的体位进行直肠指检、直肠镜检查。

(二)护理措施

1.一般护理

(1)饮食:多饮水,多进食富有纤维素的食物。忌饮酒及辛辣饮食。

(2)保持排便通畅。

(3)坚持每日适当的运动。

(4)保持肛门清洁。

(5)肛门坐浴。

(6)注意病情观察和症状护理。

2.术前护理

手术前一日进少渣饮食,每晚肛门坐浴,手术前排空大便,必要时灌肠。

3.术后护理

(1)病情观察:观察生命体征、并发症、切口情况,发现情况及时处理。

(2)对症治疗:止痛等。

(3)饮食和排便:术后一日进流食,注意润肠通便。

(4)处理尿潴留。

(5)正确处理伤口。

（苏　洁）

第三章　妇科疾病护理

第一节　前庭大腺囊肿

前庭大腺囊肿是因前庭大腺管阻塞,分泌物积聚所致。在急性炎症消退后腺管堵塞,分泌物不能排出,脓液逐渐转为清液而形成囊肿,有时腺腔内的黏液浓稠或先天性腺管狭窄排液不畅,也可形成囊肿。若有继发感染则形成脓肿,反复发作。因前庭大腺解剖位置的特点,其位于两侧大阴唇后 1/3 深部,腺管开口于处女膜与小阴唇之间,在性交、流产、分娩或其他情况污染外阴部时,病原体容易侵入而引起炎症,因此发病以育龄妇女多见,幼女及绝经后妇女少见。主要病原体为金黄色葡萄球菌、链球菌、大肠埃希菌、肠球菌等。随着性传播疾病发病率的增加,淋病奈瑟菌及沙眼衣原体也为常见病原体。

一、临床表现

(1)前庭大腺囊肿位于阴唇后部的前庭大腺所在处,多为单侧性,大小不定,在大阴唇外侧明显隆起。初起时局部肿胀、疼痛、烧灼感,行走不便,有时致排尿、排便困难。慢性期则形成囊肿,大小不等,多由小逐渐增大,生长缓慢,有些可持续数年不变。多为单发,一般不超过鸡蛋大小,极少双侧同时发生。若囊肿小且无感染,患者可无自觉症状,往往于妇科检查时方被发现。若囊肿大,患者可感到外阴有坠胀感和膨胀感,或有性交不适。

(2)检查见囊肿多为单侧,也可为双侧。检查表皮外观正常,囊肿位于阴唇后下方和阴唇系带之间的前庭大腺所在处,呈半月形、卵圆形或圆形,囊肿在大阴唇外侧明显隆起,患侧小阴唇被展平。囊肿有移动性,无明显触痛。性生活频繁时,囊肿迅速增大。继发感染时,局部红肿、疼痛明显,患者有发热等全身症状,囊肿可发展为脓肿。

(3)诊断检查:通过囊肿的所在位置、外观及局部触诊无炎症现象不难诊断,必要时可行局部穿刺,根据其内容物与脓肿鉴别。病理检查见囊内壁为被覆立方上皮、鳞状上皮或移动上皮。

二、治疗

(1)较小的囊肿不必手术治疗,应定期随访。较大的囊肿,有明显的症状或反复发作疼痛、脓肿形成者应做切开引流手术,术后可保持腺体功能。现多行前庭大腺囊肿造口术,取代以往囊肿剥除法。此方法简单,损伤小,出血少,尚能保留腺体功能。但造口应足够大,造口之后最好放引流条,每天用过氧化氢(双氧水)溶液或2%碘伏冲洗囊腔1次,共3~4次,防止术后粘连闭合,再次形成囊肿。

(2)术后用1∶5 000高锰酸钾溶液坐浴,可预防性应用抗生素或应用2%碘伏液及0.5%甲硝唑液交替冲洗。用油纱条填塞,每2~3d更换1次。

(3)近年来采用二氧化碳激光做造口术治疗,治疗率高,无不良反应,操作简便,治疗时间短。患者可在门诊治疗,无需缝合创面,无需住院。由于激光的高热效应能使组织细胞迅速凝固、炭化,激光对血红蛋白有亲和力,故有较好的凝血作用,术中及术后出血少,能保留腺体的正常功能,对性生活质量无影响,术后无感染,无需用抗生素。但一旦继发感染,可反复发作。

三、护理评估

主要评估患者体征和心理反应。注意患者的全身状况,测量生命体征,观察局部是否有红、肿、热、痛。局部分泌物的颜色、性质、量、气味。由于患者的病程、症状和体征不同,对其工作、生活产生的影响不同,患者可出现不同的心理问题。通过与患者接触、交谈,观察其行为变化,以了解患者精神心理状况。多数患者在出现典型的临床症状后,出于无奈而被迫就医。尤其一些未婚或未育女性,常因害羞、焦虑、担心遭人耻笑等原因而未能及时到医院就诊,或自行寻找非正规医院处理,导致病情延误。

四、护理措施

(1)急性期嘱患者卧床休息,暴露局部,以减轻刺激。

(2)遵医嘱给予抗生素及镇痛药。

(3)脓肿或囊肿切开造口术后,局部用引流条引流,需每日更换引流条。用0.05%苯扎氯铵棉球擦洗外阴,每日2次。切口愈合后,改用1∶5 000呋喃西林溶液坐浴,每日2次。

(4)积极治疗诱发因素,如阴道炎、宫颈炎、肠道蛲虫病、糖尿病等。

(5)保持外阴清洁干燥,排便后用清水冲洗,每日用1∶5 000高锰酸钾溶液坐浴2~3次。

(6)应穿宽松、柔软的纯棉内裤,每天更换。换下的内裤应用消毒液浸泡后再清洗。

五、健康教育

(1)告知患者每日更换内裤,清洗后在阳光下晾晒。保持外阴清洁,排便后用清水冲洗。

（2）嘱患者患病期及术后 1 个月内不可进行性生活，减少局部刺激。

（3）指导患者饮食要清淡，营养均衡，保持排便通畅。

（4）告知患者术后出现分泌物增多、疼痛等异常现象及时就诊。在医生的指导下，服用抗生素进行抗感染治疗，用 0.05% 苯扎氯铵棉球擦洗外阴，每日 2 次。

（5）嘱患者多卧床休息，切忌劳累，不宜盆浴。

（蔡翠翠）

第二节　细菌性阴道炎

细菌性阴道炎发病年龄多在 15～44 岁，多发生于生育年龄的妇女。但在不同人群中发病率也不同，多与性经历有关。细菌性阴道炎实际上是一种以加特纳（Gardner）菌、各种厌氧菌及支原体引起的混合感染，因本病与一般淋菌、滴虫、真菌引起的阴道炎不同，局部炎症不明显而且有 10%～50% 的患者无任何症状、体征。细菌性阴道炎的致病原因是正常寄生在阴道内的细菌生态平衡（菌群）失调。

一、临床表现

1.白带异常
多数患者主诉带有鱼腥臭味的灰白色白带。

2.阴道瘙痒
阴道有灼热感、瘙痒，在阴道壁上的分泌物易于擦掉。

3.体征
阴道黏膜无充血、红肿，阴道分泌物 pH>4.5，生理盐水涂片上见细菌性阴道炎（BV）特征的线索细胞，也可见活动的动弯杆菌（Mobiluncus 菌）。

二、辅助检查

1.细胞学检查
在湿的生理盐水涂片尚见成熟的阴道上皮细胞，表面呈点状或颗粒状细胞，边缘呈锯齿形的线索细胞。

2.分泌物呈碱性
阴道分泌物 pH>4.5，多为 5.0～5.5。

3.细菌培养
阴道分泌物细菌培养，用血－琼脂混合特殊培养基培养。

4.氢氧化钾试验
阴道分泌物氢氧化钾试验阳性。

三、治疗

治疗细菌性阴道炎以口服药为主,可口服甲硝唑、氯林可霉素、氨苄西林、匹氨西林等;亦可用1%过氧化氢液冲洗阴道。

四、护理评估

了解患者年龄、月经史、性生活史及生育史。了解白带性状、量、气味,有无外阴瘙痒及灼热。有无因外阴、阴道瘙痒致睡眠障碍,患者痛苦万分又因难以启齿而产生矛盾心理。

五、护理措施

(1)口服药物护理:督促患者按时用药。甲硝唑,每次0.2g,每日3次,连服7d;也可用氨苄西林,每次0.5g,每日4次,连服7d。

(2)阴道用药护理:可用1%乳酸或醋酸溶液进行阴道灌洗,每日1～2次。口服甲硝唑的同时,每晚睡前可用甲硝唑栓剂0.2g塞入阴道,以杀灭病菌。

(3)疾病健康知识宣传教育:指导夫妻共治疗,患病期间、未治愈之前,严禁性生活。

(4)心理护理:给予患者讲解治疗措施及预后情况,减轻患者心理压力。

六、健康教育

(1)指导患者增强自我保健知识,提高预防意识,注意及时检查。

(2)指导患者口服抗感染药物及其方法。

(3)指导患者保持个人卫生,注意每日清洗外阴,必要时行阴道灌洗和阴道置药。

（迟清清）

第三节　老年性阴道炎

老年性阴道炎常见于绝经前后的妇女。

一、病因

(1)卵巢功能衰退,体内雌激素水平低落或缺乏,阴道上皮细胞糖原减少,阴道内pH呈碱性,杀灭病原菌能力降低。

(2)阴道黏膜萎缩,上皮菲薄,血液循环不足,使阴道抵抗力降低,便于细菌侵入繁殖引起炎症病变。

(3)个人卫生习惯不良,营养缺乏,尤其是 B 族维生素缺乏,可能与发病有关。

(4)不注意外阴的清洁卫生,性生活频繁。

二、临床表现

1.分泌物异常

绝经前后阴道分泌物增多,分泌物常呈水样、脓性、泡沫状,也可带血性,伴外阴瘙痒。

2.泌尿系统症状

若侵犯尿道会有尿频、尿痛等泌尿系统的症状。

3.体征

阴道黏膜上有出血点或出血斑,严重者可形成溃疡,分泌物异常,若不及早治疗,溃疡部可有瘢痕收缩致使阴道狭窄或部分阴道闭锁致分泌物引流不畅,形成阴道积脓。

三、辅助检查

1.病理检查

妇科检查阴道红肿、溃烂者需与阴道癌鉴别,做刮片或活体组织检查,可确诊。

2.涂片鉴别

在涂片中找滴虫、真菌以作鉴别诊断,有针对性的治疗。

四、治疗

原则上应是提高机体及阴道的抵抗力,抑制细菌的生长。可行阴道冲洗、阴道局部用药、口服用药治疗。此外,加强营养,有助于阴道炎的消退。

五、护理评估

了解患者年龄、月经史以及是否闭经、闭经时间,有无手术切除卵巢或盆腔治疗史。了解白带性状、量、气味,有无外阴瘙痒、灼热及膀胱刺激症状。观察阴道黏膜皱襞的弹性,有无出血点、溃疡或粘连。

六、护理措施

1.口服药物护理

指导患者口服雌激素制剂,剂量宜小,服用 4 周后应休息一阶段,有静脉血栓、肝脏疾病或雌激素依赖性肿瘤病史者禁用。

2.外阴护理

指导患者温水坐浴或给予外阴冲洗,不宜用热水烫洗外阴。

3.阴道上药护理

给予患者每晚涂抹一次雌激素软膏,连用 3～4 周。

4.疾病健康知识宣教

指导患者保持卫生,勤换洗内裤,自己的清洗盆具、毛巾不要与他人混用。

七、健康教育

(1)指导更年期、老年妇女掌握老年性阴道炎的预防措施和技巧。

(2)指导患者和家属阴道灌洗、上药方法,注意操作前先洗净双手、消毒器具,以免感染。

(3)嘱患者保持外阴清洁,勤换内裤。穿棉质内衣,减少刺激。

(4)护士给予卵巢切除、放疗患者雌激素替代治疗指导。

(迟清清)

第四节　念珠菌阴道炎

有 80％～90％的念珠菌性阴道炎是白色念珠菌引起的,约 10％的健康妇女无症状而阴道带有念珠菌,一旦抵抗力降低或阴道局部环境改变时,念珠菌会大量繁殖危害人体健康,所以念珠菌是一种条件致病菌。

一、病因

(1)阴道糖原增加、酸度升高,或机体抵抗力降低,可成为致病的原因。

(2)长期应用广谱抗生素和肾上腺皮质激素,可使真菌感染大为增加。

(3)维生素缺乏(复合维生素 B)、严重的传染性疾病和其他消耗性疾病均可成为白色念珠菌繁殖的有利条件。

(4)妊娠期阴道上皮细胞糖原含量增加,阴道酸性增强,加之孕妇的肾糖阈降低,常有营养性糖尿,尿中糖含量升高而促进白色念珠菌的生长繁殖。

二、临床表现

1.阴道瘙痒

外阴及阴道奇痒,坐卧不宁,痛苦异常。

2.泌尿系统症状

阴唇肿胀,伴有烧灼感、尿痛、排尿困难。

3.体征

典型的白带为白色、凝乳块和豆渣样，略带臭味。小阴唇内侧面及阴道黏膜附有白色薄膜，擦去后，可见阴道黏膜红肿或糜烂面积表浅溃疡。

三、辅助检查

1.涂片检查

一般采用悬滴法、染色法、培养法，可找到真菌孢子和假菌丝。

2.尿糖及血糖筛查

主要针对年老肥胖或久治不愈患者，应查尿糖及血糖值，并询问用药史，以寻找病因。

四、治疗

可将制霉菌素片剂、克霉唑栓剂、达克宁栓剂置于阴道内，顽固者日服制霉菌素。积极改变阴道酸碱度，定时性阴道灌洗或坐浴。积极治疗糖尿病，长期应用广谱抗生素、雌激素者应停药。

五、护理评估

了解患者有无糖尿病，使用抗生素、雌激素的种类、时间，是否在妊娠期。了解患者阴道分泌物的量、性状、气味。了解阴道黏膜受损程度，有无糜烂、溃疡及白色块状薄膜覆盖。分析判断悬滴法的结果，检验真菌动态变化情况。

六、护理措施

(1)药物治疗护理：可根据医嘱给予患者口服药或阴道置药治疗。

(2)局部治疗护理：给予患者 2%～4%碳酸氢钠阴道灌洗或坐浴，每日 1 次，10 次为 1 个疗程。

(3)心理护理：阴道及外阴瘙痒致使患者痛苦万分，有些患者不愿表达，内心充满矛盾，护士应多与患者交流，解答疑惑，疏导患者情绪，减轻患者压力，使其积极配合治疗。

七、健康教育

(1)指导患者积极治疗糖尿病，正确使用抗生素、雌激素，避免诱发念珠菌阴道炎。

(2)嘱患者养成良好的卫生习惯，每天清洗外阴、换内裤。切忌搔抓。

(3)指导患者如自行阴道灌洗应注意药液浓度和治疗时间，灌洗药物要充分融化，温度一般为 40℃，切忌过烫，以免皮肤烫伤。

(4)指导孕妇要积极治疗，否则阴道分娩时新生儿易传染为鹅口疮。

（迟清清）

第五节 滴虫性阴道炎

滴虫性阴道炎由阴道毛滴虫引起,是阴道炎症中最常见的一种疾病,pH 为 5.5～6.0 的环境最适合滴虫生长,月经前后,隐藏在腺体及阴道皱襞中的滴虫常得以繁殖,造成滴虫性阴道炎。

一、病因

1.直接传染

经性交传播。

2.间接传染

经公共浴池、浴盆、浴中、游泳池、厕所、衣物、器械及敷料等途径传染。

二、临床表现

1.外阴症状

外阴瘙痒、烧灼或疼痛。

2.白带异常

白带量增多,脓样、有泡沫,腥臭味。

3.体征

阴道宫颈黏膜充血,严重时有散在出血点。有时可见阴道后穹窿有液性泡沫状或脓性泡沫状分泌物。

三、辅助检查

1.悬滴法

在玻片上加 1 滴生理盐水,自阴道穹窿处取少许分泌物在生理盐水中,低倍镜下,如有滴虫活动,阳性率可达 80%～90%。

2.培养法

适用于症状典型而悬滴法未见滴虫者,可用培养基培养,准确率达 98%。

3.尿液检查

屡次复发者,需在尿液中查滴虫,必要时在男方前列腺液内查滴虫。

四、治疗

杀灭阴道滴虫,恢复阴道正常状态,防止复发。此症常在月经期后复发,治疗后应在每次月经干净后复查 1 次,3 次均为阴性为治愈。夫妻双方要同时治疗,切断直径传染途径。可行局部治疗,冲洗阴道后,在阴道内放置药片或栓剂;可行全身用药,口服相应的药物治疗。

五、护理评估

询问患者既往阴道炎病史,发作与月经周期的关系,治疗经过,了解个人卫生习惯,分析感染途径。了解滴虫性阴道炎的典型症状。了解是否有治疗效果不佳致反复发作造成的烦恼,接受盆腔检查的顾虑,丈夫同时治疗的障碍。

六、护理措施

1.外阴卫生护理

在经期、妊娠期、产褥期,每天清洗外阴,保持外阴清洁、干燥,并更换内裤。

2.治疗药物护理

口服相应药物治疗,注意不良反应。

3.心理护理

由于反复治疗而复发产生的不良情绪,护士应给予患者心理疏导树立积极治疗的信心。

七、健康教育

(1)指导感染滴虫患者不要进入游泳池或洗浴场所。

(2)指导患者做好自我护理,保持外阴清洁、干燥,避免搔抓外阴以免皮肤破损,每天换内裤,擦洗外阴,擦洗外阴的毛巾用后应煮沸消毒 5~10min,保证治疗效果。便盆和外阴用盆应隔离,用后要消毒。

(3)指导患者服药的方法,口服甲硝唑可有食欲缺乏、恶心、呕吐、头痛、皮疹、白细胞减少等不良反应,如自行阴道灌洗要注意温度、浓度、方法。

(4)嘱患者月经干净后要复查滴虫,连续 3 个月阴性为治愈标准。

(迟清清)

第六节　急性盆腔炎

急性盆腔炎是指女性上生殖道的一组感染性疾病,主要包括子宫内膜炎、输卵管炎、输卵管卵巢炎、盆腔腹膜炎。炎症可局限于一个部位,也可同时累及几个部位,以输卵管炎、输卵管卵巢炎最常见。盆腔炎性疾病多发生在性活跃期、有月经的妇女,初潮前、绝经后或未婚妇女很少发生盆腔炎性疾病,若发生盆腔炎性疾病也往往是邻近器官炎症的扩散。盆腔炎性疾病若未能得到及时、彻底治疗,可导致不孕、输卵管妊娠、慢性盆腔痛以及炎症反复发作,从而严重影响妇女的生殖健康,且增加家庭与社会经济负担。

一、临床表现

1.急性输卵管炎、输卵管积脓、输卵管卵巢脓肿

急性输卵管炎主要由化脓菌引起,轻者输卵管仅有轻度充血、肿胀、略增粗;重者输卵管明显增粗、弯曲,纤维素性脓性渗出物增多,造成与周围组织粘连。急性输卵管炎因传播途径不同而有不同的病变特点。

2.急性盆腔腹膜炎

盆腔内器官发生严重感染时,往往蔓延到盆腔腹膜,发炎的腹膜充血、水肿,并有少量含纤维素的渗出液,形成盆腔脏器粘连。大量脓性渗出液积聚于粘连的间隙内,可形成散在小脓肿;积聚于直肠子宫陷凹处则形成盆腔脓肿,较多见。脓肿的前面为子宫,后方为直肠,顶部为粘连的肠管及大网膜,脓肿可破入直肠而使症状突然减轻,也可破入腹腔引起弥漫性腹膜炎。

3.急性盆腔结缔组织炎

内生殖器急性炎症,或阴道、宫颈有创伤时,病原体经淋巴管进入盆腔结缔组织而引起结缔组织充血、水肿及中性粒细胞浸润。以宫旁结缔组织炎最常见,开始局部增厚,质地较软,边界不清,以后向两侧盆壁呈扇形浸润,若组织化脓则形成盆腔腹膜外脓肿,可自发破入直肠或阴道。

4.败血症及脓毒血症

当病原体毒性强、数量多,患者抵抗力降低时,常发生败血症。多见于严重的产褥感染、感染性流产及播散性淋病。

5.Fitz-Hugh-Curtis 综合征

此综合征是指肝包膜炎症而无肝实质损害的肝周围炎。淋病奈瑟菌及衣原体感染均可引起。由于肝包膜水肿,吸气时右上腹疼痛。肝包膜上有脓性或纤维渗出物,早期在肝包膜与前腹壁腹膜之间形成松软粘连,晚期形成琴弦样粘连。5%~10%输卵管炎可出现此综合征,临床表现为继发腹痛后出现右上腹痛,或下腹疼痛与右上腹疼痛同时出现。

6.症状

①起病时下腹疼痛,呈持续性,活动后加重,发热,阴道分泌物增多。②腹膜炎时可出现恶心、呕吐、腹胀、腹泻。③月经期发病可使经量增多、经期延长。④膀胱刺激症状如尿痛、尿频、排尿困难,直肠刺激症状如腹泻、里急后重、排便困难,腹膜刺激症状如压痛、反跳痛、肌紧张。

7.体征

典型体征呈急性病容,体温升高,下腹部压痛、反跳痛、肌紧张。妇科检查:阴道黏膜充血,脓性分泌物自子宫颈口外流。子宫颈举痛,子宫体略大、压痛、活动受限,输卵管增粗并有压痛,如为输卵管卵巢囊肿可触及包块。

二、辅助检查

1.血常规

白细胞或中性粒细胞增多,提示有炎症。

2.腹腔穿刺

若穿刺液为脓性液体,提示盆腔感染,应进一步将穿刺液行细菌培养及药物敏感性试验,为治疗提供帮助。

3.B超检查

有助于盆腔病变的诊断。

三、治疗

急性盆腔炎以抗生素治疗为主,清除病原体,改善症状与体征,减少后遗症。手术治疗指征:输卵管积脓或输卵管卵巢脓肿,经药物治疗无效或脓肿破裂者。

四、护理评估

1.心理评估

患者常因突发的疾病、未知的诊断及治疗,特别是需要手术治疗而感到紧张和恐惧,若其配偶或主要家属不在身边,多感到无助和绝望。未婚女性可能担心疾病对婚姻、性生活及生育的影响,已婚尚无子女的患者可能担心影响正常生育。

2.身体评估

患者一般状况呈急性病容,可有体温升高。妇科检查宫口可见脓性分泌物流出,若盆腔积液或积脓,双合诊检查发现阴道后穹窿饱满、有触痛,宫颈有举痛,子宫可正常大小或稍大。

五、护理措施

(1)遵医嘱根据细菌培养及药物敏感性试验结果选用抗生素。

(2)遵医嘱及时、准确给予抗生素治疗,保证用药时间、给药途径及药量准确。

(3)合理安排药物输入的先后顺序。

(4)减轻疼痛,改善呼吸,患者应绝对卧床休息,取半卧位,以利于盆腔内的炎性渗出物积聚在直肠子宫陷凹而使炎症局限化及宫腔内脓性分泌物的排出,因为半卧位时腹肌放松、膈肌下降,有助于改善呼吸。

(5)给予高热量、高维生素、高蛋白饮食,注意纠正电解质紊乱和酸碱失衡状况。

(6)患者高热时宜采用物理降温,若腹胀应行胃肠减压。遵医嘱输液并给予足量有效抗生素,注意配伍禁忌及毒性反应。

（7）注意加强经期、妊娠期及产褥期卫生,经期禁止性交。

（8）需要手术治疗时,做好术前准备。

（9）患者因起病急、症状重或需要手术而感到紧张、恐惧,护士应态度和蔼、简洁易懂地向患者讲解急性盆腔炎的可能原因,协助患者做各项检查,取得患者的信任,缓解其紧张心情和恐惧感。

六、健康教育

（1）向患者及家属讲解急性盆腔炎的诱因,重点是加强预防。

（2）指导患者积极治疗生殖道炎症,定期开展妇科检查。

（3）指导患者做好经期及产褥期保健,养成良好的卫生习惯。

（4）指导患者保证均衡饮食营养,坚持身体锻炼,以增强体质。

（5）指导患者遵医嘱按时服药,向患者讲解急性盆腔炎治疗的疗效、用法、疗程、不良反应,防止患者自行停药或减量。

（6）指导患者积极治疗原有慢性疾病,定期随访。

（于　菲）

第七节　卵巢肿瘤

卵巢肿瘤是妇科常见的肿瘤,可发生于任何年龄。除原发性肿瘤外,由其他器官转移来者亦不罕见。卵巢肿瘤可以有不同的性质和形态:单一型或混合型、一侧或双侧、囊性或实性、良性或恶性。20%～25%卵巢恶性肿瘤患者有家族史。

一、组织学类型

1.浆液性肿瘤

（1）浆液性囊腺瘤:约占卵巢良性肿瘤的25%。多为单侧,球形,大小不等,表面光滑,囊性,壁薄,囊内充满蛋黄色清亮液体。镜下见囊壁为纤维结缔组织,内衬单层柱状上皮。

（2）交界性浆液性囊腺瘤:约占卵巢浆液性囊腺瘤的10%。中等大小,多为双侧,较少在囊内乳头状生长,多向囊外生长。镜下见乳头分支纤细而密,上皮复层不超过3层,细胞核轻度异型,核分裂象<1/HP,无间质浸润,预后好。

2.黏液性肿瘤

（1）黏液性囊腺瘤:约占卵巢良性肿瘤的20%,恶变率为5%～10%。多为单侧,圆形或卵圆形,体积较大,表面光滑,灰白色。切面常为多房,囊腔内充满胶冻样黏液,含黏蛋白和糖蛋白,囊内很少有乳头生长。

（2）交界性黏液性囊腺瘤:一般较大,单侧较多,表面光滑,常为多房。切面见囊壁增厚,有实质区和乳头状形成,乳头细小、质软。

3.卵巢子宫内膜样肿瘤

良性肿瘤,较少见。多为单房,表面光滑,囊壁衬以单层柱状上皮,似正常子宫内膜。囊内被覆扁平上皮,间质内可有含铁血黄素的吞噬细胞。交界性瘤很少见。

4.畸胎瘤

(1)成熟畸胎瘤称为皮样囊肿,属良性肿瘤,好发于生育年龄。多为单侧、单房、中等大小,圆形或卵圆形,表面光滑,腔内充满大量油脂、毛发,有时可见牙齿和骨质。由于瘤体轻重不均,易发生蒂扭转,恶变率为 2%～4%。

(2)未成熟畸胎瘤为恶性肿瘤,由分化程度不同的未成熟胚胎性组织构成,好发于 20 岁以下的年轻女性,多为单侧实性,肿瘤表面呈结节状,切面呈灰白色,似豆腐或脑组织样,质软而脆。5 年存活率一般为 15%～30%。

5.无性细胞瘤

属恶性肿瘤,好发于青春期和青年女性。肿瘤表面光滑或有微小突起,实性,切面呈灰白色,对放疗高度敏感,5 年存活率可达 90%。

6.颗粒细胞瘤

低度恶性,多为单侧,分叶状,表面光滑。肿瘤可分泌雌激素,在青春期前可致性早熟;生育年龄妇女可致月经期紊乱或继发性闭经,常伴有子宫内膜增生过长;绝经后妇女常以子宫异常出血为首发症状,甚至可并发子宫内膜癌。

7.卵泡膜细胞瘤

基本上属良性,但有 2%～5% 为恶性。多发生于绝经后,单侧,中等大小,质硬,常分泌更多的雌激素。

二、临床表现

1.卵巢良性肿瘤

肿瘤较小,多无症状,常在妇科检查时偶然发现。肿瘤增大时,感腹胀或腹部扪及肿块。检查见腹部膨隆,包块活动度中等,叩诊实音,无移动性浊音。双合诊和三合诊检查可在子宫一侧或双侧触及圆形或类圆形肿块,多为囊性,表面光滑,活动,与子宫无粘连。肿瘤继续增大占满盆腔、腹腔时,可出现尿频、便秘、气急、心悸等压迫症状。

2.卵巢恶性肿瘤

早期多无自觉症状,出现症状时往往病情已属晚期。由于肿瘤生长迅速,短期内可有腹胀,腹部出现肿块及腹水。症状轻重取决于肿瘤大小、位置、侵犯邻近器官程度、有无并发症及组织学类型。若肿瘤向周围组织浸润或压迫神经则可引起腹痛、腰痛或下腹痛,压迫盆腔静脉时,可出现水肿。晚期患者呈明显消瘦、贫血等恶病质现象。

3.并发症

卵巢肿瘤患者常以并发症就诊。

(1)卵巢肿瘤蒂扭转:为常见的妇科急腹症,约 10% 卵巢肿瘤可发生蒂扭转。好发于瘤蒂较长、中等大小、活动性良好、重心偏于一侧的肿瘤,如成熟畸胎瘤。常在体位突然改变或妊娠期、产褥期子宫大小、位置改变时发生蒂扭转。卵巢肿瘤扭转的蒂由骨盆漏斗韧带、卵巢固有韧带和输卵管组成。发生急性扭转后,因静脉回流受阻,瘤内充血或血管破裂致瘤内出血,导致瘤体迅速增大。若动脉血流受阻,肿瘤可发生坏死、破裂和继发感染。蒂扭转的典型症状是体位改变后突然发生一侧下腹剧痛,常伴恶心、呕吐甚至休克。双合诊检查可扪及压痛的肿块,以蒂部最明显,可有肌紧张及反跳痛。有时不全扭转可自然复位,腹痛随之缓解。治疗原则是一经确诊,尽快行手术治疗。术时应先在扭转蒂部靠子宫的一侧钳夹后,再切除肿瘤和扭转的瘤蒂,钳夹前不可先将扭转的蒂回复,以防蒂部血栓脱落栓塞至身体的重要器官或组织。

(2)破裂:约3%卵巢肿瘤会发生破裂。有自发性破裂和外伤性破裂。自发性破裂常因肿瘤发生恶性变,肿瘤快速、浸润性生长穿破囊壁所致。外伤性破裂则在腹部受重击、分娩、性交、妇科检查及穿刺后引起。症状轻重取决于破裂口大小、流入腹腔囊液的量和性质,小的囊肿或单纯浆液性囊腺瘤破裂时,患者仅有轻度腹痛;大囊肿或畸胎瘤破裂后,患者常有剧烈腹痛伴恶心、呕吐。破裂也可导致腹腔内出血、腹膜炎及休克。体征有腹部压痛、腹肌紧张,可有腹水征,盆腔原存在的肿块消失或缩小。考虑肿瘤破裂时应立即手术,手术尽量吸净囊液,并涂片行细胞学检查。术后彻底清洗盆、腹腔,切除的标本送病理学检查。

(3)感染:较少见。多继发于肿瘤扭转或破裂。也可来自邻近器官感染灶(如阑尾脓肿)的扩散。患者可有发热、腹痛、腹部压痛及反跳痛、腹肌紧张、腹部肿块及白细胞增多等。治疗原则是抗感染治疗后,手术切除肿瘤。感染严重者,应尽快手术去除感染灶。

(4)恶变:肿瘤迅速生长尤其双侧性,应考虑有恶变可能。诊断后应尽早手术。

三、辅助检查

1.妇科检查

随着卵巢肿瘤增大,通过妇科双合诊或三合诊检查通常发现:阴道穹窿部饱满,可触及瘤体下极,子宫体位于肿瘤的侧方或前后方。同时评估卵巢肿块的质地、大小、单侧或双侧、活动度、肿瘤与子宫及周围组织的关系,初步判断有无恶性的可能。

2.B超检查

临床诊断符合率>90%,但不易测出直径<1cm的实性肿瘤,可了解肿块的部位、大小、形态,囊性或实性,囊内有无乳头。彩色多普勒超声扫描可测定卵巢及其新生组织血流变化,对诊断有帮助。

3.腹腔镜检查

可直视肿物的大体情况,必要时在可疑部位进行多点活检。巨大肿块或有粘连者禁用腹腔镜检查。

4.细胞学检查

通过腹水或腹腔冲洗找癌细胞,有助于确定患者的临床分期及选择治疗方案,并可用以随访观察疗效。

5.腹部 X 线摄片

卵巢畸胎瘤可显示牙齿、骨质及钙化囊壁。

6.CT、MRI、PET 检查

可显示肿块及肿块与周围的关系,肝、肺有无结节及腹膜后淋巴结有无转移。良性肿瘤囊壁薄,光滑,囊内均匀;恶性肿瘤轮廓不规则,向周围浸润或伴腹水。

7.其他

还可以通过免疫学、生物化学等方法测定患者血清中的肿瘤标志物(如 AFP),利用卵巢癌单克隆抗体 OC125 检测卵巢上皮性癌患者血清中癌抗原(CA125)浓度等。

四、治疗

较小的卵巢良性肿瘤常采用腹腔镜手术,恶性肿瘤多采用剖腹手术。卵巢肿瘤蒂扭转一经确诊,立即手术治疗。

根据患者年龄、生育要求及对侧卵巢情况决定手术范围。年轻、单侧良性肿瘤应行患侧卵巢肿瘤剥出或卵巢切除术,保留患侧正常卵巢组织和对侧正常卵巢;双侧良性肿瘤应行肿瘤剥出术。绝经后期妇女应行子宫及双侧附件切除术。术中切下肿瘤后应剖开肿瘤观察判断肿瘤良、恶性,必要时做冷冻切片组织学检查,明确性质以确定手术范围。疑恶性肿瘤应尽可能完整取出,防止肿瘤被剥破,囊液流出,癌细胞种植于腹腔。巨大良性囊性肿瘤可穿刺放液,待体积缩小后取出,穿刺前须保护穿刺周围组织,以防被囊液污染。放液速度应缓慢,以免腹压骤降发生休克。

五、护理评估

1.病史

护理查体问诊时应注意以下几点。

(1)详细询问月经、婚育史,是否有不孕或自然流产史;卵巢增大或卵巢囊肿有下列指征者,应及早行腹腔镜检查或剖腹探查:①卵巢实性肿块。②卵巢囊肿直径>8cm。③青春期前和绝经后期。④生育年龄正在口服避孕药。⑤囊肿持续存在超过 2 个月。

(2)评估是否存在长期使用雌激素等诱发因素,病发后月经变化情况及伴随情况。

(3)曾接受的治疗经过、疗效及用药后机体反应。

2.身体状况

①患者一般状况呈急性病容,可有体温升高。评估急性下腹痛性质,伴随症状;注意水、电解质和酸碱平衡。②卵巢肿瘤蒂扭转可致患者出现恶心、呕吐及腹部肌紧张及反跳痛,严重者出现休克症状。

3.心理状况

患者常因突发的疾病、未知的诊断及治疗,特别是需要手术治疗而感到紧张和恐惧,若其配偶或主要家属不在身边,多感到无助和绝望。未婚女性可能担心疾病对婚姻、性生活及生育的影响,已婚尚无子女的患者可能担心影响正常生育。

六、护理措施

1.术前护理

(1)生命体征的观察:严密观察患者生命体征及神志变化情况,尤其是血压和脉搏的变化情况。

(2)心理护理:患者因起病急,症状重或需要手术而感到紧张、恐惧,护士应态度和蔼,简洁易懂地向患者讲解卵巢肿瘤蒂扭转的可能原因,协助患者做各项检查,取得患者的信任,缓解其紧张心情和恐惧感。

(3)对症护理:嘱患者适当休息,积极协助医生寻找病因;在未明确病因前不用镇痛药;严密观察病情,防治休克,加强心理护理。

(4)术前准备:护理人员一旦接诊卵巢肿瘤蒂扭转患者应立即按妇科疾病手术护理常规行术前准备。

2.术后护理

(1)生命体征的观察:严密观察患者生命体征及神志变化情况,尤其是血压和心率的变化情况。

(2)管路的护理:术后患者留置胃管、尿管及引流管,应详细记录尿管中尿液、胃管中胃液及引流管中引流液的颜色、性质及量。定时巡视,防止管路发生打折、扭曲,如发现有堵塞、脱落等现象,应及时通知医生处理。术后遵医嘱拔除尿管,护士应观察患者排尿情况,如出现尿频、尿急、尿痛等膀胱刺激症状及发生尿潴留时应及时通知医生并处理。

(3)观察阴道出血情况:妇科手术后患者极少出现阴道出血现象,如有阴道出血,应密切观察患者的生命体征,并及时通知医生处理。

(4)观察腹胀情况:患者手术后应适当做床上活动,促进肠蠕动的恢复。患者术后1d可行床上翻身活动,护士应观察患者手术后腹胀的程度,对于术后3d以上尚未排气或腹部胀气严重的患者应给予相应的指导,并通知医生及时处理。

(5)基础护理:患者手术后回病房,应予平卧位,头偏向一侧,麻醉清醒后可枕枕头并行床上翻身。协助患者翻身时避免出现拖、拉、拽等动作,防止各种引流管脱落。患者卧床期间,保持床单位清洁、平整和卧位的舒适,对营养不良、老年患者及长期卧床的患者应做好皮肤护理,防止发生压疮。经常巡视病房,满足患者生活上的需要,做好晨、晚间护理工作,口腔护理、雾化吸入、会阴冲洗,每日1~2次,以防各种并发症的发生。

(6)饮食护理:患者术后留置胃管,手术后应指导患者适当做床上活动,尽早肛门排气,促进肠蠕动的恢复。拔除胃管后,可进食清流质饮食。饮食要注意少量多餐,应以高营养、高维生素的食品为主,防止发生便秘。禁止食用牛奶及含糖分的食品及饮料,防止增加肠胀气。

(7)腹式手术的护理:应注意观察腹部敷料有无渗血、渗液情况;减轻腹部切口疼痛,必要时遵医嘱给予镇痛药;术后48h内禁止下床活动,床上翻身时动作勿过大,防止腹部切口疼痛;防治各种原因引起的咳嗽,因咳嗽时腹压增高及会阴部用力而影响切口的愈合;防治各种原因引起的便秘,术后应进食清淡、高蛋白质、粗纤维的食物,养成定时排便的习惯,如患者出现便秘,嘱其勿用力排便及长时间蹲站,防止腹压增加影响切口愈合。必要时遵医嘱给予缓泻药。

(8)预防感染:注意观察患者有无发热、咽喉疼痛、咳嗽等症状,及时发现感染征象。病室每日通风,进行湿式清扫;减少探视、外出,防止交叉感染。遵医嘱及时、准确给予抗生素治疗,保证用药时间、给药途径及药量准确。合理安排药物输入的先后顺序。

(9)减轻疼痛,改善呼吸:患者应绝对卧床休息,取半卧位,以利于盆腔内的炎性渗出物积聚在直肠子宫陷凹而使炎症局限化及宫腔内脓性分泌物的排出,因为半卧位时腹肌放松、膈肌下降,有助于改善呼吸。

七、健康教育

(1)开展普查普治:30 岁以上妇女每年应行妇科检查,高危人群每 6 个月检查 1 次,必要时进行 B 超检查和检测血清 CA125 等肿瘤标志物。

(2)注意加强经期、妊娠期及产褥期卫生,经期禁止性交。

(3)患者出现恶心、呕吐,下腹疼痛及时到医院就诊。

(4)术后可洗淋浴,3 个月后可洗盆浴。

(5)避免重体力劳动,多注意休息,适当参加户外活动,劳逸结合,但应避免从事会增加盆腔充血的活动,如跳舞、久站等,因盆腔组织的愈合需要良好的血液循环。

(6)手术患者出院后不要做剧烈运动,要保持排便通畅,必要时可口服泻药。

(7)嘱患者进食高蛋白质、富含维生素 A 饮食,避免高胆固醇饮食。

(8)告知患者明确随访的目的、时间,告知联系方式,嘱其不可忽视定期检查,卵巢良性肿瘤手术患者出院后 1 个月、卵巢恶性肿瘤手术患者出院后 3 个月到门诊复查,以便了解术后康复情况。

(于　菲)

第八节　异位妊娠

正常妊娠时,受精卵着床于子宫体腔内膜,当受精卵于子宫体腔以外着床时,称为异位妊娠。异位妊娠可发生于卵巢、宫颈、腹腔,但以输卵管妊娠最常见,占异位妊娠的 95% 左右,而输卵管妊娠的部位又以壶腹部最多,约占 60%,其次为峡部,约占 25%,伞部及间质部少见。输卵管妊娠发展到一定程度,可发生输卵管妊娠流产(多见于壶腹部)、输卵管妊娠破裂(多见于输卵管峡部)和继发性腹腔妊娠。输卵管炎症是最主要原因,输卵管发育不良或功能异常、精神因素可引起输卵管痉挛和蠕动异常,干扰受精卵的运送,引起异位妊娠。放置宫内节育器与异位妊娠发生也有相关性。

一、临床表现

1.停经史

多数患者在发病前有短暂的停经史,大都在 6 周左右。但也有的患者发病较早,没有明显的停经史,常被误诊为是"月经过少"。

2.腹痛

95％以上输卵管妊娠患者主因腹痛就诊。输卵管妊娠未破裂时,增大的胚胎膨胀输卵管,导致输卵管痉挛及逆蠕动,患侧下腹出现隐痛或胀痛。输卵管妊娠破裂时,突感患侧下腹部撕裂样剧痛,疼痛为持续性或阵发性;血液积聚在直肠子宫陷凹而出现肛门坠胀感(里急后重);出血多时可流向全腹而引起全腹疼痛,恶心、呕吐;血液刺激横膈,出现肩胛部放射痛(称为 Danforth 征)。腹痛可出现于阴道出血前或阴道出血后,也可与阴道出血同时发生。

3.阴道出血

常表现为短暂停经后出现不规则出血,量少,点滴状,色黯红或深褐色。部分患者阴道出血量较多,似月经量,约 5％患者表现为大量阴道出血。阴道出血表明胚胎受损或已死亡,导致 HCG 下降,卵巢黄体分泌的激素难以维持蜕膜生长而发生剥离出血,并伴有蜕膜碎片或管型排出。病变去除后,阴道出血才停止。

4.晕厥和休克

部分患者由于腹腔内急性出血及剧烈腹痛,入院时即处于休克状态,患者面色苍白、四肢厥冷、脉搏快而细弱、血压下降。休克程度取决于内出血速度及出血量,而与阴道出血量不成比例。体温一般正常,休克时略低,腹腔内积血被吸收时略高,但一般不超过 38℃。间质部妊娠一旦破裂,常因出血量多而发生严重休克。

5.体征

出血量不多时,患侧下腹明显压痛、反跳痛,轻度肌紧张;出血较多时可见腹部膨隆,全腹压痛及反跳痛,但压痛仍以输卵管妊娠处为甚,移动性浊音阳性。当输卵管妊娠流产或破裂而形成较大血肿,或与子宫、附件、大网膜、肠管等粘连包裹成大包块时,可在下腹部扪及触痛、质实的肿物。

二、辅助检查

1.妊娠试验

放射免疫法测血中 HCG,尤其是 β-HCG 阳性有助诊断,但 β-HCG 阴性者仍不能完全排除异位妊娠。

2.B超检查

阴道后穹窿穿刺出不凝血是一种简单可靠的诊断方法。B超有助于诊断异位妊娠。

3.腹腔镜检查

适用于输卵管妊娠尚未流产或破裂的早期患者和诊断有困难的患者,但腹腔内大量出血或伴有休克者,慎做腹腔镜检查,应根据医疗条件及手术者的经验而决定是否做腹腔镜检查。

三、治疗

以手术治疗为主,其次是非手术治疗,常用药物有甲氨蝶呤 75mg 肌内注射 1 次,观察血 HCG 值变化情况决定进一步治疗方案。

四、护理评估

1.心理评估

患者常因突发的疾病,特别是需要手术治疗而感到紧张和恐惧。患者也担心疾病对婚姻、性生活及生育的影响。

2.身体评估

(1)一般状况:患者痛苦表情,休克患者可出现生命体征改变,如面色苍白、血压下降、脉搏细数、意识不清等。

(2)腹部检查:患者全腹可有压痛,严重者拒按,部分患者有反跳痛;叩诊发现移动性浊音阳性,结合临床休克体征,应怀疑腹腔内出血。听诊可闻及肠鸣音减弱。

(3)妇科检查:可见阴道与宫颈黏膜着色,质地变软,若盆腔有积血或积液,双合诊检查发现阴道后穹窿饱满、有触痛,宫颈有举痛;一侧子宫附件区可触及有触痛的肿块,肿块的大小、形状、质地和活动性因疾病而异。

五、护理措施

(1)诊疗配合:配合医生明确病因,对非手术治疗者,应严密观察病情,遵医嘱给药;对手术治疗者,应做好术前准备及术后护理。

(2)防治休克:快速建立静脉通道,保证足够液体量;配好血型,必要时遵医嘱输血;观察并记录生命体征。

(3)阴道出血的护理:出血多的患者,应严密观察并记录其生命体征变化情况。注意收集会阴垫,评估出血量。按医嘱给予止血药,必要时输血、补液、行抗感染治疗;维持正常血压并纠正贫血状态。保持会阴部清洁,给予会阴冲洗每天 1 次。

(4)基础护理:对卧床的患者做好生活护理,保持皮肤、床铺清洁干燥。鼓励患者进食高蛋白质,高维生素饮食。需手术治疗的患者通知禁食、禁水并遵医嘱从静脉补充营养。

(5)心理护理:稳定患者情绪,实事求是地向患者及家属交代病情,缓解其压力。介绍相同疾病治疗成功的病例,使其对疾病治疗、护理及预后充满信心。提供可利用的支持系统,帮助患者度过心理危机。

(6)怀疑有异位妊娠破裂时,立即通知医生并使患者平卧位,给予氧气吸入。观察呼吸、血压、脉搏、体温及患者的反应,并详细记录,同时注意保暖。建立静脉通道,先给予平衡液或根据医嘱输入羟乙基淀粉。按手术要求做好术前准备、备皮、留置导尿、备血等。

（7）对患者及家属进行精神安慰和心－理疏导，以取得他们对医院的信任，积极配合治疗。

六、健康教育

（1）给予心理指导，帮助患者和家人度过心理沮丧期。

（2）指导患者养成良好的卫生习惯，保持会阴清洁和性生活卫生，避免发生生殖器官炎症。

（3）出院时，告知患者术中、术后的情况，因为异位妊娠有 10％的再发生率和 50％～60％的不孕率，若下次再出现腹痛、停经、阴道出血等情况，要及时就医，及早诊断。

（4）定期门诊复查，防止感冒等，禁性生活 3 个月，盆浴 1 个月。

（5）异位妊娠甲氨蝶呤治疗患者指导：HCG 转为阴性之前禁止饮酒，禁止服用含叶酸的多种维生素以及性生活。出现下列情况来医院就诊：①阴道出血时间长或者量增多。②疼痛时间延长或者加重（治疗开始的 10～14d 出现下腹痛和盆腔痛是正常的）。③口服避孕药或者采用屏障法避孕。

（于　菲）

第九节　黄体破裂

黄体破裂是妇科常见的急腹症之一，好发于 14～30 岁的年轻女性，因此，有人称之为"青春杀手"。其实，黄体破裂对人的危害因人而异，临床症状及表现也有很大差别。有的可能仅有突然但很轻微的一侧下腹疼痛，破裂黄体内的毛细血管自行愈合，流出的少量血液也自行吸收，不留任何后遗症；有的则可能发生剧烈难忍的腹痛，为黄体内的血管破裂，血液流向腹腔，造成持续性腹痛，严重者可因此发生出血性休克，表现为大汗淋漓、头晕、头痛、血压下降、四肢冰冷等，如治疗不及时可危及生命。卵巢黄体囊肿破裂可发生于各个育龄阶段，黄体囊肿形成是其发生的基本原因。卵巢内卵泡随月经周期发生周期性变化。成熟卵泡排卵后，卵泡壁塌陷、泡膜内血管破裂、血液流入腹腔内凝成血块而形成血体，卵泡壁的破口很快被纤维蛋白封闭而修复，血被吸收而形成黄体，即黄体囊肿是黄体在形成过程中黄体血肿液化所致，其直径一般在 2～3cm，有时可达 8cm 以上。由于黄体囊肿位于卵巢表面，张力较大，质脆而缺乏弹性，内含丰富血管，当受外因作用发生破裂时，极易出血，血液积聚于腹腔、盆腔刺激腹膜引起腹痛。在外力、妇科检查挤压、排便或性交等条件下均有可能导致其破裂，此为外力性破裂；在盆腔炎症、卵巢充血或凝血机制异常情况下也可致其破裂，即自发性破裂。

一、临床表现

1.腹痛

腹痛程度可有很大差别，其发展过程和宫外孕的腹痛基本相同，卵巢黄体破裂绝大多数发生于月经周期后半期,一般没有月经逾期、阴道出血的症状。

2.内出血

诊断的主要根据是阴道后穹窿或腹腔穿刺,患者一般无阴道出血,内出血严重者可有休克及直肠刺激症状。腹腔镜检查可以看到卵巢黄体和裂口,有时可见活动性渗血,且双侧输卵管正常。有的患者一次出血后可逐渐自行凝集而止血,反复发作机会较少。

3.体征

患者呈贫血貌,月经后半期突发不同程度的下腹部压痛及反跳痛,有的伴有移动性浊音,甚至出现休克症状。妇科检查时附件区可触及包块伴压痛者,子宫略大于正常,所有患者均有不同程度的阴道后穹窿触痛及宫颈摇举痛。

二、辅助检查

B超可发现盆腔积液及附件区包块,阴道后穹窿穿刺抽出不凝血。因其临床表现和B超结果与宫外孕相似,特别是有月经周期延长,尿 HCG 阴性。

三、治疗

黄体破裂有非手术治疗和手术治疗两种方法,但由于反复出血机会较小,因此一旦病情稳定后,在严密观察下非手术治疗成功的可能较大。如经腹腔镜检查证实本病诊断,则非手术治疗更具信心。手术方法则为剖腹止血,常需剔除破裂的黄体后再行缝合。术中同时清除积血,新鲜内出血也可行自体回输,以节约血源。

四、护理评估

详细了解患者月经史、是否有性生活史。了解患者疼痛发生时间、部位;有无阴道出血;测量患者生命体征,观察是否有休克症状。

五、护理措施

(1)疼痛护理:黄体囊肿破裂会发生剧烈腹痛,观察患者出现腹痛的部位、疼痛性质,指导患者取半卧位,以减轻疼痛。避免使用镇痛药物,以免掩盖病情发展。

(2)生命体征观察:腹腔内急性出血,可引起血容量急剧减少,严重者可引起休克。所以护士必须严密观察患者面色、血压、心率、尿量、体温的变化,并遵医嘱给予输血、补液治疗,维持正常血压并纠正贫血状态。

(3)积极做好术前准备:黄体囊肿破裂是妇科急腹症之一。在积极输液的同时,须做好血常规化验、交叉配血、阴道准备、手术术野皮肤准备、留置尿管等护理工作。

(4)心理护理:腹痛、手术可造成患者恐惧、焦虑、烦躁等不良情绪。护士要为患者安排安静舒适的环境,经常巡视询问,主动与患者交流,认真听取主诉,给予心理安慰,缓解和消除其恐惧、焦虑情绪。

(5)手术患者护理。

六、健康教育

(1)指导患者在月经后期注意自我保护,避免一些黄体破裂的诱发因素。

(2)患者出现异常下腹疼痛及时到医院就诊。

(3)避免重体力劳动,适当参加户外活动,劳逸结合,注意休息。

(4)饮食均衡,营养合理,保持排便通畅。

(5)手术患者出院后1个月应到门诊复查,以便了解术后康复情况。

(于　晶)

第十节　输卵管积液

输卵管积液是指输卵管受病原体感染以后,由于白细胞的浸润形成内膜肿胀,间质水肿、渗出,输卵管黏膜上皮脱落,如果输卵管急性期炎症没得到及时有效的治疗可造成输卵管积脓。输卵管积脓在炎症消退后,脓液逐渐被吸收,腔内积液由脓性变为浆液性,则成为输卵管积液。单纯的输卵管积脓在炎症消退后可演变为瘢痕性输卵管炎或输卵管积液,后者是慢性输卵管炎的常见并发症。

一、病因

输卵管积液多是因分娩、流产、不洁性交或平时不注意经期卫生以及妇科手术后发生炎症而引起,也可因为邻近脏器的炎症引起,如阑尾炎、腹膜炎等。

二、发病机制

输卵管因炎症发生峡部及伞端粘连阻塞后,形成输卵管脓肿,管腔内脓细胞及坏死组织被分解,被吞噬细胞清除后,即成为水样液体,形成输卵管积液;输卵管两端因粘连而阻塞后,输卵管黏膜细胞的分泌液不能排出,即积存于管腔内,形成输卵管积液。另外盆腔手术后瘢痕粘连也是导致输卵管积液的原因之一。

三、临床表现

输卵管炎症急性期时患者常有腹痛病史,而一般输卵管积脓变为浆液性即输卵管积液或积液被机体吸收后,炎症往往早已痊愈,所以输卵管积液的患者平时多无腹痛症状。输卵管积液时,输卵管扩张部和未扩张部的管腔仍可相通,故患者常有间断性阴道排液,不孕往往为输卵管积液的唯一表现。

四、辅助检查

1.B超检查

一部分输卵管积液能在B超上表现出来,主要是在输卵管炎症的急性期,输卵管的炎症造成伞端阻塞,炎症的渗出液积在输卵管的管腔内使超声显示:子宫一侧或双侧出现异常回声,输卵管增粗,有的呈腊肠样,管腔内呈低回声或点状回声。

2.输卵管造影

这是确诊输卵管积液最可靠的方法,输卵管积液的X线表现是输卵管全程显影,伞端会明显积液扩张,或有部分造影剂自输卵管伞端弥散盆腔。

3.腹腔镜检查

在急性输卵管炎输卵管积脓阶段腹腔镜下可见输卵管增粗肿胀,后期可见输卵管伞端闭锁。

五、治疗

对于通过子宫输卵管造影检查或腹腔镜检查确诊为双侧输卵管伞端梗阻,或只剩有一侧输卵管且是伞端积液或一侧输卵管壶腹部梗阻,一侧输卵管伞端梗阻的患者,医生通过子宫输卵管造影检查及腹腔镜下观察输卵管伞端病变情况,来判断是否适合于进行输卵管造口手术。据资料统计,输卵管积液直径>3cm,输卵管黏膜破坏较严重,术后输卵管功能难于恢复的,如果子宫内膜情况较好,对于有生育要求的患者可直接进行试管婴儿治疗,不必再进行输卵管复通(输卵管造口术)治疗。目前输卵管伞端积液的治疗方案一是于月经干净3~7d的时候做开腹或腹腔镜下伞端造口术,成功率约为20%;二是做试管婴儿,成功率也约为20%。输卵管造口术适用于输卵管近端通畅,远端有积液、闭锁的患者。

六、护理评估

1.病史

从患者家庭、社会等方面全面评估其既往史和现病史。询问患者有无妇科炎症,有无分娩、流产,有无邻近脏器的炎症病史,如阑尾炎、腹膜炎等。

2.身体状况

输卵管积液急性期时可在B超上表现出来,患者常感腹痛;积液慢慢被吸收后多无腹痛症状;患者输卵管扩张部和未扩张部的管腔相通时,常有间断性阴道排液。不孕往往为输卵管积液的表现。

七、护理措施

1.术前护理

告知患者有关输卵管积液和腹腔镜下输卵管造口术的相关知识,并介绍手术的大致过程及配合方法,通过真诚、有效的沟通交流取得患者的信任,解除其顾虑,使其树立战胜疾病的信心,在良好的心理状态下接受手术。患者术前一天进行腹部、会阴部备皮,彻底清洁脐部以免感染;碘伏擦洗阴道 3 次;中午口服泻药,下午行清洁灌肠;晚 22:00 开始禁食水,为了保证充足的睡眠,21:00 给予地西泮片口服。给予患者修剪指甲,更换病号服。遵医嘱给予抗菌药物敏感试验,皮试阴性后给予静脉滴注。

2.术后护理

(1)生命体征观察:患者术后去枕平卧 6h,头偏向一侧,注意观察生命体征的变化,低流量氧气吸入 6~8h。如患者有恶心、呕吐,及时协助患者头偏向一侧,避免误吸,并向患者解释此为麻醉药的不良反应,慢慢就会缓解,若呕吐严重,遵医嘱给予止吐药物。

(2)会阴部护理:患者术后留置尿管 24h,保持尿管通畅,给予会阴冲洗,观察阴道出血情况,告知患者术后阴道少量出血为正常,若出血量较大,及时通知医生,给予处理。

(3)腹部切口护理:腹腔镜术中打孔 3~4 个,一般直径不超过 1.5cm,术后无需特殊处理,1 周后打孔口结痂可去除敷料,若打孔口处敷料有渗液及时给予更换。

(4)术后并发症的观察及护理。①腹胀:术后早期腹胀常是由于胃肠道蠕动受抑制,肠腔内积气无法排出所致。腹腔镜术中由于应用二氧化碳气腹,使腹胀更为明显。随着胃肠功能恢复、肛门排气后症状可缓解。②肩部酸痛或不适:为腹腔镜术后常见并发症,由于术中二氧化碳气体残留腹腔中刺激膈肌引起肩痛,可持续数小时或数天。常规吸氧 6~8h 可自行缓解。肩痛发生时,患者可取膝胸卧位,气体上升向盆腔聚集,以减少对膈肌的刺激。③皮下气肿:腹腔镜手术特有的并发症,由于腹腔压力增高,气体从气针处分散于皮下或气腹时直接灌入皮下所致。压之有捻发声,可给予被动运动,协助患者床上翻身、活动,增加血液循环。一般二氧化碳能够自行吸收,无需特殊处理。④直立性低血压:因女性患者体质较差,再加之术前禁食水,容易造成术后首次下床发生直立性低血压。应告知患者进食后再下床活动,下床前先在床边坐 20~30min;若患者发生直立性低血压,立即取平卧位,及时通知医生处理。

八、健康教育

(1)指导患者注意经期卫生,每日清洗更换内裤,阳光下晾干。

(2)指导夫妻双方注意个人卫生,防止不洁性交。

(3)指导患者加强营养,平衡膳食,增强体质。

(4)指导患者术后 3 个月可妊娠,不孕患者可行辅助生育技术。

(于　晶)

第十一节　输卵管癌

原发性输卵管癌是少见的女性生殖道恶性肿瘤，其发病率仅占妇科恶性肿瘤的 0.5％ 左右，多发于绝经期。输卵管癌致病原因至今尚未阐明，可能与下列因素有关：①临床上约 70％ 的患者伴有慢性输卵管炎，约 50％ 有不孕史，因此认为炎症为原发性输卵管癌的发病诱因。②输卵管结核有时与输卵管癌并存。

一、临床表现

输卵管癌早期无症状，体征常不典型，易被忽视或延误诊断。临床上常表现为阴道排液、腹痛、下腹肿块，称为输卵管癌"三联症"。

1.阴道排液

为最常见的症状。间歇性排液为其特点。为浆液性黄水，量或多或少，有时为血性，一般无臭味。当癌灶坏死或浸润血管时，可出现阴道出血。

2.腹痛

多见于患侧，为钝痛，以后逐渐加剧，呈痉挛性绞痛。排水样或血性液体后，疼痛常随之缓解。

3.下腹肿块

部分患者可扪及下腹肿块，大小不一，表面光滑，妇科检查可扪及肿块，位于子宫一侧或后方，活动受限或固定不动。

4.腹水

较少见，呈黄色，有时呈血性。

5.体征

增大的肿瘤压迫或累及周围器官可致腹胀、尿频、尿急等，晚期可出现恶病质表现。

二、辅助检查

1.阴道细胞学检查

涂片中见不典型腺细胞上皮纤毛细胞，提示有输卵管癌的可能。

2.分段刮宫

排除宫颈癌和子宫内膜癌后，应高度怀疑为输卵管癌。

3.腹腔镜检查

见输卵管增粗，外观如输卵管积水，呈茄子形态，有时可见到赘生物。

4.B超检查

可确定肿块部位、大小、性质及有无腹水等。

5.CT 检查

可确定肿块性质、部位、大小、形状以及种植和转移在腹膜上的肿瘤,能检测出 1cm 大小肿块。

6.CA125 检测

输卵管上皮表面有 CA125 抗原,故检测 CA125 水平能及时发现病情、观察疗效、提示早期复发的预兆。据文献报道,在出现症状及临床诊断前 3～6 个月即有 CA125 水平的升高。因此,CA125 可能成为早期诊断的线索或指标。

三、治疗

原则以手术为主,辅助化疗、放疗的综合治疗。应强调首次治疗的彻底性和计划性。术后辅助化疗和放疗。由于原发性输卵管癌术前诊断率极低,故放射治疗主要用于术后的辅助治疗。一般多采用术后体外照射。化学治疗多作为术后的辅助治疗。PAC 方案是目前治疗输卵管癌最有效的方案。以紫杉醇为基础的联合化疗药物对晚期输卵管癌的疗效显著。激素治疗可用长效孕激素治疗,但目前尚难评估孕激素的治疗作用。术后在化疗的同时加用激素治疗,可能会提高综合治疗的效果。

四、护理评估

了解患者的月经史和生育史,有无慢性输卵管炎病史及不孕史,有无阴道排液以及阴道排液的性状及量。注意有无阴道出血,尤其注意绝经期的妇女出现不规则的阴道出血且诊断性刮宫阴性者。

五、护理措施

1.阴道排液的护理
严密观察阴道排液的性质、量及气味,保持会阴部清洁,给予会阴冲洗每天 1 次。

2.阴道出血的护理
出血多的患者应严密观察并记录其生命体征变化情况。注意收集会阴垫,评估出血量。按医嘱给予止血药,必要时输血、补液、行抗感染治疗,维持正常血压并纠正贫血状态。保持会阴部清洁,给予会阴冲洗每天 1 次。

3.生命体征的观察
严密观察患者生命体征及神志变化情况,尤其是血压和脉搏的变化情况。

4.基础护理
对卧床及营养状况差的患者做好生活护理,保持皮肤、床铺清洁干燥,协助患者勤翻身,必要时加用辅助用具如棉圈、防压疮床垫等。鼓励患者进食高蛋白质、高维生素饮食。全身营养状况极差且胃肠道症状明显者,应遵医嘱从静脉补充营养。

5.管道护理

有阴道引流管和腹腔引流管者,应注意引流液的颜色和量,及时更换敷料,妥善固定导管,防止脱出、折叠、堵塞或腹水渗出;如有胃肠减压,观察引流液的颜色和量,做好口腔护理。

6.心理护理

向患者讲解手术及放化疗对癌症的效果,介绍相同疾病治疗成功的病例,使其对疾病治疗、护理及预后充满信心。提供可利用的支持系统,鼓励患者克服化疗不良反应,帮助患者度过心理危机。

六、健康教育

(1)向患者和家属讲述术后活动的重要性,鼓励患者主动参与制订术后康复计划,逐日增加活动量。运用个性化的自我调适方法保持身心健康,如听音乐、聊天等。注意卫生,保持皮肤清洁,防止感冒等,禁性生活 3 个月、盆浴 1 个月。

(2)向患者讲解化疗的常识,教给患者化疗时的自我护理技能。包括进食前后用生理盐水漱口,用软毛牙刷刷牙,不宜吃易损伤口腔黏膜的坚果类和油炸类食品;为减轻患者恶心呕吐,避免吃油腻的、甜的食品,鼓励患者少食多餐;根据患者的口味提供营养丰富,易消化饮食,保证所需营养及液体摄入。

(3)告知患者要注意预防感染。由于化疗引起免疫力下降,特别容易引起感染,指导患者应经常擦身更衣,加强保暖,避免去公共场所。如白细胞低于 $1.0 \times 10^9/L$,则需进行保护性隔离,告知患者和家属保护性隔离的重要性,使其理解并配合治疗。

(4)告知患者随访的目的、时间及联系方式。嘱患者不可忽视定期检查,出院后 3 个月到门诊复查。

(于　晶)

第十二节　外阴癌

外阴癌包括许多不同组织结构的恶性肿瘤,外阴鳞状细胞癌是最常见的外阴癌,常见于60 岁以上妇女。绝大多数肿瘤生长在外阴皮肤表面,容易被发现,但仍有很多患者未能获得早期诊断和治疗。

外阴癌致病原因尚不完全清楚:①外阴癌患者常并发有外阴上皮内瘤变,其中仅 5%～10%伴不典型增生者有可能发展为外阴癌。②其他如外阴长期慢性刺激如乳头瘤、尖锐湿疣、慢性溃疡等也可发生癌变。③外阴癌可与宫颈癌、阴道癌合并存在。现公认单纯疱疹病毒Ⅱ型、人乳头瘤病毒、巨细胞病毒等与外阴癌发生可能有关。

一、临床表现

1.外阴瘙痒

近 50% 的患者有 5 年以上的外阴瘙痒病史,以夜间为重。

2.各种不同形态的肿物

如结节状、菜花状、溃疡状。

3.疼痛、渗液和出血

肿物合并感染或较晚期癌可出现。

4.体征

癌灶可生长在外阴任何部位,大阴唇最多见,其次为小阴唇、阴蒂、会阴、尿道口、肛门周围等。早期局部丘疹、结节或小溃疡;晚期见不规则肿块,伴或不伴破溃或呈乳头样肿瘤,若癌灶已转移至腹股沟淋巴结,可扪及一侧或双侧腹股沟增大、质硬、固定的淋巴结。

二、辅助检查

1.细胞学检查

对可疑病灶行涂片细胞学检查,常可见到癌细胞,由于外阴病灶常合并感染,其阳性率仅50%左右。

2.病理活检

多数病灶周围伴有白色病变或可能有糜烂和溃疡。镜下,多数外阴鳞状细胞癌分化好,具有角化珠和细胞间桥。前庭和阴蒂的病灶倾向于分化差或未分化,常有淋巴管和神经周围的侵犯。

3.影像学检查

为确定临床分期,可行盆腔、腹主动脉旁淋巴的 B 超、CT、磁共振和淋巴造影等检查。

三、治疗

手术治疗为主,根据临床分期不同采取不同范围的手术,辅以放射治疗与化学药物治疗。放射治疗的指征为:不能手术的病例,晚期病例先采用放疗,待癌灶缩小后行手术的患者,复发可能性大的病例。

四、护理评估

了解患者既往是否有不明原因的外阴瘙痒、小伤口、局部刺激或出血等症状,有无疼痛,疼痛的程度与病变的深度、范围及发生部位,有无外阴赘生物史等。了解患者有无慢性病如高血压、冠心病、糖尿病等病史。

五、护理措施

1.外阴溃疡护理

癌灶有破溃合并感染者,除全身使用抗生素外,每日用 0.5% 碘伏擦洗外阴,0.5% 高锰酸钾坐浴,每天 2 次,每次 10～20min。保持外阴部清洁卫生,每天更换内衣。擦洗时动作要轻柔,同时告知患者勿搔抓,注意保护局部皮肤,卧床休息,控制局部感染。

2.皮肤护理

卧床患者保持床单位的清洁、平整和卧位的舒适,对营养不良、老年患者及长期卧床的患者应做好皮肤护理,防止发生压疮。

3.腹股沟引流管护理

保持负压引流通畅,防止引流管堵塞。负压引流能及时吸出切口内积血、积液,有利于清除彻底,防止皮下血肿,预防皮肤坏死,促进伤口愈合。重点观察引流物的量、颜色、气味,通常术后引流量为 300～500mL。协助患者翻身时避免出现拖、拉、拽等动作,应保持腹股沟引流管固定好、通畅,防止脱落。

4.尿管护理

留置尿管持续开放 3～5d,注意会阴部清洁干燥,排便后给予会阴冲洗。

5.疼痛护理

为减轻会阴部切口疼痛,必要时遵医嘱给予镇痛药。

6.排便护理

术后过早排便,使腹压增加,导致创口压力增大,容易使创面造成污染。因此,待肠功能恢复后,给予高营养、少渣、半流质饮食,选择适量高纤维素性食物配以果汁等保持排便通畅,以利于排便,减轻腹压,降低切口张力。每次排便后用碘伏棉球擦洗会阴部,保持清洁,防止污染外阴部切口。

7.心理护理

评估患者的心理状态,针对患者的心态,应主动与患者交流沟通,给予心理支持,及时解答患者的疑问,耐心地向患者及家属介绍相关手术目的、方法、医生的技术水平和能力、术中术后的注意事项,并告知患者如果手术中发现有意外情况,以取得患者的信任与合作。同时帮助患者学会自我调节,使其正确认识疾病,消除其恐惧与担忧,使其以良好的心理状态接受手术。

8.功能锻炼及康复指导

因手术切除大量组织及阴道下段易致切口形成瘢痕或挛缩,引起阴道口狭窄,因此术后 1 周开始功能锻炼,如双腿合拢、分开、前屈、后伸、外展、内收等,指导患者进行外阴肌肉锻炼,动作轻、慢,活动范围由小到大。

六、健康教育

(1)嘱患者注意外阴部清洁卫生,每日清洗外阴部。积极治疗外阴瘙痒,外阴出现结节、溃疡或白色病变,应及时就医,确诊后再对症治疗。

(2)告知患者及家属性生活应逐渐恢复。必要时可请性学方面的专家做心理治疗。

(3)指导出院后继续温水坐浴,以软化瘢痕组织,增加皮肤弹性。

(4)嘱患者及家属外阴癌术后应按时进行随访。第1年前6个月每月1次,后6个月每2个月1次;第2年每3个月1次;第3~4年每6个月1次,以后每年1次。

(于　晶)

第十三节　宫颈肿瘤

宫颈肿瘤分为宫颈良性肿瘤和宫颈癌,良性肿瘤较恶性肿瘤少见,以宫颈息肉和宫颈平滑肌瘤为常见。宫颈癌是全球女性恶性肿瘤中仅次于乳腺癌的最常见的恶性肿瘤,全世界每年有20多万妇女死于宫颈癌,在发展中国家妇女中发病率居第一位,严重地影响着妇女的身体健康。

宫颈良性肿瘤的致病原因:①慢性炎症导致宫颈管有局限性增生过长。②宫颈管组织对激素刺激的异常反应,或宫颈血管局部充血。

宫颈癌的致病原因:①人乳头瘤病毒(HPV)感染。②性行为,如初次性交过早(15岁以前)、多个性伴侣(>6个)与宫颈癌密切相关。③月经及分娩因素,如月经期延长、经期及产褥期卫生不良。④配偶的性伴侣数、性病史,男性生殖器HPV感染。⑤吸烟。⑥口服避孕药。⑦生活环境、经济、文化、卫生水平较低的地区发病率较高。⑧疱疹病毒Ⅱ型(HSV-Ⅱ)感染。

一、临床表现

1.阴道出血

由于癌肿血管破裂所致,常表现为性交后或妇科检查后的接触性出血。

2.阴道排液

为宫颈癌的主要症状。常出现在阴道出血后,最初量不多,无味,随着癌肿组织的生长,癌肿坏死、破溃,阴道分泌物增多,呈稀薄如水样,有腥臭味。晚期继发感染后则呈大量脓性或米汤样恶臭白带。

3.疼痛

为晚期癌的主要症状。由于癌肿侵犯盆壁,压迫闭孔神经、腰骶神经、坐骨神经等所致。也可以出现持续性腰骶部或坐骨神经痛。如肿瘤压迫输尿管,导致肾盂积水,表现为一侧腰痛;侵犯淋巴使淋巴管阻塞,淋巴液回流受阻出现下肢水肿和疼痛。

4.体征

早期宫颈癌局部无明显表现,随着疾病的发展,外生型可见子宫颈上向外生长的息肉状或乳头状的突起,向阴道突出形成菜花状的赘生物,表面不规则。并发感染时表面有灰白色的渗出物,触之易出血。内生型则见子宫颈肥大、质硬,宫颈管如桶状。由于癌组织坏死、脱落,有恶臭。妇科检查可扪及两侧盆腔组织增厚呈结节状,有时形成冰冻盆腔。

二、辅助检查

1.宫颈液基薄层细胞检查(TCT)+人类乳头瘤病毒检查(HPV)

TCT 检查是采用液基薄层细胞检测系统检测宫颈细胞并进行细胞学分类诊断,它是目前国际上较先进的一种宫颈癌细胞学检查技术,与传统的宫颈刮片巴氏涂片检查相比明显提高了标本的满意度及宫颈异常细胞检出率。TCT 宫颈防癌细胞学检查对宫颈癌细胞的检出率为 100%,同时还能发现部分癌前病变,微生物感染如真菌、滴虫、病毒、衣原体等。所以 TCT 技术是应用于妇女宫颈癌筛查的一项先进的技术。

2.碘试验

正常宫颈或阴道鳞状上皮含有丰富的糖原,可被碘液染为棕色,而宫颈管柱状上皮、宫颈糜烂及异常鳞状上皮区(包括鳞状上皮化生、不典型增生、原位癌及浸润癌区)均无糖原存在,故不着色。临床上用阴道窥器暴露宫颈后,擦去表面黏液,以碘液涂抹宫颈及阴道穹窿,如发现不正常碘阴性区即可在此区取活检送病理检查。

3.宫颈和宫颈管活体组织检查

在宫颈刮片细胞学检查为Ⅲ~Ⅳ级涂片,但宫颈活检为阴性时,应在宫颈鳞柱交界处的6 点、9 点、12 点和 3 点处取 4 处活检,或在碘试验不着色区及可疑癌变部位,取多处组织,并进行切片检查,或应用小刮匙搔刮宫颈管,将刮出物送病理检查。

4.阴道镜检查

阴道镜不能直接诊断癌瘤,但可协助选择活检的部位进行宫颈活检。据统计,如能在阴道镜检查的协助下取活检,早期宫颈癌的诊断准确率可达到 98% 左右。但阴道镜检查不能代替刮片细胞学检查及活体组织检查,也不能发现宫颈管内病变。

三、治疗

宫颈良性肿瘤以手术治疗为主。宫颈癌主要是手术及放射治疗、化学治疗。可在手术或放疗前先化疗,待癌灶萎缩或部分萎缩后再行手术或放疗,或者手术或放疗后再加用化疗,以便提高疗效。

四、护理评估

了解患者妇科检查后及性交后是否有出血,如有出血,量多少;了解患者阴道分泌物是否有增多,是否稀薄如水样,是否有腥臭味,是否出现大量脓性或米泔样恶臭白带。了解患者是否有压迫闭孔神经、腰骶神经、坐骨神经导致出现疼痛症状。

五、护理措施

1.阴道出血的护理

出血多的患者,应严密观察并记录其生命体征变化情况。注意收集会阴垫,评估出血量。按医嘱给予止血药,必要时输血、补液、行抗感染治疗;保持会阴部清洁,给予会阴冲洗。

2.阴道排液的护理

严密观察阴道排液的性质、量及气味,保持会阴部清洁,给予会阴冲洗。

3.疼痛护理

晚期宫颈癌患者疼痛明显,使用 0～10 数字量表评估患者疼痛的程度,若疼痛评分连续 2 次评估＞5,立即通知医生,及时使用镇痛药。

4.引流管护理

术后患者留置的管道可包括腹腔引流管、阴道 T 形引流管等,应分别标明,避免混淆,并详细记录各种引流管中引流液的颜色、性质及量。协助患者翻身时,避免出现拖、拉、拽等动作,防止各种引流管脱落。有盆腹腔引流的患者术后给予半卧位,以利于引流。防止引流管发生打折、扭曲,如发现有堵塞、脱落等现象,术后根据患者各引流管中引流液的状况,确定拔除引流管的时间,一般在术后 3～5d 当腹腔引流管、阴道 T 形引流管内引流液颜色逐渐变浅,为粉红色,引流量＜20mL 时可拔除。

5.病情观察

术后 24h 内密切观察出血情况,包括腹部切口处敷料渗出情况、阴道出血情况、引流管引流情况、生命体征及神志的变化,以便及早发现并及时处理出血。如患者血压下降,心率加快,切口敷料渗血增多,色泽鲜红,应考虑有术后出血的可能。

6.膀胱功能恢复护理

宫颈癌根治术时,可能会损伤或切除支配膀胱的神经,导致膀胱麻痹或膀胱功能障碍,故术后留置尿管时间较长,一般为 10d。留置尿管期间,1∶5 000 呋喃西林液 500mL 冲洗膀胱,每日 1 次,以防泌尿系感染。术后第 7 天,定时夹闭尿管,白天每 2h 开放 1 次,夜间长时间开放尿管以训练膀胱功能,持续至尿管拔除为止。患者拔除尿管后测定残余尿量,若残余尿量＜100mL,说明膀胱功能恢复;如残余尿量＞100mL,则继续保留尿管至残余尿量正常。

7.皮肤护理

患者卧床期间,保持床单位的清洁、平整和卧位的舒适,对营养不良、老年患者及长期卧床的患者应做好皮肤护理,防止发生压疮。做好晨、晚间护理工作,会阴擦洗,每日 2 次,会阴擦洗持续至各种引流管拔除为止,并保持外阴清洁、干燥。

六、健康教育

(1)嘱患者保持室内清洁卫生、舒适、定时通风换气,室温保持在 18～20℃。
(2)指导患者注意多食营养均衡的食品,如肉类、蛋类、新鲜的蔬菜和水果。

（3）嘱患者避免重体力劳动，多注意休息，适当参加户外活动，但需劳逸结合，以保持良好的精神状态。

（4）嘱患者注意个人卫生，可洗淋浴，术后3个月后可洗盆浴，3个月内禁止性生活。

（5）指导患者出院后注意观察膀胱功能恢复情况，如出现排尿困难、尿潴留应立即就诊。

（6）留置尿管出院患者，指导其每日用温水冲洗会阴部，每3日更换尿袋1次，防止泌尿系感染。

（7）嘱患者注意观察有无下腹部疼痛及超过月经量的阴道出血，如出现下腹部疼痛及阴道出血过多应及时到医院就诊。

（8）告知患者随访的目的、时间、联系方式，嘱其定期检查，子宫颈良性肿瘤手术患者出院后1个月、子宫颈癌手术患者出院后3个月到门诊复查。

（孙巧玲）

第十四节　子宫肌瘤

子宫肌瘤，又称子宫平滑肌瘤，是子宫平滑肌组织增生而形成的良性肿瘤，其间含有少量的纤维结缔组织，是女性生殖器最常见的一种良性肿瘤。由于子宫肌瘤生长较快，当供血不良时，可以发生不同变性，使肌瘤失去原有结构，包括玻璃样变、囊性变、红色变、肉瘤变、钙化，肌瘤愈大，缺血愈严重，则继发变性愈多。

子宫肌瘤确切病因不明，可能有：①体内雌激素水平过高，长期受雌激素刺激有关。雌激素能使子宫肌细胞增生肥大，肌层变厚，子宫增大。雌激素还通过子宫肌组织内的雌激素受体起作用。②近年来发现，孕激素也可以刺激子宫肌瘤细胞核分裂，促进肌瘤生长。③由于卵巢功能、激素代谢均受高级神经中枢的调节控制，故有人认为神经中枢活动对肌瘤的发病也可能起作用。

一、临床表现

1.月经改变

为最常见的症状。可出现月经周期缩短、经量增多、经期延长、不规则阴道出血等。肌瘤一旦发生坏死、溃疡、感染，则有持续性或不规则阴道出血或脓血性排液等。

2.腹部肿块

腹部胀大，下腹扪及肿物，伴有下坠感，尤其是膀胱充盈将子宫推向上方时更容易扪及。

3.白带增多

肌壁间肌瘤使宫腔内膜面积增大，内膜腺体分泌增加，并伴盆腔充血致白带增多，脱出于阴道内的黏膜下肌瘤表面极易感染、坏死，产生大量脓血性排液及腐肉样组织排出伴臭味。

4.腹痛、腰酸、下腹坠胀

一般患者无腹痛，当肌瘤压迫盆腔器官、神经、血管时，常有下腹坠胀、腰背酸痛等，月经期加重。当浆膜下肌瘤蒂扭转时,可出现急性腹痛;肌瘤红色变时,腹痛剧烈且伴发热。

5.压迫症状

肌瘤向前或向后生长,可压迫膀胱、尿道或直肠,引起尿频、排尿困难、尿潴留或便秘。当肌瘤向两侧生长,则形成阔韧带肌瘤,其压迫输尿管时,可引起输尿管或肾盂积水;如压迫盆腔血管及淋巴管,可引起下肢水肿。

6.不孕或流产

肌瘤压迫输卵管使之扭曲,或使宫腔变形,影响精子运行,妨碍受精卵着床,导致不孕或流产。

7.继发性贫血

若患者长期月经过多可导致继发性贫血,出现全身乏力、面色苍白、气短、心悸等症状。

8.低血糖症

子宫肌瘤伴发低血糖症亦属罕见。主要表现为空腹血糖低,意识丧失以致休克,经葡萄糖注射后症状可以完全消失。肿瘤切除后低血糖症状即完全消失。

9.体征

肌瘤较大时,腹部检查可触及形状不规则、质硬的结节状肿物。妇科检查有时可见宫口扩张,肌瘤位于宫口内或脱出宫颈外口,呈粉红色,表面光滑,伴感染时,表面有坏死、出血及脓性分泌物。双合诊检查子宫增大,表面有单个或多个结节状突起,形状不规则;浆膜下肌瘤可扪及单个实质性球形肿物与子宫有蒂相连;黏膜下肌瘤在宫腔内时,子宫呈均匀性增大。

二、辅助检查

1.B超检查

B超能较准确地显示肌瘤数目、大小和部位,为更好确定肌瘤的位置,最好在分泌期子宫增厚,内膜回声清楚时检查。表现为:①子宫增大:增大的程度视肌瘤的大小和部位而定,微小的肌瘤子宫增大可不明显。②子宫形态改变:大的子宫肌瘤引起子宫形态失常,局部突起或凹凸不平。③瘤体样回声:肌瘤回声一般表现为较均匀的圆形低回声光团,边界清楚,可见包膜回声;当肌瘤含纤维的成分多、细胞的成分少时,也可表现为近似漩涡状结构的不规则较强回声光团;如肌瘤变性或为几个肌瘤融合的大肌瘤可表现为混合性回声,囊性变时可见液性暗区并有分隔。④子宫内膜线移位或受压中断:黏膜下肌瘤或肌壁间肌瘤可导致内膜线移位,肌瘤占据宫腔可使内膜受压而内膜线中断。⑤子宫肌壁不对称增厚:由于生长部位的子宫壁明显增厚引起。

2.子宫输卵管碘油造影

现已少用于子宫肌瘤的诊断,主要用于不孕症患者,可以显示宫腔是否变形,有无占位性病变,输卵管是否通畅及阻塞的部位。

3.宫腔镜检查

宫腔镜可直视观察宫腔内情况,有助于黏膜下肌瘤及内突型肌壁间肌瘤的诊断。此外,可在直视下确定病变部位,准确取材活检,并能同时切除黏膜下肌瘤。在宫腔镜下,可见瘤体位于宫腔内或部分在宫腔内,呈圆形或半球形隆起,表面有被膜包裹且光滑,较规则,基底部较宽或有蒂,不随宫液移动,表面浅粉或苍白,有溃疡或出血者呈紫红色,有时可见粗大血管,血管走向规则,大肌瘤可致宫腔狭窄变形,呈芽形裂隙状。

4.腹腔镜检查

子宫旁发现的实质性肿块难以确定其来源和性质,尤其在 B 超检查也难以确定时,可行腹腔镜检查,并可在直视下进行穿刺活检以明确诊断。

5.宫腔探查及诊断性刮宫

通过宫腔探针探测宫腔的大小,感觉宫腔形态(有肌瘤的宫腔一般较深或有变形),尤其应注意宫腔底部有无突起,有无肿瘤悬吊的感觉,并将刮出的子宫内膜送病理检查,以除外子宫内膜增生过长或其他内膜疾病。对小的黏膜下肌瘤的诊断有帮助,但常有 10%～35%宫腔内病变被漏诊。

三、治疗

根据患者年龄、症状,肌瘤大小、数目、生长部位及对生育功能的要求等情况进行全面分析后选择处理方案。

1.随访观察

肌瘤小,症状不明显或已近绝经期的妇女,可每 3～6 个月定期复查,加强随访观察,必要时再考虑进一步治疗措施。

2.药物治疗

子宫小于 2 个月妊娠大小,症状不明显或较轻者,尤其已近绝经期或全身情况不能手术者,在排除子宫内膜癌的情况下,可采用药物对症治疗。常用雄激素对抗雌激素,促使子宫内膜萎缩;直接作用于平滑肌,使其收缩而减少出血。也可用抗雌激素制剂他莫昔芬治疗。月经量明显增多者,用药后月经量明显减少,肌瘤也能缩小,但停药后又逐渐增大;可出现潮热、急躁、出汗、阴道干燥等围绝经期综合征的症状。也可用米非司酮,是受体水平的孕激素拮抗药,达到控制症状和抑制肌瘤生长的目的。还可以选用促性腺激素释放激素激动药(GnRH-α),通过抑制垂体、卵巢功能,降低体内性激素水平,达到治疗目的。

3.手术治疗

(1)肌瘤切(剔)除术:年轻又希望生育的患者,术前排除子宫及宫颈的癌前病变后可考虑经腹或经腹腔镜切(剔)除肌瘤,保留子宫。突出于子宫颈口或阴道内的黏膜下肌瘤可经阴道或宫腔镜切除。

(2)子宫切除术:子宫大于 2.5 个月妊娠子宫大小,或临床症状明显,或经非手术治疗效果不明显,又无需保留生育功能的患者可行子宫切除术。年龄 50 岁以下,或虽 50 岁以上但未绝经,卵巢外观正常者应考虑保留。

四、护理评估

详细了解患者月经史、婚育史,是否有(因子宫肌瘤所致的)不孕或自然流产史;了解患者是否存在长期使用雌激素,了解患者病发后月经变化情况及伴随情况;肌瘤大到可腹部扪及包块时,患者是否有"压迫"感;是否有尿频、尿急、排尿障碍及里急后重、排便不畅等;是否有继发性贫血,并伴有倦怠、虚弱和思睡等症状;是否有腹痛,腹痛的性质、程度及持续时间;是否有持续性或不规则阴道出血或脓血性排液。

五、护理措施

1.阴道出血的护理

出血多的患者,应严密观察并记录其生命体征变化情况。注意收集会阴垫,评估出血量。按医嘱给予止血药,必要时输血、补液、行抗感染治疗,维持正常血压并纠正贫血状态。

2.压迫症状的护理

巨大肌瘤患者出现局部压迫致尿、便不畅时,应予导尿或用缓泻药软化大便,以缓解尿潴留、便秘症状。

3.合并妊娠的护理

应定期接受产前检查,多能自然分娩,不需急于干预,但要预防产后出血;若肌瘤阻碍胎先露下降,或致产程异常发生难产时,应按医嘱做好剖宫产术前准备及术后护理。

4.病情观察

注意观察阴道纱布有无渗血、渗液情况;减轻会阴部切口疼痛,必要时遵医嘱给予镇痛药;术后48h内禁止半卧位及下床活动,防止因重力向下导致阴道纱布脱出,影响阴部切口的愈合,床上翻身时动作勿过大,防止阴道纱布、尿管脱出;防止各种原因引起的咳嗽,因咳嗽时腹压增高及会阴部用力而影响切口的愈合;防治各种原因引起的便秘,如患者出现便秘,请勿用力排便及长时间蹲站,防止腹压增加影响切口愈合。必要时遵医嘱给予缓泻药。

5.心理护理

与患者建立良好的护患关系,讲解有关疾病知识,使患者确信子宫肌瘤属于良性肿瘤,并非恶性肿瘤的先兆,消除其不必要的顾虑,增强康复信心,讲明手术不会对患者自身形象和夫妻生活带来大的影响,消除患者的顾虑,使其愉快地接受手术。

六、健康教育

(1)嘱患者如出现超过月经量的阴道出血、异常分泌物、下腹疼痛,及时到医院就诊。

(2)指导患者注意个人卫生,可洗淋浴,术后3个月后可洗盆浴,全子宫切除患者3个月内禁止性生活,子宫肌瘤剔除者1个月内禁止性生活。

(3)嘱患者避免重体力劳动,多注意休息,适当参加户外活动,劳逸结合,但应避免从事会增加盆腔充血的活动,如跳舞、久站等,因盆腔组织的愈合需要良好的血液循环。

(4)阴式手术患者指导其出院后不要做剧烈运动,避免负重过久,如久坐、久蹲、久站,要保持排便通畅,必要时可口服泻药。

(5)告知患者随访的目的、时间、联系方式。手术患者出院后1～3个月应到门诊复查。

（孙巧玲）

第十五节　子宫内膜癌

子宫内膜癌又称子宫体癌,是指子宫内膜发生的癌变,绝大多数为腺癌。为女性生殖道常见三大恶性肿瘤之一,高发年龄为58～61岁,约占女性全身恶性肿瘤7%,占女性生殖道恶性肿瘤的20%～30%,近年发病率有上升趋势,与宫颈癌比较,已趋于接近甚至超过。子宫内膜癌主要以直接蔓延、淋巴转移为主,晚期可经血行转移。

一、病因与发病机制

确切病因仍不清楚,可能与下列因素有关。

(1)雌激素对子宫内膜的长期持续刺激,常与内源性雌激素增高疾病如无排卵性功能失调性子宫出血、多囊卵巢综合征、功能性卵巢肿瘤等并存,故认为长期受雌激素的影响而无黄体酮拮抗有关。

(2)与子宫内膜增生过长有关,将子宫内膜增生过长分为单纯型、复杂型与不典型增生过长。单纯型增生过长发展为子宫内膜癌约为1%;复杂型增生过长发展为子宫内膜癌约为3%;而不典型增生过长发展为子宫内膜癌约为30%。

(3)体质因素:肥胖、高血压、糖尿病、不孕及其他心血管疾病是子宫内膜癌的高危因素。

(4)绝经后延:绝经后延妇女发生内膜癌的危险性增加4倍。内膜癌患者的绝经年龄比一般妇女平均晚6年。

(5)遗传因素:约20%内膜癌患者有家族史。内膜癌患者近亲有家族肿瘤史者比宫颈癌患者高2倍。

二、临床表现

1.症状

早期无明显症状,仅在普查或因其他原因检查时偶然发现,一旦出现症状则多表现如下。

(1)阴道出血:主要表现绝经后阴道出血,量一般不多,大量出血者少见,为持续性或间歇性;围绝经期妇女可表现为经量增多、经期延长或不规则出血。

(2)阴道排液:早期有水样、浆液样或浆液血性排液,晚期合并感染则呈脓性或脓血性伴恶臭。

（3）疼痛：通常不引起疼痛。晚期癌肿扩散压迫组织或浸润周围神经引起下腹及腰骶部疼痛。癌灶侵犯宫颈，堵塞宫颈管导致宫腔积脓时，出现下腹胀痛及痉挛性疼痛。

（4）全身症状：晚期患者常伴全身症状，如贫血、消瘦、恶病质、发热及全身衰竭等。

2.体征

早期妇科检查无明显异常，子宫正常大小、活动，双侧附件软、无块物。当病情逐渐发展时，子宫增大、稍软；晚期偶见癌组织自宫口脱出，质地脆，触之易出血。若合并宫腔积脓，子宫明显增大、极软。癌灶向周围浸润致子宫固定或在宫旁可触及不规则结节、肿块。

三、辅助检查

1.细胞学检查

从阴道后穹窿或宫颈管吸取分泌物做涂片寻找癌细胞，阳性率不高。采用特制的宫腔吸管或宫腔刷放入宫腔，吸取分泌物做涂片，阳性率达 90%。此法仅作为筛查，最后确诊仍须根据病理检查结果。

2.分段诊断性刮宫

这是确诊子宫内膜癌的常用方法。分别刮取宫颈管及宫腔内膜，分瓶标记，送病理检查。

3.宫腔镜检查

可直接观察宫腔内子宫内膜癌病灶大小、生长部位、形态，并可取活组织送病理检查，提高诊断率。

4.B超检查

极早期时见子宫正常大，仅见宫腔线紊乱、中断。典型内膜癌声像图为子宫增大或绝经后子宫相对增大。宫腔内见实质不均回声区，形态不规则，宫腔线消失，有时见肌层内不规则回声紊乱区，边界不清，可作出肌层浸润程度的诊断。

5.MRI、CT、淋巴造影等检查

有条件者可选用 MRI、CT 和淋巴造影检查及血清检测。

四、治疗

治疗应根据子宫大小、肌层是否被癌浸润、宫颈管是否累及、癌细胞分化程度及患者全身情况等而定。主要的治疗为手术治疗，辅以放疗、化疗及其他药物治疗，可单用或联合应用。

1.手术治疗

为首选的治疗方法，尤其对早期子宫内膜癌。Ⅰ期患者应行子宫次根治术及双侧附件切除术，具有以下情况之一者，应行盆腔及腹主动脉旁淋巴结取样和（或）清扫术：①病理类型为透明细胞癌，浆液性癌，鳞状细胞癌。②肌层浸润深度≥1/2。③肿瘤直径>2cm。Ⅱ期应行广泛子宫切除术及双侧盆腔淋巴结清扫与腹主动脉旁淋巴结清扫术。进入腹腔后应立即取腹水，若无腹水则注入生理盐水 200mL 冲洗腹腔，取腹水或腹腔冲洗液离心沉淀后寻找癌细胞。

2.手术加放射治疗

Ⅰ期患者腹水中找到癌细胞或深肌层已有癌浸润,淋巴结可疑或已有转移,手术后均需加用放射治疗,直线加速器外照射。Ⅱ、Ⅲ期患者根据病灶大小,可在术前加用腔内照射或体外照射。腔内放疗结束后1～2周进行手术。体外照射结束4周后进行手术。

3.放射治疗

腺癌虽对放射线不敏感,但在老年患者或有严重合并症不能耐受手术与Ⅲ、Ⅳ期病例不宜手术者均可考虑放射治疗,仍有一定效果。

4.孕激素治疗

对晚期或复发癌患者,不能手术切除或患者年轻、早期癌,要求保留生育功能者,均可考虑孕激素治疗。各种人工合成的孕激素制剂如甲羟孕酮、己酸孕酮等均可应用。孕激素治疗用量较大,甲羟孕酮200～400mg/d;己酸孕酮500mg,每周2次,至少用10～12周才能评价治疗效果。其作用机制是直接作用于癌细胞,延缓DNA和RNA的复制,从而抑制癌细胞的生长。对分化好、生长缓慢、雌、孕激素受体含量高的内膜癌,黄体酮治疗效果较好。不良反应较轻,可引起水钠潴留、水肿、药物性肝炎等,停药后逐渐好转。

5.抗雌激素制剂

他莫昔芬为一种非甾体类抗雌激素药物,并有微弱的雌激素作用。也可用于治疗内膜癌。其适应证与孕激素治疗相同。一般剂量为10～20mg,每日2次,长期或分疗程应用。他莫昔芬有促使孕激素受体水平升高的作用,受体水平低的患者可先服他莫昔芬使孕激素受体水平上升后,再用孕激素治疗或两者同时应用可望提高疗效。不良反应有潮热、畏寒、急躁等类似围绝经期综合征的表现;骨髓抑制表现为白细胞、血小板计数下降;其他不良反应可有头晕、恶心、呕吐、不规则阴道少量出血、闭经等。

6.化疗

晚期不能手术或治疗后复发者可考虑使用化疗,常用的化疗药物有顺铂、多柔比星、氟尿嘧啶、环磷酰胺、丝裂霉素等。可以单独应用,也可几种药物联合应用,也可与孕激素合用。

五、护理评估

1.病史

护理查体问诊时应注意以下几点。①详细询问月经、婚育史,是否有不孕或自然流产史,有无家族肿瘤病史。②注意患者年龄、肥胖、糖尿病、少育、不育、绝经推迟以及是否用过激素替代治疗。③是否存在长期使用雌激素的诱发因素,病发后月经变化情况及伴随情况。④评估患者是否有异常阴道出血、排液、疼痛等。应从经期、经量以及间隔的时间进行评估,判断是否异常,并重视绝经后的异常阴道出血;同时了解阴道排液的性质、颜色、量等。⑤注意排除因内分泌失调所致的子宫出血现象。

2.心理状况

当患者得知患有子宫内膜病变时,首先害怕患了恶性肿瘤;其次会为如何选择处理方案而显得无助,或因接受手术治疗而恐惧、不安,迫切需要咨询指导;再次如果手术方式选择子宫切除术患者又会担心影响自身形象和夫妻关系。

六、护理措施

1.提供疾病知识,缓解焦虑

告知患者子宫内膜癌转移较晚,一般预后较好,增强患者战胜疾病的信心。针对老年患者的心理特点,护士应多与患者及家属沟通,尤其是在做各种检查前应耐心解释,使其得到更多的心理支持,消除内心恐惧。为患者提供安静、舒适睡眠环境;教会患者应用放松等技巧促进睡眠,保证夜间连续睡眠 7～8h。

2.相关治疗的护理

需要手术治疗者,严格执行腹部及阴道手术患者的护理措施;术后 6～7d 阴道残端缝合线吸收或感染可致残端出血,需严密观察并记录出血情况,此期间患者应减少活动。晚期病例及考虑放疗、化疗者,按有关内容护理。接受盆腔放疗者,事先灌肠并留置导尿管,以保持直肠膀胱的空虚状态,避免放射性损伤。盆内置入放射源期间,保证患者绝对卧床,但应学会床上肢体运动的方法,以免出现长期卧床的并发症。出血多的患者,应严密观察并记录其生命体征变化情况。协助医生完成术前准备工作。注意收集会阴垫,评估出血量。按医嘱给予止血药,必要时输血、补液,行抗感染治疗,维持正常血压并纠正贫血状态。

3.压迫症状的护理

患者出现局部压迫致排尿、排便不畅时,应给予导尿,或用缓泻剂软化大便,以缓解尿潴留、便秘症状。

七、健康教育

(1)嘱患者如出现超过月经量的阴道出血、异常分泌物、下腹疼痛时,要及时到医院就诊。定期随访。随访时间:术后 2 年内,每 3～6 个月 1 次;术后 3～5 年每 6～12 个月 1 次。

(2)指导患者注意个人卫生,可洗淋浴,术后 3 个月后可洗盆浴,全子宫切除患者 3 个月内禁止性生活。

(3)嘱使用他莫昔芬治疗的患者应定时复查血常规,了解白细胞、血小板计数,有异常应及时报告医生进行对症处理。

(4)嘱患者避免重体力劳动,多注意休息,适当参加户外活动,劳逸结合,但应避免从事会增加盆腔充血的活动,如跳舞、久站等,因盆腔组织的愈合需要良好的血液循环。

(5)阴式手术患者指导其出院后不要做剧烈运动,避免负重过久,如久坐、久蹲、久站,要保持排便通畅,必要时可口服泻药。

(6)嘱患者合理膳食,进食高营养易消化饮食。

(7)大力宣传定期进行防癌检查的重要性,中年妇女每年接受一次妇科检查,尤其注意子宫内膜癌的高危因素和人群。严格掌握雌激素的用药指征,加强用药期间的监护、随访措施。

（张彩丽）

第十六节　子宫肉瘤

子宫肉瘤少见,是恶性程度高的女性生殖器肿瘤,来源于子宫肌层、肌层内结缔组织和内膜间质,占子宫恶性肿瘤的 2%~4%。好发于围绝经期妇女,多发年龄为 50 岁左右。

一、病因与发病机制

根据不同的组织发生来源,子宫肉瘤主要有以下几种。

(1)子宫平滑肌肉瘤最多见,来自子宫肌壁或子宫肌间血管壁平滑肌组织,也可由子宫肌瘤肉瘤变而成。局部检查见肉瘤呈弥漫性生长,与子宫壁之间无明显界限,无包膜。若为肌瘤肉瘤变常自中心开始向周围扩展直到整个肌瘤发展为肉瘤。剖面失去漩涡状结构,常呈鱼肉状或豆渣样,色灰黄或黄红相间,50% 以上见出血坏死。镜下见平滑肌细胞增生,细胞大小不一,排列紊乱,核异型,染色质多、深染且分布不均,核仁明显,有多核巨细胞,核分裂象＞5/10HP。许多学者认为核分裂象越多者预后越差(生存率:5~10/10HP 为 42%;＞10/10HP 为 15%)。

(2)子宫内膜间质肉瘤来自子宫内膜间质细胞,分两类:①低度恶性子宫内膜间质肉瘤曾称淋巴管内间质肉瘤,少见。局部检查见子宫球状增大,肌纤维增粗,有多发性颗粒样或小团状突起,质如橡皮、富有弹性,用镊子夹起后能回缩,似拉橡皮筋感觉。剖面见子宫内膜层有息肉状肿块,黄色,表面光滑,切面均匀,无漩涡状排列。镜下见子宫内膜间质细胞侵入肌层肌束间,细胞质少,细胞异型少,核分裂象少(＜10/10HP),细胞周围有网状纤维围绕,很少出血坏死。②高度恶性子宫内膜间质肉瘤,少见,恶性程度较高。局部检查见肿瘤起源于子宫内膜功能层,向腔内突起呈息肉状,质软且脆,切面呈灰黄色,鱼肉状,局部有出血坏死,向肌层浸润。镜下见内膜间质细胞高度增生,腺体减少、消失,瘤细胞致密,圆形或纺锤形,核大,核分裂象多(＞10/10HP),细胞异型性明显。

(3)恶性中胚叶混合瘤很少见。来自残留的胚胎细胞或间质细胞化生。肿瘤含肉瘤和癌两种成分,又称癌肉瘤。局部检查见肿瘤从子宫内膜长出,向宫腔突起呈息肉样,常为多发性或分叶状,底部较宽或形成蒂状。晚期可侵入肌层和周围组织。肿瘤质软,表面光滑。切面内充满枯液,呈灰白或灰黄色,有出血坏死。镜下见癌和肉瘤两种成分,并可见过渡形态。

二、临床表现

1.症状

早期症状不明显。①最常见的症状是阴道不规则出血,量多少不等,出血来自向宫腔生长的肿瘤表面溃破,若合并感染坏死,可有大量脓性分泌物排出。②腹痛:肉瘤生长快,子宫迅速增大或瘤内出血、坏死,子宫肌壁破裂引起急性腹痛。③腹部包块:患者常诉下腹部块状物迅速增大。④压迫症状:可压迫膀胱或直肠,出现尿频、尿急、尿潴留、排便困难等症状。⑤全身表现:晚期患者全身消瘦,贫血,低热或出现肺、脑转移相应症状。宫颈肉瘤或肿瘤自宫腔脱垂至阴道内,常有大量恶臭分泌物。

2.体征

盆腔检查:子宫增大,外形不规则。宫颈口有息肉或肌瘤样肿块,呈紫红色,极易出血。继发感染后有坏死及脓性分泌物。晚期肿瘤可累及骨盆侧壁,子宫固定不活动,可转移至肠管及腹腔,但腹水少见。

三、治疗

子宫肉瘤以手术治疗为主,补充放疗或化疗及激素治疗。

1.手术治疗

Ⅰ期主张行全子宫双附件切除。宫颈肉瘤、子宫肉瘤Ⅱ期、癌肉瘤应行根治性子宫切除及盆腔淋巴结切除术,必要时行腹主动脉旁淋巴结活检。Ⅲ期行肿瘤减灭术、腹主动脉、盆腔淋巴结切除术及大网膜切除术。

2.放疗

子宫恶性中胚叶混合瘤和高度恶性子宫内膜间质肉瘤对放疗较为敏感;平滑肌肉瘤对放疗不太敏感。预防性及治疗性(术后残余)放疗可减少局部复发。

3.化疗

敏感性不太高,但对分期晚、分化不好的肿瘤有必要。术前可介入治疗,术后可全身治疗,常用化疗药物有顺铂、多柔比星、异环磷酰胺等,常用三种药物联合方案。

4.激素治疗

低度恶性子宫内膜间质肉瘤含雌、孕激素受体,孕激素治疗有一定效果,常用醋酸甲羟孕酮或甲地孕酮,以大剂量、高效为宜。

四、护理评估

1.病史

护理查体问诊时应注意以下几点。①详细询问月经、婚育史,是否有不孕或自然流产史。②评估是否存在长期使用雌激素的诱发因素,病发后月经变化情况及伴随情况。③曾接受的治疗经过、疗效及用药后机体反应。④应注意排除因内分泌失调所致的子宫出血现象。

2.身体状况

①当肿瘤大到使腹部扪及包块时,患者会有"压迫"感。肿瘤长大向前方突起可致尿频、尿急、排尿障碍;向后方突起压迫直肠,可致里急后重、排便不畅等。②患者因长期月经量过多导致继发性贫血,并伴有倦怠、虚弱和思睡等症状。③当肿瘤压迫盆腔器官、神经、血管时,会出现腹痛,评估是否有腹痛,腹痛的性质、程度及持续时间。④肿瘤发生坏死、感染时,则有持续性或不规则阴道出血或脓血性排液,应注意阴道出血或排液的量及性状。

3.心理状况

患者得知患有子宫肉瘤时,会为接受手术治疗而恐惧、不安;患者会担心手术后的预后情况。

五、护理措施

1.心理护理

评估患者目前的身心状况及接受治疗方案的反应,利用挂图、实物、宣传资料等向患者介绍有关子宫肉瘤的医学常识;介绍各种诊治过程、可能出现的不适及应对措施。为患者提供安全、隐蔽的环境,鼓励患者提问。解除其疑虑,缓解其不安情绪,使患者能够以积极的心态接受诊治过程。

2.鼓励患者摄入足够的营养

评估患者对摄入足够营养的认知水平、目前的营养状况及摄入营养物的习惯,注意矫正患者不良的饮食习惯。

3.指导患者维持个人卫生

协助患者勤擦身、更衣,保持床单清洁,注意室内空气流通,促进舒适。指导患者勤换会阴垫,每天冲洗会阴两次。

4.做好术前护理

按腹部、阴式手术患者的护理内容,认真执行术前护理,并让患者了解各项操作的目的、时间、可能的感受等以取得其合作。手术前夜认真做好清洁灌肠,保证肠道呈清洁、空虚状态。发现异常及时与医生联系。

5.协助术后康复

子宫肉瘤根治术涉及范围广,患者术后反应大。术后详细观察并记录患者的意识状态、生命体征及出入量。注意保持导尿管、腹腔各种引流管及阴道引流管通畅,认真观察引流液性状及量。督促患者拔尿管后 1~2h 排尿 1 次,如不能自行排尿应及时处理,必要时重新留置尿管。

6.阴式手术的护理

应注意观察阴道纱布有无渗血、渗液情况;减轻会阴部切口疼痛,必要时遵医嘱给予镇痛药;术后 48h 内禁止半卧位及下床活动,防止因重力向下导致阴道纱布脱出,影响阴部切口的愈合,床上翻身时动作勿过大,防止阴道纱布、尿管脱出;防治各种原因引起的咳嗽,因咳嗽时腹压增高及会阴部用力而影响切口的愈合;防治各种原因引起的便秘,术后应进食清淡、高蛋白质、粗纤维的食物,养成定时排便的习惯,如患者出现便秘,请勿用力排便及长时间蹲站,防止腹压增加影响切口愈合。必要时遵医嘱给予缓泻剂。

六、健康教育

(1)大力宣传子宫肉瘤的高危因素,积极治疗子宫肌瘤,及时检查。

(2)指导患者注意个人卫生,术后可洗淋浴,3 个月后可洗盆浴,全子宫切除患者 3 个月内禁止性生活。

(3)嘱患者避免重体力劳动,多注意休息,适当参加户外活动,劳逸结合,但应避免从事会增加盆腔充血的活动,如跳舞、久站等,因盆腔组织的愈合需要良好的血液循环。

(4)指导患者出院后不要做剧烈运动,劳逸结合,以保持良好的精神状态。

(5)指导患者注意多食营养均衡的食品,如肉类、蛋类、新鲜的蔬菜和水果。

(6)嘱患者保持室内清洁卫生、舒适,定时通风换气,室温保持在 18~20℃。

(7)嘱患者保持排便通畅,必要时可口服泻药。

(8)指导患者明确随访的目的、时间、联系方式,不可忽视定期检查,手术患者出院后 1 个月到门诊复查,了解术后康复情况。出院后第 1 年,每 2~3 个月复查 1 次。出院后第 2 年,每 3~6 个月复查 1 次。出院后第 3~第 5 年,每半年复查 1 次。第 6 年开始,每年复查 1 次。

(苗力丹)

第十七节　卵巢癌

卵巢癌是女性生殖器官常见的肿瘤之一,发病率仅次于宫颈癌和子宫体癌而列居第 3 位。因卵巢癌致死者,却占各类妇科肿瘤的首位,对妇女生命造成严重威胁。直接蔓延及腹腔种植是卵巢恶性肿瘤的主要转移途径,淋巴转移也是重要的转移途径,血行转移少见。卵巢癌的病因尚不清楚,其发病可能与年龄、生育、血型、精神因素及环境等有关。

一、病因

病因可分以下几个方面:癌症发病外部因素(包括化学性、物理性、生物性致癌因子等);癌症发病内部因素(包括免疫功能、内分泌、遗传、精神因素等)以及饮食营养失调和不良生活习惯等。

卵巢癌可发生于任何年龄,年龄越高,发病率越高。一般多见于更年期和绝经期妇女。20 岁以下发病较少。不同类型的卵巢癌年龄分布也不同。卵巢上皮肿瘤 40 岁以后迅速增加,高峰年龄为 50~60 岁,到 70 岁以后逐渐下降;性索间质肿瘤类似卵巢上皮肿瘤,发病率随年龄增长而上升;而生殖细胞肿瘤多见于 20 岁以前的年轻女性,独身或未生育的妇女卵巢肿瘤发病率高。

有人统计,独身者的卵巢癌发病率较已婚者高 60%~70%。有人分析发现,A 型血者发病率高,O 型血者的发病率较低。精神因素对卵巢癌的发生发展有一定的影响。性格急躁、长期的精神刺激可导致宿主免疫监视系统受损,对肿瘤生长有促进作用。卵巢对香烟也很敏感,每天吸 20 支香烟的妇女、闭经早者,卵巢癌发病率高。经常接触滑石粉、石棉的人患卵巢癌的机会较多。很多妇女洗浴后在外阴部、大腿内侧、下腹部、腋窝等处撒上爽身粉,医学专家根据大量的病理检查发现,约有 75% 的卵巢癌患者,其组织切片中可见到 2μm 左右的滑石粉粒子,这充分证实大多数卵巢癌患者有接触滑石粉多年的历史。爽身粉诱发卵巢癌,是因为痱子粉、去汗粉等的主要原料是滑石粉,而滑石粉是由氧化镁、氧化硅、硅酸镁以"结合"形式组成的无机化合物。其中硅酸镁就是我们常说的石棉,它是一种容易诱发癌症的物质。

二、临床表现

1.症状

早期常无症状。

(1)年龄:发生于围绝经期的妇女、35 岁以上者多为卵巢上皮性肿瘤,而 35 岁以下者多为卵巢非上皮性肿瘤。

(2)疼痛:晚期主要症状为腹胀、腹部肿块及胃肠道症状。肿瘤向周围组织浸润或压迫,可引起腹痛、腰痛或下肢痛。

(3)阴道出血:功能性肿瘤可出现不规则阴道出血或绝经后阴道出血表现。

(4)全身情况:晚期有消瘦、贫血等恶病质表现。

2.体征

三合诊检查可在直肠子宫陷凹处触及质硬结节或肿块,肿块多为双侧,实性或囊性,表面凹凸不平,活动差,与子宫分界不清,常伴有腹水。有时可在腹股沟、腋下或锁骨上触及肿大的淋巴结。虽然良性卵巢瘤如纤维瘤或乳头状囊腺瘤亦可并发腹水,但恶性卵巢瘤合并腹水者较多,且由于恶性肿瘤细胞穿出瘤壁或已转移至腹膜者(目检观察或镜检)腹水多呈血性。

三、辅助检查

1.癌抗原 125(CA125)

敏感性较高,特异性较差。80％卵巢上皮性癌患者血清 CA125 水平升高;90％以上患者 CA125 水平与病情缓解或恶化相关。

2.癌胚抗原(CEA)

目前检测 CEA 的方法有两种,一种是采用放射免疫诊断法测定血 CEA,另一种是采用免疫组化法检测癌组织 CEA,这两种检测的临床结果,均与肿瘤的组织类型、临床分期、分级、疗效及治疗后是否转移及复发有关。

3.甲胎蛋白(AFP)

血清 AFP 是否升高,取决于肿瘤组织是否有内胚窦瘤成分,对卵巢内胚窦瘤(卵黄囊瘤)有特异性诊断价值。未成熟畸胎瘤、混合性无性细胞瘤中含卵黄囊成分者,AFP 也可升高。肿瘤复发或转移时,即使存在微小瘤灶,AFP 亦会再次升高,较其他检查方法敏感。

4.人绒毛膜促性腺素(HCG)

测定患者血清 β-HCG,可帮助诊断卵巢绒毛膜癌和伴有绒毛膜癌成分的生殖细胞肿瘤,如卵巢无性细胞瘤。亦可精确反映癌细胞的数量,故也可作为观察病情变化及抗癌治疗效果的指标。

5.B 超检查

可了解肿瘤的部位、大小、形态、囊性或实性,囊内有无乳头。彩色多普勒超声扫描可测定卵巢及新生组织的血流变化。

6.X 线检查

卵巢畸胎瘤的腹部 X 线片可见牙齿、骨质及钙化囊壁。影像肠道造影可了解肿瘤的位置、大小及肠道的关系。

7.CT 及磁共振(MRI)检查

可显示肿块及肿块与周围脏器的关系,了解肝、肺有无结节及腹膜后淋巴结有无转移。

四、治疗

卵巢恶性肿瘤以手术治疗为主,辅以化学药物治疗(简称化疗)、放射治疗(简称放疗)、中药等综合治疗。

1.手术治疗

手术时首先应详细探查,包括腹腔灌洗、盆腹腔脏器及盆腔腹膜后淋巴结的触诊和横膈腹膜大网膜的多点活检,以进行准确的肿瘤分期手术方式,分为彻底手术和保留生育功能的保守性手术。彻底手术的范围包括双侧附件、子宫、大网膜、阑尾切除和盆腔及腹膜后淋巴结清扫术,对于肿瘤在盆腔有广泛种植转移的患者主张尽可能做肿瘤细胞减灭术。

Williams 等报道手术切除干净的患者术后化疗的完全缓解率约为 83%,基本切净者(残余瘤直径<2cm)完全缓解率为 59%,而部分切除者(残余瘤直径>2cm)术后化疗的完全缓解率为 42%。因而尽管恶性生殖细胞肿瘤对联合化疗敏感但手术中尽量将肿瘤切除干净仍是治疗成功的关键。另外,患者手术后属于术后康复期,在康复期的治疗上也是尤为重要的,因为存在的复发和转移概率是很高的,术后残余的癌细胞会不定时地向各部位转移,所以术后要加强巩固以防止复发和转移。西医手术治标,术后康复期用中药治本,所谓急则治其标,缓则治其本,这样中西医结合、标本兼治,才能取得很好的效果,否则转移后再治疗就比较晚了。

2.化学药物治疗

由于卵巢肿瘤扩散较早,手术时多数病例已不能清除病灶而且放疗的效果及应用也很有限,因此全身性化疗是一项重要的辅助治疗方法,一些晚期患者经化疗后肿块可以缩小,为再次手术时创造有利条件。

治疗恶性卵巢肿瘤迄今无统一化疗方案,原则是:①大剂量间歇用药,较小剂量持续用药为佳;前者指每个疗程用药 1 周左右。间歇 3~4 周既能达到有效的抗肿瘤作用,又有利于机体消除毒性及恢复免疫功能。②联合化疗较单一化疗疗效为佳:近代多趋向联合用药,但须注意联合化疗毒性反应较重。③根据药物敏感试验选用敏感的化疗药可延长患者的生存时间。④按组织类型制订不同化疗方案。化疗同时服用真情散以降低化疗毒性反应,每日 3 次。以上各方案每个疗程一般间隔 3~4 周,具体情况应视患者体质反应程度、血常规及肝肾功能等情况而定,用药至少 4 个疗程。晚期或不敏感的肿瘤化疗者疗程应多些,一般第 1 年为8~10 个疗程,第 2 年减少到 3~4 个疗程。

3.放射治疗

卵巢恶性肿瘤的放射敏感性差别很大。卵巢内胚窦瘤、未成熟畸胎瘤、胚胎癌最不敏感,卵巢上皮癌及颗粒细胞癌中度敏感,无性细胞瘤最敏感,手术后再用放疗多能控制。由于卵巢癌较早发生腹腔转移,因此照射范围包括腹腔及盆腔,对肝肾区加以保护以免造成放射性损伤,放射量全腹腔为每6～8周3 000～5 000cGy。

内照射是指腹腔内注入胶体金(^{198}AU)或磷(^{32}P)使腹腔表面达到外照射不易达到的剂量,由于其穿透性有限可用以治疗腹腔内表浅转移残留肿瘤或Ⅰ期肿瘤术时破裂者,以提高5年存活率。缺点是腹腔必须无粘连使放射性核素分布均匀,否则可以引起肠道损伤造成严重后果,一般^{198}AU量为4.44～5.55GBq(120～150毫居里),^{32}P为0.37～0.74GBq(10～20毫居里)。

4.生物免疫疗法

20世纪70年代美国提倡一种概念,即以修饰人体的生物学反应的物质(BRM)来提高对肿瘤的抵抗力,这种方法被称为BRM疗法或免疫疗法。20世纪70年代以来,云芝多糖、裂褶菌多糖、香菇多糖在日本,桑黄多糖在韩国先后被批准作为免疫抗肿瘤药物,由此奠定了菇类多糖类在BRM疗法中的地位,同时也极大地推动了菇类生物活性成分的研究和应用。

五、护理评估

1.病史

护理查体问诊时应注意以下几点。①详细询问月经、婚育史,是否有不孕或自然流产史。②评估是否存在长期使用雌激素的诱发因素,病发后月经变化情况及伴随情况。③曾接受的治疗经过、疗效及用药后机体反应。

2.身体状况

①卵巢肿瘤可致患者出现腹部疼痛或不适、腹胀、腹部肿块及腹水。②患者食欲减退、腹胀,肿瘤压迫肠道时可出现大便困难或肠梗阻症状。③肿瘤向周围浸润或压迫神经,可引起腹部、腰部或下肢疼痛;若压迫盆腔静脉可使下肢水肿,压迫膈肌可致呼吸急促。④晚期为恶病质表现。⑤月经不调或阴道不规则出血偶见。

3.心理状况

由于卵巢癌患者在诊断时常是晚期,常使患者产生对死亡的恐惧。在接受治疗过程中,由于化疗的严重不良反应,患者经历更大的心理挫折和压力,再度出现不良的情绪反应。因此,患者及家属在整个治疗过程中焦虑和恐惧等心理挫折一般较重。

六、护理措施

(1)提供支持,协助患者应对压力:为患者提供表达情感的机会和环境,通过连续性护理活动与患者建立良好的护患关系,讲解有关疾病知识。为患者提供表达内心顾虑和恐惧的机会,减轻无助感,分享感受,使患者增强康复信心。

(2)协助患者完善术前检查及治疗:向患者及其家属介绍将经历的手术经过、可能实行的各种检查,取得其主动配合。使患者理解手术是卵巢肿瘤最主要的治疗方法,解除患者对手术的种种顾虑。

（3）化疗护理：具体如下。

1）饮食护理：恶心、呕吐是化疗患者最常见的消化道反应。护士应告知患者其多发生于治疗开始后数小时，持续时间短暂，患者采取心理放松的方式，如听音乐、与病友交谈等方法转移注意力，能够减轻恶心、呕吐的程度。必要时遵医嘱给予止吐药物。化疗期间应鼓励患者进食，给予高蛋白质、高维生素、流质或半流质饮食，防止过硬、过咸、辛辣刺激性食物，以免加重刺激，损伤口腔黏膜。化疗期间也应注意补充各种维生素，纠正营养失调，增强体质。

2）预防感染：注意观察患者有无发热、咽喉疼痛、咳嗽等症状，及时发现感染征象。化疗可导致患者发生暂时性的口腔、咽喉、食管炎症，故应加强口腔护理。选用外形小、毛软的牙刷，刷牙时动作要轻，每日漱口 3～4 次，漱口液可选用 0.02％呋喃西林液或生理盐水。病室每日通风，进行湿式清扫，紫外线消毒；减少探视、外出，防止交叉感染。遵医嘱药物治疗，定时复查血常规。

3）脱发患者护理：护士应告知患者化疗使毛发脆性增加，易脱落，但化疗结束后毛发可重新生长。必要时指导脱发患者佩戴假发。

4）腹腔内化疗的护理：在腹腔化疗穿刺时，有可能意外穿到肠管，使化疗药物进入肠腔。应严密观察患者有无腹痛、腹胀和发热症状，在治疗期间若发现有大量水样液体由肠道排出，应立即报告医生。腹腔滴注结束后，应指导患者常转换体位（如先向左转、再向右转，先头低位、再足低位、后平卧位），以促使化疗药物遍布整个腹腔。

七、健康教育

（1）向患者和家属讲述术后活动的重要性，鼓励患者主动参与制订术后恢复计划，逐日增大活动量。运用不同的自我调适方法保持身心健康，如听音乐、聊天等。注意卫生，保持皮肤清洁，防止感冒等。

（2）指导患者注意个人卫生，术后可洗淋浴，3 个月后可洗盆浴，全子宫切除患者 3 个月内禁止性生活。

（3）向患者讲解化疗的常识，教育患者化疗时的自我护理技能。包括进食前后用生理盐水漱口，用软毛牙刷刷牙，不宜吃损伤口腔黏膜的坚果类和油炸类食品；为减轻患者恶心、呕吐，避免吃油腻的、甜的食品，鼓励患者少食多餐；根据患者的口味提供营养丰富、易消化饮食，保证所需营养及液体摄入。

（4）告知患者要注意预防感染。由于化疗引起免疫力下降，特别容易引起感染，指导患者应经常擦身更衣，加强保暖，避免去公共场所。如白细胞低于 1.0×10^9/L，则需进行保护性隔离，告知患者和家属保护性隔离的重要性，使其理解并能配合治疗。

（5）嘱患者保持室内清洁卫生，定时通风换气，室温保持在 18～20℃。

（6）嘱患者避免重体力劳动，不要做剧烈运动，注意多休息，适当参加户外活动，劳逸结合，以保持良好的精神状态。

（7）嘱患者要保持排便通畅，必要时可口服泻药。

(8)告知患者随访的目的、时间、联系方式,卵巢癌易复发,应长期随访和监测,手术患者出院后一般第1年每3个月复查1次,第2~第5年每4~6个月复查1次,5年后每年随访1次。监测内容:询问病史,了解临床症状;全身体检及妇科检查;B超检查,必要时做CT、MRI检查;肿瘤标志物测定;对产生性激素的肿瘤应检测雌激素、孕激素及雄激素。

(洪 雯)

第十八节 侵袭性葡萄胎

侵蚀性葡萄胎是指葡萄胎组织侵入子宫肌层局部,少数转移至子宫外,因具恶性肿瘤行为而命名。侵蚀性葡萄胎来自良性葡萄胎,多数在葡萄胎清除后6个月内发生。侵蚀性葡萄胎的绒毛可侵入子宫肌层或血管或两者皆有,起初为局部蔓延,水泡样组织侵入子宫肌层深部,有时完全穿透子宫壁,并扩展进入圆韧带或腹腔,半数病例随血行转移至远处,主要部位是肺和阴道,预后较好。

一、病理改变

侵蚀性葡萄胎大体可见水泡状物或血块,镜检时有绒毛结构,滋养细胞过度增生及不典型增生的程度不等,具有过度的侵蚀能力。组织学分为3型。1型:肉眼见大量水泡,形态似葡萄胎,但已侵入子宫肌层或血窦,很少出血坏死;2型:肉眼见少量或中等量水泡,滋养细胞中度增生,部分细胞分化不良,组织有出血坏死;3型:肿瘤几乎全部为坏死组织和血块,肉眼仔细观察才能见到少数水泡,个别仅在显微镜下找到残存肿大的绒毛,滋养细胞高度增生并分化不良,形态上极似绒毛膜癌。

二、临床表现

1.原发灶表现

最主要症状是阴道不规则出血,多数在葡萄胎清除后几个月开始出现,量多少不定;妇科检查可见子宫复旧延迟,葡萄胎排空后4~6周子宫未恢复正常大小;卵巢黄素化囊肿持续存在。若肿瘤组织穿破子宫,则表现为腹痛和腹腔内出血症状。有时触及宫旁转移性肿块。

2.转移灶表现

症状和体征视转移部位而异。主要经血行播散,最常见的转移部位是肺,其次是阴道及子宫旁组织,脑转移少见。在肺转移早期,胸部X线片显示肺野外带单个或多个半透明小圆形阴影为其特点,晚期出现咳嗽、血痰或反复咯血、胸痛症状。阴道、宫颈转移时表现为紫蓝色结节,破溃后大量出血。脑转移典型病例出现神经系统症状和体征,如头痛、呕吐、抽搐、偏瘫及昏迷,一旦发生,病死率高。

三、辅助检查

1.HCG 连续测定

葡萄胎排空后 9 周以上，或流产、足月产、异位妊娠 4 周以上，血、尿 HCG 测定仍持续阳性或阴性后又转阳性，排除妊娠残留或再次妊娠，结合临床表现，可诊断为侵蚀性葡萄胎。

2.超声检查

B 超检查可以早期发现葡萄胎组织侵入子宫肌层程度，协助诊断子宫内滋养细胞肿瘤病灶。宫壁显示局灶性或弥散性强光点或光团与暗区相间的蜂窝样病灶，应考虑为侵蚀性葡萄胎或绒癌。

3.X 线摄片或 MRI 检查

可发现肺、脑等部位的转移病灶。

4.组织学诊断

单凭刮宫标本不能作为侵蚀性葡萄胎的诊断依据，但在子宫肌层或子宫外转移的切片中，见到绒毛结构或绒毛退变痕迹，即可诊断为侵蚀性葡萄胎。若原发灶与转移灶诊断不一致，只要任一组织切片中见有绒毛结构，即应诊断为侵蚀性葡萄胎。

四、治疗

治疗原则以化疗为主，手术治疗和放疗为辅，尤其是侵蚀性葡萄胎，化疗几乎已完全替代了手术，但手术治疗在控制出血、感染等并发症及切除残存或耐药病灶方面仍占据重要地位。

1.化疗

（1）所用药物：包括氟尿嘧啶（5-FU）、放线菌素 D（ACTD）、甲氨蝶呤（MTX）及其解救药亚叶酸钙（CF）、环磷酰胺（CTX）、长春新碱（VCR）、依托泊苷（VP-16）、顺铂（DDP）等。

（2）用药原则：Ⅰ期通常用单药治疗；Ⅱ～Ⅲ期宜用联合化疗；Ⅳ期或耐药病例则用 EMA-CO 方案，完全缓解率高，不良反应小。

（3）不良反应：主要为造血功能障碍，其次为消化道反应，肝功能损害也常见，严重者可致死，治疗过程中应注意防治。脱发常见，停药后可逐渐恢复。

（4）停药指征：化疗须持续到症状、体征消失，每周测定 1 次 HCG，连续测 3 次在正常范围，再巩固 2～3 个疗程，随访 5 年无复发者为治愈。

2.手术治疗

对于病灶大、耐药或病灶穿孔出血的患者应在化疗的基础上给予全子宫切除术，手术范围主张行次广泛子宫切除及卵巢动静脉高位结扎术，主要切除宫旁静脉丛。年轻未育者尽可能不切除子宫，以保留生育功能；必须切除子宫时，仍应保留卵巢。

3.其他

对肺、脑等部位的转移重症患者，除以上治疗外，可加用放射治疗。

五、护理评估

1.病史

护理查体问诊时应注意以下几点。①详细询问月经、婚育史,是否有不孕或自然流产史,还有滋养细胞疾病史、药物使用史及药物过敏史。②要注意采集葡萄胎第 1 次刮宫的资料,包括刮宫时间,水泡大小、量等;刮宫次数及刮宫后阴道出血的量、质、时间。③收集血、尿 HCG 随访的资料;询问原发病灶及转移灶症状的相关表现。

2.身体状况

①了解患者有无不规则阴道出血。②了解患者有无咳嗽、血痰或反复咯血、胸痛等肺转移症状;有无一过性跌倒、失语、失明、头痛、呕吐、偏瘫及昏迷等脑转移症状。③妇科检查了解子宫大小、质地,有无黄素囊肿,有无阴道、宫颈局部的紫蓝色结节。

3.心理状况

由于不规则阴道出血,患者有不适、恐惧感,担心疾病的预后,害怕化疗。了解患者及家属对疾病的反应,恐惧症状和体征的程度。

六、护理措施

1.心理护理

评估患者及家属对疾病的心理反应,了解患者既往面对应激情况的反应方式并指导患者正确的应对方式。对住院患者做好环境、病友及医护人员的介绍,减轻患者的陌生感。提供疾病及护理信息,帮助患者和家属树立信心。让患者诉说心理痛苦及失落感,接受现实。提供有关化学药物治疗及护理的信息,以减少患者的恐惧及无助感。主动听取患者、家属的意见,以了解其对有关治疗进展和预后的真实想法。

2.阴道出血的护理

严密观察腹痛及出血的情况,记录出血量,阴道出血多时应严密观察并记录生命体征变化情况,及时做好手术准备工作。注意收集会阴垫,评估出血量。按医嘱给予止血药,必要时输血、补液、行抗感染治疗;维持正常血压并纠正贫血状态。

3.化疗护理

(1)正确使用药物:根据医嘱正确溶解和稀释药物,并做到现用现配,一般常温下存放不超过 1h,如果联合用药应根据药物的性质排出先后顺序。放线菌素 D、顺铂等需要避光的药物,使用时要用避光输液器或避光罩。合理使用静脉血管并注意保护,遵循长期补液保护血管的原则,从远端开始,有计划地穿刺。用药前,先确认针头在静脉后再注入化疗药物,一旦怀疑或发现药物外渗应立即停止滴入并重新穿刺,遇到局部刺激较强的药物,如氮芥、长春新碱、放线菌素 D 等外渗,应立即停止滴入并给予局部冷敷,同时用利多卡因 2mL＋玻璃质酶 1 支＋地塞米松磷酸钠注射液 5mg 局部封闭治疗后用如意金黄散外敷,以防止局部组织坏死,减轻疼痛和肿胀。化疗结束前用生理盐水冲管,以降低穿刺部位拔针后的残留浓度,起到保护血管的作用。用药过程中不同的化疗药物要求的输入速度不同,护士应熟练掌握各种药物输入速度,加强巡视,随时调整,以保证化疗药物正确匀速输入体内,同时减少对静脉的刺激。腹腔化疗者应让其经常变动卧位,保证疗效。

(2)病情观察:观察体温,以判断有否感染;观察牙龈出血、皮下淤血或阴道活动性出血倾向;观察有无上腹疼痛、恶心、腹泻等肝损害的症状和体征;如有腹痛、腹泻,要严密观察次数和性状,并正确收集粪标本;观察有无尿频、尿急、血尿等膀胱炎症状;观察有无皮疹等皮肤反应;观察有无如肢体麻木、肌肉软弱、偏瘫等神经系统症状。

(3)药物毒性反应护理。

1)口腔溃疡护理:应保持口腔清洁,勤漱口,使用软毛牙刷刷牙,进食前后用消毒溶液漱口。给予温凉的流质或软食,避免刺激性食物。

2)消化道不良反应护理:用各种方法减少恶心、呕吐的发生,以免对今后化疗产生呕吐的条件反射。分散注意力,遵医嘱在化疗前后给予镇吐药,合理安排用药时间以减少化疗所致的恶心、呕吐;提供患者喜欢的可口清淡饮食,少量多餐,创造良好的进餐环境等;对不能自行进餐者,主动提供帮助,按患者的进食习惯喂食;患者呕吐严重时应补充液体,以防水、电解质紊乱。

3)造血功能抑制的护理:按医嘱定期测定白细胞计数,对于白细胞计数低于正常的患者要采取预防感染的措施,严格无菌操作,对白细胞低于 $1.0 \times 10^9/L$ 的患者要进行保护性隔离,减少探视、禁止带菌者入室、净化空气;按医嘱应用抗生素、输入新鲜血或白细胞浓缩液、血小板浓缩液等。

4.阴道转移灶出血患者的护理

①严密观察阴道有无破溃性出血,禁做不必要的检查和窥器检查。②告知患者减少活动,尽量卧床休息。③配血备用,准备好各种抢救器械和物品(输血、输液用物,大纱条,止血药等)。④如发生破溃大出血,应立即通知医师并配合抢救,协助医生用消毒大纱条填塞阴道局部压迫止血。填塞的纱条必须于 $24 \sim 48h$ 取出,如出血未止则再用无菌纱条重新填塞以防感染。按医嘱给予输血、输液治疗。

5.肺转移咯血患者的护理

①观察患者咳嗽、咯血情况,指导患者卧床休息,减轻患者消耗,有呼吸困难者遵医嘱给予半卧位,并吸氧。②患者大量咯血时有窒息、休克甚至死亡的危险,如发现应立即通知医生,同时给予患者头低侧卧位并应保持呼吸道通畅,轻叩背部,以助排除积血,遵医嘱给予输血、输液,积极配合抢救。

6.脑转移患者的护理

①询问有无头痛、头晕、失明等。严密观察患者有无一过性腿软、跌倒、失明、失语、喷射样呕吐、偏瘫、抽搐等,发现异常立即报告医生。②采取必要的护理措施预防患者发生跌倒、咬伤、吸入性肺炎、角膜炎、压疮等情况。③积极配合医生治疗,按医嘱补液,给予止血药、脱水药、吸氧、化疗等。配合医生做好 HCG 测定,腰穿,CT 等项目的检查。

七、健康教育

(1)向患者和家属讲述运用不同的自我调试方法保持身心健康,如听音乐、聊天等。注意卫生,保持皮肤清洁,防止感冒等。

(2)向患者讲解化疗的常识,教会患者化疗时的自我护理技能。包括进食前后用生理盐水漱口,用软毛牙刷刷牙,不宜吃损伤口腔黏膜的坚果类和油炸类食品;为减轻患者恶心、呕吐,避免吃油腻的、甜的食品,鼓励患者少食多餐;根据患者的口味提供营养丰富、易消化饮食,保证所需营养及液体摄入。

(3)告知患者要注意预防感染。如白细胞低于 $1.0 \times 10^9/L$,则需进行保护性隔离,告知患者和家属保护性隔离的重要性,使其理解并能配合治疗。

(4)嘱患者保持室内清洁卫生,指导患者注意个人卫生,术后可洗淋浴,3 个月后可洗盆浴,全子宫切除患者 3 个月内禁止性生活。

(5)嘱患者避免重体力劳动,不要做剧烈运动,多注意休息,适当参加户外活动,劳逸结合,以保持良好的精神状态。

(6)嘱患者要保持排便通畅,必要时可口服泻药。

(7)告知患者随访的目的、时间,第 1 年每 1 个月 1 次,1 年后每 3 个月 1 次,持续 3 年,以后每年 1 次,共 5 年。

(李 燕)

第十九节 功能性子宫出血

功能性子宫出血,简称功血,是一种常见的妇科疾病,是指异常的子宫出血。主要是由于神经系统和内分泌系统功能失调而引起的月经不正常,正常月经周期有赖于中枢神经系统控制,下丘脑－垂体－卵巢轴系统的相互调节及制约。任何内外因素干扰了性腺轴的正常调节,均可导致功血。表现为月经周期不规律、经量过多、经期延长或不规则出血。根据排卵与否,通常将功血分为无排卵型及排卵型两大类,前者最为多见,占 80%～90%,主要发生在青春期及更年期,后者多见于生育期妇女。

一、临床表现

1.无排卵型功血临床表现

闭经一段时间后发生出血,出血亦可为无规律性,量的多少与持续及间隔时间均不定,有的仅表现经量增多、经期延长。大量出血时,可造成严重贫血。

(1)青春期功能性子宫出血:月经初潮时,下丘脑－垂体－卵巢轴正处在逐渐成熟的过程中,所以月经初潮 2 年内,月经周期不规则比较正常,一般能自行调整恢复。如果出血时间长,出血量多而引起贫血、头晕、心悸等症状,说明性腺轴还未完全成熟,容易受营养、精神因素等情况影响。

(2)更年期功能性子宫出血:在无排卵型功能性子宫出血患者中,更年期功能性子宫出血比较多见,但这个年龄段的器质性病变也比较多,必须做病理检查。

2.排卵型功血临床表现

有规律的月经周期,但周期缩短,或经前数日即有少量出血,经血量可无变化。

3.其他常见症状

(1)不规则子宫出血:多发生于青春期和更年期妇女,其出血特点是月经周期紊乱,经期延长,血量增多,流血时间、出血量及间隔时间都不规律,往往在短时间的闭经后,发生子宫出血。

(2)月经过频:流血时间和流血量可能正常但月经周期缩短,一般少于21d,可以发生于各年龄段的妇女。

(3)月经过多:一是经血量多,尤其第2天、第3天更多,伴有血块,1次月经失血总量达500~600mL,周期正常;二是经期延长,需10~20d经血方可干净,经量不一定多。

(4)月经间期出血:两次月经期中间出现子宫出血,出血量少,常不被注意,多发生于月经周期的12~16d,持续1~2h至1~2d,很少达到月经量。常被认为是月经过频。

(5)绝经期后子宫出血:闭经1年以后,又发生子宫出血,出血量少,点滴而行,但由于绝经期后子宫恶性肿瘤发病率高,故应到医院排除恶性肿瘤的可能性。

4.体征

病程长者或有贫血貌,须全面体检,除外周身器质性疾病。妇科检查一般无特殊发现,有时子宫略有增大,或可触及胀大的卵巢。

二、辅助检查

1.诊断性刮宫

用于已婚妇女,可了解宫腔大小、形态,宫壁是否平滑,软硬度是否一致,刮出物性质及量。刮取组织送病理检查可明确诊断。

2.基础体温测定

无排卵型功血呈单相型曲线;排卵型功血呈双相型曲线。

3.宫颈黏液结晶检查

经前出现羊齿状结晶提示无排卵。

4.阴道脱落细胞涂片

无排卵型功血时反映有雌激素作用。黄体功能不全时反映孕激素作用不足,缺乏典型的细胞堆集和皱褶。

5.激素测定

若需确定排卵功能和黄体是否健全,可测孕二醇。

6.子宫输卵管造影

可了解宫腔病变,除外器质性病变。

7.检查血常规、出凝血时间、血小板计数

可了解贫血程度及除外血液病。

三、治疗

功能性子宫出血的治疗方法有：止血治疗；诊断性刮宫；激素疗法。对于已婚，不规则出血病程较长的患者，尤其是 40 岁以上者，都应采用刮宫止血。对未婚患者尽量不考虑刮宫，或改用药物刮宫的方法。药物刮宫是针对无排卵型功血患者体内缺乏孕激素影响的病理生理改变，给患者肌内注射黄体酮，每日 20mg，共 3d，内膜转变为分泌相，然后停药，造成人为的血孕激素水平下降。这时内膜规则剥脱而出血，称为"撤退性出血"，这种出血与一次月经出血相仿，持续 7d 左右，有时量也很多，这是预料之中及不可避免的。为了减少撤退性出血的量，可在肌内注射黄体酮时，同时注射丙酸睾酮（一种雄性激素制剂），每日 25～50mg，共 3d，如果血量仍然很多，则应让患者卧床休息，口服或肌内注射维生素 K、酚磺乙胺（止血敏）、维生素 C、止血芳酸等一般止血药，严重者可以输葡萄糖注射液、输血。

四、护理评估

详细询问发病年龄、月经周期、经期变化、出血持续时间、失血量、出血性质、病程长短及伴随症状，并与发病前月经周期比较；出血前有无停经，有无早孕反应；了解有无慢性病如肝病、高血压、血友病等；了解孕产史、避孕情况，有无不良精神刺激；就诊前是否接受过内分泌治疗；出血时间过长或出血量过多，应询问有无贫血症状。

五、护理措施

(1)出血护理：护士应密切观察出血量，注意收集会阴垫，准确计算出血量。积极观察药物使用效果：性激素治疗 6h 内见效，24～48h 出血基本停止，若 96h 以上仍不止血，应立即报告医生，及时给予处理。

(2)防治休克：对大量出血患者，应快速建立静脉通道，遵医嘱给予输血、补液治疗，维持正常血压并纠正贫血状态；密切观察生命体征变化情况，发现问题，及时报告，及时处理。

(3)会阴部护理：注意保持会阴部卫生清洁，每日用 0.05％苯扎氯铵溶液纱球冲洗会阴，出血多时，应根据病情增加冲洗次数，防止发生感染。

(4)诊断性刮宫护理：刮宫术既能明确诊断，又能迅速止血。刮宫后注意观察患者阴道出血情况，并嘱患者卧床休息，避免过度疲劳和剧烈运动，保证充分的休息。给予抗生素预防感染，出血时间长者适当应用凝血药物以减少出血量。

(5)用药护理：青春期少女以止血、调整周期、促使卵巢排卵为主进行治疗；围绝经期妇女止血后以调整周期、减少经量为原则。指导患者按医嘱定时定量使用药物治疗，避免因应用不当而引起出血。患者用药后出现胃肠道反应现象，应及时遵医嘱给予对症治疗；告知患者雌、孕激素在同时停药后 3～7d 可发生撤药性出血。

（6）指导患者测基础体温，观察有无排卵性双相型曲线。

（7）饮食护理：患者出血较多，体质往往较差，呈贫血貌，应加强营养，改善全身情况，给予含铁剂、维生素 C 和蛋白质较多的饮食。

（8）心理护理：护士应紧张而有条理的工作，稳定患者情绪，实事求是地向患者及家属交代病情，缓解其压力。

六、健康教育

（1）指导患者均衡营养，宜清淡饮食，进食富含维生素 C 的新鲜瓜果、蔬菜。避免暴饮暴食，忌食辛辣及过于寒凉之品。贫血严重的患者注意补充含铁丰富的食物。

（2）指导患者遵医嘱按时服药。指导更年期及绝经后妇女服药时间不宜过长，量不宜大，并应严密观察药物反应。

（3）出血时要注意外阴清洁，勤换内裤及月经垫等月经用品；避免盆浴，已婚妇女在出血期要避免性生活。

（4）告知患者出现超过月经量的阴道出血、下腹疼痛及时到医院就诊。

（5）指导全子宫切除患者 3 个月内禁止性生活。可洗淋浴，3 个月后可洗盆浴。

（6）指导患者治疗后应定期随诊。明确随访的目的、时间、联系方式，指导手术者出院后 3 个月到门诊复查，了解术后康复情况。

（孙巧玲）

第四章 产科疾病护理

第一节 正常妊娠

一、妊娠生理

胚胎和胎儿在母体内发育生长的过程,称为妊娠。妊娠始于精子和卵子的结合,终于胎儿及其附属物从子宫腔内排出。

(一)受精与着床

1.受精

精子和卵子结合的过程,称为受精。排卵时,卵子及其周围的透明带和放射冠,由于输卵管上皮纤毛的摆动和肌层的收缩,迅速通过腹腔进入输卵管壶腹部,在此与精子相遇受精。射精时有数千万个精子进入阴道,凭借尾部运动,穿越宫颈。排卵前期和排卵期宫颈松软,宫颈黏液呈水样,酸碱度(pH 值约 7.5)适宜,利于精子的穿入。同时,大量雌激素的分泌,增加子宫肌层对前列腺素和缩宫素的敏感性,子宫收缩力增强,协助精子向输卵管方向运行,到达输卵管壶腹部。精子在宫腔和输卵管游动过程中,精子顶体表面的糖蛋白被女性生殖道分泌物中的酶降解,获得释放顶体酶和穿越放射冠、透明带的能力,称为获能。当获能的精子与卵子相遇时,首先与卵子周围的放射冠接触,发生顶体反应,释放顶体酶,溶解放射冠和透明带,形成精子穿过的通道。精子与卵子相接触,细胞膜融合,精子的胞质和细胞核进入卵子内。其后卵子迅速完成第二次成熟分裂,形成卵原核,与精原核融合。两个配子细胞核靠拢,核膜消失,染色体混合,形成二倍体的受精卵,受精过程完成。精子进入卵子后,卵子胞质内皮质颗粒释放溶酶体酶样物质,使透明带结构发生改变,阻止其他精子进入。

2.受精卵的发育、输送与着床

受精卵形成后随着输卵管蠕动和输卵管上皮纤毛的摆动向宫腔方向移动,同时开始进行细胞分裂,称为卵裂,所形成的子细胞群称为卵裂球。随卵裂次数的增加,细胞数量逐渐增加,细胞体积不断缩小,到第 3 天时形成由 12～16 个细胞组成的实心胚,称为桑葚胚。桑葚胚的细胞继续分裂,细胞间出现小的腔隙并逐渐汇合成大的空腔,桑葚胚转变为中空的胚泡(又称囊胚)。胚泡于受精第 4 天形成并进入宫腔。胚泡外表为一层扁平细胞,称为滋养层,将发育成胎膜和胎盘,为胚胎发育提供营养。中间的空腔为胚泡腔,充满细胞液,腔内一侧有一群大而不规则的细胞,称为内细胞群,将来发育成胚体和部分胎膜,此时早期囊胚形成。在受精后6～7d,早期囊胚的透明带消失,囊胚体积迅速增大,形成晚期囊胚。胚泡与子宫内膜直接接触,逐渐埋入子宫内膜,此过程称为着床(又称植入)。着床时,内细胞群侧滋养层分泌蛋白酶消化与其接触的内膜组织,胚泡沿被消化的组织缺口逐渐埋入内膜功能层。同时与内膜接触的滋养层细胞迅速增殖,分化为内外两层,外层为合体滋养层,内层为细胞滋养层。合体滋养细胞分泌人绒毛膜促性腺激素(HCG),维持黄体寿命和功能。胚泡完全埋入子宫内膜后,缺口修复,着床完成。常见的着床部位是子宫前壁或后壁的中上部。

着床时子宫内膜处于分泌期,着床后内膜进一步增厚,血液供应更加丰富,腺体分泌更加旺盛,基质细胞肥大,胞质内含糖原颗粒和脂滴。这一系列变化称为蜕膜反应,此时的子宫内膜称为蜕膜。根据蜕膜与胚泡的位置关系,可将蜕膜分为三部分(图4-1):位于胚泡深面的部分称为底蜕膜,覆盖在胚泡浅层的部分称为包蜕膜,其余部分称为壁蜕膜(真蜕膜)。底蜕膜将来参与胎盘的形成,其余蜕膜则逐渐退化变薄。

着床是遗传构成截然不同的胚泡与子宫内膜相互识别、相互黏附、相互容纳的过程,受雌激素、孕激素的精细调节。胚泡与子宫内膜的同步发育、宫腔的正常内环境等是正常植入的必要条件。激素调节紊乱,植入不能完成;胚泡植入到子宫以外部位,可导致异位妊娠;植入到宫腔内较低部位,可导致前置胎盘。

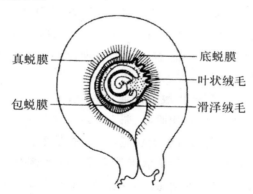

图4-1 早期妊娠子宫蜕膜与绒毛的关系

(二)胎儿附属物的形成及其功能

胎儿附属物是指胎儿以外的组织,包括胎盘、胎膜、脐带和羊水。

1.胎盘

由底蜕膜、叶状绒毛膜及羊膜组成。叶状绒毛膜构成胎盘的胎儿部分,底蜕膜构成胎盘的母体部。胎盘是胎儿与母体之间进行物质交换的重要结构,还具有重要的内分泌和屏障功能。

(1)胎盘的形成与结构:胚泡着床后,滋养层细胞分裂增殖,表面呈毛状突起,以后再分支形成绒毛,此时的绒毛为一级绒毛,又称初级绒毛。绒毛表面有两层细胞,内层为细胞滋养细胞,外层为合体滋养细胞。胚胎发育至第二周末或第三周初时,胚外中胚层逐渐深入绒毛干内,形成绒毛间质,称为二级绒毛,又称次级绒毛。约在第三周末,绒毛内的中胚层分化出毛细血管,形成三级绒毛。此时,胎儿胎盘循环建立。细胞滋养细胞不断增殖、扩展与合体滋养细胞共同形成绒毛干。绒毛干之间为绒毛间隙。在滋养层细胞的侵蚀过程中,子宫螺旋动脉和子宫静脉破裂,开口于绒毛间隙。每个绒毛干均有脐动脉和脐静脉细小分支,母体血液以每分钟约500mL的流速进入绒毛间隙,胎儿血也以每分钟500mL的流速流经胎盘,但胎儿血与母血不直接相通。两者仅隔一层很薄的结构,称为胎盘合体膜,由绒毛内毛细血管内皮及其基膜、滋养层上皮及其基膜和两基膜之间的少量结缔组织构成。胎盘合体膜是一选择性通透膜,营养物质、代谢废物、抗体蛋白等可以定向地通过,有些大分子物质,特别是有害物质、细菌、血细胞等一般不能通过。

每个绒毛干分出许多分支,一部分绒毛末端浮于绒毛间隙中,称为游离绒毛,长入底蜕膜中的绒毛,称为固定绒毛。固定绒毛的滋养层细胞与底蜕膜共同形成蜕膜板,相邻绒毛间隙之间残留楔形的底蜕膜形成胎盘隔,这种胎盘隔是不完全的,一般不超过胎盘全层的2/3,相邻绒毛间隙的血液可以相通。胎盘隔把胎盘的母体面分隔成表面凸凹不平、黯红色的15~20个胎盘小叶。足月胎盘多呈圆形或椭圆形,重450~650g,直径16~20cm,厚约2.5cm,中间厚,边缘薄,胎盘的胎儿面光滑,被覆羊膜,脐带多附于中央或稍偏。

(2)胎盘的功能:胎盘具有代谢、防御、免疫和内分泌等重要功能。

1)代谢功能:包括气体交换、营养物质供应和排出废物。①气体交换:母儿间 O_2 和 CO_2 以简单扩散方式进行交换。由于胎儿红细胞含血红蛋白量高,对氧的亲合能力强,母体动脉血氧分压(PO_2)为95~100mmHg,绒毛间隙中 PO_2 为40~50mmHg,胎儿脐动脉血 PO_2 为20mmHg,O_2 通过绒毛间隙向胎儿扩散。母体子宫动脉血二氧化碳分压(PCO_2)为32mmHg,绒毛间隙中的血 PCO_2 分压为38~42mmHg,胎儿脐动脉血 PCO_2 为48mmHg,CO_2 扩散速度是 O_2 的20倍,所以 CO_2 容易从胎儿向母体扩散。②营养物质供应和排出废物:葡萄糖以易化扩散方式通过胎盘进入胎儿体内,氨基酸以主动转运方式通过胎盘,游离脂肪酸、电解质和脂溶性维生素以简单扩散方式通过胎盘,维生素 C 和 B 族维生素以主动运输方式通过胎盘。胎儿代谢产生的废物如肌酐、尿素等经胎盘排入母血,由母体排出体外。

2)防御功能:胎盘屏障对胎儿具有保护功能,但这种功能并不完善。多数细菌和致病微生物不能通过胎盘屏障,但风疹病毒、巨细胞病毒等可通过胎盘感染胎儿,引起胎儿畸形,梅毒螺旋体可破坏胎盘屏障引起胎儿先天性梅毒。有些药物可通过胎盘屏障,因此,妊娠期间服药应慎重,如为治疗所必需,应在医生指导下用药。母血中的 IgG 能通过胎盘,使胎儿获得被动免疫力。母体的抗 A、抗 B、抗 Rh 抗体亦可进入胎儿血中,引起胎儿及新生儿溶血。

3)内分泌功能:胎盘是胎儿和母体共有的内分泌器官,可分泌多种激素、酶和细胞因子,对妊娠的正常进行和胎儿的生长发育有重要作用。其中最重要的激素有以下几种。①人绒毛膜促性腺激素(HCG):由合体滋养层合成分泌,受精后第 6 天开始分泌,第 8~第 10 周达高峰,妊娠 3 个月以后逐渐下降,近 20 周时降至最低点,产后 1~2 周消失。HCG 的功能:具有黄体生成素和卵泡刺激素活性,可促进黄体生长发育,以维持妊娠。刺激胎儿肾上腺产生肾上腺皮质激素和刺激胎儿性腺发育。通过 LH/HCG 受体刺激甲状腺的活性。促进雌激素和孕激素的合成和分泌。还可能抑制母体对胎儿和胎盘的免疫排斥作用。②人胎盘生乳素(HPL):由合体滋养层合成分泌,其分泌曲线与胎盘及胎儿的重量增长曲线相一致,最初妊娠 6 周可以在母血中测出,以后持续升高,至 34~35 周达高峰,维持至分娩,分娩后 7h 迅速消失。胎盘生乳素的功能:促进母体乳腺的生长发育。增加合成蛋白的作用,促进脂肪分解为游离脂肪酸,抑制糖原的利用和异生,从而保证胎儿生长发育所需的营养物质的供给。促进黄体形成,抑制母体对胎儿的排斥作用。③孕激素及雌激素:妊娠早期主要由黄体产生,妊娠 8～10 周以后,孕激素由合体滋养层合成和分泌,雌激素主要由胎儿—胎盘单位产生,逐渐代替母体卵巢黄体的功能。至妊娠第 5 个月时可完全代替卵巢。

除上述激素外,胎盘还可分泌人绒毛膜促甲状腺激素、人绒毛膜促肾上腺皮质激素、前列腺素、妊娠特异性蛋白、缩宫素酶及细胞因子与生长因子如表皮生长因子、神经生长因子、胰岛素样生长因子、转化生长因子等。

2.胎膜

胎膜由绒毛膜和羊膜组成。胎膜外层为绒毛膜,在发育过程中由于缺乏营养供应而逐渐退化萎缩为平滑绒毛膜,到妊娠晚期与羊膜紧密相贴。胎膜内层为羊膜,羊膜为半透明无血管的薄膜,由单层羊膜上皮和薄层胚外中胚层构成,部分覆盖胎盘的胎儿面。随着胎儿的发育及羊膜腔的扩大,羊膜、平滑绒毛膜和包蜕膜进一步突向宫腔,最后与真蜕膜紧贴,羊膜腔占据整个宫腔,胎膜主要承担羊水交换的作用。

3.脐带

脐带是连接胎儿与胎盘的唯一通道,呈条索状,一端连于胎儿脐环,一端连于胎盘子体面,外包羊膜,内有两条脐动脉、一条脐静脉,在靠近胎儿端的脐带中有退化的卵黄囊、尿囊遗迹,中间填充华通胶,有保护脐血管的作用。脐带受压致使血流受阻时,导致胎儿窘迫,甚至胎死宫内。脐带长 40～60cm,直径1～2cm。由于脐血管生长速度快于脐带结缔组织,因此,脐血管在脐带内呈螺旋形走行。脐带长于 70cm 则称脐带过长,可发生脐带缠绕、打结,引起发育不良甚至胎儿窒息死亡;脐带短于 30cm 则称脐带过短,胎儿娩出时可引起胎盘早期剥离。

4.羊水

羊膜腔内的液体,称为羊水。羊水呈弱碱性,处于动态循环中,它不断地分泌产生又不断地被羊膜吸收和胎儿吞饮。

(1)羊水的来源:妊娠早期,羊水主要是母体血清经胎膜进入羊膜腔的透析液;妊娠中期以后,胎儿尿液是羊水的主要来源;妊娠晚期胎儿肺参与羊水的生成,羊膜、脐带华通胶及胎儿皮肤(未角化)有少量渗出液体,但量极少。

(2)羊水吸收:羊水吸收的途径有:胎膜吸收约占 50%,脐带每小时吸收 40～50mL;胎儿皮肤角化前可吸收羊水;胎儿每 24h 可吞咽羊水 200～450mL;每天 600～800mL 羊水通过胎儿主动呼吸吸入肺被肺毛细血管吸收。羊水交换 2～3h 一次。

(3)羊水的量、性状及成分:随胚胎的长大,羊水相应增多,胚胎早期仅数十毫升,到足月妊娠时约 800mL,如过期妊娠,羊水量明显减少。妊娠 24 周前,羊水为无色透明液体,随妊娠的进行,胎儿呼吸道上皮及分泌物、皮肤脱落及胎脂等落入羊水,羊水逐渐变浑浊。羊水的重要成分为水,占 98%～99%,其余成分为矿物质及有机物,pH 值为 7.20。

羊水中还含有脱落的胎儿上皮、毳毛、消化道和呼吸道分泌物及激素和酶等,近年来,人们利用羊膜腔穿刺抽取羊水进行细胞学、遗传学和生物化学分析,进而诊断胎儿的先天性疾病和遗传性疾病,并对胎儿的宫内发育进行监测和性别鉴定。

(4)羊水的功能:妊娠期羊水为胎儿的生长发育提供了适宜的环境,羊水温度适宜,胎儿在羊水中活动自如,防止胚胎及胎儿与羊膜粘连而发生畸形,防止胎儿受外界的机械损伤,并减轻了胎动引起的母体不适感。临产时,羊水直接承受宫缩压力并使压力均匀分布,避免胎儿受压所致胎儿窘迫;破膜后羊水对产道起润滑作用,羊水冲洗产道可减少感染机会。

(三)胎儿发育及其生理特点

1.胎儿发育

妊娠开始至 8 周的胎体,称为胚胎,是胎体主要器官分化发育的时期。自妊娠 9 周开始,直至分娩前称胎儿,该时期胎儿由初具人形到各种组织及器官发育成熟离开母体后能适应外界生活条件。

产科以 4 周为一孕龄单位,阐述胚胎及胎儿发育的特征。

妊娠 4 周末:可辨认胚盘与体蒂。

妊娠 8 周末:胚胎已初具人形,能分辨出眼、耳、鼻、口、手指及足趾,各器官正在分化发育。心脏已形成,B 超可见原始心管搏动。

妊娠 12 周末:胎儿身长约 9cm,体重约 20g,外生殖器初步发育,部分可以分辨性别;神经系统基本形成,出现吸吮反射;四肢可活动。使用多普勒仪可听到胎心音。

妊娠 16 周末:胎儿身长约 16cm,体重约 100g。胎儿各部分生长匀称,皮肤菲薄,深红色,无皮下脂肪,骨骼开始骨化。外生殖器可确定性别,头皮已长出毛发,呼吸肌出现呼吸动作。部分孕妇自觉有胎动。

妊娠 20 周末:胎儿身长约 25cm,体重约 300g。皮肤黯红,全身有毳毛及胎脂,开始有吞咽、排尿功能。四肢活动加强,可清晰感觉胎动,经腹壁可听到胎心音。

妊娠 24 周末:胎儿身长约 30cm,体重约 700g。各脏器已发育,皮下脂肪开始沉积,皮肤出现皱纹,出现眉毛及睫毛,睾丸开始进入阴囊。

妊娠 28 周末:胎儿身长约 35cm,体重约 1 000g,皮下脂肪仍少,皮肤粉红有胎脂,有呼吸运动,出生后能啼哭,且易患呼吸窘迫综合征。在此时期出生,死亡率高。

妊娠 32 周末:胎儿身长约 40cm,体重约 1 700g。皮肤深红,胎毛逐渐减少,面部毳毛已脱落,皮下脂肪增多,睾丸开始下降。在此时期出生,基本可存活。

妊娠 36 周末:胎儿身长约 45cm,双顶径约 8.5cm,体重约 2 500g。皮下脂肪沉积较多,面部皱纹消失,指(趾)甲已达指(趾)端,出生后基本可存活。

妊娠 40 周末:胎儿身长约 50cm,双顶径 9.0cm,体重约 3 000g。胎儿发育成熟,全身丰满,皮肤粉红,男胎睾丸降至阴囊内,女胎大小阴唇发育良好。出生后四肢活动好,哭声响亮,有吸吮觅食反射。

胎儿身长计算公式(cm):妊娠前 5 个月为妊娠月份的平方;5 个月以后为妊娠月份的 5 倍。

2.胎儿的生理特点

(1)循环系统:胎儿在母体子宫中发育,营养的供给和代谢产物的排出均需经过胎盘由母体来完成。胎儿的循环系统与新生儿、成人相比都有很大不同,出生后还要发生一系列改变。

胎儿的血液循环既要适应胎儿在宫内发育的需要,也要适应出生和生存环境改变的需要。

1)胎儿血液循环的解剖特点:一条脐静脉,内含来自胎盘的含氧量高、营养丰富的血液,运送到胎儿。两条脐动脉,内有来自胎儿的含氧量低的血液,运送到胎盘,与胎盘间隙的母体血进行物质交换。左右心房之间有一卵圆孔。肺动脉与主动脉弓之间有动脉导管。静脉导管,为脐静脉输送到下腔静脉的通路。

2)胎儿血液循环途径:含氧量较高的血液,从胎盘经脐静脉进入胎儿肝脏,其中少部分血液流经肝脏血窦,进入下腔静脉,大部分血液经静脉导管直接注入下腔静脉。从下腔静脉导入右心房的血液,大部分经卵圆孔注入左心房,少部分与上腔静脉的含氧量低的血液混合,进入右心室。胎儿时期肺没有呼吸功能,肺血管阻力很大,因此,只有一小部分肺动脉血进入肺部,由肺静脉回流到左心房,肺动脉大部分血液经动脉导管进入降主动脉。左心房接受来自右心房的含氧量较高的血液及来自肺部的极少量含氧量低的血液,因此,左心房血含氧量仍较丰富,经左心室,注入升主动脉,分布到头、颈、上肢,保证脑发育的需要。降主动脉的少部分血供应盆腔、腹腔器官和下肢,大部分血液经脐动脉运送到胎盘,与母血进行物质和气体交换后,再由脐静脉送回胎儿体内。

3)出生后血液循环的变化:分娩后,胎盘血流中断,肺开始呼吸,大量血液由肺静脉进入左心房,左心房压力升高,促使卵圆孔关闭,多在出生后 6~8 周完全闭锁。动脉导管收缩,于生后 3 个月完全闭锁成动脉韧带。脐静脉、脐动脉、肝静脉导管相继闭锁,胎儿血循环途径发生很大变化。

(2)血液成分。

1)红细胞:胎儿血液循环于受精后 3 周末建立,胎儿红细胞主要由卵黄囊生成,于妊娠 10 周变为肝脏生成红细胞的主要器官。以后骨髓、脾脏逐渐有造血功能,足月时 90% 的红细胞由骨髓产生。妊娠早期胎儿红细胞主要为有核红细胞,随孕周增加,无核红细胞所占的比例越来越大。妊娠早中期,在孕妇血中可查到胎儿有核红细胞,因此,可用孕妇末梢血检测胎儿性别并进行产前诊断。

2)血红蛋白:在妊娠前半期,血红蛋白均为胎儿型,妊娠 16 周时,胎儿开始产生成人型血红蛋白,至临产时胎儿的血红蛋白仅占 25%。

3)白细胞:妊娠 8 周时,胎儿血液循环中出现粒细胞。妊娠 12 周,胸腺、脾脏产生淋巴细胞,成为机体内抗体的主要来源,妊娠足月时,白细胞计数可高达 $15\times10^9\sim20\times10^9/L$。

(3)呼吸系统:妊娠 11 周时,B 超下可看到胎儿的胸壁运动,孕 16 周时,胎儿呼吸能使羊水进出呼吸道,但都是无效呼吸运动。妊娠 22~24 周时,肺泡Ⅱ型上皮开始分泌表面活性物质,随胎龄的增大而逐渐增多,至 35 周后急剧升高。缺乏这种物质的新生儿易患呼吸窘迫综合征。

(4)消化系统:妊娠 12 周时,胎儿小肠开始蠕动,妊娠 16 周时,胎儿胃肠功能基本建立,可吞咽羊水中的营养物质并排泄废物。肝脏功能不健全,出生后,由于胆红素的产生超过肝脏的代谢能力,可导致新生儿黄疸。当胎儿在宫内严重缺氧时,肠蠕动增加,肛门括约肌松弛,胎粪排出至羊水中,使羊水呈黄绿色。

(5)泌尿系统:胎儿肾脏从妊娠 12~14 周开始分泌尿液,构成羊水的主要成分。胎儿排尿量随孕周增加而增加,妊娠 30 周时每小时排尿 10mL,至足月临产时每小时排尿约 27mL,每日尿量可达 650mL。

(6)内分泌系统:妊娠 6 周时,胎儿甲状腺已开始发育,妊娠 12 周时,已能合成甲状腺素。胎儿甲状旁腺在妊娠 12 周开始分泌甲状旁腺素。妊娠 4 周,胎儿肾上腺开始发育,于妊娠 7 周时可以合成肾上腺素,妊娠 20 周时胎儿肾上腺皮质能产生大量甾体激素,与胎儿肝、胎盘、母体共同完成雌激素的合成。

(7)生殖系统:男性胎儿睾丸于妊娠 9 周开始分化发育,妊娠 14～18 周形成曲细精管。男性睾丸于临产前才降至阴囊内,右侧高于左侧且下降稍迟。女性胎儿卵巢于妊娠 11～12 周开始分化发育,副中肾管发育形成阴道、子宫、输卵管,外生殖器向女性分化发育。

二、妊娠期母体变化

为适应胎儿生长发育的需要,母体全身各系统需发生一系列相应的变化,以利于妊娠的继续,并为分娩准备条件,产后 2～6 周这些变化逐渐恢复正常。

(一)生殖系统的变化

1.子宫

(1)子宫体:妊娠期子宫大小、容积及重量增长极其迅速。子宫由非妊娠时(7～8)cm×(4～5)cm×(2～3)cm 增大到足月妊娠时约 35cm×25cm×22cm;宫腔容量由非妊娠时的 5mL,至妊娠足月时增至 5 000mL;子宫重量由非妊娠时的 50g 增至妊娠足月时的 1 000g。子宫的增大,主要是肌细胞变大,胞浆内含有收缩活性的肌动蛋白和肌浆球蛋白,是临产后子宫收缩的物质基础,也有少量肌细胞增生、结缔组织增生以及血管的增多和增粗。肌纤维含量宫体部最多,子宫下段次之,子宫颈最少,以适应临产后子宫阵缩由子宫底部向下递减,促使胎儿娩出。

(2)子宫收缩:妊娠 12～14 周起,子宫出现不规则无痛性宫缩,称为 Braxton-Hicks 收缩,这种收缩可由孕妇腹部触及,孕妇自己有时也能感觉得到。其特点是稀发和不对称。

(3)子宫峡部:子宫峡部位于子宫体与宫颈交界处,非妊娠期长约 1cm,妊娠期峡部一方面自然增长,另一方面受羊膜囊的持续压力而被动扩展,逐渐形成宫腔的一部分,称为子宫下段。至妊娠末期可长达 7～10cm。

(4)子宫颈:妊娠时子宫颈充血及组织水肿,致使外观肥大、着色变软。宫颈内膜腺体肥大,黏液分泌量增加,在子宫颈管内形成"黏液栓",可防止细菌侵入宫腔。宫颈组织的 90% 由结缔组织构成,远侧端几乎全部为结缔组织,利于分娩期宫颈的扩张。

2.卵巢

受精卵着床 24h 后,合体滋养细胞即可分泌 HCG,刺激月经黄体成为妊娠黄体,并产生大量雌激素和孕激素,对维持妊娠起重要作用。妊娠 10 周以后,黄体功能被胎盘取代。妊娠 3～4 个月卵巢黄体开始萎缩。

3.输卵管

妊娠期输卵管变长,系膜血管增多,黏膜呈蜕膜样变,肌层无明显变化。

4.阴道

妊娠期阴道受雌、孕激素的影响,黏膜充血、水肿及血管扩张充盈,外观呈紫蓝色,周围的结缔组织变软,分娩时被动扩张成软产道的一部分,有利于胎儿娩出。阴道黏膜通透性增高,同时宫颈腺体的分泌增强,故白带增多,阴道上皮增生脱落,白带常呈白色糊状,阴道上皮内糖原积聚,经阴道杆菌作用后变为乳酸,使阴道 pH 值偏低,可防止细菌感染。

5.外阴

妊娠期大小阴唇有色素沉着,大阴唇内血管增多,结缔组织变软,伸展性增大,有利于胎儿娩出。由于增大的子宫压迫,盆腔及下肢静脉回流障碍,部分孕妇可有外阴及下肢静脉曲张,产后多自行消退。

6.子宫韧带

子宫韧带在妊娠期增长、变粗、肥大及功能增强,其走行方向及解剖位置随宫体的增长而有明显改变。

(二)乳房的变化

妊娠期雌激素和孕激素促进乳腺管和腺泡增生,乳房增大,乳头增大着色,乳晕上形成结节状小隆起,称为蒙氏结节。妊娠晚期挤压乳房,可有少量稀薄的黄色液体溢出,称为初乳。

(三)循环系统的变化

1.心脏

妊娠期增大的子宫将横膈上推,使心脏向上、向左和向前移位,并沿纵轴逆时针方向轻度扭转,伴随大血管扭曲,加之心肌肥厚,心脏容量增加,血容量增加,使心脏浊音界扩大,心尖搏动位置向左移位,心尖部及肺动脉瓣区可闻及收缩期吹风样杂音,并向颈部传导。心脏容量增加 10%,心率每分钟增加 10～15 次。

2.心排血量

心排血量增加,妊娠 32～34 周时达高峰,每次心排血量平均值约为 80mL,直至分娩,左侧卧位心排血量约增加 30%。

3.血压

妊娠期由于胎盘形成动静脉短路、血液稀释、血管扩张等因素,导致妊娠早期及中期血压偏低,妊娠晚期血压轻度升高,脉压稍增大。孕妇体位影响血压,仰卧位时下腔静脉受压,回心血量减少,心排血量减少,迷走神经兴奋,使血压下降,形成仰卧位低血压综合征。

(四)血液系统的变化

妊娠 6～8 周血容量开始增加,妊娠 32～34 周达高峰,单胎妊娠增加 30%～45%,平均增加 1 500mL,其中血浆增加 1 000mL,红细胞容量增加 500mL,血液相对稀释,红细胞压积由未妊娠时的 0.38～0.47 降至 0.31～0.34。妊娠晚期白细胞可增至 $10×10^9/L～15×10^9/L$,主要为中性粒细胞增多,血小板无明显变化。血浆纤维蛋白原比非妊娠妇女增加 40%～50%,妊娠末期可达 4～5g/L;凝血因子 Ⅱ、Ⅴ、Ⅶ、Ⅷ、Ⅸ、Ⅹ 也增加,故孕妇血液处于高凝状态,有利于防止产后出血,也容易发生弥散性血管内凝血。由于血液稀释,血浆蛋白尤其是白蛋白减少,约为35g/L。红细胞沉降率增快,可达 100mm/h。

(五)呼吸系统的变化

妊娠子宫增大使膈肌上升,肋骨外展,胸廓横径加宽,周径加大。妊娠中期有过度通气现象,耗氧量增加 10%～20%,肺通气量增加 40%。妊娠晚期以胸式呼吸为主,呼吸较深,呼吸频率变化不大。妊娠期上呼吸道黏膜水肿,充血,局部抵抗力降低,易发生上呼吸道感染。

(六)泌尿系统的变化

妊娠期血容量增加,孕妇及胎儿代谢产物增多,肾脏负担加重。妊娠晚期肾血流量比非妊娠时增加35%,肾小球滤过率增加50%,尿量增加。由于肾小管对葡萄糖的再吸收能力不能相应增加,约15%的孕妇饭后会出现糖尿,称为妊娠生理性糖尿,应注意与真性糖尿病相鉴别。孕激素使泌尿系统平滑肌张力降低,蠕动减弱,尿流缓慢,输尿管增粗,加之受右旋妊娠子宫的压迫,易患急性肾盂肾炎或肾盂积水,以右侧多见。增大的子宫或胎头压迫膀胱可有尿频。

(七)消化系统的变化

受大量雌激素的影响,牙龈肥厚,易患牙龈炎致牙龈出血。胃肠平滑肌张力降低,蠕动减弱,胃排空时间延长,妊娠中、晚期胃受压及贲门括约肌松弛,胃内酸性食物可逆流到食管。临床上常有上腹部饱胀感,胃部"烧心"感、便秘等症状。由于胃肠道充血、静脉回流障碍等,常引起痔疮或使原有痔疮加重。胆囊排空时间延长,胆道平滑肌松弛,胆汁黏稠,易诱发胆石症。

(八)皮肤的变化

妊娠期垂体分泌促黑素细胞刺激素增加,孕妇皮肤色素加深,尤其是乳头、乳晕、腹白线、外阴等处出现色素沉着。有些孕妇面颊部出现蝶状褐色斑,习称妊娠斑,产后逐渐消退。腹壁、大腿和臀部皮肤弹力纤维因膨胀伸展而断裂,多呈紫色或淡红色不规则平行的裂纹,称为妊娠纹,见于初产妇。旧妊娠纹呈银白色,见于经产妇。

(九)内分泌系统的变化

1.垂体

妊娠期垂体前叶增大1~2倍,血流丰富,产后发生出血休克使垂体缺血坏死时,可导致Sheehan综合征。黄体生成素和卵泡刺激素受大量雌、孕激素抑制,催乳素(PRL)分泌增加。

2.甲状腺

甲状腺组织增生,血运丰富,可轻度均匀性肿大。甲状腺素分泌自妊娠8周时即增加,但妊娠期一般无甲状腺功能亢进的表现。孕妇与胎儿体内的促甲状腺激素均不能通过胎盘,但抗甲状腺药物可通过胎盘,使用时宜慎重。

3.肾上腺皮质

肾上腺皮质肥大,糖皮质激素及醛固酮分泌量增加,但进入血液循环后大部分与蛋白结合,起活性作用的游离部分增加不多,故孕妇一般没有肾上腺皮质功能亢进的表现。

4.甲状旁腺

妊娠期甲状旁腺增生肥大,自妊娠24周起在雌激素的作用下,血浆中甲状旁腺激素的浓度逐渐升高。

(十)新陈代谢的变化

1.基础代谢率

基础代谢率(BMR)于妊娠早期稍有下降,于妊娠中期逐渐增高,至妊娠晚期可增高15%~20%。

2.蛋白质代谢

妊娠期对蛋白质的需要量增加,体内蛋白质合成和分解均增加,但合成大于分解,呈正氮平衡状态。孕妇体内储备的氮除供给胎儿生长发育外,还为分娩期消耗作准备。如果蛋白质储备不足,可使血浆蛋白减少。

3.糖代谢

妊娠期胰岛功能旺盛,胰岛素分泌增多,空腹血糖偏低。妊娠期胰岛素需要量增加,且孕妇对胰岛素的敏感度降低,胰岛素处于相对不足状态,可出现生理性糖尿。若原已有糖尿病,妊娠期可加重。

4.脂类代谢

妊娠期肠道吸收脂肪能力增强,血脂增高,为妊娠期、分娩期和产褥期能量消耗提供储备,若能量消耗过多,体内动用大量脂肪来补充,脂肪氧化不全产生酮体。

5.水、电解质代谢

妊娠期机体水分平均增加 7L,水钠潴留与排泄形成适当的比例而不引起水肿。胎儿与母体需要补充大量钙、磷、铁,以满足妊娠期胎儿与母体的需要,同时为分娩和哺乳作准备。

(十一)骨骼、关节与韧带的变化

骨质在妊娠期一般无改变,妊娠次数过多、过密而又不注意补充维生素 D 及钙时,能引起骨质疏松症。因松弛素的作用,使骨盆韧带及椎骨间的关节、韧带松弛,部分孕妇自觉腰骶部及肢体疼痛不适,一般不需处理。

三、妊娠诊断

在临床上,通常将整个妊娠过程分为 3 个时期。妊娠 12 周末以前为早期妊娠;第 13~第 27 周末为中期妊娠;第 28 周以后为晚期妊娠。

(一)早期妊娠诊断

1.早期妊娠的病史与症状

(1)停经:停经是妊娠最早的症状,凡月经周期正常的健康已婚或有性生活史的妇女,月经过期 10d 以上应考虑妊娠的可能。停经已超过 8 周者,妊娠可能性更大。但以下情况值得注意。

1)妊娠并非都有停经史:哺乳期及人工流产后月经尚未恢复而妊娠者或由于某种原因有意将停经史隐瞒,因此,没有明确的停经史。少数妊娠在相当于月经期时有少量阴道出血,也会被误认为月经。

2)有停经史并非都是妊娠,多种原因可造成停经:个别惧怕妊娠或急盼妊娠者不仅可以停经,而且会出现一系列类似妊娠反应的表现,造成假孕。

(2)早孕反应:停经 6 周左右,孕妇常出现恶心、呕吐、头晕、乏力、食欲不振、偏食、厌油腻等症状,常在晨起时明显,统称为早孕反应。早孕反应一般不严重,妊娠 12 周左右自然消失。

(3)尿频:妊娠早期出现尿频,这是由于增大的子宫,在盆腔内压迫膀胱所致,当增大的子宫进入腹腔,症状可消失。

(4)其他症状:孕妇感觉乳房轻度胀痛和乳头疼痛,这是由于乳腺细胞和乳腺小叶增生所致。部分孕妇可感觉下腹隐痛或腰骶部酸痛。

2.体征

(1)皮肤色素沉着:主要表现为面颊部及额部出现褐色斑点,典型者呈蝴蝶状,但并非妊娠所特有。

(2)乳房:检查时可见乳头及乳晕着色加深,乳晕周围出现蒙氏结节。哺乳期妊娠者,常出现乳汁分泌突然减少。

(3)生殖器官的变化:妊娠6～8周时,可见阴道黏膜和宫颈充血呈紫蓝色,子宫增大变软呈球形,子宫峡部变宽而柔软,检查时感觉子宫颈与子宫体似不相连,称为黑格征。妊娠8周时,子宫体约为非妊娠时的2倍,12周时约为非妊娠时的3倍,此时在耻骨联合上多可触及。

3.辅助检查

(1)妊娠试验:测定血或尿中人绒毛膜促性腺激素(HCG)是目前诊断早孕最常用的方法。

(2)超声波检查:主要有B超显像法和超声多普勒法。

1)B超显像法:B超显像法是诊断早期妊娠快速准确的方法,同时还可用于胎龄估计。①妊娠显像:胎囊是子宫内出现的最早的影像,在妊娠第4～第5周时可以出现,妊娠第6周可以100%地被检出。若胎囊内出现胎芽、胎心搏动和胎动,是妊娠确诊的依据。②胎龄估计:对于月经不准,没有明确停经史者,可以应用超声波检查估计妊娠的时限。胎囊的大小以及胚芽的发育状态可作为妊娠发育和育后的重要指标,在估计胎龄时,妊娠10周以前测量胎囊直径较好,而10周以后头臀长的准确率较高。

2)超声多普勒法:在增大的子宫区内,最早在妊娠7周时,用超声多普勒仪就能听到有节律、单一高调的胎心音,胎心率多在150～160次/分,可确诊为早期妊娠且为活胎。

(3)基础体温测定:对于月经周期正常的妇女,基础体温高温若持续达18d以上,妊娠可能性大。尽管患者自己也能作出早期妊娠的诊断,但仍需根据病史、体征和辅助检查进行综合判断,对临床表现不典型者,应注意与卵巢囊肿、囊性变的子宫肌瘤以及膀胱尿潴留相鉴别。

(二)中晚期妊娠诊断

妊娠中晚期以后,子宫明显增大,可以触及胎体,听到胎心,确诊并不困难,此时不仅需确诊是否妊娠,而且应对胎儿的发育、胎位是否正常作出判断。

1.临床表现

(1)子宫:子宫随妊娠进展逐渐增大,在腹部检查时,根据手测宫底高度及尺测耻骨联合上子宫底长度,可以判断妊娠周数(见表4-1)。

妊娠中期以后可出现不规律的子宫收缩,这是一种生理现象,有促进子宫胎盘血液循环的作用,对胎儿的生长发育有利,妊娠28周以后子宫收缩明显增多。

(2)胎体:20周后,经腹壁可以触及胎体,24周后基本可以分辨头、体、臀和肢体等,胎头圆如球状,胎背宽而平坦,胎臀宽而软,形状不规则,肢体小并可感到不规则的活动,28周后可经四步触诊法,检查胎儿的胎产式和胎方位。

(3)胎心:用超声多普勒胎心听诊器,于妊娠12周可听到胎心音,用普通听诊器,于妊娠18～20周可听到。正常胎心音呈双音如钟表的嘀嗒声,每分钟120～160次,妊娠24周以前可在脐耻之间沿中线听取,随着胎儿长大,听胎心音的位置逐渐上移,24周以后,胎心音多在胎背处听得最清楚,听到胎心音即可确诊妊娠且为活胎。

表 4-1 不同妊娠周数的宫底高度及子宫长度

妊娠周数	手测宫底高度	尺测耻骨联合上子宫长度（cm）
12 周末	耻骨联合上 2～3 横指	
16 周末	脐耻之间	
20 周末	脐下/横指	18(15.3～21.4)
24 周末	脐上/横指	24(22.0～25.1)
28 周末	脐上 3 横指	26(22.4～29.0)
32 周末	脐与剑突之间	29(25.3～32.0)
36 周末	剑突下 2 横指	32(29.8～34.5)
40 周末	脐与剑突之间或略高	33(30.0～35.3)

胎心音应与子宫杂音、腹主动脉音、胎动音、脐带杂音等相区别，子宫杂音是一种柔软的吹风样杂音，子宫下段最清楚；腹主动脉音为单调的"咚""咚"响的强音，这两种杂音均与孕妇的脉搏一致。脐带杂音为粗糙的杂音，与胎心率一致，它可能是一过性的，改变体位后消失，胎动音为强弱不一致的无节律音响。

（4）胎动：正常妊娠 16～20 周孕妇可感到胎动，并随妊娠进展而逐渐加强，初次胎动的早晚个体差异很大，不能依此作为妊娠期限的根据。

（5）其他：随妊娠进展，乳房增大，乳晕着色更加明显，晚期妊娠时还可以有少量乳汁分泌，但是这不是妊娠特有的症状。妊娠中期以后腹中线、会阴部等处可有明显的色素沉着，下腹部以及大腿上 1/3 外侧均可出现紫红色或粉红色的斑纹，称为"妊娠纹"。初产妇为粉红色或紫红色，产后形成瘢痕，妊娠纹呈银白色。

2.辅助检查

（1）超声检查：妊娠中期以后，超声检查的目的除确定妊娠外，还可以检测胎儿数目、先露部位、胎儿性别、有无畸形、羊水量的多少，测量胎儿的各种径线以了解胎儿的生长发育情况以及胎盘种植的位置和胎盘成熟度等。近年来，通过测量子宫胎盘和胎儿血流，进行胎儿生物物理评分，已成为胎儿宫内监测的手段。

（2）胎儿心电图：用单极或双极导联，经孕妇腹壁做胎儿心电图，妊娠 12 周以后，即能显示出较规律的图形，20 周后成功率更高，对诊断胎心异常有一定的价值。

3.胎位的诊断

（1）胎产式：胎体纵轴与母体纵轴的关系称为胎产式。两纵轴平行者称为纵产式，两纵轴垂直者称为横产式。两纵轴交叉呈角度者称为斜产式，属暂时的，在分娩过程中多数转为纵产式，偶尔转为横产式。

（2）胎先露：最先进入骨盆入口的胎儿部分称为胎先露。纵产式有头先露及臀先露，横产式为肩先露（图 4-2）。头先露因胎头屈伸程度不同又分为枕先露、前囟先露、额先露及面先露（图 4-3）。臀先露因入盆的先露部分不同，又分为混合臀先露、单臀先露、单足先露和双足先露。偶见头先露或臀先露与胎手或胎足同时入盆，称为复合先露。

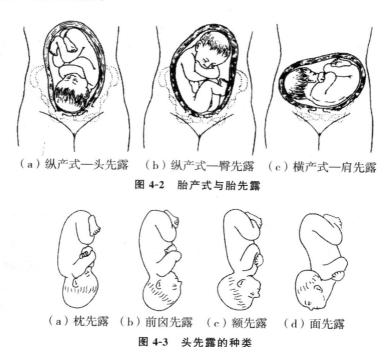

（a）纵产式—头先露　　（b）纵产式—臀先露　　（c）横产式—肩先露

图 4-2　胎产式与胎先露

（a）枕先露　　（b）前囟先露　　（c）额先露　　（d）面先露

图 4-3　头先露的种类

（3）胎方位：胎儿先露部的指示点与母体骨盆的关系称为胎方位，简称胎位。枕先露以枕骨、面先露以颏骨、臀先露以骶骨、肩先露以肩胛骨为指示点。根据指示点与母体骨盆左、右、前、后、横的关系而有不同的胎位。

通过腹部视诊、腹部触诊和必要时的肛门指诊、阴道检查及 B 超检查，确定胎产式、胎先露及胎方位。

四、妊娠期管理

定期产前检查的目的是明确孕妇和胎儿的健康状况，及早发现并治疗妊娠合并症和并发症（如妊娠高血压综合征、妊娠合并心脏病等），及时纠正胎位异常，及早发现胎儿发育异常。

（一）围生期及围生医学

围生医学又称围产医学，是研究在围生期内加强围生儿及孕产妇的卫生保健，也是研究胚胎的发育、胎儿的生理病理以及新生儿和孕产妇疾病的诊断与防治的学科。因此，围生期是指产前、产时和产后的一段时间。对孕产妇而言，要经历妊娠期、分娩期和产褥期 3 个阶段；对胎儿而言，要经历受精、细胞分裂、繁殖、发育，从不成熟到成熟和出生后开始独立生活的复杂变化过程。

国际上对围生期的规定有 4 种：①围生期Ⅰ，从妊娠满 28 周（即胎儿体重≥1 000g 或身长≥35cm）至产后 1 周。②围生期Ⅱ，从妊娠满 20 周（即胎儿体重≥500g 或身长≥25cm）至产后 4 周。③围生期Ⅲ，从妊娠满 28 周至产后 4 周。④围生期Ⅳ，从胚胎形成至产后 1 周。我国采用其中的围生期Ⅰ来计算围生期死亡率。数据首先采用孕周（胎龄）计算，孕周不清者参照刚出生新生儿测得的体重，其次采用身长。

产前检查是围生医学的重要内容,也是贯彻以预防为主方针的具体措施。做好产前检查,对降低围生期母儿死亡率和病残儿的发生率,保障母儿健康具有重要意义。

(二)产前检查的时间

产前检查从确诊早孕开始,妊娠28周前每4周查1次,妊娠28~36周每2周查1次,妊娠36周后每周查1次。目前,强调孕妇自妊娠20周开始应接受产前系列检查。凡属高危妊娠者,应酌情增加产前检查次数。

(三)产前检查的内容及方法

1.初诊

(1)询问病史。

1)个人资料:询问孕妇的姓名、年龄、籍贯、职业、结婚年龄,爱人姓名及职业,孕妇的受教育程度、宗教信仰、婚姻状况、经济状况以及住址、电话等资料。

2)过去史:重点了解孕妇有无高血压、心脏病、糖尿病、肝肾疾病、血液病、传染病(如结核病)等,注意其发病时间和治疗情况,有无手术史及手术名称。

3)月经史:询问孕妇月经初潮的年龄、月经周期和月经持续时间。月经周期的长短因人而异,了解月经周期有助于准确推算预产期。

4)家族史:询问孕妇家族中有无高血压、糖尿病、双胎、结核病等病史。

5)丈夫健康状况:了解孕妇的丈夫有无烟酒嗜好及遗传性疾病等。

6)孕产史:①既往孕产史:了解既往有无孕产史及其分娩方式,有无流产、早产、难产、死胎、死产、产后出血史。②本次妊娠经过:了解本次妊娠早孕反应出现的时间、严重程度,有无病毒感染史及用药情况,胎动开始时间,妊娠过程中有无阴道出血、头痛、心悸、气短、下肢水肿等症状。现已证实,风疹、疱疹、巨细胞病毒可通过胎盘进入胎儿血液,导致先天性心脏病,小头畸形,脑积水以及眼、耳等发育畸形;流感病毒引起胎死宫内较未感染者高。另外,妊娠期很多药物可通过胎盘进入胚胎体内,故在妊娠期,尤其是在妊娠早期,用药前必须慎重考虑是否会影响胚胎发育。

7)预产期的推算:了解末次月经(LMP)的日期以推算预产期(EDC)。计算方法为:末次月经第一日起,月份减3或加9,日期加7。如为阴历,月份仍减3或加9,但日期加15。实际分娩日期与推算的预产期可以相差1~2周。如孕妇记不清末次月经的日期,则可根据早孕反应出现的时间、胎动开始时间以及子宫高度等加以估计。

(2)全身检查:观察发育、营养、精神状态、身高及步态。身材矮小者(140cm以下)常伴有骨盆狭窄。检查心肺有无异常,乳房发育情况,脊柱及下肢有无畸形,测量血压和体重。正常孕妇不应超过140/90mmHg,或与基础血压相比,升高不超过30/15mmHg,超过者属病理状态。妊娠晚期体重每周增加不应超过500g,超过者应注意水肿或隐性水肿的发生。

(3)产科检查:产科检查包括腹部检查、骨盆测量、阴道检查、肛诊和绘制妊娠图。检查前先告知孕妇检查的目的、步骤,检查时动作尽可能轻柔,以取得合作。检查者如为男医生,则应有护士陪同,注意保护其隐私。

1)腹部检查:排尿后,孕妇仰卧于检查床上,头部稍抬高,露出腹部,双腿略屈曲分开,放松腹肌。检查者站在孕妇右侧。

视诊:注意腹形及大小,腹部有无妊娠纹、手术瘢痕和水肿。对腹部过大者,应考虑双胎、羊水过多、巨大儿的可能;对腹部过小、子宫底过低者,应考虑胎儿宫内发育迟缓(IUGR)、孕周推算错误等;如孕妇腹部向前突出(尖腹,多见于初产妇)或向下悬垂(悬垂腹,多见于经产妇)应考虑有骨盆狭窄的可能。

触诊:注意腹壁肌肉的紧张度,有无腹直肌分离,注意羊水量的多少及子宫肌的敏感度。用手测宫底高度,用软尺测耻骨上方至子宫底的弧形长度及腹围值。用四步触诊法(图4-4)检查子宫大小、胎产式、胎先露、胎方位及先露是否衔接。在做前3步手法时,检查者面向孕妇头端,做第4步手法时,检查者应面向孕妇足端。

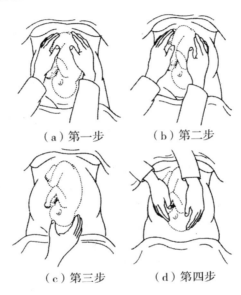

（a）第一步　　　（b）第二步

（c）第三步　　　（d）第四步

图 4-4　四步触诊法

第一步手法:检查者双手置于子宫底部,了解子宫外形并摸清子宫底高度,估计胎儿大小与妊娠月份是否相符。然后以双手指腹相对轻推,判断子宫底部的胎儿部分,如为胎头,则硬而圆且有浮球感;如为胎臀,则软而宽且形状略不规则。

第二步手法:检查者两手分别置于腹部左右两侧,一手固定,另一手轻轻深按检查,两手交替,分辨胎背及胎儿四肢的位置。平坦饱满者为胎背,确定胎背是向前、向侧方或向后;可变形的高低不平部分是胎儿的肢体,有时可以感觉到胎儿的肢体活动。

第三步手法:检查者右手置于耻骨联合上方,拇指与其余4指分开,握住胎先露部,进一步查清是胎头或胎臀,并左右推动以确定是否衔接。如先露部仍高浮,表示尚未入盆;如已衔接,则胎先露部不能被推动。

第四步手法:检查者两手分别置于胎先露部的两侧,向骨盆入口方向向下深压,再次判断先露部的诊断是否正确,并确定先露部入盆的程度。当胎先露是胎头或胎臀难以确定时,可进行肛诊以协助判断。

听诊:胎心音在靠近胎背侧上方的孕妇腹壁上听得最清楚。枕先露时,胎心音在脐下方右侧或左侧;臀先露时,胎心音在脐上方右或左侧;肩先露时,胎心音在脐部下方听得最清楚。当腹壁紧、子宫较敏感、确定胎背方向有困难时,可借助胎心音及胎先露综合分析判断胎位。

2)骨盆测量:了解骨产道情况,以判断胎儿能否经阴道分娩。分为骨盆外测量和骨盆内测量两种。

①骨盆外测量:此法常测量下列径线。

a.髂棘间径:孕妇取伸腿仰卧位,测量两侧髂前上棘外缘的距离,正常值为 23~26cm(图 4-5)。

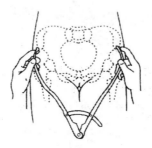

图 4-5　测量髂棘间径

b.髂嵴间径:孕妇取伸腿仰卧位,测量两侧髂嵴外缘最宽的距离,正常值为 25~28cm(图 4-6)。

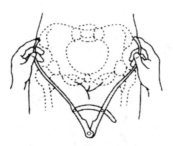

图 4-6　测量髂嵴间径

以上两径线可间接推测骨盆入口横径的长度。

c.骶耻外径:孕妇取左侧卧位,右腿伸直,左腿屈曲,测量第五腰椎棘突下凹陷处(相当于腰骶部米氏菱形窝的上角)至耻骨联合上缘中点的距离,正常值为 18~20cm(图 4-7)。

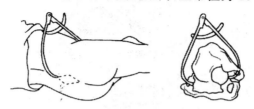

图 4-7　测量骶耻外径

此径线可间接推测骨盆入口前后径长短,是骨盆外测量中最重要的径线。

d.坐骨结节间径:又称出口横径。孕妇取仰卧位,两腿屈曲,双手抱膝。测量两侧坐骨结节内侧缘之间的距离,正常值为 8.5~9.5cm,平均值为 9cm。如出口横径小于 8cm,应测量出口后矢状径(坐骨结节间径中点至骶尖),正常值为 9cm(图 4-8)。

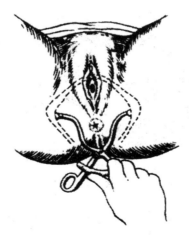

图 4-8　测量坐骨结节间径

e.耻骨弓角度:用两拇指尖斜着对拢,放于耻骨联合下缘,左右两拇指平放在耻骨降支的上面,测量两拇指之间的角度即为耻骨弓角度。正常为 90°,若小于 80°则为异常(图 4-9)。

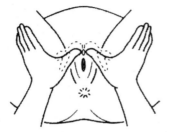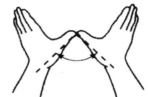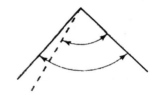

图 4-9　测量耻骨弓角度

f.出口后矢状径:坐骨结节连接线中点至骶尾关节的距离。孕妇取膝胸卧位或左侧卧位,检查者将右手食指伸入肛门,指腹向骶骨方向,拇指在体外骶尾部,二指内外配合找到骶尾关节,并予以标记,测量此标记与出口横径中点的距离,正常值为 8~9cm。出口横径与出口后矢状径之和大于 15cm,表示骨盆出口不狭窄,一般足月胎儿可以通过出口后三角区娩出(图 4-10)。

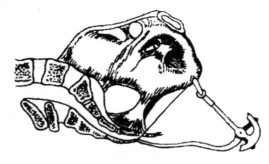

图 4-10　测量出口后矢状径

②骨盆内测量:适用于骨盆外测量有狭窄者。测量时,孕妇取膀胱截石位,外阴消毒,检查者需戴消毒手套并涂以润滑油。常用径线如下。

a.骶耻内径:又称对角径。自耻骨联合下缘至骶岬上缘中点的距离。检查者一手食、中指伸入阴道,用中指尖触骶岬上缘中点,食指上缘紧贴耻骨联合下缘,并标记食指与耻骨联合下缘的接触点。中指尖至此接触点的距离,即为对角径。正常值为 12.5～13cm,此值减去 1.5～2cm,即为真结合径值,正常值为 11cm。如触不到骶岬,说明此径线大于 12.5cm。测量间以妊娠 24～26 周、阴道松软时进行为宜。

b.坐骨棘间径:测量两侧坐骨棘间的距离。正常值约 10cm。检查者一手的食指、中指伸入阴道内,分别触及两侧坐骨棘,估计其间的距离。

c.坐骨切迹宽度:为坐骨棘与骶骨下部间的距离,即骶骨韧带的宽度,代表中骨盆后矢状径。检查者将伸入阴道内的食、中指并排置于韧带上,如能容纳 3 横指(5～5.5cm)为正常,否则属中骨盆狭窄。

3)阴道检查:确诊早孕时或与骨盆内测量同时进行。需外阴消毒及戴无菌手套,以防感染。妊娠最后 1 个月以及临产后,应避免不必要的检查。

4)肛诊:可以了解胎先露部、骶骨前面弯曲度、坐骨棘及坐骨切迹宽度以及骶骨关节活动度。

5)辅助检查:辅助检查包括血常规、尿常规、血糖、肝功能、血型、心电图、B 超、胎儿监护等检查,如有异常,应进行进一步的检查。

2.复诊检查

复诊检查是为了了解前次检查后有无特殊情况,及时发现高危妊娠。检查的内容包括询问有无头晕、头痛、眼花、水肿、阴道出血;测体重、血压、宫底高度、腹围;听胎心;询问胎动情况;进行妊娠期健康教育;预约下次复诊日期等。若有异常情况,应给予及时、正确的处理。

(四)妊娠期护理

1.护理评估

(1)健康史。

1)年龄:年龄过小容易发生难产;年龄过大,尤其是 35 岁以上的高龄初产妇,容易并发妊娠高血压综合征、产力异常和产道异常,应予以重视。

2)职业:放射线能诱发基因突变,造成染色体异常。因此,妊娠早期接触放射线者,可造成流产、胎儿畸形。如有铅、汞、苯及有机磷农药、一氧化碳中毒等,均可引起胎儿畸形。

3)其他资料:孕妇的受教育程度、宗教信仰、婚姻状况、经济状况、住址以及电话等资料。

4)既往史:重点了解有无高血压、心脏病、糖尿病、肝肾疾病、血液病、传染病(如结核病)等,注意其发病时间和治疗情况,有无手术史及手术名称。

5)月经史:询问月经初潮的年龄、月经周期和月经持续时间。月经周期的长短因人而异,了解月经周期有助于准确推算预产期。

6)家族史:询问家族中有无高血压、糖尿病、双胎、结核病等病史。

7)丈夫健康状况:了解孕妇的丈夫有无烟酒嗜好及遗传性疾病等。

(2)身体状况:内容同上。

(3)心理社会状况。

1)妊娠早期:重点评估孕妇对妊娠的态度是积极的还是消极的,有哪些影响因素。孕妇接受妊娠的程度,可从以下几个方面来评估:孕妇遵循产前指导的能力,筑巢行为,能否主动地或在鼓励下谈论妊娠的不适、感受和困惑,在妊娠过程中与家人和丈夫的关系等。

2)妊娠中、晚期:评估孕妇对妊娠有无不良的情绪反应,对即将为人母和分娩有无焦虑和恐惧心理。孕妇在妊娠中、晚期强烈意识到自己将拥有一个孩子,同时,妊娠晚期子宫明显增大,给孕妇在体力上加重负担,使其行动不便,甚至出现睡眠障碍、腰背痛等症状,并且日趋加重,使大多数孕妇都急切盼望分娩日期的到来。随着预产期的临近,孕妇常因婴儿将要出生而感到愉快,但又因对分娩将产生的痛苦而焦虑,担心能否顺利分娩、分娩过程中母儿的安危、胎儿有无畸形,也有的孕妇担心婴儿的性别能否为家人接受等。

评估支持系统,尤其是丈夫对此次妊娠的态度。妊娠对准父亲而言,也是一项心理压力,因为初为人父,准父亲会经历与准母亲同样的情感和冲突。他可能会为自己有生育能力而骄傲,也会为即将来临的责任和生活形态的改变而感到焦虑。他会为妻子在妊娠过程中的身心变化而感到惊讶与迷惑,更时常为适应妻子妊娠时多变的情绪而不知所措。因此,评估准父亲对妊娠的感受和态度,可以有针对性地协助他承担父亲的角色,继而使其成为孕妇强有力的支持者。

评估孕妇的家庭经济情况、居住环境、宗教信仰以及孕妇在家庭中的角色等。

2.常见的护理诊断

(1)孕妇:①体液过多:水肿与妊娠子宫压迫下腔静脉或水钠潴留有关。②舒适改变:与妊娠引起早孕反应、腰背痛有关。③便秘:与妊娠引起肠蠕动减弱有关。④知识缺乏:缺乏妊娠期保健知识。⑤焦虑:与妊娠、担心如何胜任父母的角色有关。⑥恐惧:与妊娠、惧怕分娩时的疼痛有关。⑦自我形象紊乱:与妊娠引起外形的改变有关。

(2)胎儿:有受伤的危险:与遗传、感染、中毒、胎盘功能障碍有关。

3.护理目标

(1)孕妇获得妊娠期保健知识,维持母婴于健康状态。

(2)孕妇掌握有关育儿知识,适应母亲角色。

(3)孕妇保持体液平衡。

(4)孕妇情绪稳定。

(5)胎儿无伤害。

4.护理措施

(1)一般护理:告知孕妇产前检查的意义和重要性,根据具体情况预约下次产前检查的时间和产前检查的内容。

(2)心理护理:告知孕妇母体是胎儿生活的小环境,孕妇的生理和心理活动都会影响胎儿,所以孕妇应保持心情愉快、轻松。孕妇的情绪变化可通过循环系统和内分泌系统调节的改变对胎儿产生影响,如孕妇经常心境不佳、焦虑、恐惧、紧张或悲伤等,这些情绪变化会使胎儿脑血管收缩,减少脑部供血量,影响脑部发育。过度的紧张、恐惧甚至可以造成胎儿大脑发育畸形。大量研究证明,受情绪困扰的孕妇易发生妊娠期、分娩期并发症。例如,严重焦虑的孕妇常伴有恶心、呕吐,易导致早产、流产、产程延长或难产等。

（3）症状护理。

1）恶心、呕吐：约半数妇女在妊娠6周左右出现早孕反应，12周左右消失。告知孕妇在此期间应避免空腹，清晨起床时先吃些饼干或面包干，起床时宜缓慢，避免突然起身；每天进食5～6餐，少量多餐，避免空腹状态；两餐之间进食液体；食用清淡食物，避免吃油炸、难以消化或有特殊气味的食物；给予精神鼓励和支持，以减少心理的困扰和忧愁。如妊娠12周以后仍继续呕吐，甚至影响孕妇吸收营养，应考虑妊娠剧吐的可能，需住院治疗，纠正水、电解质紊乱。对偏食者，在不影响饮食平衡的情况下，可不作特殊处理。

2）尿频、尿急：常发生在妊娠初3个月及妊娠末3个月。若因压迫引起，且无任何感染征象，可给予解释，不必处理。孕妇无须通过减少液体摄入量的方式来缓解症状，有尿意时应及时排空，不可忍住。此现象在产后可逐渐消失。

3）白带增多：于妊娠初3个月及末3个月明显，是妊娠期正常的生理变化。但应排除霉菌、滴虫、淋菌、衣原体等感染。嘱孕妇要保持外阴部清洁，每日清洗外阴或经常洗澡，以避免分泌物刺激外阴部，但严禁阴道冲洗。指导孕妇穿透气性好的棉质内裤，并经常更换。分泌物过多的孕妇，可用卫生巾并经常更换，增加舒适感。

4）水肿：孕妇在妊娠后期易发生下肢水肿，经休息后可消退，属正常现象。如下肢出现明显凹陷性水肿或经休息后不消退者，应及时诊治，警惕妊娠高血压综合征的发生。嘱孕妇左侧卧位，解除右旋增大的子宫对下腔静脉的压迫，下肢稍垫高，避免长时间站或坐，以免加重水肿的发生。长时间站立的孕妇，可两侧下肢轮流休息，收缩下肢肌肉，以利于血液回流。适当限制孕妇对盐的摄入，但不必限制水分的摄入。

5）下肢、外阴静脉曲张：孕妇应避免两腿交叉或长时间站立、行走，并注意时常抬高下肢。指导孕妇穿弹力裤或弹力袜，避免穿妨碍血液回流的紧身衣裤，以促进血液回流。会阴部有静脉曲张者，可于臀下垫枕，抬高髋部休息。

6）便秘：便秘是妊娠期常见的症状之一，尤其是妊娠前即有便秘者。嘱孕妇养成每日定时排便的习惯，多吃水果、蔬菜等含纤维素多的食物，同时增加每日饮水量，注意适当的活动。未经医生允许不可随便使用大便软化剂或轻泻剂。

7）腰背痛：指导孕妇穿低跟鞋，在俯拾或抬举物品时，保持上身直立，弯曲膝部，用两下肢的力量抬起。如工作要求长时间弯腰，妊娠期间应适当给予调整。疼痛严重者，必须卧床休息（硬床垫），局部热敷。

8）下肢痉挛：指导孕妇在饮食中增加钙的摄入，如因钙磷不平衡所致，则限制牛奶（含大量的磷）的摄入量或服用氢氧化铝乳胶，以吸收体内磷质来平衡钙磷的浓度。告知孕妇避免腿部疲劳、受凉，伸腿时避免脚趾尖伸向前，走路时脚跟先着地。发生下肢肌肉痉挛时，嘱孕妇背屈肢体或站直前倾以伸展痉挛的肌肉，或局部热敷按摩，直至痉挛消失。必要时遵医嘱口服钙剂。

9）仰卧位低血压综合征：嘱孕妇左侧卧位后症状一般可自然消失，不必紧张。

10）失眠：每日坚持户外活动，如散步。睡前用梳子梳头、用温水洗脚或喝热牛奶等均有助于入眠。

11）贫血：孕妇应适当增加含铁食物的摄入，如动物肝脏、瘦肉、蛋黄、豆类等。如病情需要补充铁剂,可用温水或水果汁送服,以促进铁的吸收,且应在餐后 20min 服用,以减轻对胃肠道的刺激。向孕妇解释服用铁剂后大便可能会变黑、可能会导致便秘或轻度腹泻,不必担心。

（4）健康教育。

1）异常症状的判断:孕妇出现下列症状应立即就诊:阴道流血,妊娠 3 个月后仍持续呕吐,寒战发热,腹部疼痛,头痛、眼花、胸闷、心悸、气短,液体突然自阴道流出,胎动计数突然减少等。

2）营养指导:由于胎儿生长发育的需要,妊娠期比一般时期需要更多的营养。孕妇饮食应新鲜、多样化,进含高蛋白、高热量、高维生素及微量元素的食物,特别在妊娠的中晚期更要多吃新鲜的水果、蔬菜,以及富含钙、磷、铁的食物,以满足胎儿的需要。

3）清洁和舒适:妊娠期养成良好的刷牙习惯,进食后均应刷牙,注意用软毛牙刷。妊娠后排汗量增多,要勤淋浴,勤换内衣。孕妇穿的衣服应宽松、柔软、舒适,冷暖适宜。不宜穿紧身衣或袜带,以免影响血液循环和胎儿发育、活动。胸罩的选择宜以舒适、合身,足以支托增大的乳房为标准,以减轻不适感。妊娠期宜穿轻便舒适的鞋子,鞋跟宜低,但不应完全平跟,以能够支撑体重而且感到舒适为宜;避免穿高跟鞋,以防腰背痛及身体失衡。

4）活动与休息:一般孕妇可坚持日常工作,28 周后宜适当减轻工作量,避免长时间站立或重体力劳动。坐时可抬高下肢,减轻下肢水肿。接触放射线或有毒物质的工作人员,妊娠期应予以调离。妊娠期孕妇因自身负荷加重,易感疲惫,需要充足的休息和睡眠。每日应有 8h 的睡眠,午休 1～2h。卧床时宜左侧卧位,以增加胎盘血供。居室内要保持安静、空气流通。妊娠期要保证适量的运动。运动可促进血液循环,增进食欲和睡眠,且可以强化肌肉为分娩作准备。妊娠期适宜的活动包括一切家务操作均可照常进行,注意不要攀高举重即可。散步是孕妇最适宜的运动,但要注意不要去人群拥挤、空气不佳的公共场所。

5）胎教:胎教是有目的、有计划地为胎儿的生长发育而实施的最佳措施。现代科学技术对胎儿的研究发现,胎儿的眼能随人的光亮而活动,触其手足可产生收缩反应;外界音响可传入胎儿的听觉器官,并能引起其心率的改变。因此,有人提出两种胎教方法:①对胎儿进行抚摸训练,激发胎儿的活动积极性。②对胎儿进行音乐训练。

6）妊娠期自我监护:胎心音计数和胎动计数是孕妇自我监护胎儿宫内情况的一种重要手段。教会家庭成员听胎心音并作记录,不仅可了解胎儿在宫内的情况,而且可以和谐孕妇和家庭成员之间的亲情关系。嘱孕妇每日早、中、晚各数 1h 胎动,每小时胎动数应不少于 3 次,三次胎动累计数不得小于 10 次。凡胎动累计数小于 10 次或逐日下降大于 50% 而不能恢复者,均应视为子宫胎盘功能不足,胎儿有宫内缺氧,应及时就诊,进一步诊断并处理。

7）药物的使用:许多药物可通过胎盘进入胚胎内,影响胚胎发育。尤其是在妊娠的最初 2 个月,这段时间是胚胎器官发育形成时期,此时用药更应注意。抗生素类药物如链霉素可影响胎儿的第 8 对脑神经,从而引起神经性耳聋;磺胺类药物对胎儿期影响虽不大,但等胎儿娩出后则胆红素易渗入血脑屏障,有诱发核黄疸的可能;抗糖尿病药物有致畸作用,妊娠期应慎用。但若病情需要,在医师指导下,必须服用的药物仍应按时服用,以免对母婴不利。

8）性生活指导:妊娠期性生活应根据孕妇的具体情况而定,由于妊娠期情况特殊,需注意调整其姿势和频率。目前基本建议妊娠前 3 个月及末 3 个月,应避免性生活,以防流产、早产及感染。

9)识别先兆临产:临近预产期的孕妇,如出现阴道血性分泌物或规律宫缩(间歇 5～6min,持续 30s)则为临产,应尽快到医院就诊。如阴道突然有大量液体流出,嘱孕妇平卧,由家属将其送往医院,以防脐带脱垂而危及胎儿生命。

5.护理评价

母婴健康、舒适,无并发症发生。

(高丽静)

第二节 正常分娩

妊娠满 28 周以后,胎儿及附属物从母体娩出的过程,称为分娩。妊娠满 28 周不满 37 周的分娩,称为早产;妊娠满 37 周不满 42 周的分娩,称为足月产;妊娠满 42 周或超过 42 周的分娩,称为过期产。

一、分娩的动因

分娩发动的动因有多种学说。各种学说之间是互相联系的,但每一种学说都是从某些侧面说明人类分娩的动因,而迄今为止尚无一种学说能够完整地阐明、揭示造成分娩发动原因的全貌。在各种学说中比较有代表性的有机械学说、内分泌控制学说、宫颈成熟学说等。

(一)机械学说

妊娠末期,由于子宫容积的增加,子宫的伸展度和张力不断增加,宫内压逐渐增强;胎儿先露部分压迫到子宫的下段和宫颈,使子宫下段和宫颈产生机械性扩张,通过交感神经传递至下丘脑,使垂体释放缩宫素,引起子宫收缩(简称宫缩)。在临床上,过度膨胀的子宫如羊水过多、双胎等常导致早产现象支持这一学说。但此假说并不能解释所有现象,如单胎早产,有研究发现母血中缩宫素值增高是在产程发动之后。

(二)内分泌控制学说

内分泌控制学说是目前最有影响的学说。已知参与调节子宫活动的激素很多,但其相互关系十分复杂,而且有些还不明确。因而,哪种激素是造成分娩发动的始发原因也无定论。其中主要的有前列腺素学说、催产素学说、雌激素刺激学说等。

(三)宫颈成熟学说

在实施引产时,采用多种手段诱发宫缩,但若宫颈不成熟则不易诱发成功。临床实践证明,充分准备的宫颈才能有与宫缩相适应的宫口扩张。而且宫颈成熟的程度与临产的时间、产程的长短和分娩能否顺利进行都密切相关,说明宫颈的成熟是分娩发动过程中不可缺少的因素之一。

二、决定分娩的四大因素

决定分娩的四大因素是产力、产道、胎儿及精神心理因素。如果各因素均正常并能相互适应,胎儿及胎儿附属物经阴道顺利自然娩出,为正常分娩。

(一)产力

产力是将胎儿及其附属物从子宫娩出的力量,包括子宫收缩力,腹肌和膈肌的收缩力,以及盆底肛提肌的收缩力。其中子宫收缩力是主要的产力,在产程中起主导作用。腹肌、膈肌和肛提肌在第二产程中起辅助作用。

1.子宫收缩力

子宫收缩使子宫下段和子宫颈进行性扩张,胎儿下降,最后将胎儿及其附属物自产道娩出。正常的子宫收缩具有自主的节律性、对称性、极性和缩复作用的特性。

(1)节律性:子宫收缩是不随意的节律性的收缩,是临产重要标志。每次收缩由弱渐强(又称进行期),维持一定时间(又称极期),随后由强渐弱(又称退行期),直至消失进入间歇期。

临产开始时,宫缩持续 30s 左右,间歇期 5～6min。随着产程进展,宫缩持续时间逐渐延长,间歇期逐渐缩短。宫口开全 10cm 后,宫缩持续时间长达 60s,间歇期缩短至 1～2min。宫缩强度也随产程进展逐渐增加,宫腔内压力于临产初期升高至 25～30mmHg,于第一产程末可增至 40～60mmHg,于第二产程期间可高达 100～150mmHg,而间歇期宫腔内压力仅为 6～12mmHg。宫缩时子宫肌壁血管及胎盘受压,致使子宫血流量减少。但于宫缩间歇期,子宫血流量又恢复到原来水平,胎盘绒毛间隙的血流量重新充盈。宫缩的节律性对胎儿适应分娩十分有利。

(2)对称性和极性:正常的子宫收缩起自两侧子宫角部,以微波形式均匀、协调地向宫底中线集中,左右对称向子宫下段扩散,约在 15s 内扩展至整个子宫,此为宫缩对称性。宫缩以宫底部最强、最持久,向下逐渐减弱,宫底部收缩力的强度几乎是子宫下段的 2 倍,此为宫缩极性。

(3)缩复作用:宫体部平滑肌与其他部位的平滑肌和骨骼肌不同,为收缩段。每当宫缩时,宫体部肌纤维缩短变宽,收缩后肌纤维虽又松弛,但不能完全恢复到原来长度,经过反复收缩,肌纤维越来越短,这种现象称缩复作用。缩复作用随产程进展使宫腔内容积逐渐缩小,迫使胎先露部不断下降及宫颈管逐渐短缩直至消失。

2.子宫收缩力的种类

(1)妊娠无痛性子宫收缩:发生在妊娠 10 周后子宫有间歇收缩,因子宫内压为 10～20mmHg,未达到 25mmHg,故不觉得疼痛,称为妊娠无痛性子宫收缩。

(2)假阵痛:在分娩前 3～4 周出现的子宫无效收缩或肠、膀胱、腹壁肌的痛性痉挛,因子宫内羊水压为 20～40mmHg,超过 25mmHg,故会有疼痛感。疼痛局限于下腹部、腹股沟,罕有背痛。

(3)真阵痛:为分娩的主要原动力。子宫规律收缩,频率、强度逐渐增加至 50mmHg 以上。产妇感到极度难忍。

(4)产后痛:在分娩后 2~3d,子宫不规则的收缩所产生的疼痛,此时的子宫收缩有助于产后子宫复旧及恶露的排出。

3.腹肌及膈肌收缩力

腹肌及膈肌收缩力(腹压)是第二产程时娩出胎儿的重要辅助力量。宫口开全后,胎儿先露部已降至阴道。每当宫缩时,前羊水囊或胎先露部压迫骨盆底组织及直肠,反射性地引起排便动作,产妇主动屏气,喉头紧闭向下用力,腹肌及膈肌强有力的收缩使腹内压增高,促使胎儿娩出。腹压在第二产程,特别是第二产程末期配以宫缩时运用最有效,否则容易使产妇疲劳和造成宫颈水肿,致使产程延长。腹压在第三产程还可促使已剥离的胎盘娩出。

4.肛提肌收缩力

肛提肌收缩力有协助胎先露部在骨盆腔进行内旋转的作用。当胎头枕部露于耻骨弓下时,能协助胎头仰伸及娩出。胎儿娩出后,胎盘降至阴道时,肛提肌收缩力有助于胎盘娩出。

(二)产道

产道是胎儿娩出的通道,分为骨产道与软产道两部分。

1.骨产道

骨产道是由骶骨、左右两块髋骨、耻骨、坐骨及相互连接的韧带组成。骨产道是指真骨盆,可将其分为 3 个平面。

(1)入口平面:呈横椭圆形。前方为耻骨联合上缘,两侧为髂耻缘,后方为骶骨岬上缘。入口平面共有 4 条径线。

1)入口前后径:又称真结合径,耻骨联合上缘中点至骶骨岬上缘正中间的距离,平均值约 11cm,其长短与分娩机制关系密切。

2)入口横径:左右髂耻缘间的最大距离,平均值约 13cm。

3)入口斜径:左右各一。左侧骶髂关节至右侧髂耻隆突间的距离为左斜径;右侧骶髂关节至左侧髂耻隆突间的距离为右斜径,平均值约 12.75cm。

(2)中骨盆平面:为骨盆最小平面,最狭窄,呈前后径长的椭圆形。其前方为耻骨联合下缘,两侧为坐骨棘,后方为骶骨下端。此平面具有产科临床重要性。中骨盆平面有两条径线。

1)中骨盆前后径:耻骨联合下缘中点通过两侧坐骨棘连线中点至骶骨下端间的距离,平均值约为 11.5cm。

2)中骨盆横径:又称坐骨棘间径。两坐骨棘间的距离,平均值约为 10cm,是胎先露部通过中骨盆的重要径线,其长短与分娩机制关系密切。

(3)骨盆出口平面:即骨盆腔的下口,由两个在不同平面的三角形组成。前三角平面顶端为耻骨联合下缘,两侧为耻骨降支;后三角平面顶为骶尾关节,两侧为骶结节韧带。骨盆出口平面有 4 条径线。

1)出口前后径:耻骨联合下缘至骶尾关节间的距离,平均值约 11.5cm。

2)出口横径:又称坐骨结节间径。两坐骨结节内侧缘的距离,平均值约 9cm,是胎先露部通过骨盆出口的径线,其长短与分娩机制关系密切。

3)出口前矢状径:耻骨联合下缘至坐骨结节间径中点间的距离,平均值约 6cm。

4)出口后矢状径:骶尾关节至坐骨结节间径中点间的距离,平均值约 8.5cm。若出口横径稍短,而出口后矢状径较长,两径之和＞15cm,一般大小的妊娠足月胎头可通过后三角区经阴道娩出。

2.骨盆轴与骨盆倾斜度

(1)骨盆轴:为连接骨盆各平面中点的曲线。此轴上段向下向后,中段向下,下段向下向前。分娩时,胎儿沿此轴娩出,助产时也应按骨盆轴方向协助胎儿娩出。

(2)产轴:胎头在娩出过程实际经过的路线,不是一条连续的曲线,而是由互不相关的两条直线组成。

(3)骨盆倾斜度:指妇女直立时,骨盆入口平面与地平面所形成的角度。一般为60°～70°,若倾斜度过大,常影响胎头衔接。产妇在分娩时采用不同的体位也对骨盆的倾斜度产生影响。

(4)骨盆类型:骨盆的类型有时对分娩产生重要影响,临床上最常见的是混合型骨盆。

3.软产道

软产道是由子宫下段、宫颈、阴道及盆底组织构成。

(1)子宫下段:妊娠末期子宫峡部逐渐被拉长形成子宫下段。在非妊娠期子宫峡部长约1cm。临产后的子宫规律收缩子宫下段达7～10cm,肌壁变薄成为软产道的一部分。

(2)宫颈:临产前的宫颈管长2～3cm,初产妇较经产妇稍长。临产后的规律子宫收缩牵拉宫颈内口的子宫肌纤维及周围韧带,宫颈管逐渐短缩直至消失。初产妇宫颈管先消失,然后宫口扩张;经产妇宫颈管消失与宫口扩张同时进行。临产后,子宫收缩及缩复向上牵拉宫口使之扩张。胎先露部、前羊水囊压迫宫颈,协助宫口扩张。当宫口开全(10cm)时,胎儿方能娩出。

(3)骨盆底、阴道及会阴:临产后,前羊水囊及胎先露部下降直接压迫骨盆底,使软产道下段形成一个向前弯的长筒,前壁短后壁长,阴道外口开向前上方,阴道黏膜皱襞展平使腔道加宽。肛提肌向下及向两侧扩展,肌束分开,肌纤维拉长。会阴体变薄,以利于胎儿的娩出。阴道及盆底组织和肌纤维增生肥大,血供丰富。临产后,会阴体能承受一定压力。

(三)胎儿

胎儿能否顺利分娩,取决于胎儿的大小、胎位和胎儿有无畸形。

1.胎头大小

胎儿大小是决定分娩难易的重要因素之一,胎儿过大、胎头径线大时,尽管骨盆正常,也可以引起相对性头盆不称。

(1)胎头颅骨:由两块顶骨,额骨,颞骨及一块枕骨构成。颅骨间膜状缝隙为颅缝。两顶骨之间为矢状缝,顶骨与额骨之间为冠状缝,枕骨与顶骨之间为人字缝。两颅缝交界较大空隙处为囟门,位于胎头前方菱形为前囟(大囟门),位于胎头后方三角形为后囟(小囟门)。颅缝与囟门均有软组织覆盖,使骨板有一定活动余地,胎头有一定可塑性。在分娩过程中,通过颅骨轻度移位重叠使头颅变形,缩小头颅体积,有利于胎头娩出。

(2)胎头径线:主要径线如下。

1)双顶径:为两顶骨隆突间的距离,是胎头最大横径,临床用B超测量此径线判断胎儿大小,足月时平均值约9.3cm。

2)枕额径:为鼻根至枕骨隆突的距离,胎头以此径线衔接,足月时平均值约11.3cm。

3)枕下前囟径:又称小斜径,为前囟中央至枕骨隆突下方的距离,分娩过程胎头俯屈以此小径线容易通过产道,足月时平均值约 9.3cm。

4)枕颏径:又称大斜径,为颏骨下方中央至后囟门顶部的距离,足月时平均值约 13.3cm。

2.胎位

(1)胎式是指胎儿各部分在子宫内的姿势。胎体纵轴与骨盆轴相一致,头先露或臀先露容易通过产道。横位与骨盆纵轴垂直,妊娠足月活胎不能通过产道,对母儿威胁极大。

(2)胎先露是胎儿最先进入骨盆的部分。有头先露、臀先露、肩先露 3 种。头先露时,在分娩过程中颅骨重叠,使胎头变形,周径变小,有利于胎头娩出。臀先露时,较胎头周径小且软的胎臀先娩出,阴道扩张不充分,当胎头娩出时头颅又无变形机会,使胎头娩出困难。肩先露时,胎体纵轴与骨盆轴垂直,不能通过产道。

(3)胎方位是指胎儿的先露部的代表骨在产妇骨盆的位置,分为左前、右前、左后、右后。顶先露的代表骨是枕骨、臀先露的代表骨是骶骨、面先露的代表骨是颏骨、肩先露的代表骨是肩胛骨。可通过腹部检查、肛诊或阴道诊、听诊及超声检查诊断胎方位。

3.胎儿畸形

胎儿某一部分发育异常,如脑积水、联体儿等,由于胎头或胎体过大,通过产道常发生困难。

4.精神心理因素

正常分娩是生理过程,产妇不是患者,这种理念越来越被人们接受。但分娩对于产妇的生理和心理产生巨大的压力和变化,产生精神心理上的应激。过去认为,产力、产道和胎儿之间的关系是分娩的决定因素。近年来在临床实践中,有时产妇及家属精神心理因素是决定是否自然分娩的重要因素。很多产妇由于对分娩的害怕和恐惧,选择剖宫产。有些产妇由于疼痛、紧张和焦虑使机体产生一系列变化,如心率、呼吸加快,体内气体交换不足、子宫收缩乏力、产程延长。胎先露下降受阻,胎儿缺血缺氧,致使产妇体力消耗过多,促使产妇神经内分泌发生变化,交感神经兴奋,释放儿茶酚胺,血压升高,最终剖宫产分娩。

妊娠期康乐分娩的健康教育,讲解分娩的生理过程,自然分娩对婴儿及产妇的好处。在分娩过程中,温馨独立的产房,助产士、丈夫或家人陪伴、减轻产妇的紧张及压力。助产人员耐心鼓励及安慰,鼓励产妇进食进水,教会产妇呼吸技术和躯体放松的技术,帮助产妇在分娩过程中保持良好的精神心理状态,对顺利地完成分娩是十分重要的。

三、正常胎位的分娩机制

分娩机制是指胎儿先露部通过骨盆时,为了适应骨盆各平面大小和形状以及骨盆轴的走向,胎儿被动地进行一系列的适应性转动,以其最小径线通过骨盆的过程。胎头分娩机制可分为 7 个动作,即衔接、下降、俯屈、内旋转、仰伸、外旋转及娩出。临床上枕先露占 95.55%～97.55%,以枕左前位最多见,故以左前位的分娩机制为例,加以说明。

1.衔接

胎头双顶径进入骨盆入口平面,胎头颅骨最低点接近或达到坐骨棘水平,称为衔接。初产妇正常者,多数距预产期数周前胎头已衔接,少数可在妊娠晚期胎头衔接。若初产妇已临产而胎头仍未衔接,应警惕头盆不称、前置胎盘等高危因素。经产妇多在临产后胎头衔接。胎头进入骨盆入口时呈半俯屈状态,以枕额径衔接,胎头矢状缝可沿骨盆入口右斜径或横径入盆,胎儿枕骨在母体骨盆左前方。

2.下降

胎头沿骨盆轴前进的动作,称为下降。宫缩时通过羊水传导的压力,由胎体传至胎头;宫缩时子宫底直接压迫胎臀;腹肌收缩;胎体伸直伸长促使胎头下降。下降贯穿在整个分娩过程中,与其他分娩机转动作相伴随。下降动作是间歇的,初产妇胎头下降缓慢,经产妇临产后胎头下降较快。临床上观察胎头下降的程度,是判断产程进展的重要标志之一。

3.俯屈

当胎头以枕额径进入骨盆腔后继续下降至骨盆底即骨盆轴弯曲处时,处于半俯屈状态的胎头枕部遇到肛提肌的阻力,借杠杆作用进行俯屈,其结果胎儿颌部更加紧贴胸部,由枕额径转换为枕下前囟径以最小径线通过产道。

4.内旋转

胎头下降为适应中骨盆及出口前后径大于横径的特点,使其矢状缝与中骨盆及骨盆出口前后径相一致而进行旋转,称为内旋转。枕先露时,胎头枕部位置最低,枕左前位时遇到骨盆底肛提肌阻力,肛提肌收缩将胎儿枕部推向阻力小、部位宽的前方,枕左前位的胎头向前向中线旋转45°,后囟转至耻骨弓下方,第一产程末胎头完成内旋转动作。

5.仰伸

胎头下降到达阴道外口,胎头的枕骨下部达到耻骨联合下缘时,以耻骨弓为支点,胎头逐渐仰伸,使胎头顶、额、鼻、口、颏相继娩出的过程。当胎头仰伸时,胎儿双肩径进入骨盆入口左斜径或横径上。

6.复位及外旋转

胎头娩出时,胎儿双肩径沿骨盆左斜经下降。胎头娩出后,为使胎头与胎肩成正常关系,枕部向左旋转45°称为复位。胎肩在盆腔内继续下降,前(右)肩向前向中线转动45°时,胎儿双肩径转成与骨盆出口前后径相一致的方向,枕部需在外继续向左转45°,以保持胎头与胎肩垂直关系,称为外旋转。

7.胎儿娩出

胎儿外旋转完成后,胎儿前肩(右)在耻骨弓下先娩出。继之,后肩(左)从会阴前缘娩出。随后,胎体及下肢娩出,至此,胎儿娩出,分娩机制全部完成。

四、先兆临产和临产的诊断

(一)先兆临产

分娩开始前,孕妇出现一些症状,预示不久将要分娩称为先兆临产。

1.不规律子宫收缩

产妇在妊娠末期会有不规律子宫收缩,其特点是宫缩持续时间短且不规律,一般强度不大,常在夜间出现、清晨消失,宫缩引起下腹部轻微胀痛,宫颈管不短缩,宫口扩张不明显。

2.胎儿入盆

初孕妇在妊娠末期会感到上腹部较前舒适,食欲增加,呼吸较轻快。腹部检查胎先露部下降进入骨盆入口。因胎先露压迫膀胱,孕妇常有尿频症状。

3.见红

在临产前24～48h,有少量血性分泌物由阴道排出,称为见红。这是由于宫颈内口附近的胎膜与子宫壁分离,毛细血管破裂,血液与宫颈管内的黏液相混和排出,见红是即将临产的可靠征象。

4.破水

孕妇在正式临产前胎膜自然破裂,表现为阴道有羊水流出,称为胎膜早破。孕妇应立即住院,观察治疗。

(二)临产诊断

临产的标志为规律的子宫收缩,持续30s或以上,间歇5～6min,伴随宫颈管消失、宫口进行性扩张和胎先露部下降。

(三)产程分期

产程,是指从规律性子宫收缩开始至胎儿胎盘娩出到产后2h为止。临床上分为4个产程。

1.第一产程

宫口扩张期。从开始出现规律宫缩开始,到子宫颈口开全的过程。初产妇需11～12h;经产妇6～8h。

2.第二产程

胎儿娩出期。从宫口开全至胎儿娩出。初产妇一般需1～2h;经产妇只需要数分钟,正常不超过1h。

3.第三产程

胎盘娩出期。从胎儿娩出到胎盘娩出。需5～15min,如阴道出血不多,可以等30min,一般不超过30min。

4.第四产程

产后观察期。分娩结束后2h。这一时期主要对产妇及新生儿进行观察护理。观察产妇的子宫收缩、阴道出血、会阴伤口、全身情况及新生儿的一般情况。观察新生儿与母亲皮肤接触等护理。

五、正常分娩妇女的护理

(一)第一产程的临床表现

1.规律宫缩

产程开始,有规律的子宫收缩,持续时间为30～50s,强度由弱到强,间隔时间5～6min。当宫口近开全时,宫缩持续时间可长达1min或更长,间歇时间仅1～2min。

2.宫口扩张期

通过肛诊或阴道检查,可以确定宫口扩张程度。宫口扩张期可分为潜伏期和活跃期。

(1)潜伏期:规律子宫收缩到宫口扩张 3cm,初产妇约为 8h,经产妇约为 4h。超过 16h 为潜伏期延长。此过程子宫颈变薄、变软,宫颈扩张速度缓慢,胎头下降不明显。

(2)活跃期:宫口扩张 3cm 至宫口开全。初产妇约需 4h,最大时限 8h;若超过 8h,称为活跃期延长。进入活跃期后,宫口不再扩张达 2h 以上,称为活跃期停滞。

1)加速期:此期宫颈扩张加速,宫口扩张到 4cm,约需 90min。

2)最大加速期:为宫颈扩张最快时期,宫颈扩张 4~9cm,约需 2h。

3)减速期:宫颈扩张 9~10cm,约需 30min。

3.胎头下降

活跃期时胎头下降程度明显。胎头下降程度是决定能否经阴道分娩的重要观察项目。为能准确判断胎头下降程度,应定时做肛门或阴道检查,以明确胎头颅骨最低点的位置,并能协助判断胎位。

4.胎膜破裂

胎先露部下降入盆后,将羊水阻断为前后两部,在胎先露部前面形成的前羊水囊称胎胞,羊水量约 100mL,它有助于扩张宫口。随着宫缩增强,子宫羊膜腔内压力增高,胎膜自然破裂。破膜多发生在宫口近开全或开全时。

(二)第一产程的观察与处理

1.检测生命体征

产妇入室时应测量体重、脉搏、体温、血压等,正常的产妇在产程中应每 2h 测量血压 1 次,血压异常时应视情况缩短测量时间。每 4h 测量体温 1 次。

2.观察子宫收缩

产程中每 1~2h 观察子宫收缩情况并记录,最简单的方法是:助产人员将手放在产妇腹部(子宫底部),了解宫缩强度、持续时间及间隔时间。至少观察 3 次宫缩以上。

3.观察宫口扩张

临产以后,子宫收缩不断增强、频繁,胎儿先露部不断下降扩张宫口,初产妇子宫颈会逐渐扩张变薄,宫口扩张。入院时做 1 次阴道检查,在潜伏期时可每 4h 做 1 次阴道检查。活跃期后可每 2h 做 1 次阴道检查来确定宫口扩张、胎头下降情况。

4.检测胎心率

胎心率的变化反映胎儿在宫腔内的情况,正常的胎心率每分钟 120~160 次,基础胎心率可在 2 次子宫收缩之间检查 1min 而判定。胎心率变异性的检查需要在子宫收缩期间及宫缩后 30s 持续检查判定。可以通过胎心外监护来描记宫缩和胎心的变化。

在正常情况下,入院时,立即做入室试验、胎心外监护。在第一产程每小时检查胎心 1 次。在第二产程每 15min 检查胎心 1 次。自然或人工破水之后,立即检查胎心。如果胎心率异常或母亲和胎儿有异常情况,应持续监测胎心率变化。

5.精神安慰及放松法

助产士全程陪护产程,使产妇具有安全感。鼓励丈夫参与分娩给予产妇生理上、心理上、情感上的支持。指导产妇应用自我帮助方法,宫缩间歇时尽可能放松休息,保持情绪松弛和平静。多设想一些可以让自己感到愉快的事情,转移对宫缩的注意力。宫缩间歇时多活动,宫缩时采取自己感觉舒适的体位,利用呼吸放松技巧。利用低声呻吟或叹气进行宣泄。暗示和想象。

6.促进舒适

(1)下床走动及改变体位:产妇入院后,除非有不能下床的禁忌证,如:破水并且胎先露高浮、血压高、用镇静药产程休息等,都应鼓励其在助产人员和家属的陪伴下下床走动。

(2)保持床单位清洁:更换床单,随时帮待产妇擦汗,以促进舒适;保持会阴部的清洁与干燥,增进舒适,预防感染。

(3)补充液体及能量:待产过程长,呼吸运动以及大量的排汗,产妇会感到口干舌燥,补充水分或其他含高热量的饮料对保持体力很重要,鼓励产妇多进高热量的流质或半流质饮食。

(4)定期排空膀胱:膀胱充盈会增加子宫收缩时的不适感,影响胎头的下降,导致产程延长,造成尿潴留。护理人员应每1~2h提醒待产妇排尿1次,排空膀胱。

(5)按摩:利用触觉的刺激帮助产妇放松以及减轻疼痛和不适。按摩减轻疼痛可以在子宫体的下段做轻柔的按摩,也可以在产妇面部或下肢按摩,按摩法对轻中度的疼痛较有效,对于强度很大的疼痛效果不明显。可用揉捏法来减轻产妇颈部、肩部及背部的不舒适。

7.呼吸控制

正确地使用呼吸技巧,可以帮助产妇放松,提高产妇对疼痛的阈值,增加其适应子宫收缩的能力,使子宫收缩更有效。

(三)第二产程的临床表现

宫口开全后,胎膜多已破裂。未破膜者,常影响胎头下降,应行人工破膜。破膜后,宫缩常暂时停止,产妇略感舒适,随后重现宫缩且较前增强。

1.子宫收缩逐渐增强

此时宫缩强度及频率都达高峰,每次宫缩持续达60s左右,间歇时间仅1~2min,阵痛逐渐加剧;疼痛时间延长,间歇期缩短。

2.产妇感到肛门坠胀及排便感

当胎头下降达盆底时,压迫盆底组织,产妇出现排便感并不自主地向下屏气,此时会阴体变薄,肛门松弛。

3.胎儿下降及娩出

随着宫缩促使胎头下降,胎头暴露于阴道口。在宫缩时胎头露于阴道口,宫缩间歇时胎头缩回阴道内,此时称为胎头拨露。随着产程进展,露出阴道口的胎头越来越大,当胎头双顶径越过骨盆出口时,胎头不再缩回,此称为胎头着冠。此后,会阴极度扩张伸展变薄,胎头进行仰伸,随之胎头复位和外旋转,前肩和后肩相继娩出,胎体很快娩出并伴后羊水排出。压迫骨盆底组织时,产妇有排便感,不自主地向下屏气。

(四)第二产程的护理

1.做好接产准备

待产室和产房最好是同一房间,每个房间只放1张产床,这样做有利于家属进入产房陪产,可保护产妇隐私;保证产妇之间互不干扰。

初产妇子宫颈口开全10cm,经产妇子宫颈口开5~6cm时做好分娩的准备。做好会阴部的清洁与消毒,为产妇清洁和消毒会阴,清洁要遵循由外向内,消毒时由内向外、由上向下的原则。

2.铺产台

接生者穿上刷手衣,戴好口罩、帽子。刷手、戴无菌手套、穿无菌手术衣接产,按无菌操作技术进行接产。打开辐射暖台,提前预热。铺产台,准备好新生儿复苏器械和药品。

3.产妇和胎儿监护

在第二产程,助产人员要严密监测产妇状况,严密监测宫缩及胎头下降情况。指导产妇用力的技巧,在子宫强烈收缩时使用腹压,鼓励产妇根据自己的感觉控制用力的长短。产妇憋气时间过长,可能造成母体血氧不足以及胎盘血流减少、胎儿血液酸碱度增高、氧分压减低、二氧化碳分压升高、胎心率异常的发生率增加。每 15min 应听胎心 1 次,胎心异常时,应缩短听诊间隔时间,也可应用电子胎心监护仪进行持续的监测。

4.生活护理

第二产程初期,指导帮助产妇采取舒适的体位,如侧卧位、蹲位、跪位,助产士应在产妇身边陪伴,提醒和鼓励产妇在两次宫缩间尽量放松休息保存体力,护理人员与陪伴的家属应给予全面的支持和指导。为产妇擦汗,喂少量温度适宜的饮料,协助产妇及时排空膀胱,随时告知准产程进展情况。及时赞扬鼓励产妇,增强其信心。新生儿出生后进行母婴皮肤接触,鼓励父母搂抱和抚摸新生儿,注意新生儿保暖,新生儿出现觅食反射时,帮助母亲尽早让新生儿吸吮乳房,促进乳汁分泌。

(五)第三产程护理

第三产程为胎儿娩出至胎盘娩出,又称胎盘娩出期,一般需要 5~15min。若超过 30min 胎盘仍未娩出,即诊断为"胎盘滞留"。

1.胎盘娩出及检查

(1)胎盘剥离征象:胎儿娩出后,常规给予产妇肌内注射或静脉推注缩宫素 10~20U 帮助子宫收缩。子宫下段隆起,子宫底上升,有少许阴道出血,脐带下移,表示胎盘已经自子宫壁剥离。用手在耻骨联合上轻压子宫体下段,嘱产妇稍向下用力,助产人员轻轻牵拉脐带,胎盘娩出。

(2)胎盘检查:胎盘分为胎儿面和母体面,多数情况下,胎盘以胎儿面方式娩出,胎盘娩出后将胎盘平放在操作台上进行检查,要仔细检查胎盘、胎膜是否完整。注意母体面胎盘小叶有无缺损,胎盘边缘有无断裂的血管,注意有无副胎盘,如发现有残留胎盘或胎膜,应给予处理。测量胎盘大小、脐带长度。

2.会阴检查及会阴裂伤缝合

第三产程后,仔细检查产道有无裂伤,及时缝合。会阴裂伤可分为三度。会阴Ⅰ度裂伤:仅有会阴皮肤、阴道黏膜的撕裂,裂伤未达肌层。会阴Ⅱ度裂伤:裂伤达会阴体肌层,肛提肌及筋膜可有不同程度的裂伤,有时沿阴道后壁两侧沟向上延伸,致使阴道下段后壁呈舌状游离(又称舌状裂伤),更严重时可达阴道后穹窿部,但未损伤肛门括约肌。会阴Ⅲ度裂伤:会阴部皮肤、黏膜、盆底肌肉及部分或全部肛门括约肌裂伤,甚至包括直肠前壁。

3.密切观察

要密切观察子宫收缩、血压、脉搏、阴道出血、膀胱充盈程度等。密切观察新生儿的一般情况,每15min检查1次,做好记录。

(六)第四产程的护理

胎儿娩出后的2h称为第四产程。这一时期母婴容易有异常情况出现。

1.对产妇的观察

在第四产程,对产妇护理方面包括:每15min观察1次宫底高度、子宫收缩情况、阴道出血、膀胱充盈程度等。每1h测量血压、脉搏1次,并及时记录。注意观察膀胱充盈情况,督促和协助产妇排尿。注意产妇主诉。协助产妇取舒适体位休息。帮助产妇更换会阴垫、干净的衣服,更换湿床单,保暖。产妇感到口渴和饥饿,应提供清淡易消化的饮料和食物,帮助产妇恢复体力。

2.对新生儿的观察

每15min观察1次脐带、呼吸、活动、皮肤颜色及反应。帮助新生儿早吸吮,并观察新生儿吸吮情况,做好记录。

六、分娩镇痛

分娩疼痛是客观事实,分娩疼痛有生理及心理因素。分娩镇痛可提高分娩期母婴安全,缩短产程,减少手术产率,减少产后出血,减少胎儿缺氧及新生儿窒息的发生,支持产妇心理健康。产痛的发生是一个复杂的生理和心理过程,产妇疼痛感受有很大的差异。产痛的原因主要是由于子宫收缩时肌纤维拉长或撕裂,血管受压致缺血缺氧,刺激神经末梢上传到大脑痛觉中枢引起疼痛。其次胎儿通过产道时对产道的压迫造成损伤,牵拉产生疼痛,多数产妇和胎儿能够耐受产痛。如果产妇过度的紧张、焦虑和惊恐,体内致痛物质分泌增加可加重疼痛。紧张—焦虑—疼痛恶性循环,可以互相转化。产科的镇痛不是无痛,而是医务人员采取各种方法减轻产痛,达到产妇觉得可以忍受的程度。

(一)减轻产痛应具备的要求

镇痛的方法应该对母亲、胎儿、新生儿无影响;不影响子宫收缩;对产程无负面影响;减痛的方法要起效快,作用可靠;方法简便,产妇要清醒参与配合。

(二)镇痛方法

分娩镇痛有药物镇痛法和非药物镇痛法。

1.非药物镇痛法

世界卫生组织在1996年1月出版的《正常分娩监护使用手册》中提出,鼓励和提倡使用非药物镇痛措施,因为非药物镇痛方法对母婴没有不良影响。

(1)环境的改变:分娩环境影响产妇的心理状态,如果产妇处于一种紧张、喧闹的环境可造成精神紧张、心情烦躁。现代化的产房要求是单人房间,有利于家属陪伴分娩、保护产妇隐私、保证休息,保证母婴安全。

房间墙壁粉刷成温馨的颜色,可以悬挂图片、照片等装饰物,使产妇进入房间后感觉温馨。

产房内设置产床、辐射台、电视、音响、分娩球、分娩椅等设施,以保证产妇待产和分娩。

(2)开展健康宣教与产妇交流:开展多种形式健康教育与咨询,增进孕妇与助产士之间的理解和信任,解决她们心中的疑虑,提供心理支持,使孕妇有充分的心理准备进入产程。

(3)精神支持:产程中,医务人员开展导乐陪伴分娩,进行心理疏导,及时通报产程进展情况,运用鼓励性语言等做到心理支持。

(4)开展家属陪伴分娩:鼓励丈夫参与分娩非常重要,丈夫可以给妻子提供最好的心理支持,在陪产的过程中,给妻子爱抚和安慰,减少了产妇的孤独感,帮助产妇按摩、擦汗,提醒呼吸的节律等。

(5)鼓励孕妇采取自由体位:为减轻产妇待产过程中的不适,加速产程进展,产妇在待产过程中应多下床走动,根据自己的情况采取站立、走动、摇摆和旋转骨盆、蹲、跪、坐等姿势。尽量保持上身直立的姿势,这样胎头会与宫颈贴得紧密,宫缩时有效地扩张宫颈,促进产程进展。孕妇走动时,其骨盆的轻微摆动有利于胎头在骨盆中转动,孕妇卧床时尽量采取侧卧位,以利于胎头的旋转。

(6)呼吸调节:在待产过程中运用呼吸技巧,可以提高产妇对疼痛的阈值,增加其适应子宫收缩的能力,达到放松的效果。

(7)冷、热敷:冷敷、热敷用来促进临产妇的舒适松弛以减轻疼痛,可以用冷毛巾为产妇敷前额、面部,用热水袋热敷腰部,但注意不要烫伤皮肤,也可淋浴或泡在浴缸中利用水温和水的浮力减轻疼痛。

(8)其他方法:按摩、聊天、看电视、听音乐、针灸等,对减轻疼痛均有帮助。

2.药物镇痛法

临产时应用药物镇痛,以最小有效剂量为原则。常用的方法有会阴局部麻醉、阴部神经阻滞、宫颈旁局部麻醉、腰麻、骶管阻滞和腰段硬膜外麻醉。应用腰麻、骶管阻滞、硬膜外麻醉时,应做好上肢静脉输液、供氧及急救物品,以应对意外的抽搐、呼吸抑制及血压降低。

(程 琳)

第三节 高危妊娠

一、高危妊娠及监护

(一)定义与范畴

高危妊娠是指妊娠期有某种并发症或致病因素可能危害孕妇、胎儿与新生儿或导致难产者。

高危妊娠包括所有的病理产科:①孕妇年龄<18岁或>35岁。②有异常妊娠史,如异位妊娠、自然流产、早产、死产、难产(包括剖宫产史)、新生儿死亡、新生儿畸形或有先天性或遗传性疾病等。③各种妊娠合并症,如心脏病、糖尿病、高血压、肾脏病、肝炎、甲状腺功能亢进、血液病(贫血)和病毒感染(风疹病毒、巨细胞病毒感染)等。④各种妊娠并发症,如妊娠高血压综合征、前置胎盘、胎盘早剥、羊水过少或过多、胎儿宫内生长迟缓、过期妊娠及母儿血型不合等。⑤可能发生分娩异常者,如骨盆异常、软产道异常、胎位异常、多胎妊娠及巨大胎儿等。⑥胎盘功能不全。⑦妊娠期接触大量放射线、化学性毒物或服用过对胎儿有影响的药物。⑧盆腔肿瘤或曾有手术史等。

凡具有高危因素的孕妇,称为高危孕妇。具有下列高危因素之一的围生儿称为高危儿:①孕龄<37周或>42周。②出生体重<2 500g。③小于孕龄儿或大于孕龄儿。④出生 1min Apgar 评分 0~3 分。⑤产时感染。⑥高危妊娠产妇的新生儿。⑦手术产儿。⑧新生儿的兄姐有严重的新生儿病史或有新生儿期死亡史等。

(二)监护措施

1.人工监护

(1)确定孕龄:根据末次月经、早孕反应、胎动出现时间及子宫大小推算孕龄。

(2)宫底高度及腹围:根据子宫底高度及腹围数值可估算胎儿大小,简单、易记的胎儿体重估算方法为宫底高度(cm)×腹围(cm)+200,以了解胎儿在宫内的发育情况。

(3)高危妊娠评定:可在第一次产前检查时,就根据孕妇病史及体征,评定早期妊娠是否有高危因素,并对孕妇进行动态观察。属于高危妊娠的孕妇应给予高危监护。随着妊娠进展,可随时再重新评定。

(4)胎动计数:正常为每小时 3~5 次,如 12h 胎动少于 30 次或逐日减少超过 50%,而又不能恢复,均提示胎儿缺氧。

2.妊娠图

妊娠图是反映胎儿在宫内发育及孕妇健康情况的动态曲线图。将每次产前检查测得的体重、子宫底高度、腹围及胎头双顶径值记录下来,并绘制成标准曲线,动态观察其变化,即妊娠图。同时记录血压、水肿、尿蛋白、胎儿心率和胎位等数值,以了解母儿情况。

3.仪器监护

(1)B超:B超检查能显示胎儿数目、胎位,有无胎心搏动以及胎盘位置,亦能测量胎头的双顶径、股骨长度、胸径和腹径,以估计孕周及预产期,并可估计胎儿体重、胎盘成熟度及有无胎儿体表畸形等。通常将双顶径≥8.5cm 作为胎儿成熟的标志。

(2)胎心听诊:用听诊器或多普勒监测,应注意胎心的强弱及节律,每次听诊 1min,有疑问时应延长听诊的时间。胎心听诊可判断胎儿是否存在宫内缺氧,缺点是不能分辨瞬间的变化,不能识别胎心率的变异。

(3)电子胎心监护:可以连续记录胎心率的变化,并能同时观察胎动和宫缩对胎心率的影响。胎心监护有内、外监护两种形式。电子胎心监护可监测胎心率及预测胎儿在宫内的储备能力。外监护是将宫缩描绘探头和胎心率探头直接放在孕妇的腹壁上,它操作方便,临床应用广泛,但易受外界干扰的影响。内监护是在宫口开大 1cm 以上后,将单极电极经宫口与胎头直接连接进行监测。在破膜后操作内监护记录较准确,但会增加感染的机会。

1)胎心率监测:指用胎儿监护仪记录胎心率(FHR)。它有基线胎心率及周期性胎心率两种基本变化。

基线胎心率是指在无胎动、无宫缩影响时，正常的 FHR 在 120～160 次/分，如持续＞160 次/分或＜120 次/分，历时 10min，为心动过速或心动过缓。胎心率的基线摆动包括胎心率的变异振幅及变异频率。变异振幅为胎心率波动范围，一般为 10～25 次/分，变异频率为 1min 内胎心率波动的次数，正常＞6 次。

周期性胎心率（PFHR）是指与子宫收缩有关的胎心率变化。它有加速和减速两种情况。加速是指胎动时胎心基线率增加 15 次以上，持续时间＞15s，这是胎儿状况良好的表现，可能是因胎儿躯干或脐静脉受压引起的。减速可分为 3 种：①早期减速：与子宫收缩几乎同时开始，宫缩后即恢复正常。正常减速幅度＜50 次/分。这是由于宫缩时胎头受压，导致脑血流量一时性减少的表现，不因体位或吸氧而改变。②变异减速：由于宫缩时脐带受压兴奋迷走神经，导致宫缩开始后胎心率减慢，虽然减速与宫缩的关系不恒定，但减速出现后下降幅度＞70 次/分，持续时间长短不一，恢复迅速。③晚期减速：宫缩开始后一段时间（一般在高峰后）出现胎心率减慢，下降幅度＜50 次/分，而且下降缓慢，持续时间较长，恢复也缓慢，可能是胎儿缺氧的表现。

2）预测胎儿宫内储备能力：观察胎动、自然宫缩或因药物刺激引起的宫缩对胎心率有无影响。包括无应激试验、宫缩应激试验及缩宫素激惹试验。

无应激试验（NST）：观察胎动时胎心率的变化，是以胎动时伴有一过性胎心率加速为基础，判断胎儿在宫内储备能力的试验。正常情况下，20min 内胎动≥3 次，伴胎心率加速，＞10 次/分，称为 NST 有反应。如无意外，胎儿在 1 周内是安全的。如少于 3 次或没有胎心率加速，称为 NST 无反应，被视为异常，此时如孕周＞36 周者应行缩宫素激惹试验。

宫缩应激试验（CST）：是了解宫缩时胎心率的变化情况。宫缩时，胎盘供血量暂时减少，如胎儿—胎盘功能良好，对暂时缺氧有耐受能力。胎儿—胎盘功能减退、脐带受压和用药等均影响胎儿的应激性，胎心可表现出不同减速反应的图形。宫缩后如出现早期减速和胎动后胎心率加快，称为 CST 阴性，如无意外，胎儿在 1 周内无大的危险。每次宫缩后均有晚期减速且胎动后无胎心率改变，称为 CST 阳性，表明胎盘功能减退，胎儿宫内窘迫，有死亡的危险。如为变异减速，胎心率下降幅度＞70 次/分，持续 60s 以上，表示胎儿情况严重。

缩宫素激惹试验（OCT）：通过用缩宫素诱导宫缩进行的暂时性缺氧负荷试验，检查宫缩对胎心率的影响。观察孕妇 10min 无宫缩后，静脉滴注稀释过的缩宫素。滴速从每分钟 8 滴开始，逐渐增加，至有效宫缩每 10min 3 次后行外监护，观察所记录的胎心率与宫缩的关系。如宫缩时或宫缩后胎心变异正常或无晚期减速者为 OCT 阴性。如多次宫缩后重复出现晚期减速，变异减少，胎动后无胎心率增快，为 OCT 阳性，提示胎儿—胎盘功能减退。

（4）胎儿心电图：根据胎儿心电图可推测胎儿在宫内情况，如胎位、是否多胎、孕周及胎盘功能等。

（5）羊膜镜检查：使用羊膜镜经宫颈在胎膜处观察羊水性状及颜色，判断胎儿安危，达到监测胎儿的目的。

4.实验室检查

（1）雌三醇测定。

1）测定孕妇尿中雌三醇（E3）：用于判断胎盘功能，一般 24h E3＞15mg 为正常，10～15mg

为警戒值,<10mg 为危险值。但此数值个体差异较大,受饮食、休息等诸多因素影响。

2)测定孕妇血清游离雌三醇:妊娠 31～35 周时,血清游离雌三醇常停止上升,而在 36 周突然上升,因此,连续 3 次确定血清游离雌三醇值,可协助确定胎龄。

(2)孕妇血清胎盘生乳素(HPL)值及缩宫素酶值的测定:用于检测胎盘功能。

(3)阴道脱落细胞检查:用于检测胎盘功能。

(4)羊水检查:羊水中卵磷脂与鞘磷脂比值(L/S)大于 2,提示胎儿肺成熟度;羊水中肌酐值、胆红素类物质含量、淀粉酶值及脂肪细胞出现率分别用于评估胎儿肾、肝、唾液腺及皮肤的成熟度。

(5)胎儿头皮血 pH 测定:用于检测胎儿缺氧情况。在产程中,当宫颈扩张至 1cm 以上后,利用羊膜镜取胎儿头皮血测定,正常 pH 为 7.25～7.35。此方法常与胎儿监护仪联合使用。

(6)甲胎蛋白(AFP)测定:AFP 异常增高是胎儿患有开放性神经管缺损(无脑儿、开放性脊柱裂及脑膨出)的指标。多胎妊娠、死胎等也可伴有 AFP 值的升高。

二、高危妊娠的处理与护理措施

(一)处理

凡是孕妇在高危妊娠的范畴内,应按程序首先询问病史找出可能的高危因素,详细做体格检查,找出确切的病因加以诊断。妊娠期密切观察,必要时做高危妊娠后特殊检查。了解胎龄、胎盘功能和胎儿成熟度,并做胎心监测。如高危妊娠并发症可维持到足月,可通过阴道分娩或剖宫产结束分娩;如未足月而并发症有终止妊娠的指征,且胎肺为未成熟,则可在条件允许的情况下促使胎肺成熟后,再终止妊娠。尽量保证高危孕妇顺利娩出活婴,是产科医务工作人员的工作重点。

1.病因处理

(1)遗传性疾病:采用早期发现,及时处理,贯彻预防为主的原则。对有下列情况的孕妇应做羊水穿刺进行遗传学诊断:①孕妇年龄≥37 岁。②曾分娩先天愚型儿或有生产愚型儿家族史。③孕妇有先天性代谢障碍(酶系统缺陷)或染色体异常的家族史。④孕妇曾娩出过神经管开放性畸形儿,如无脑儿、脊柱裂等。一般在妊娠 16 周左右做羊水穿刺,有异常时要终止妊娠。

(2)妊娠并发症、妊娠合并症及其他高危妊娠病因:应根据各自的特点进行相应的治疗。

2.产科处理

(1)提高胎儿对缺氧的耐受力:遵医嘱静脉缓慢滴注 10% 葡萄糖注射液 500mL 加 2g 维生素C,每日 1 次,5～7d 为一个疗程。休息 3d 后可再重复。

(2)间歇吸氧:尤其对胎盘功能减退的孕妇,每日 3 次,每次 30min。

(3)预防早产:按医嘱用硫酸镁抑制宫缩。

(4)选择适当的时间终止妊娠:对需终止妊娠而胎儿成熟度较差者,可于终止妊娠前应用肾上腺皮质激素,促进肺表面活性物质的形成和释放,促进胎儿肺成熟,防止发生新生儿呼吸窘迫综合征。

(5)观察胎心变化：产时应严密观察胎心变化，给予吸氧。尽量少用镇静、麻醉药物，避免加重胎儿缺氧。

(6)缩短第二产程：从阴道分娩者应尽量缩短第二产程，如有胎儿窘迫的症状和体征应及早结束分娩，并做好新生儿的抢救准备。

(7)加强监护：对高危儿应加强产时和产后的监护。

(二)护理措施

1.提供心理支持

评估孕妇的心理状态，注意运用恰当的沟通方式和技巧，给孕妇提供良好的情感支持，鼓励其诉说自己内心的感受，准确地把握孕妇的心理状态，给其提供必要的指导和安慰。同时应鼓励和指导家人进行参与和支持，给孕妇创造一个舒适、安逸的休息和治疗环境，避免不良刺激。进行各种检查和操作之前应仔细向孕妇解释，提供指导，告知全过程及注意事项。

2.一般护理

(1)加强饮食指导：改善孕妇营养状况，保证胎儿发育的需要，与孕妇讨论食谱及烹饪方法，尊重其饮食嗜好，同时提出建议。对胎盘功能减退或胎儿发育迟缓的孕妇给予高蛋白、高能量饮食，补充维生素、铁、钙及多种氨基酸，对妊娠合并糖尿病者则需控制饮食。

(2)卧床休息：以改善子宫胎盘血液循环，增加雌三醇的合成和排出量。取左侧卧位可避免增大的子宫对腹部椎前大血管的压迫，改善肾脏及子宫胎盘血液循环。

(3)注意个人卫生：勤换衣裤；保持室内空气新鲜，通风良好。

3.健康教育

按孕妇的高危因素给予相应的健康教育，提供相应的信息。告知孕妇按时去医院做产前检查，指导孕妇自我监测。

4.密切观察病情

对高危孕妇做好观察记录。观察一般情况，有无阴道流血、高血压、水肿、心力衰竭、腹痛以及胎儿缺氧等症状和体征，及时报告医生并记录处理经过。产时严密观察胎心率及羊水的色和量，做好母儿监护。

5.检查及治疗配合

认真执行医嘱并配合处理。为妊娠合并糖尿病的孕妇做好尿糖测定，正确留置血、尿标本，如24h尿标本等；对妊娠合并心脏病者按医嘱正确地给予洋地黄类药物，并做好用药观察；间歇吸氧；胎儿宫内发育迟缓者给予静脉治疗；前置胎盘患者做好输血、输液准备；如需人工破膜、阴道检查或剖宫产术，应做好用物准备及配合工作；同时做好新生儿的抢救准备及配合处理。

三、胎儿窘迫

胎儿窘迫是指胎儿在宫内因缺氧和酸中毒危及其健康和生命的综合征状，分为急性与慢性两种。急性胎儿窘迫多发生在分娩期；慢性胎儿窘迫常发生在妊娠晚期。临床上常忽视慢性宫内窘迫,实际上急性胎儿窘迫不少是在慢性胎儿窘迫的基础上发生的,故对慢性胎儿窘迫应予以重视。

(一)病因

1.急性胎儿窘迫

(1)子宫收缩过频、过强,引起绒毛间隙血流减少,造成胎儿缺氧。

(2)脐带过短、绕颈、缠身以及在胎先露下降过程中牵拉紧张均可影响血供。

(3)胎盘早期剥离,胎儿获氧减少;前置胎盘出血过多而影响胎儿血供。

(4)孕妇合并某些疾病,如心肺疾病、贫血、酸中毒及妊娠高血压综合征,引起胎盘血管栓塞等,使得母体血氧饱和度降低,胎儿供氧不足。

2.慢性胎儿窘迫

多由于胎盘功能不全引起,常见于血管疾病,如妊娠高血压综合征、肾脏疾病或糖尿病等使得绒毛间隙血流减少,胎儿处于慢性缺氧状态,到一定时期表现为急性宫内窘迫。

(二)发病机制

胎儿轻度缺氧时,二氧化碳蓄积出现呼吸性酸中毒。最初通过交感神经兴奋,肾上腺皮质激素、儿茶酚胺及皮质醇分泌增多,代偿性使血压升高及胎心率加快;如继续缺氧,则转为兴奋迷走神经,胎心率由快变慢,胎儿血液重新分布。无氧酵解增加以补偿能量消耗,因此,丙酮酸和乳酸等有机酸增加,胎儿血 pH 下降,转为代谢性酸中毒。细胞膜通透性破坏,胎儿血钾增加以及自主神经反射性兴奋,胎儿出现宫内呼吸运动增强,肠蠕动亢进,肛门括约肌松弛使胎粪排出,导致混有胎粪的羊水吸入,对胎儿有一定危险,出生后极易发生肺不张及肺炎,导致新生儿窒息和死亡。如为妊娠期慢性缺氧,可出现胎儿宫内发育迟缓,临产后易发生进一步缺氧。

(三)临床表现

胎儿窘迫的主要临床表现为胎动异常、胎心率变化及羊水胎粪污染。

1.胎动异常

在窘迫的早期,孕妇自觉胎动过频、躁动,如缺氧未纠正或加重,则胎动转弱且次数减少,进而消失。

2.胎心率变化

胎心率变化是胎儿窘迫最明显的临床征象。胎儿早期缺氧,胎心率加快,达 160 次/分以上,持续缺氧,胎心率减慢,低于 120 次/分。胎心监护表现为基线平直、晚期减速或变异减速。

3.羊水胎粪污染

胎儿缺氧导致肠蠕动增加及肛门括约肌松弛,使胎粪排入羊水中而使羊水着色。分为3 度:Ⅰ度污染,羊水呈浅绿色;Ⅱ度污染,羊水呈黄绿色;Ⅲ度污染,羊水呈浑浊的棕黄色。

4.胎儿酸中毒

胎儿头皮血血气分析氧分压降低,二氧化碳分压升高,pH<7.20,提示胎儿危险。

(四)处理

1.急性胎儿窘迫

应采取果断措施,改善胎儿缺氧状态。宫颈口开全,胎先露部已达坐骨棘平面以下 3cm

者,应尽快助产经阴道娩出胎儿,并做好新生儿的抢救准备;宫颈未完全扩张,胎儿窘迫情况不严重者,给予吸氧,嘱产妇左侧卧位,观察 10min,如胎心率变为正常则可继续观察,如因缩宫素使宫缩过强造成胎心率减慢者,应立即停止使用,继续观察,病情紧迫或经上述处理无效者,立即剖宫产结束分娩。

2.慢性胎儿窘迫

应针对病因,视孕周、胎儿成熟度及窘迫程度进行处理。

(五)护理评估

1.健康史

了解孕妇的年龄、生育史;内科疾病史,如高血压、慢性肾炎或心脏病等;此次妊娠经过,如胎膜早破、子宫过度膨胀(羊水过多和多胎妊娠)和妊娠高血压综合征;分娩经过,如产程延长(特别是第二产程延长)和缩宫素使用不当。了解有无胎儿畸形及胎盘功能。

2.身体状况

(1)症状:胎动增加或停止,发生缺氧时,胎儿会躁动,胎动会增加;一旦缺氧严重导致胎儿死亡时,胎动消失。

(2)体征:胎心率改变,胎儿轻微或慢性缺氧时,刺激交感神经导致胎心率加速,达 160 次/分以上;如长时间或严重缺氧,则会使胎心率变慢,低于 120 次/分。羊水胎粪污染。

3.心理—社会状况

评估孕产妇夫妇是否有焦虑及其程度,评估其情感需要。了解胎儿死亡的孕产妇夫妇感情上的创伤过程。

4.辅助检查

(1)胎盘功能检查:出现胎儿窘迫的孕妇一般 24h 尿 E3 值急骤减少,或于妊娠末期连续多次测定在每 24h 10mg 以下。

(2)胎心监测:NST 无反应,基线直,CST 或 OCT 出现晚期减速或变异减速。

(3)胎儿头皮血血气分析:pH<7.20。

5.常见护理诊断

(1)有胎儿受损的危险:与胎盘子宫的血流改变和血流中断(脐带受压)有关。

(2)焦虑:与担心胎儿或新生儿健康有关。

(3)预感性悲哀:与胎儿可能死亡有关。

(六)护理措施

1.一般护理

嘱孕妇左侧卧位,应用面罩吸氧,每分钟 10L,间隔吸氧每次 30min,间隔 5min。观察生命体征,严密监测胎心变化,一般每 15min 测 1 次胎心或进行胎心监护。

2.心理护理

评估孕妇的心理状态,鼓励其诉说心里的不悦,指导正确的应对方式。采取必要手段减轻和转移孕妇的焦虑和恐惧;指导和鼓励家人的参与和支持;向孕产妇夫妇提供相关信息,包括医疗措施的目的、操作程序、预期结果及孕产妇需要做的配合,将真实情况告知孕产妇夫妇。

3.做好术前准备

如宫口开全且胎先露部已达坐骨棘水平以下 3cm 者,应尽快助产娩出胎儿;如需手术,应做好剖宫产准备;同时做好新生儿的抢救准备及配合处理,并将高危儿列为重点护理对象。

四、新生儿窒息

新生儿窒息是指胎儿娩出后 1min,仅有心跳而无呼吸或未建立规律呼吸的缺氧状态。它是引起新生儿死亡及儿童伤残的主要原因之一,是出生后常见的一种紧急情况,必须积极抢救、精心护理,以降低新生儿死亡率及预防远期后遗症。

(一)病因

凡影响母体和胎儿间血液循环和气体交换的任何因素均可引起胎儿或新生儿窒息。新生儿窒息多为胎儿窘迫的延续。

1.胎儿窘迫

各种原因造成的胎盘灌注障碍、胎盘脐带异常或胎儿畸形等均可造成胎儿缺氧,若在出生前未得到纠正,出生后即表现为新生儿窒息。

2.呼吸中枢的抑制或损害

(1)胎儿颅内出血及脑部长时间缺氧导致的脑水肿,可使呼吸中枢受到损害。

(2)在临近胎儿娩出时,对产妇使用麻醉剂、镇静药或缩宫素,可使胎儿的呼吸中枢受到抑制。

3.呼吸道阻塞

由于早产、肺发育不良、呼吸道畸形、先天性心脏病以及胎儿吸入羊水或胎粪而导致呼吸道阻塞,造成气体交换受阻。

(二)发病机制

窒息时胎儿向新生儿呼吸、循环的转变受阻;各器官缺血缺氧,体内血液重新分布,血浆中促肾上腺皮质激素、儿茶酚胺及肾素等分泌增加,使心肌收缩力增强,心率增快,心排血量增加,外周血压轻度上升,使心、脑血流灌注得以维持。如缺氧持续存在,则无氧代谢使代谢性酸中毒进一步加重,体内储存糖原耗尽,脑、心肌和肾脏等器官的血流量也减少,导致心肌功能受损,心率减慢,动脉血压下降,脑损伤发生,各器官血流量进一步减少而导致各脏器受损。

(三)临床表现

目前临床上多采用 Apgar 评分法来确定新生儿有无窒息及其窒息程度。

1.轻度窒息

又称青紫窒息,Apgar 分 4~7 分。新生儿全身皮肤呈青紫色;呼吸不规律或表浅;对外界刺激有反应;喉反射存在;肌张力好;四肢稍屈曲;心跳规则且有力,心率减慢(80~120 次/分)。如果抢救治疗不及时,可转为重度窒息。

2.重度窒息

又称苍白窒息,Apgar 评分 0~3 分。新生儿皮肤苍白;口唇黯紫;仅有喘息样微弱呼吸或无呼吸;对外界刺激无反应;喉反射消失;肌张力松弛;心跳不规则;心率<80 次/分,且心跳

弱。如果抢救治疗不及时可导致死亡。

出生后 1min 的 Apgar 评分仅为窒息诊断和分度的依据,5min 及 10min 的评分有助于判断复苏效果和预后。评分越低,说明新生儿酸中毒和低氧血症越严重,如 5min 评分<3 分,则新生儿死亡率及日后发生脑部后遗症的机会明显增加。

(四)处理

胎儿娩出后应立即进行复苏及评估,由产科及儿科的医生和护士共同协作完成。抢救要及时,动作要轻柔、迅速和准确,避免发生损伤。

1.早期预测

估计胎儿娩出后有窒息危险的应做好复苏准备。

2.及时复苏

采用国际公认的 ABCDE 复苏方案:A 指清理呼吸道;B 指建立呼吸,增加通气;C 指维持正常循环;D 指药物治疗;E 指评价。

(五)护理评估

1.健康史

了解是否存在胎儿窘迫的诱因,如产妇有无妊娠高血压、重度贫血、高血压、心脏病、前置胎盘、胎盘早剥、胎膜早破、产程延长、子宫过度膨胀及使用大量镇静药等情况;有无胎儿先天性心脏病、脐带脱垂、脐带过长及过短、胎儿窘迫、颅内出血、胎儿畸形以及胎儿监护是否有晚期减速等。

2.身体状况

在新生儿出生后 1min 和 5min 分别进行 Apgar 评分。

3.心理—社会状况

产妇可产生焦虑、担忧的心理,害怕新生儿出现意外,表现为不顾自身分娩疼痛和切口疼痛,而急切询问新生儿情况。

4.辅助检查

宫内缺氧胎儿,可通过羊膜镜了解羊水性质或取头皮血进行血气分析,以评估宫内缺氧的程度;胎儿娩出后可检测其动脉血气、血糖、电解质以及血尿素氮和肌酐等生化指标。头颅 CT 能发现颅内出血的部位和范围。

(六)常见护理诊断/问题

1.新生儿

(1)气体交换受损:与呼吸道梗阻、肺透明膜形成有关。

(2)清理呼吸道无效:与呼吸道肌张力低下有关。

(3)体温过低:与周围环境温度低和新生儿缺氧有关。

(4)有受伤的危险:与脑缺氧及抢救时的操作有关。

(5)有感染的危险:与抢救时受凉、全身抵抗力下降及吸入被污染的羊水有关。

2.母亲

预感性悲哀:与预感失去孩子和孩子可能会留有后遗症有关。

（七）护理措施

1.做好准备

估计胎儿出生后可能发生窒息时,迅速准备好氧气、急救药品、物品及保暖设施。

2.配合医生按 ABCDE 程序进行复苏

（1）A:清理呼吸道:胎头娩出后用手挤压口鼻咽部,清除黏液及羊水;胎儿娩出断脐后,继续用吸痰管轻轻插入新生儿咽部,吸出黏液和羊水,再次清理呼吸道。若重度窒息应立即行气管插管,在直视下清理呼吸道,动作要轻柔,避免负压过大而损伤胎儿呼吸道黏膜。

（2）B:建立呼吸:在呼吸道通畅的基础上:①用触觉刺激后出现正常呼吸,再评估心率,观察肤色。②如无规律呼吸或心率<100 次/分,应摆好体位,立即用复苏气囊进行面罩正压通气。通气频率为 40～60 次/分,吸呼比为 1:2,压力为 1.96～2.94kPa(20～30cmH$_2$O),以看见胸动和听诊呼吸音正常为宜。③15～30s 后,再评估心率,如心率>100 次/分,出现自主呼吸,可评估肤色,吸氧或观察。④如无规律呼吸或心率<100 次/分,需进行气管插管正压通气。

（3）C:维持正常循环:如进行气管插管正压通气 30s,心率<60 次/分或在 60～80 次/分不再增加,应进行胸外心脏按压。新生儿仰卧,用食指和中指有节奏地按压胸骨中段,每分钟按压 100 次;按压深度为胸廓按下 1～2cm,每次按压后随即放松;按压时间与放松时间大致相等。按压有效者可摸到颈动脉和股动脉的搏动。

（4）D:药物治疗:①经胸外心脏按压 30s,心率仍<80 次/分或心率为 0 者,按医嘱给予稀释后肾上腺素气管滴入或静脉注射。②纠正酸中毒:常用 5%碳酸氢钠注射液 3～5mL/kg 溶于 25%葡萄糖注射液 20mL 内,5min 内自脐静脉缓慢注入。注射过快可因脑脊液 pH 值的迅速改变而导致呼吸抑制。

（5）E:评价:复苏过程中,要随时评价患儿情况;复苏有效,胎儿窒息好转的体征为心率增加、自主呼吸建立及皮肤黏膜转红。

3.保暖

在整个抢救过程中必须注意保暖,维持肛温在 36.5～37.0℃。新生儿出生后应立即放于辐射源保温区内,迅速揩干体表的羊水(毛巾提前预热)。在适宜的温度中新生儿的新陈代谢及耗氧最低,有利于患儿复苏。

4.氧气吸入

在人工呼吸的同时给予氧气吸入。

（1）鼻内插管给氧:流量<2L/分,气泡 5～10 个/秒,避免发生气胸。

（2）气管插管加压给氧:30 次/分,压力不可过大,以防肺泡破裂,则开始瞬间压力为 2～2.93kPa(15～22mmHg),逐渐减到 1.47～2kPa(11～15mmHg)。待新生儿皮肤逐渐转红,并建立自主呼吸后拔出气管内插管,给予一般吸氧。

5.复苏后护理

复苏后仍需加强新生儿护理,继续保持呼吸道通畅,密切监测呼吸、心率、体温和面色。遵医嘱使用药物,预防感染及新生儿颅内出血。窒息的新生儿应延迟哺乳,静脉补液供给营养。

护士应认真做好重症记录。

6.母亲护理

做好产妇的心理护理,给予情感支持;刺激子宫收缩,预防产后出血;选择适宜的时间告知产妇新生儿的情况,抢救时要保持安静,避免加重产妇的思想负担。

(蔡翠翠)

第四节 异位妊娠

受精卵在子宫体腔外着床、发育,称为异位妊娠,习称宫外孕。根据发生的部位不同,可分为输卵管妊娠、卵巢妊娠、腹腔妊娠、阔韧带妊娠、宫颈妊娠及子宫残角妊娠等,其中输卵管妊娠最为常见,约占 95%。输卵管妊娠因发生部位不同可分为间质部、峡部、壶腹部和伞部妊娠,其中壶腹部妊娠多见,约占 78%,其次为峡部,伞部和间质部妊娠少见。

一、病因

1.慢性输卵管炎症

这是异位妊娠的主要病因。慢性炎症可引起输卵管黏膜皱褶发生粘连,致使管腔变窄;纤毛的缺损影响了受精卵在输卵管内的正常运行;输卵管周围粘连,输卵管扭曲,管腔狭窄,管壁肌蠕动减弱等,妨碍了受精卵的顺利运行。

2.输卵管发育不良或功能异常

输卵管过长、黏膜纤毛缺乏、肌层发育差、双输卵管、有输卵管副伞等,均可造成输卵管妊娠。输卵管蠕动、纤毛活动及上皮细胞的分泌功能异常,也可影响受精卵正常运行。此外,精神因素也可引起输卵管痉挛和蠕动异常,干扰受精卵运送。

3.输卵管手术史

有输卵管绝育史及手术史者,输卵管妊娠的发生率为 10%~20%,尤其是腹腔镜下电凝输卵管及硅胶环套术绝育,可因输卵管瘘或再通导致输卵管妊娠。曾因不孕接受输卵管粘连分离术、输卵管成形术者,再妊娠时输卵管妊娠的可能性也增加。

4.避孕失败

研究表明,宫内节育器本身并不增加异位妊娠的发生率,但若宫内节育器避孕失败而受孕,异位妊娠的机会较大。

5.其他

神经内分泌系统功能失调、受精卵游走、子宫肌瘤或卵巢肿瘤及子宫内膜异位症等均可增加受精卵着床于输卵管的可能性。

二、病理

(一)输卵管妊娠的特点

输卵管管腔狭窄、管壁薄,妊娠时不能形成完好的蜕膜,不利于孕卵的生长发育,常发生以下结局。

1.输卵管妊娠流产

多见于妊娠8～12周输卵管壶腹部妊娠。由于输卵管妊娠时管壁形成的蜕膜不完整,发育中的囊胚常向管腔突出,最终突破包膜而出血,囊胚可与管壁分离,若整个囊胚剥离落入管腔并经输卵管逆蠕动排到腹腔,即完全流产,此时出血一般不多。若囊胚剥离不完整,有一部分仍残留于管腔,则为不完全流产,此时滋养细胞继续侵蚀输卵管壁,导致反复出血,形成输卵管血肿或周围血肿,血液不断流出并积聚在子宫直肠陷窝形成盆腔血肿。量多时甚至流入腹腔,出现腹膜刺激症状且发生休克。

2.输卵管妊娠破裂

多见于妊娠6周左右输卵管峡部妊娠。当囊胚生长时绒毛侵蚀输卵管壁的肌层及浆膜,最后穿破浆膜,形成输卵管妊娠破裂。输卵管肌层血管丰富,输卵管妊娠破裂所致的出血比输卵管妊娠流产更加严重,短时间内即发生腹腔内大量出血,孕妇随即发生休克。

3.陈旧性宫外孕

输卵管妊娠流产或破裂,若长期反复内出血形成的盆腔血肿不消散而逐渐机化变硬,并与周围组织粘连,临床上称为陈旧性宫外孕。

4.继发性腹腔妊娠

输卵管妊娠流产或破裂后,胚胎被排入腹腔或阔韧带内,偶尔有存活者,存活胚胎的绒毛继续从原部位或其他部位获得营养,生长发育形成继发性腹腔妊娠。

(二)子宫的变化

与正常妊娠一样,合体滋养细胞产生的 HCG 维持黄体生长,使甾体激素分泌增加,致使月经停止来潮,子宫增大变软,子宫内膜出现蜕膜反应。若胚胎死亡,滋养细胞活力消失,蜕膜从子宫壁剥离而发生阴道出血。有时蜕膜可完整地剥离,随阴道出血排出三角形蜕膜管型;有时呈碎片排出。排出的组织见不到绒毛,组织学检查也无滋养细胞。

三、临床表现

与受精卵的着床部位、有无流产或破裂以及出血量的多少、出血时间的长短等有关。

(一)症状

1.停经

多有6～8周的停经史,20%～30%的患者无停经史。将异位妊娠时出现的不规则阴道出血误认为月经,或因月经仅过期数日而不认为是停经。

2.腹痛

输卵管妊娠患者的主要症状。输卵管妊娠在发生流产或破裂前,因胚胎的增大,常表现为一侧下腹部隐痛或酸胀感。输卵管妊娠流产或破裂时,突感一侧下腹部撕裂样疼痛,常伴有恶心、呕吐。若血液局限于病变区,则疼痛的部位主要在下腹部;若血液积聚于直肠子宫陷凹处,可出现肛门坠胀;如未得到及时处理,血液可由下腹部逐渐流向全腹,疼痛则向全腹扩散,当血液刺激膈肌时,可引起肩胛部及胸部放射性疼痛。

3.阴道出血

胚胎死亡后,常出现不规则阴道出血,色黯红或深褐色,量少,一般不超过月经量,少数患者阴道出血量较多,类似月经。阴道出血可伴有蜕膜管型或蜕膜碎片排出,是子宫蜕膜剥离所致,在病灶去除后,阴道出血会自行停止。

4.晕厥与休克

急性腹腔内大量出血以及剧烈腹痛可引起患者晕厥甚至休克。出血量越快、越多,症状出现越迅速越严重,但与阴道出血量不成比例。

5.腹部包块

输卵管妊娠流产或破裂后形成的血肿时间过长,可因血液凝固与周围器官(子宫、输卵管、卵巢、肠管等)发生粘连而形成包块。

(二)体征

1.生命体征

腹腔内出血量较大时,患者呈贫血貌。可出现面色苍白、脉搏细弱、血压下降等休克表现。体温通常正常,休克时体温略低,腹腔内血液吸收时体温略升高,但一般不超过38℃。

2.腹部检查

下腹可出现明显压痛、反跳痛,患侧更甚。出血较多时,叩诊有移动性浊音。

3.盆腔检查

阴道内可有少许来自宫腔的血液。未发生流产或破裂者,可发现子宫略大较软,输卵管轻度胀大及压痛。流产或破裂者,阴道后穹窿饱满、有触痛,宫颈举痛明显,如将宫颈轻轻上抬或向左右摇动,可引起剧烈疼痛,这是输卵管妊娠的主要特征之一。

四、诊断检查

1.血 β-HCG 测定

血 β-HCG 测定是早期诊断异位妊娠的重要方法。异位妊娠时,患者体内 HCG 水平较宫内妊娠低,需采用灵敏度高的放射免疫法测定血 β-HCG 并行定量测定,对保守治疗的效果评价具有重要意义。

2.超声诊断

B 超有助于诊断异位妊娠。阴道 B 超较腹部 B 超准确性高。异位妊娠的声像特点:宫腔内空虚,宫旁出现低回声区,其内探及胚芽及原始心管搏动,可确诊异位妊娠。但有时可见假妊娠囊(蜕膜管型与血液形成),有时被误诊为宫内妊娠。

3.阴道后穹窿穿刺

是一种简单可靠的诊断方法,适用于疑有腹腔内出血的患者。腹腔内出血最易积聚于直肠子宫陷凹,即使血量不多,也能经阴道后穹窿从上述陷凹处抽出血液。抽出黯红色不凝固血液则为阳性,说明有血腹症存在;抽出不凝固的陈旧血液或小血块,为陈旧性宫外孕;抽不出血液可能无内出血、内出血量少、血肿位置较高或子宫直肠陷凹有粘连,因此穿刺阴性并不能排除输卵管妊娠。

4.腹腔镜检查

目前腹腔镜检查视为异位妊娠诊断的金标准,可以在确诊的情况下起到治疗作用。适用于原因不明的急腹症鉴别及输卵管妊娠尚未破裂或流产的早期。腹腔内大量出血或伴有休克,禁做腹腔镜检查。

5.子宫内膜病理检查

目前很少依靠诊断性刮宫协助诊断,诊断性刮宫仅适用于阴道出血量较多的患者,目的在于排除同时合并宫内妊娠流产。将宫腔排出物或刮出物送做病理检查,若切片中见到绒毛,可诊断为宫内妊娠;仅见蜕膜未见绒毛者有助于诊断异位妊娠。

五、治疗

1.期待疗法

少数输卵管妊娠可能发生自然流产或被吸收,症状较轻无须手术或药物治疗。

2.药物治疗

(1)化学药物治疗:适用于早期异位妊娠,要求保存生育能力的年轻患者。一般采用全身用药,亦可采用局部用药。全身用药常用甲氨蝶呤,治疗机制为抑制滋养细胞增生,破坏绒毛,使胚胎组织坏死、脱落、吸收。若病情无改善,甚至发生急性腹痛或输卵管破裂症状,应及时进行手术治疗。

(2)中医治疗:中医认为本病属血瘀少腹、不通则痛的实证,以活血祛瘀、消癥为治则,但应严格掌握指征。

3.手术治疗

在积极纠正休克的同时,迅速开腹或经腹腔镜进行病变输卵管切除术或保守手术。

六、护理措施

(一)接受手术治疗患者的护理

(1)护士在严密监测患者生命体征的同时,积极纠正患者休克症状,做好术前准备。对于严重内出血并发休克的患者,护士应立即开放静脉,交叉配血,做好输血输液的准备,以便配合医师积极纠正休克、补充血容量,并按急诊手术要求做好术前准备。

(2)加强心理护理,护士术前简洁明了地向患者及家属讲明手术的必要性,并以亲切的态度和切实的行动赢得患者及家属的信任,保持周围环境安静、有序,减少和消除患者的紧张、恐惧心理,协助患者接受手术治疗方案。护士应帮助患者以正常的心态接受此次妊娠失败的现实。

（二）接受非手术治疗患者的护理

（1）护士须密切观察患者的一般情况、生命体征，并重视患者的主诉，尤应注意阴道出血量与腹腔内出血量不成比例的情况。护士应协助患者正确留取血标本，以监测治疗效果。

（2）患者应卧床休息，避免腹部压力增大。护士需提供相应的生活护理，并指导患者摄取足够的营养，尤其是富含铁的食物，如动物肝脏、鱼肉、豆类、绿叶蔬菜以及黑木耳等。

（三）出院指导

护士应做好妇女的健康保健工作，防止发生盆腔感染。教育患者保持良好的卫生习惯，勤洗浴、勤换衣，性伴侣稳定。发生盆腔炎后须立即彻底治疗。并告诫患者，下次妊娠要及时就医。

（蔡翠翠）

第五节　羊水异常

一、羊水过多

妊娠期间羊水量超过 2 000mL，称为羊水过多。多数孕妇羊水增多缓慢，在较长时间内形成，称为慢性羊水过多；少数孕妇可在数日内羊水急剧增加，称为急性羊水过多。羊水过多发生率为 0.5%～1%，妊娠合并糖尿病者可达 20%。

（一）病因

约 1/3 羊水过多的原因不明，称为特发性羊水过多。约 2/3 羊水过多可能与胎儿畸形及妊娠合并症、并发症有关。

1.多胎妊娠

多胎妊娠并发羊水过多者是单胎的 10 倍，尤以单卵双胎居多，因为单卵双胎之间血液循环相互沟通，占优势的胎儿循环血量较多，尿量增加，以致羊水增多。

2.胎儿畸形

羊水过多孕妇中约 25% 合并胎儿畸形，以中枢神经系统和上消化道畸形最为常见。如无脑儿、脑膨出与脊柱裂胎儿，因脑脊膜裸露，脉络膜组织增殖，渗出液增加，引起羊水过多；严重脑积水胎儿，缺乏中枢吞咽功能，无吞咽反射及缺乏抗利尿激素致尿量增多而引起羊水过多；18-三体、21-三体、13-三体染色体异常，胎儿可出现吞咽羊水障碍导致羊水过多；食管及十二指肠闭锁时不能吞咽羊水而导致羊水过多。

3.孕妇和胎儿患病

如糖尿病、妊娠期高血压、急性肝炎、孕妇严重贫血、ABO 或 Rh 血型不合、重症胎儿水肿等。

4.胎盘脐带病变

胎盘绒毛血管瘤直径＞1cm 时，15%～30% 合并羊水过多。巨大胎盘、脐带帆状附着也可引起羊水过多。

（二）临床表现

通常羊水量超过 3 000mL 才出现症状。

1.急性羊水过多

较少见,多发生于妊娠 20～24 周,羊水急剧增多,在短时间内子宫极度增大,横膈上抬,出现呼吸困难,不能平卧,甚至出现发绀,孕妇表情痛苦,腹部因张力过大而感到疼痛,食量减少。由于胀大的子宫压迫下腔静脉,影响静脉回流,导致下肢及外阴部水肿、静脉曲张。子宫明显大于妊娠月份,胎位不清,胎心遥远或听不清。

2.慢性羊水过多

约占 98％,多发生于妊娠 28～30 周,羊水可在数周内逐渐增多,多数孕妇能适应,仅感腹部增大较快,临床上无明显不适或仅出现轻微压迫症状,如胸闷、气急,但能忍受。孕妇腹部膨隆大于妊娠月份,腹壁皮肤发亮、变薄,触诊时感到皮肤张力大,有液体震动感,胎位不清,胎心遥远或听不到。

（三）诊断检查

1.B 超检查

是羊水过多的重要辅助检查方法,能了解羊水量和胎儿情况,如无脑儿、脊柱裂、胎儿水肿及双胎等。测量单一最大羊水暗区垂直深度,＞7cm 即可考虑为羊水过多。若用羊水指数法,则＞18cm 为羊水过多。国外资料羊水指数法＞20cm 诊断为羊水过多。

2.甲胎蛋白（AFP）测定

羊水及母血中 AFP 明显增高提示胎儿畸形。胎儿神经管畸形（无脑儿、脊柱裂）、上消化道闭锁等羊水 AFP 值超过正常妊娠平均值 3 个标准差以上;孕妇血清 AFP 值超过正常妊娠平均值 2 个标准差以上。

3.孕妇血糖检查

必要时行葡萄糖耐量试验,以排除妊娠期糖尿病。

4.孕妇血型检查

胎儿水肿应检查孕妇 Rh、ABO 血型,排除母儿血型不合。

5.胎儿染色体检查

需排除胎儿染色体异常时,可做羊水细胞培养,或采集胎儿血培养,做染色体核型分析,了解染色体数目、结构有无异常。

（四）治疗

1.羊水过多合并胎儿畸形

处理原则为及时终止妊娠。

（1）慢性羊水过多孕妇的一般情况尚好,无明显心肺压迫症状,经腹羊膜腔穿刺放出适量羊水后注入依沙吖啶 50～100mg 引产。

（2）采用高位破膜器,自宫颈口沿胎膜向上送 15～16cm 刺破胎膜,使羊水以每小时 500mL 的速度缓慢流出,以免宫腔内压力骤减引起胎盘早剥。破膜放羊水过程中注意血压、脉搏及阴道出血情况。放羊水后,腹部放置沙袋或加压包扎防止休克。破膜后 12h 仍无宫缩,需用抗生素并适当应用硫酸普拉酮钠促宫颈成熟,或用缩宫素、前列腺素引产。

(3)先经腹部穿刺放出部分羊水,使压力减低后再做人工破膜,可避免胎盘早剥。

2.羊水过多合并正常胎儿

应根据羊水过多的程度与胎龄而决定处理方法。

(1)症状严重孕妇无法忍受(胎龄不足37周),应穿刺放羊水,用15～18号腰椎穿刺针行羊膜腔穿刺,以每小时500mL的速度放羊水,一次不超过1 500mL,以症状缓解为度。放出羊水过多可引起早产。放羊水应在B超监测下进行,防止损伤胎盘及胎儿。严格消毒防止感染,酌情用镇静保胎药以防早产。3～4周后可重复以减低宫腔内压力。

(2)前列腺素抑制药治疗。吲哚美辛(消炎痛)有抑制利尿的作用,用消炎痛抑制胎儿排尿治疗羊水过多。具体用量为2.0～2.2mg/(kg·d),用药时间1～4周,羊水再次增加可重复应用。用药期间,每周做1次B超进行监测。妊娠晚期羊水主要由胎尿形成,孕妇服用吲哚美辛后15min即可在胎血中检出。吲哚美辛有使动脉导管闭合的不良反应,故不宜广泛应用。

(3)妊娠已近37周,在确定胎儿已成熟的情况下,行人工破膜,终止妊娠。

(4)症状较轻可以继续妊娠,注意休息,低盐饮食,酌情用镇静药,严密观察羊水量的变化。

无论选用何种方式放羊水,均应从腹部固定胎儿为纵产式,严密观察宫缩,注意胎盘早剥症状与脐带脱垂的发生,预防产后出血。

(五)护理

1.一般护理

向孕妇及其家属介绍羊水过多的原因及注意事项。包括指导孕妇摄取低钠饮食,防止便秘。减少增加腹压的活动以防胎膜早破。

2.病情观察

观察孕妇的生命体征,定期测量宫高、腹围和体重,并及时发现并发症。观察胎心、胎动及宫缩,及早发现胎儿宫内窘迫及早产的征象。人工破膜时密切观察胎心和宫缩,及时发现胎盘早剥和脐带脱垂的征象。产后密切观察子宫收缩及阴道出血情况,防止产后出血。

3.配合治疗

腹腔穿刺放羊水时防止速度过快、量过多,一次放羊水量不超过1 500mL,放羊水后腹部放置沙袋或加腹带包扎以防血压骤降。腹腔穿刺放羊水注意无菌操作。

二、羊水过少

妊娠晚期羊水量少于300mL者,称为羊水过少,发生率为0.4%～4%。羊水过少严重影响围生儿预后,羊水量少于50mL,围生儿死亡率可高达88%。

(一)病因

羊水过少主要与羊水产生减少或羊水吸收、外漏增加有关。常见原因如下。

1.胎儿畸形

如胎儿先天性肾缺如、肾发育不全、输尿管或尿道狭窄等畸形致尿少或无尿而引起羊水过少。

2.胎盘功能减退

过期妊娠、胎儿生长受限、妊娠期高血压、胎盘退行性病变均能导致胎盘功能减退,胎儿宫内慢性缺氧引起胎儿血液重新分配,为保障胎儿脑和心脏血供,肾流量降低,胎儿尿生成减少导致羊水过少。

3.羊膜病变

有学者认为,有些原因不明的羊水过少可能与羊膜本身病变有关。

4.胎膜早破

羊水外漏速度超过羊水生成速度,导致羊水过少。

5.孕妇患病

孕妇脱水、血容量不足时,孕妇血浆渗透压增高能使胎儿血浆渗透压相应增高,尿液形成减少。孕妇服用某些药物(如利尿药、吲哚美辛等),也能引起羊水过少。

(二)临床表现

羊水过少的临床症状多不典型。孕妇于胎动时感到腹痛,胎盘功能减退时常有胎动减少。检查发现腹围、宫高均较同期妊娠者小,子宫敏感性高,轻微刺激可引起宫缩,临产后阵痛剧烈,宫缩多不协调,宫口扩张缓慢,产程延长。若羊水过少发生在妊娠早期,胎膜可与胎体粘连,造成胎儿畸形,甚至肢体短缺。若发生在妊娠中、晚期,子宫四周的压力直接作用于胎儿,容易引起肌肉骨骼畸形,如斜颈、曲背、手足畸形。现已证实,妊娠时吸入少量羊水有助于胎肺的膨胀和发育,羊水过少可致肺发育不全。也有学者提出,对过期妊娠、胎儿宫内发育迟缓、妊娠期高血压疾病的孕妇,在正式临产前已有胎心变化,应考虑有羊水过少的可能。羊水过少容易发生胎儿窘迫与新生儿窒息,增加围生儿病死率。

(三)诊断检查

1.B超检查

B超检查是目前诊断羊水过少的主要方法,包括定性诊断和半定量诊断。B超下发现羊水量明显减少、羊水和胎儿界面不清、胎儿肢体明显聚集重叠即可以作出羊水过少的定性诊断。定性诊断后通过进一步测量羊水池的深度对羊水过少作出半定量诊断。妊娠28～40周,B超测定最大暗区垂直深度(AFV)稳定在 $5.1cm\pm2.0cm$,若 AFV≤2cm 为羊水过少,≤1cm 为严重羊水过少。目前多采用羊水指数法(AFI)诊断羊水过少,该方法比 AFV 准确、可靠。AFI≤8cm 时为可疑羊水过少,≤5cm 则诊断为羊水过少。B超能较早地发现胎儿生长受限,以及胎儿肾缺如、肾发育不全、输尿管或尿道梗阻等畸形。

2.羊水直接测量

破膜时以羊水少于 300mL 为诊断羊水过少的标准,其性质黏稠、浑浊、黯绿色,另外在羊膜表面可见多个圆形或卵圆形结节,直径 2～4mm,淡灰黄色、不透明,内含复层鳞状上皮细胞及胎脂可支持诊断。本法缺点是不能早期诊断。

3.胎心电子监护仪检查

羊水过少的主要威胁是脐带及胎盘受压,使胎儿储备力低,NST 呈无反应型,一旦子宫收缩脐带受压加重,出现胎心变异减速和晚期减速。

(四)治疗

(1)羊水过少合并胎儿畸形,应尽早终止妊娠。多选用经腹羊膜腔穿刺注入依沙吖啶引产。

(2)羊水过少合并正常胎儿。

1)终止妊娠:妊娠已足月,应终止妊娠。合并胎盘功能不良、胎儿窘迫或破膜时羊水少且胎粪严重污染,估计短时间不能结束分娩,应行剖宫产术。

2)羊膜腔灌注法:妊娠未足月,胎肺不成熟,应增加羊水量期待疗法,延长孕周。具体方法:常规消毒腹部皮肤,在 B 超引导下行羊膜腔穿刺,以每分钟 10～15mL 速度输入 37℃ 的 0.9% 氯化钠注射液 200～300mL。同时,应选用宫缩抑制药预防流产或早产。

(五)护理

1.一般护理

向孕妇及其家属介绍羊水过少的可能原因。教会孕妇胎动的监测方法和技巧,同时积极预防胎膜早破的发生。

2.病情观察

观察孕妇的生命体征,定期测量宫高、腹围和体重,判断病情进展。根据胎盘功能测定结果、胎动、胎心检测和宫缩变化,及时发现并发症。羊水过少者,严格 B 超监测并注意观察有无胎儿畸形。

3.配合治疗

若合并过期妊娠、胎儿宫内发育迟缓等需及时终止妊娠者,应遵医嘱做好阴道助产或剖宫产的准备。若羊水过少合并胎膜早破或者产程中发现羊水过少,需遵医嘱进行预防性羊水输液者,注意严格无菌操作。

(蔡翠翠)

第六节　流产

在我国,流产是指妊娠于 28 周前终止,胎儿体重在 1 000g 以下者。根据流产发生的时间,可将流产分为早期流产和晚期流产。妊娠 12 周以前流产称为早期流产,12 周以后称为晚期流产。根据流产的方式不同,可分为自然流产和人工流产。前者指胎儿尚无独立生存能力,也未使用人工方法,因某种原因胚胎或胎儿自动脱离母体排出;后者指因某种原因使用人工方法终止妊娠。

一、病因

1.遗传因素

染色体异常是自然流产最常见的原因,包括染色体结构和数目异常。早期流产中染色体异常占 50%～60%。

2.环境因素

影响妊娠的外界因素很多,包括有毒物质、铅、汞、化疗药物、农药,还有放射线、高温等。随着社会进步及有关法律的制定,孕妇在妊娠期接触上述因素的机会已经很少。

3.母体因素

母体因素包括母体全身性疾病,如严重的心脏病、糖尿病、甲状腺功能低下、急性传染病等;还包括生殖器官异常,如生殖器畸形、子宫肌瘤、宫颈功能不全等;内分泌疾病如黄体功能不全、甲状腺功能低下等均可引起流产;妊娠期腹部手术操作也可以诱发流产。

4.免疫因素

免疫因素指妊娠后由于母儿双方免疫不适应而导致母体排斥胎儿以致发生流产。常见免疫因素如抗心磷脂综合征可导致胎盘局部血栓的形成,导致胎盘功能不全而流产。母儿血型不合常引起晚期流产。

5.其他因素

外伤、精神刺激等均可引起流产。

二、临床表现和分类

流产的主要症状是阴道流血和腹痛。流产发生在妊娠8周以内时,胚胎多先死亡,胎盘绒毛发育尚不成熟,与子宫蜕膜联系不牢固,妊娠产物多数可以完整地从子宫壁剥离而排出,出血不多。妊娠8～12周时,胎盘绒毛发育茂盛,与蜕膜联系较牢固,此时若发生流产,妊娠产物往往不易完整地从子宫壁分离而排出,常有部分组织残留在宫腔内而影响子宫收缩,致使出血较多。胚胎组织完全排出后,由于子宫收缩,出血停止。因而早期流产的全过程均伴有阴道流血,腹痛常出现在阴道流血之后。妊娠12周后胎盘已形成,流产过程与早产相似,胎盘继胎儿娩出后排出,一般出血不多,特点是先有阵发性腹痛,然后出现阴道流血。胎儿在宫腔内死亡时间过久,可被血块包裹形成血样胎块而出血不止,也可吸收血红蛋白形成肉样胎块,或胎儿钙化后形成石胎。

根据流产的类型不同,临床表现也有所不同,流产的类型实际上是流产发展的不同阶段,现分别叙述如下。

1.先兆流产

表现为有停经及早孕反应,之后有阴道流血,量少于既往月经量,色红,无痛或轻微下腹痛,伴有下坠感及腰酸痛。妇科检查宫颈口未开,子宫大小与停经月份相符。妊娠试验为阳性,超声检查见到胎心搏动。治疗后一般可继续妊娠。

2.难免流产

又称不可避免流产,指流产已不可避免,多由先兆流产发展而来,腹痛加重,阴道流血量增多,胎膜已破或未破。妇科检查宫颈口已开,子宫与停经月份相符或略小,可能在宫颈内口触及胚胎组织。

3.不全流产

不全流产指部分妊娠物已排出,尚有部分组织残留在宫腔,影响子宫收缩,阴道流血不止,可因流血过多而导致休克。妇科检查宫颈口已开,有大量血液自宫腔内流出,有时见妊娠组织堵塞于宫颈口。一般子宫小于停经月份,但如果宫腔内积血,子宫可增大。

4.完全流产

完全流产指妊娠物完全排出,阴道流血停止或仅见少量流血,腹痛消失。妇科检查宫颈口关闭,子宫略大或正常大小。

5.稽留流产

稽留流产指胚胎或胎儿已死亡滞留在宫腔内尚未自然排出者。早期妊娠时表现正常,胎儿死亡后子宫不继续增长,甚至缩小。胎儿死亡时间过久可导致严重的凝血功能障碍。

6.习惯性流产

习惯性流产指自然流产连续发生 3 次或 3 次以上者。往往每次流产发生在同一妊娠月份,其临床过程与一般流产相同。

7.感染性流产

流产过程中,阴道流血时间过长、不全流产或非法堕胎等,均可能引起宫腔内感染,严重时可并发盆腔炎、腹膜炎、败血症及感染性休克等,称为感染性流产。

三、治疗

1.先兆流产

卧床休息,禁忌性生活,阴道检查操作应轻柔,可给予维生素 E 以每日 100mg 口服,对黄体功能不足的患者,使用绒毛膜促性腺激素 1 000U 或黄体酮 20mg 每日肌内注射。治疗两周,若症状仍不见缓解或反而加重,B 超检查发现胚胎发育异常,β-HCG 测定持续不升或反而下降,则表明流产不可避免,应终止妊娠。甲状腺功能低下者可使用甲状腺素治疗。晚期妊娠先兆流产可服用宫缩抑制药,宫颈功能不全者于妊娠 13～20 周时行宫颈环扎术。

2.难免流产

一旦确诊,应尽早促使胚胎及胎盘组织完全排出。早期流产行负压吸宫术,晚期流产吸宫或刮宫有困难者,可用缩宫素 10U 加于 5％葡萄糖注射液 500mL 内静脉滴注,促使子宫收缩。胎儿及胎盘排出后,需检查排出是否完全,必要时行刮宫术。

3.不全流产

及时行吸宫术或钳刮术,清除宫腔内残留组织,流血多且有休克者,应在输血、输液纠正休克的同时行吸宫术或钳刮术,出血时间较长者,给予抗生素以预防感染。

4.完全流产

如无感染征象,一般不需做特殊处理。

5.稽留流产

处理前应常规检查凝血功能,并做好输血准备。若凝血功能正常,可口服炔雌醇 1mg,每日 2 次,或己烯雌酚 5mg 每日 3 次,连用 3d,提高子宫肌对缩宫素的敏感性。子宫小于 12 孕周者,可行刮宫术,若胎盘机化并与宫壁粘连较紧,手术时应特别小心,防止穿孔,一次不能刮净,可于 5～7d 后再次刮宫;子宫大于 12 孕周者,应静脉滴注缩宫素(5～10U 加于 5％葡萄糖注射液 500mL 内),也可用前列腺素或其他方法等进行引产。若凝血功能障碍,应尽早使用肝素、纤维蛋白原及输新鲜血等。待凝血功能好转后,再行引产或刮宫。

6.习惯性流产

宫颈内口松弛者,于妊娠前做宫颈内口修补术。若已妊娠,最好于妊娠 13～20 周行宫颈内口环扎术,术后定期随诊,提前住院,待分娩开始之前拆除缝线,若术后有流产征象,治疗失败,应及时拆除缝线,以免造成宫颈撕裂。原因不明的习惯性流产可试行免疫治疗。黄体功能不全所致者可肌内注射黄体酮或 HCG,至妊娠 8 周后停止。

7.感染性流产

应积极控制感染,若阴道流血不多,使用广谱抗生素 2～3d,待感染控制后再行刮宫。若阴道流血量多,静脉滴注广谱抗生素和输血的同时,用卵圆钳将宫腔内残留组织夹出,使出血减少,切不可用刮匙全面搔刮宫腔,以免造成感染扩散,术后继续应用抗生素,待感染控制后再彻底刮宫。若已合并感染性休克,应积极纠正休克。若感染严重或腹、盆腔有脓肿形成,应行手术引流,出现败血症时可考虑全子宫切除术。

四、护理评估

1.健康史

询问停经时间、有无早孕反应、阴道流血的情况及腹痛情况,有无妊娠物排出等,此外,还应全面了解妊娠期间有无全身性疾病、生殖器官疾病、内分泌功能失调及有无接触有害物质等。

2.身体状况

(1)症状:评估阴道流血的量和持续时间,有无腹痛及腹痛的部位、性质及程度,了解阴道有无组织物排出。

(2)体征:观察患者的生命体征,评估有无贫血、休克。通过妇科检查评估宫颈是否扩张,有无组织物堵于宫颈口,子宫大小是否与妊娠月份相符,有无压痛等。

3.心理—社会状况

评估孕妇及家属对流产的看法、心理感受和情绪的反应,评估家庭成员对孕妇的心理支持是否有力。

4.辅助检查

根据不同的流产阶段选择的检查。常用的有妊娠试验、HCG 测定、B 超。稽留流产需检查血常规、出凝血时间、凝血酶原时间、血小板计数等。

五、常见的护理诊断

(1)有组织灌注量改变的危险:与出血有关。

(2)有感染的危险:与反复出血致机体抵抗力下降或宫腔内有残留组织有关。

(3)预感性悲哀:与即将失去胚胎或胎儿有关。

(4)潜在并发症：出血性休克。

六、护理目标

(1)患者出血停止。

(2)患者没有出现感染。

(3)患者能顺利渡过悲伤期。

(4)患者发生休克及时得到救治和护理。

七、护理措施

1.先兆流产

绝对卧床休息,告知孕妇绝对卧床休息的必要性,并协助其完成日常生活的护理,禁止性生活和避免一切刺激,必要时遵医嘱使用药物。妊娠可以继续者应进行动态评估,严密观察阴道流血、腹痛和组织物排出的情况,嘱孕妇心情要舒畅,加强营养,促进胎儿的发育。向孕妇及家人说明只有胎儿发育正常,保胎才有意义。家属应给予孕妇积极的心理支持,与其共同度过这段时期。

2.妊娠不能继续

已发展至难免流产或不全流产者,采取积极措施,做好终止妊娠的准备,协助医生完成手术过程,使妊娠物完全排出,并送病理检查。

3.预防感染

护理人员要严密观察患者的体温,定期检查血常规,观察阴道流血的量、色,及时发现是否有感染征象。医护人员应严格无菌操作,做好会阴护理,保持会阴部清洁,发现感染时要及时报告医生,遵医嘱进行抗感染处理。同时嘱患者流产后1个月来医院复查。

4.心理支持及健康教育

患者由于失去胎儿,往往会出现伤心、悲观等情绪,护士应给予同情和理解,帮助患者和家属顺利度过悲伤期。同时与孕妇及家属共同讨论此次流产发生的原因,向他们讲解流产的相关知识,在妊娠早期应避免性生活,勿做重体力劳动,防止流产的发生,帮助他们为下次妊娠做好准备。有习惯性流产史的孕妇在下次妊娠确诊后应卧床休息,加强营养,治疗时间必须超过以往发生流产的妊娠月份。

八、护理评价

(1)患者有无出血、感染发生。

(2)患者情绪是否稳定。

(3)患者的休克是否及时得到治疗。

(孙巧玲)

第七节 妊娠高血压综合征

妊娠高血压综合征(简称"妊高征")是妊娠期特有的疾病,是导致孕产妇死亡的主要原因之一。

一、病因

妊高征的病因虽经多年研究,但仍不明确。妊高征好发因素与主要病因学说简述如下。

(一)妊高征的好发因素

根据流行病学调查,妊高征发病可能与以下因素有关:①精神紧张或受刺激使中枢神经系统功能紊乱。②寒冷季节或气温变化过大,特别是气压升高时。③高龄初孕妇。④有血管病变如慢性高血压、慢性肾炎、糖尿病的孕妇。⑤营养不良的孕妇。⑥肥胖的孕妇,即体重指数大于0.24。⑦子宫张力过高,如双胎妊娠、羊水过多、葡萄胎者。⑧家族中有高血压病史,尤其是孕妇之母有重度妊高征病史者。

(二)病因学说

1.免疫学说

妊娠是一种半同种移植现象,其成功有赖于妊娠母体的免疫耐受,这种耐受一旦被打破,则导致病理妊娠,如流产、妊高征等。妊高征与免疫相关的有力证据是患者螺旋小动脉出现急性粥样硬化病变和纤维素样坏死及血管周围可见淋巴细胞浸润,此病理表现与肾移植患者急性排斥反应所出现的急性血管炎相似。另外,患者的血管壁上可见明显的免疫球蛋白(IgM)和补体(C_3)沉积。

2.子宫—胎盘缺血缺氧学说

临床上认为多胎妊娠、羊水过多导致子宫张力过大使子宫血供障碍,造成胎盘缺血缺氧而导致妊高征。目前比较公认的看法是,子宫缺血的实质是胎盘或滋养细胞缺血,其原因在于子宫螺旋形小动脉生理重铸过程障碍,表现为螺旋小动脉重铸的数量明显减少,并且重铸的深度大部分仅限于蜕膜段螺旋小动脉,因此,这些病理现象也称为"胎盘浅着床"。因而,妊高征患者在胚胎着床和胎盘发育早期即存在滋养细胞缺血缺氧。

3.氧化应激学说

氧化应激是指体内氧化与抗氧化作用失衡,倾向于氧化。其毒性效应最终可导致中性粒细胞炎性浸润和释放多种蛋白酶,产生大量氧化中间产物与膜和DNA结合产生脂质过氧化反应而导致细胞损伤。若在正常妊娠期氧化和抗氧化作用保持相对平衡,则不会产生氧化应激。妊高征时过氧化的底物增加,先兆子痫患者血浆中甘油三酯和游离脂肪酸水平相当于正常妊娠时的两倍,且还伴有较小的、密度较高的低密度脂蛋白颗粒的增多,这种颗粒更易被氧化。妊高征时参与氧化应激的某些酶如黄嘌呤氧化酶及其前体黄嘌呤脱氢酶活性也增强,并存在抗氧化作用减弱,抗氧化剂减少或活性下降。氧化应激是最终导致血管内皮损伤的重要原因,血管内皮损伤引起缩血管物质与舒血管物质平衡失调而发生妊高征。

4.遗传学说

妊高征存在家族遗传的倾向,主要表现为母系遗传。根据家系分析发现,妊高征患者一级亲属的发病率比无家族史的孕妇高5倍,二级亲属的发病率仍高出2倍,表明孕妇对妊高征有遗传易感性,其遗传规律目前尚有争议,目前倾向于多基因遗传。近年来寻找妊高征的易感基因已成为妊高征病因研究的又一新热点,目前研究较多的易感基因有线粒体基因、凝血因子(凝血因子V、凝血酶原)基因、肿瘤坏死因子α基因、亚甲基四氢叶酸还原酶基因、内皮型一氧化氮合成酶基因、内皮素基因、血管紧张素原基因、HLA-DR4基因等。

二、病理生理

本病的基本病理生理变化是全身小动脉痉挛。由于血管痉挛血管壁紧张,血压上升,血管壁内皮细胞损伤,血管中凝血物质沉积,周围阻力更大,血压升高更加明显。

上述变化对于不同器官有不同表现。脑部主要是小动脉痉挛导致脑组织点状或局限性斑状出血。患者可有头晕、头痛等中枢缺血症状,严重时产生局部或全身抽搐,昏迷,脑水肿,脑出血。心脏主要表现为心肌间质水肿或心内膜点状出血,偶有毛细血管内栓塞。重症患者肾小球血管内皮细胞肿胀,体积增大,血流阻滞;肾小球可有梗死,肾血管通透性增加,在正常情况下不能被滤过的血浆蛋白得以通过,出现蛋白尿。视网膜血管痉挛可使视网膜水肿,视物模糊,严重者出现视网膜出血、剥离等,大多数可在产后恢复。

三、临床表现

1.血压升高

孕妇在妊娠前或妊娠20周前,血压不高,而至妊娠20周后血压升高。于不同日多次测量血压,收缩压≥140mmHg和(或)舒张压≥90mmHg。如初测血压升高,应休息0.5h后复测。对血压在正常范围者,但与基础血压比较,较原收缩压超过30mmHg,舒张压超过15mmHg,也应视为高血压。高血压的发展速度和程度与病情发展明显相关,舒张压的变化较收缩压更为重要。

2.水肿

水肿多由踝部开始,经卧床休息仍不缓解,逐渐延至小腿、大腿、外阴部、腹部,按之凹陷,称为凹陷性水肿。有些孕妇并不表现明显水肿,但体重异常增加,每周超过0.5kg,称为隐性水肿。水肿严重程度与妊高征病情并不平行。按水肿的范围,可分为4级:"+"水肿局限于足踝小腿,不超越膝关节;"++"水肿涉及整个下肢;"+++"水肿涉及下肢、下腹部和外阴;"++++"出现全身水肿,可伴有腹水。

3.蛋白尿

蛋白尿的出现在血压升高与水肿之后。轻度妊高征时可为微量蛋白尿,随病情的加重,尿蛋白增多;中度妊高征时,24h尿蛋白可增至0.5g以上;重度妊高征尿蛋白可达到或超过

5g/24h。测量尿蛋白时应取中段尿,避免混入白带及血液。

4.自觉症状

重度妊高征时可出现头痛、眼花、胸闷、恶心及呕吐等症状,为病情恶化的表现,常预示即将发生抽搐。

5.抽搐与昏迷

抽搐时患者神志丧失,眼球固定,瞳孔散大,面部及颈部肌肉强直,头扭向一侧,口角及面部肌肉抽动;继而两臂蜷曲,全身肌肉痉挛性抽搐,强烈震颤,牙关紧闭,呼吸暂停,面色青紫;数秒至 1min 左右抽搐停止,肌肉松弛,呼吸恢复,患者进入昏睡状态。抽搐次数少及间隔长者,抽搐后短期即可苏醒;抽搐频繁持续时间较长者,往往陷入深度昏迷。在抽搐过程中易发生创伤,如唇舌咬伤、摔伤甚至骨折,昏迷中呕吐可造成窒息或吸入性肺炎。

四、治疗

(一)妊娠期高血压

密切观察病情,适当增加妊娠期检查次数,以防止发展为重症。

1.休息

减轻工作量,保证充足睡眠,无须卧床休息,不提倡住院治疗。

2.左侧卧位

可以纠正由子宫右旋引起的下腔静脉受压,改善胎盘血供。

3.饮食

注意摄入足量的蛋白质、蔬菜,足量的铁和钙,食盐量不必严格限制。但应避免摄入过多腌制食品。

4.药物

可给予镇静药,以保证休息。多数病例经上述处理后,症状和体征可以缓解,少数病例病情可继续发展,甚至迅速恶化。

5.终止妊娠

妊娠达 37 周,估计胎儿成熟,可考虑终止妊娠。

(二)子痫前期

应住院治疗,防止子痫发作,并评估胎盘功能及胎儿状况,预防严重并发症的发生。治疗原则为:解痉、镇静、降压、合理扩容及必要时利尿,适时终止妊娠。

1.解痉

(1)硫酸镁:是最有效的解痉药物,静脉注射或肌内注射硫酸镁均有预防和控制子痫发作的作用,适用于中、重症病例。镁离子可减慢神经肌肉间的传导,抑制中枢神经系统的兴奋性,使骨骼肌松弛,预防和控制子痫发作,但其降压作用不明显。临床使用硫酸镁对宫缩和胎儿都无明显影响。

用法:首次负荷剂量用 25% 硫酸镁 4~6g 加入 25% 葡萄糖注射液 10mL 中,缓慢(不少于5min)静脉注射,或加入 25% 葡萄糖注射液 100mL 中,半小时之内滴完;继以 25% 硫酸镁

60mL 溶于 5％葡萄糖注射液 1 000mL 静脉滴注,以每小时 1g 为宜,最快不超过 2g,晚间睡前可停止静脉滴注,给予 25％硫酸镁 10mL 加 2％普鲁卡因 2mL 做深部臀肌内注射,次日不用负荷剂量,仅用静脉滴注及臀肌内注射,如此数日。

毒性反应:硫酸镁的治疗剂量和中毒剂量较接近,应用时应注意药物的毒性反应。使用硫酸镁过量会引起呼吸和心脏抑制,甚至死亡。每次用药前应做有关检查:膝反射必须存在;每分钟呼吸不少于 16 次;尿量每小时不少于 25mL;需备有解毒药物钙剂,如 10％葡萄糖酸钙 10mL 针剂,发现有中毒情况应立即静脉注射。

(2)其他药物:还有一些药物包括安密妥钠,抗胆碱药物,如东莨菪碱、山莨菪碱,β_2 肾上腺素能受体激动药,如羟苄羟麻黄碱、舒喘灵等。

2.镇静

适用于对硫酸镁有禁忌或疗效不明显时,这些药物可通过胎盘对胎儿有抑制作用,故在接近分娩时应限制应用。常用冬眠合剂,为氯丙嗪 50mg,异丙嗪 50mg,哌替啶 100mg 合用,称为全量冬眠合剂。根据情况可使用 1/3 量、1/2 量、2/3 量或全量。

3.降压

适用于血压≥160/110mmHg 或平均动脉压≥140mmHg 时,为防止孕妇发生脑血管意外及胎盘早剥时使用,血压应控制在 140～150/90～100mmHg 为宜,轻、中度妊高征时使用降压药对母胎无益。降压药物有肼苯达嗪、甲基多巴等,以肼苯达嗪为首选。

(1)肼苯达嗪:可使周围小动脉扩张,外周阻力降低,血压下降,但不减少心排血量及肾血流量和子宫胎盘血流量,而且降压作用快。用法:以 25～40mg 溶于 5％葡萄糖注射液 500mL 中静脉滴注,使舒张压维持在 90～100mmHg 为宜。此药一般不宜静脉推注,以免血压骤降危及胎儿。不良反应有心动过速、呕吐、低血压休克等。

(2)硝苯地平:又名心痛定。为钙离子拮抗药,能扩张全身小动脉及冠状动脉。常用剂量为每次 10mg 口服,不主张舌下含化,每日 3～4 次,24h 总用量不超过 60mg。

(3)硝普钠:为强有力的速效降压药,能同时减轻心脏前后负荷,且不影响子宫收缩,停药后 5min 降压作用即消失。但其代谢产物对胎儿有毒性作用,妊娠期不宜使用,适用于产后血压过高,其他降压药物无效时。用法为 60mg 加于 10％葡萄糖注射液 1 000mL 中静脉缓慢滴注,用药不宜超过 72h。

(4)酚妥拉明:强效 α 受体阻断药,有解除血管痉挛和舒张血管的作用。一般用 10～20mg 溶于 5％葡萄糖注射液 250mL 中静脉滴注,或用 10～20mg 溶于 5％葡萄糖注射液 50mL 中用微量泵推注。先以 0.04～0.1mg/min 速度输入。用药过程中应严密观察血压,根据血压调节滴速。

4.利尿

只用于全身水肿、脑水肿、肺水肿、血容量过高或有心力衰竭者。常用药物有速尿、甘露醇。

5.扩容

重度妊高征常伴有血容量减少和血液浓缩,对这些患者主张用扩容治疗。扩容指征为:红细胞压积≥0.33,全血黏度比值≥3.6,血浆黏度比值≥1.6,尿比重＞1.020。扩容药物有白蛋白、全血、平衡液或低分子右旋糖酐等。禁忌对无血液浓缩的病例盲目扩容。有指征扩容时应与解痉药物同时使用,防止肺水肿和心力衰竭发生。

6.终止妊娠

妊高征是孕妇特有的疾病,终止妊娠后病情可自行好转,故适时终止妊娠对母婴有利。对重症病例积极治疗 24～48h 后,仍不满意者,先兆子痫患者胎龄超过 36 周者,应及时终止妊娠。对 36 周前终止妊娠的指征为:先兆子痫患者胎盘功能减退,估计胎儿成熟,或经治疗后孕妇病情继续恶化。如胎儿不成熟应促胎肺成熟后终止妊娠。子痫控制后 6～12h 也应考虑终止妊娠。

终止妊娠的方法有引产及剖宫产。引产适用于宫颈成熟,无经阴道分娩禁忌证,母胎状况较好者。分娩时应避免产程延长,争取 12～16h 内完成分娩,防止发生抽搐。第一产程应注意保持安静,加强胎儿监护,及早发现胎儿窘迫;第二产程应适当缩短,可手术助产,做好新生儿复苏准备;第三产程应注意防止产后出血。剖宫产适用于有产科指征、病情危重、胎盘功能严重减退、宫颈不成熟、引产失败及子痫抽搐控制后 6h 仍未临产者。

(三)子痫

一旦发生子痫,母儿的死亡率明显升高,应予注意。一旦发生抽搐,应立即取侧卧位,应用开口器,防止舌咬伤,保持呼吸道通畅;控制抽搐首选硫酸镁,10mL 稀释后静脉缓注,然后按中、重度妊高征治疗方案给予硫酸镁静脉滴注;严密监护生命体征,减少刺激,防止受伤;根据血压情况选用降压药;有脑水肿时可用速尿或甘露醇静脉滴注;抽搐控制 6～12h 内及时终止妊娠。

五、护理评估

(一)健康史

评估患者有无本病的高危因素,是否属于妊高征的高危人群,是否出现了相关症状。

(二)身体状况

除评估孕妇的一般健康状况外,护士应重点在以下几个方面做好评估。

1.血压

初测血压有升高时,需休息 1h 以后再测,才能正确反映血压情况。同时不要忽略将测得的血压与基础血压进行比较。

2.尿蛋白

留取 24h 尿标本进行尿蛋白定量检查。凡 24h 尿蛋白定量≥0.5g 者为异常。由于蛋白尿的出现及量的多少反映了肾脏功能受损的程度,所以护士应高度重视。

3.水肿

妊娠期由于下腔静脉受压使血液回流受阻、低蛋白血症、贫血等也可以引起水肿,所以水肿不一定完全是由妊高征造成的,水肿的轻重也不能作为反映病情严重程度的一个指标。

4.自觉症状

孕妇出现头痛、眼花、胸闷、恶心、呕吐等自觉症状时提示病情进一步发展,即进入重度妊高征阶段,护士应高度重视。

5.抽搐与昏迷

抽搐与昏迷是最严重的表现,护士应评估发作状态、频率、持续时间、间隔时间,神志情况以及有无外伤及并发症发生。

(三)心理－社会状况

妊高征孕妇随着病情的发展,当病情加重时,其焦虑、恐惧的心理会加重。

(四)辅助检查

1.血液检查

测定血常规、血细胞比容、血浆黏度、全血黏度了解血液浓缩的程度;重症患者应测定血小板计数、出凝血时间、凝血酶原时间、纤维蛋白原等了解有无凝血功能异常。测定血电解质和二氧化碳结合力,了解有无电解质紊乱及酸中毒。

2.尿液检查

尿蛋白定性、定量检查,尿比重测定。

3.肝肾功能检查

可做谷丙转氨酶、尿素氮、肌酐及尿酸测定。

4.眼底检查

正常眼底动静脉之比为 2∶3,当重度妊高征时可变为 1∶2,甚至 1∶4,会出现视网膜水肿、渗出、出血,甚至视网膜剥离,一过性失明。

5.其他检查

胎儿心电监护,胎儿成熟度,心电图等,可根据需要进行检查。

六、常见护理诊断/问题

1.体液过多

与水钠潴留有关。

2.有受伤的危险(母亲)

与子痫抽搐、昏迷有关。

3.有受伤的危险(胎儿)

与胎盘血流量减少导致胎儿宫内缺氧有关。

4.潜在并发症

胎盘早剥,凝血功能障碍。

七、护理目标

(1)轻度妊高征孕妇病情缓解,未发展为中重度。

(2)中、重度妊高征孕妇病情控制良好,未发生子痫及并发症。

(3)妊高征孕妇明确保健的重要性,积极配合检查和治疗。

八、护理措施

(一)妊娠期高血压

1.休息

嘱孕妇多卧床休息,以左侧卧位为宜,每日睡眠不少于10h。

2.镇静

一般不需要药物治疗,对于精神紧张、焦虑或睡眠欠佳者,遵医嘱给予少量镇静药。

3.饮食

指导孕妇进食富含蛋白质、维生素、铁、钙及微量元素的饮食,除全身水肿外,一般不限食盐量。

4.增加产前检查的次数

嘱患者每日测体重及血压,每2周复查1次尿蛋白。密切观察病情变化。

5.定期监测

定期监测血液、胎儿发育情况及肝肾功能。

6.间断吸氧

间断吸氧,以增加血氧含量。

(二)子痫前期

1.病情监测

(1)监测生命体征:每4h测血压1次,并随时询问孕妇有无头痛、头晕、眼花等自觉症状。

(2)注意并发症的发生:①询问有无腹痛、阴道出血等症状,观察胎心、胎动及子宫紧张度,以便早期发现胎盘早剥。避免腹外伤及长时间仰卧位休息,防止子宫静脉压力升高,引起胎盘早剥。②定期检查凝血功能,注意有无鼻出血、牙龈出血、皮肤黏膜出血等出血。③观察有无头痛、恶心、呕吐、视物模糊、意识障碍等脑水肿表现。④记录24h尿量,监测肾功能。⑤抽血查肝肾功能。

2.用药护理

应用硫酸镁解痉时注意监测其毒性反应,备好解毒药品。

(三)子痫患者的护理

(1)观察记录抽搐频率、次数和昏迷时间、持续时间。

(2)子痫患者应安排单人暗室,避免声光刺激。保持室内空气新鲜,护理操作应集中进行,要轻柔,以防止诱发抽搐。

(3)床头备好抢救物品,如开口器、舌钳、压舌板、电动吸痰器等。

(4)加用床档,防止抽搐、昏迷时发生坠床事故。

(5)专人护理,严密监测生命体征并记录,记录24h出入量。

(6)保持呼吸道通畅,患者昏迷或未清醒时,将头偏向一侧,防止发生吸入性肺炎。

(7)抽搐发作时,首选硫酸镁静脉注射或静脉滴注,必要时加用镇静药。

(8)纠正缺氧和酸中毒,间断吸氧。

(四)心理护理

妊娠期指导孕妇保持心情愉快,告知坚持治疗的重要性,减轻其紧张、忧虑的情绪,增强其信心,使其积极配合治疗。

(五)健康教育

(1)给予产褥期宣教,嘱患者出院后,也要定期检查血压、尿蛋白情况,若发现异常要及时就诊。

(2)指导孕妇及家属理解妊娠期高血压的危害。如本次妊娠失败,嘱患者在血压正常后1~2年再妊娠,妊娠早期到高危门诊就诊。接受严格的检查及妊娠期保健指导。

九、护理评价

(1)孕妇住院期间血压是否稳定,病情是否得到控制。

(2)孕妇生命体征是否稳定,是否有并发症发生。

(3)治疗期间有无药物不良反应。

(4)母婴健康状况是否良好。

(程 琳)

第八节 前置胎盘

正常胎盘附着于子宫前壁、后壁或侧壁,若妊娠28周后胎盘附着于子宫下段,甚至胎盘下缘达到或覆盖宫颈内口,其位置低于胎先露部,称为前置胎盘。

诊断前置胎盘时须注意妊娠周数。若妊娠中期B超检查发现胎盘前置者,不宜诊断为前置胎盘,而应称为胎盘前置状态。

一、分类

根据胎盘边缘与子宫颈内口的关系,将前置胎盘分为3种类型:①完全性前置胎盘,宫颈内口全部被胎盘组织覆盖。②部分性前置胎盘,宫颈内口部分被胎盘组织覆盖。③边缘性前置胎盘,胎盘附着于子宫下段,达子宫颈内口边缘,不超越宫颈内口。

二、病因

目前尚不明确,可能与以下因素有关。

1.子宫体部内膜异常

如多次刮宫、人工流产、引产、多产、剖宫产及产褥期感染因素引起的子宫内膜炎或子宫内膜的损伤,致使妊娠期蜕膜血管生成不良,当受精卵植入时,为获取足够营养,而扩大胎盘面积,伸展到子宫下段。

2.胎盘发育异常

如副胎盘,可达子宫下段近宫口处。多胎妊娠、糖尿病及母儿血型不合的孕妇,因胎盘面积过大致使其下缘延至子宫下段。

3.受精卵滋养层发育迟缓

受精卵达宫腔时,尚未发育到能着床的阶段,下移植入子宫下段发育并形成前置胎盘。

4.吸烟与使用可卡因

吸烟者体内尼古丁量增加,促使肾上腺分泌过多肾上腺素,造成血管痉挛,影响子宫胎盘血供,而一氧化碳使血氧含量下降,胎盘为增加血供和氧气而扩大面积,形成前置胎盘。吸食可卡因者,由于子宫血管痉挛,造成螺旋小动脉的阻塞,甚至坏死,胎盘血供不足,致代偿性增生而使前置胎盘发生率明显增加。

三、临床表现

1.症状

主要症状是妊娠晚期或临产时,发生无痛性反复阴道流血,偶尔有发生于妊娠 20 周者。自妊娠 12 周始子宫峡部逐渐伸长成为子宫下段,临产后宫颈管逐渐消失,宫口扩张,因为胎盘组织不能相应地伸展,以至于附着于子宫下段的胎盘与其附着处宫壁发生错位、剥离,使血管、血窦破裂出血。初次出血量一般不多,可形成血凝块而自止。但也有初次即发生致命性大出血者。阴道流血发生时间的早晚、反复发作的次数、出血量的多少,往往与前置胎盘的类型有关,但偶有例外。完全性前置胎盘初次出血时间较早,多在 28 周左右,出血量较多,频繁发作;边缘性前置胎盘的初次出血时间较晚,往往在妊娠末期甚至临产时,出血量较少;部分性前置胎盘的初次出血时间及出血量介于以上两者之间。部分性和边缘性前置胎盘患者破膜后,如果先露能迅速下降,直接压迫胎盘,可使出血停止。

2.体征

由于反复多次阴道流血,孕妇可出现贫血,贫血程度与阴道出血量成正比。大量出血可导致失血性休克。腹部检查子宫大小与妊娠周数相符,由于胎盘占据子宫下段,先露大多高浮,并有胎位异常,臀位多见;有时可在耻骨联合上方闻及胎盘杂音。临产后宫缩呈节律性,间歇期可完全松弛。

3.超声检查

已广泛应用 B 超检查确定胎盘位置。在妊娠中期,胎盘约占据宫腔面积的一半,妊娠早中期不宜轻易作出前置胎盘的诊断,应随诊至妊娠 28 周,如胎盘仍达宫颈内口或覆盖内口,则可确诊。

4.阴道检查

对于已确诊的前置胎盘不必做阴道检查。如果没有可以确诊的仪器或为终止妊娠决定分娩方式,可在输液、备血、准备手术的条件下,消毒外阴后进行检查。先用窥器检查,排除宫颈局部病变如宫颈糜烂、息肉等导致的出血,再行穹窿部扪诊,但不行颈管内指诊,以防胎盘进一步剥离造成大出血。若感觉在手指与胎先露之间有较厚的软组织,应考虑为前置胎盘;如可清楚扪及先露,可排除前置胎盘。如宫颈管已扩张,可将食指轻轻伸入宫颈,检查有无海绵状胎盘组织,并判断其与宫颈的关系,确定前置胎盘的类型。如触及胎膜,并已决定终止妊娠,可行人工破膜,观察羊水性状,并使先露下降,压迫止血。在检查过程中如发生大出血,应立即停止检查,并行手术结束分娩。

四、对母儿的影响

1.产前及产后出血

前置胎盘可以引起产前出血,导致孕妇贫血,影响胎儿的发育。产后由于子宫下段很薄,肌层收缩力差,血窦短时间内不易缩紧闭合,易引起产后出血。在前置胎盘患者中约有10%合并胎盘粘连,从而使产后出血发病率增高。

2.胎盘植入

前置胎盘患者中有1%～5%并发胎盘植入,极少数还可能侵犯膀胱,可发生致命性产后出血,胎盘植入尤其是伴有膀胱侵犯时,子宫切除率明显增高。

3.产褥感染

前置胎盘的剥离面位于子宫下段接近宫颈外口处,细菌易自阴道侵入胎盘剥离面,加之产妇贫血、体质弱、抵抗力差,易发生产褥感染。

4.对胎婴儿的影响

胎婴儿并发症增加,主要包括早产、呼吸窘迫综合征和贫血,围产儿死亡率提高。与正常妊娠相比,胎儿生长受限的发生率无明显增加,新生儿出生体重多与孕龄相符。由于早产发生率高,早产儿成活率低,使围产儿死亡率增加。妊娠晚期孕妇大量出血,供氧不足,出生时手术操作可能损伤胎盘小叶而发生新生儿失血,可致新生儿出生后迅速死亡。

五、治疗

前置胎盘病情变化多端,产前难以估计其结局。处理原则为止血、补血,处理方案则根据失血量、孕周、胎位、胎儿是否存活、临产与否等决定。对未明确诊断的患者应注意以下几点:①妊娠晚期出血患者,应在有输血、抢救、剖宫产条件的医院进行确诊性检查和处理。②对患者阴道大量流血而当地又无条件处理时,应在输液、输血的条件下,消毒外阴,以无菌纱布条填塞阴道以暂时压迫止血,迅速护送至上级医院。

1.期待治疗

目的是在保证母体安全的情况下,通过积极治疗等待胎儿生长,延长孕龄,提高围产儿的存活率。适用于妊娠<36周,胎儿体重估计<2 300g,存活,阴道流血不多,一般情况良好,无须紧急分娩的孕妇。期待治疗时应住院观察,以备随时应付紧急情况。孕妇应绝对卧床休息,左侧卧位,改善子宫胎盘循环,增加胎儿氧供。同时还要注意阴道流血情况。禁止灌肠及肛查。对于孕妇血红蛋白≤80g/L;或红细胞压积<30%;或心率>110次/分,或收缩压下降

15～20mmHg应输血以维持正常血容量。孕妇应间断吸氧,每次0.5h,每日3次。常规进行胎心监护。

对于出现宫缩者,为防止胎盘进一步剥离,使胎儿延长宫内生长的时间,或为促胎肺成熟,可酌情使用宫缩抑制药,包括硫酸镁、舒喘灵,同时使用地塞米松6mg肌内注射,每12h一次,连用2d,以促胎肺成熟。期待过程中可使用B超监测胎盘与宫颈内口关系。

2.终止妊娠

如保守治疗成功,仍应适时终止妊娠,这与自然分娩及大出血紧急手术时处理相比,围产儿死亡率明显下降。原则上完全性前置胎盘应在妊娠36周,估计胎儿体重＞2 500g时终止妊娠;边缘性前置胎盘应在妊娠37周时考虑结束妊娠;而部分性前置胎盘可根据胎盘覆盖宫颈内口的面积,适时终止妊娠。无论何时孕妇出现阴道出血量多或休克征象,不必顾虑孕龄大小,果断终止妊娠。剖宫产是处理前置胎盘的急救措施和适时分娩的主要手段。注意术前输液输血,纠正贫血和休克,术中选择合适子宫切口尽快娩出胎儿,胎儿娩出后于子宫体部注射宫缩剂。如发现植入性胎盘可行子宫切除,以免发生胎盘剥离面大出血。人工剥离胎盘后,出血往往较多,可采用热盐水纱布压迫;缝合子宫下段开放的血窦;用纱布条填塞宫腔;结扎双侧子宫动脉或髂内动脉,以达到快速止血的目的。当上述措施无效时,应急诊行子宫全切,尤其是合并胎盘植入时。对边缘性前置胎盘、出血不多、宫口已开大、头先露、无头盆不称及胎位异常、估计较短时间内能分娩者可尝试经阴分娩。在宫口开大2cm后,行人工破膜,使胎先露压迫胎盘止血,产程中应仔细观察,如出血量大,则应立即改行剖宫产。分娩后由于胎盘往往不易自行剥离,所以应人工剥离。术中、术后均应使用抗生素以预防感染。

六、护理评估

1.健康史

评估孕妇的健康状况、孕产史、产次及分娩情况。了解有无发生前置胎盘的危险因素存在;妊娠过程中尤其在妊娠28周后是否发生无痛性、无诱因、反复阴道流血的症状。

2.身体状况

(1)症状:评估阴道出血的时间和特点。

(2)体征:评估贫血、脉搏微弱、四肢湿冷、血压下降等休克征象。进行腹部检查以了解子宫大小与妊娠周数是否相符,胎先露入盆情况,有无胎方位异常。

3.心理评估

评估孕产妇及家属的心理反应、恐惧程度等。

4.辅助检查

(1)B超检查:可以确诊前置胎盘,明确前置胎盘的类型。

(2)产后检查:胎盘和胎膜娩出后应详细检查胎盘,前置部位的胎盘剥离面有黑紫色陈旧血块附着。若胎膜破裂口距胎盘边缘＜7cm,则为前置胎盘。

七、常见护理诊断/问题

1.组织灌注量改变

与前置胎盘所致的失血有关。

2.有感染的危险

与贫血、产妇抵抗力下降,胎盘剥离面接近宫颈外口细菌易于侵入有关。

3.恐惧

与无痛性大出血所致休克、母儿生命受到威胁有关。

4.潜在并发症

胎儿窘迫。

八、护理目标

(1)孕妇血红蛋白值不再下降。

(2)产妇产后未发生感染。

(3)孕产妇情绪稳定。

(4)胎儿能及时娩出,经抢救成活。

九、护理措施

(一)接受期待疗法的孕妇的护理

1.要求孕妇绝对卧床休息

左侧卧位,定时吸氧,每日 3 次,每次 1h,以提高胎儿的血氧供应。

2.保持外阴清洁

勤换月经垫,每日 2 次会阴擦洗。

3.向患者及家属说明情况

提供心理安慰,取得配合。

4.避免各种刺激

以减少出血的机会。医护人员进行腹部检查时动作应轻柔,禁做阴道检查及肛诊。

5.加强饮食营养指导

建议孕妇多食含铁丰富的食物,如动物肝脏、绿叶蔬菜及肉类等,一方面有助于纠止贫血,另一方面还可增强机体抵抗力,促进胎儿发育。

6.遵医嘱使用药物

如抑制宫缩的药物、止血药等。

7.病情观察

(1)监测生命体征:严密监测血压、脉搏,尤其是在大出血时,要观察休克的症状及体征。

(2)严密观察阴道出血的量。

(3)监测胎儿情况:及时听诊胎心。

(4)选择最佳的终止妊娠时机,积极做好终止妊娠的准备。

(二)产后护理

(1)产妇回病房休息时要严密观察子宫收缩和阴道流血的情况,防止发生产后出血。

(2)加强会阴部护理,观察恶露性状、气味,遵医嘱应用抗生素,预防感染。

(三)健康教育

(1)产褥期内禁止盆浴、性生活,防止感染。

(2)出院后注意休息,加强营养,增强抵抗力。

(3)做好计划生育指导,产后 42d 到门诊复查。

十、护理评价

(1)接受期待疗法的孕妇是否在胎龄接近足月时终止妊娠,母婴平安。

(2)产妇产后是否出现产后出血和感染。

(迟清清)

第九节 胎盘早剥

妊娠 20 周后或分娩期,正常位置的胎盘在胎儿娩出前部分或全部从子宫壁剥离,称为胎盘早剥。本症起病急,发展快,虽有诱因但发生突然,又易发生凝血功能障碍,以致会严重危害母儿生命。

一、病理生理及分类

胎盘早剥的主要病理变化是底蜕膜出血,形成血肿,使胎盘剥离。根据出血特点分显性、隐性及混合性剥离 3 种。显性剥离约占 80%。胎盘剥离的位置多位于偏心处,胎盘后血肿形成后,向胎盘边缘扩展冲出,经宫颈流出。临床表现为阴道流血,多为部分早剥,症状轻,预后较好。隐性胎盘剥离约占 20%。胎盘剥离往往发生在胎盘附着中央处,血肿形成积于胎盘后,无阴道流血。胎盘剥离面积往往较大,甚至在胎盘后形成巨大血肿使胎盘完全剥离,孕妇呈休克状态。往往病情危重,严重者育后较差。混合性胎盘剥离发生率较低,既有显性出血又伴有隐性出血,一般先是隐性出血,由于出血量大,冲开胎盘边缘及胎膜,自阴道流出。如有出血穿破羊膜溢入羊水中即成为血性羊水。胎盘早剥发生内出血时,胎盘后血肿的压力加大,使血液浸入子宫肌层,引起肌纤维分离,甚至断裂、变性,当血液浸入至子宫肌层、浆膜层时,子宫表面呈现紫色淤斑,尤以胎盘附着处为著,称为子宫胎盘卒中。严重的胎盘早剥可以发生凝血功能障碍。

二、病因

胎盘早剥的病因尚未完全明了。目前认为其发生可能与下述因素有关。

(一)母体血管病变

国外学者通过对 120 666 例孕妇的研究表明,有慢性高血压病史的孕妇和妊娠期并发妊高征者,胎盘早剥的发生率明显增加,且随妊娠次数的增加而增加。妊娠期并发妊高征或合并慢性肾病、高血压时,由于血管病变存在,底蜕膜螺旋小动脉痉挛,远端小血管坏死出血,于底蜕膜部位形成血肿,导致胎盘早剥。

(二)脐带过短或相对过短

脐带长度小于 30cm 或由于缠绕而使脐带的有效长度小于 30cm,可在强烈宫缩时,由于胎儿下降,脐带牵拉造成胎盘早剥。

(三)机械因素

腹部受外力撞击、妊娠期性交、外倒转术均可导致胎盘早剥的发生。脐带穿刺时如误穿胎盘附着处,可引起底蜕膜出血,导致胎盘早剥。

(四)子宫静脉压突然升高

妊娠晚期或临产后,如孕产妇长时间仰卧,巨大的妊娠子宫压迫下腔静脉,使回心血量减少,子宫静脉淤血,静脉压升高,蜕膜静脉压升高破裂,可使胎盘部分或全部从宫壁上剥离。

(五)宫腔内压力突然降低

羊水过多时突然破膜、行羊膜腔穿刺放羊水或人工破膜时均可因羊水突然大量的流出使宫腔内压力骤减,子宫突然收缩,使胎盘附着处与宫壁错位而发生早剥。

三、临床表现

轻型的症状表现为阴道流血,出血较多,黯红色,无或仅有轻度腹痛。腹部检查,子宫符合妊娠周数,无压痛,或局部轻压痛(胎盘剥离处)。胎位清,胎心正常或轻度异常。若发生在分娩期,宫缩有间歇。

重型的症状表现为持续性腹痛或腰痛、腰酸,疼痛程度与胎盘剥离面积、内出血量成正比。孕妇多伴有面色苍白、脉搏细速、恶心呕吐、出冷汗、血压下降等休克症状。可伴或不伴阴道流血。贫血程度与外出血量不相符。腹部检查,子宫大于孕周,强直宫缩如板状、压痛,尤以胎盘附着处最明显。如胎盘附着于后壁,则子宫压痛不明显。随病情进一步加重,胎盘后血肿不断增大,宫底也相应增高,子宫大于孕周,呈强直性宫缩。胎位不清,胎心听不清,当胎盘剥离面积超过 1/2 时,胎儿多已窒息死亡。病情凶险。

B 超检查可确定有无胎盘早剥及胎盘早剥的面积。如超声图像显示胎盘与宫壁间有界限不清的液性暗区,提示胎盘后血肿形成;如液性暗区内有不同程度的光点反射,说明积血机化;如胎盘绒毛板向羊膜腔内凸出,说明胎盘血肿体积较大。B 超检查虽呈阴性,也不能排除胎盘早剥。

化验检查可以了解贫血程度及凝血功能。对重型患者疑弥散性血管内凝血（DIC）时,应进行筛选试验,包括血小板计数、凝血酶原时间、纤维蛋白原测定;同时可做纤溶确诊试验,包括血浆鱼精蛋白副凝试验(3P)、凝血酶时间、优球蛋白溶解时间等。时间紧急时,可先行血小板计数及全血凝块观察试验以判断凝血功能。同时应监测肾功能,测定血尿素氮、肌酐、尿酸。

四、治疗

（一）纠正休克

对入院时病情危重、处于休克状态者,应立即给予面罩吸氧、输血、输液。抢救成功的关键在于快速补足血容量,使红细胞比容达 30% 以上,尿量至少维持在 30mL/h,纠正休克,改善全身状况。应争取输入新鲜血,可补充凝血因子。防治 DIC 和急性肾衰竭。

（二）及时终止妊娠

胎盘早剥一旦确诊应及时终止妊娠。终止妊娠的方式可根据患者的具体情况选择。

1.经阴道分娩

经产妇,一般情况好,病情较轻,以显性出血为主,子宫颈口已扩张,估计短时间内能迅速分娩者,可选择经阴分娩。先行破膜使羊水缓慢流出,子宫容积缩小,并用腹带紧裹孕妇腹部加压,迫使胎盘不再继续剥离。破膜后,如产程进展不理想,可静脉滴注缩宫素。产程中要密切观察产妇的血压、脉搏、宫底高度,监测胎心变化。宫口开全后,酌情缩短第二产程。胎儿娩出后,立即人工剥离胎盘,应用宫缩剂,以防止产后出血。

2.剖宫产

凡重型胎盘早剥,无论胎儿存活与否,均应在输血条件下行剖宫产。尤其是初产妇;或虽属轻型,但已出现胎儿窘迫者;或经破膜静脉滴注缩宫素后,产程无进展者。取出胎儿后,应立即向宫体注射宫缩剂,人工剥离胎盘,按摩子宫。即使会发生子宫胎盘卒中,通过注射宫缩剂、热盐水湿敷等,大多子宫可恢复收缩,停止出血。手术中尽量保留子宫。如有出血不凝,应迅速输入新鲜血,必要时行急症子宫切除术。

（三）并发症处理

1.产后出血

分娩后及时应用子宫收缩剂,如缩宫素、麦角新碱、卡列前甲酯等,持续按摩子宫;若仍有不能控制的出血,应考虑行子宫切除;若大量出血且无凝血块,应考虑凝血功能障碍,立即行必要的化验,同时按凝血功能障碍处理。

2.凝血功能障碍

在迅速终止妊娠、阻断促凝物质继续进入母血循环的基础上用以下方法。

(1)抗凝治疗:应用肝素治疗虽有很大争议,但多主张早期应用,可阻断 DIC 发展。DIC发生后,高凝与纤溶往往相伴相随,高凝期用肝素治疗尤为重要,肝素化前先输血或用纤维蛋白原可加剧 DIC,必须慎重选择用药时机。

(2)补充凝血因子:输新鲜血与冰冻血浆,1L 的冰冻血浆含纤维蛋白原 3g,无法得到新鲜血时,可选冰冻血浆应急。也可直接输纤维蛋白原 3~6g 或补充血小板悬液及其他凝血因子。

（3）纤溶抑制药：应用意见不一，多数认为在肝素化与补充凝血因子的基础上可以用纤溶抑制药。

3.肾衰竭

若每小时尿量少于30mL应及时补充血容量，少于17mL或无尿应静脉注射呋塞米40～80mg，必要时重复，通常1～2d可以恢复。若短期内尿量不增加且血中尿素氮、肌酐、钾明显增高，CO_2结合力下降，提示肾衰竭，应行血液透析抢救孕妇生命。

五、护理评估

1.健康史

了解孕妇有无慢性高血压、慢性肾病等病史。了解孕产史及本次妊娠情况。如孕妇在妊娠晚期或临产时突然发生腹部剧痛，有急性贫血或休克现象，应引起高度重视。

2.身体状况

评估阴道流血的量、色，因胎盘早剥孕妇发生内出血时，阴道流血量少或没有阴道流血，还应重点评估腹痛的程度、性质，孕妇的一般情况和生命体征，以及时了解孕妇的身体状况。

3.心理—社会状况

胎盘早剥孕妇入院时情况危急，孕妇及其家属常常感到高度紧张和恐惧。

六、常见的护理诊断

1.有胎儿受伤的危险

与胎盘功能障碍有关。

2.焦虑

与将要或已经失去胎儿有关，与担心自身安危有关。

3.潜在并发症

出血性休克、凝血功能障碍、肾衰竭。

七、护理目标

（1）孕妇未出现任何并发症。

（2）胎儿能顺利娩出并存活。

（3）患者情绪稳定。

八、护理措施

1.预防措施

加强产前检查，预防和积极治疗妊娠高血压综合征、慢性高血压、慢性肾病等，妊娠期应避免腹部受伤,妊娠晚期应避免长时间仰卧位,处理羊水过多或双胎时,避免子宫腔压力下降过快。

2.病情观察

(1)严密监测生命体征,发现面色苍白、脉搏细弱、血压下降等休克症状,要及时开放静脉,补充血容量。

(2)观察阴道流血情况、腹痛情况及伴随症状。

(3)监测胎儿情况,为终止妊娠做好一切准备。

3.及时发现并发症并配合医生做好处理

(1)积极配合医生防止并发症的发生。如果发现皮下、黏膜或注射部位发生出血可能是凝血功能障碍;发现少尿、无尿,可能是急性肾衰竭,应及时报告医生并配合处理。

(2)遵医嘱给予抗生素,预防感染,严密观察产后产妇情况并积极护理,防止发生产褥感染。

(3)胎盘剥离娩出后易发生产后出血,因此分娩后应及时注射子宫收缩剂,并配合按摩子宫,防止产后出血,必要时遵医嘱做好子宫切除术前准备。

4.心理护理

对于失去孩子的产妇应多安慰,使产妇接受现实,恢复正常心态,平稳地度过悲伤期。

九、健康教育

出院后做好产褥期的护理,根据产妇的情况指导母乳喂养。对于死产者要及时指导产妇采取退奶措施。指导合适的避孕措施。产后42d到门诊复查。

十、护理评价

(1)母亲是否顺利分娩,婴儿是否平安出生。

(2)患者是否出现并发症。

(迟清清)

第五章 儿科疾病护理

第一节 急性上呼吸道感染

急性上呼吸道感染(AURI)简称上感,俗称"感冒",是小儿最常见的疾病,主要侵犯鼻腔、咽部和喉部。如果炎症局限,可按炎症部位命名,诊断为"急性鼻炎""急性咽炎""急性扁桃体炎"等。

一、病因

各种病毒和细菌均可引起,以病毒多见,占 90% 以上,主要有呼吸道合胞病毒、腺病毒、流感病毒、鼻病毒、柯萨奇病毒、埃可病毒、冠状病毒等。病毒感染后,可继发细菌感染,常见的细菌有溶血性链球菌、肺炎链球菌、流感嗜血杆菌。支原体亦可引起。

二、临床表现

症状轻重不一,与年龄、病原体和机体抵抗力有关。

(一)一般类型上感

多发于冬春季节,年长儿症状较轻,以呼吸道局部表现为主;婴幼儿则较重,以发热等全身症状为突出表现。局部症状主要是流涕、鼻塞、喷嚏、咽部不适、轻咳与不同程度的发热。全身症状有畏寒、高热、头痛、纳差、乏力,婴幼儿可伴有呕吐、腹泻、腹痛、烦躁,甚至高热惊厥。体检可见咽部充血,扁桃体肿大,颌下淋巴结肿大、触痛。部分患儿出现不同形态皮疹。肺部体征阴性。

(二)特殊类型上感

1.疱疹性咽峡炎

由柯萨奇 A 组病毒引起,好发于夏秋季,急起高热,咽痛,咽充血,咽腭弓、悬雍垂、软腭等处有疱疹,周围有红晕,疱疹破溃后形成小溃疡。病程 1 周左右。

2.咽—结合膜热

病原体为腺病毒,春夏季发病多,可在集体儿童机构中流行。表现为发热,咽痛,一侧或双侧眼结合膜炎及颈部或耳后淋巴结肿大。病程 1～2 周。

（三）并发症

急性上呼吸道炎症可并发中耳炎、鼻窦炎、咽后壁脓肿、颈淋巴结炎、喉炎、气管支气管炎、肺炎、病毒性心肌炎、病毒性脑炎等。年长儿若患溶血性链球菌性上感可引起急性肾炎、风湿热等疾病。

三、辅助检查

病毒感染者白细胞计数偏低或在正常范围内；细菌感染者白细胞计数及中性粒细胞比例明显增高。

四、治疗

以支持疗法及对症治疗为主。注意预防并发症。抗病毒药物常用利巴韦林，抗病毒的中药治疗有一定效果。原则上不用抗菌药物，但如病情较重、有继发细菌感染或发生并发症者，可选用抗菌药物。如确为链球菌感染或既往有肾炎或风湿热病史者，可用青霉素，疗程宜 10～14d。

五、护理评估

1.健康史

询问病前有无受凉及患病后鼻塞、流涕、发热情况，有无高热惊厥。询问患儿的精神状态、饮食情况及用药情况，是否患维生素 D 缺乏性佝偻病、营养不良、贫血等疾病，有无居住环境不良及护理不当等因素存在。

2.身体状况

评估患儿有无发热及发热程度，咽部有无充血，扁桃体有无肿大，年幼儿有无精神萎靡、呕吐、腹泻，高热患儿有无惊厥，有无眼结膜充血、咽峡部疱疹等特殊表现。了解血常规检查的结果及其意义。

3.心理—社会状况

家长在患儿病初多不重视，当患儿出现高热等严重表现时便担心病情变化，产生焦虑、抱怨等情绪。

六、护理诊断及合作性问题

1.体温过高

与上呼吸道炎症有关。

2.不舒适

与咽痛、鼻塞等有关。

3.潜在并发症

高热惊厥。

七、护理措施

1.维持体温正常

(1)保持室内温度 18～20℃,湿度 50%～60%,每日通风 2 次以保持室内空气清新。

(2)保证患儿营养和水分的摄入,鼓励患儿多喝水,给予易消化和营养丰富的清淡饮食,必要时按医嘱静脉补液。

(3)密切监测体温变化,体温 38.5℃ 以上时应采用有效的降温措施,如头部冷湿敷、枕冰袋,在颈部、腋下及腹股沟处放置冰袋,或用乙醇擦浴、冷盐水灌肠。也可以按医嘱用降温药,如口服对乙酰氨基酚或肌内注射柴胡注射液等。衣服和被子不宜过多、过紧,及时更换汗湿衣服,保持口腔及皮肤清洁。

2.促进舒适

(1)各种治疗护理操作尽量集中完成,保证患儿有足够的休息时间。

(2)及时清除鼻腔及咽喉部分泌物,保证呼吸道通畅。

(3)鼻塞严重时应先清除鼻腔分泌物后用 0.5% 麻黄碱液滴鼻,每天 2～3 次,每次 1～2 滴,对因鼻塞而妨碍吸吮的婴儿,宜在哺乳前 15min 滴鼻,使鼻腔通畅,保证吸吮。

(4)注意观察咽部充血、水肿、化脓情况,及时发现病情变化。咽部不适时可给予润喉含片或雾化吸入。

3.病情观察

密切观察病情变化,警惕高热惊厥的发生。在护理患儿时应经常检查口腔黏膜及皮肤有无皮疹,注意咳嗽的性质及神经系统症状等,以便能早期发现麻疹、猩红热、百日咳及流行性脑脊髓膜炎等急性传染病。在疑有咽后壁脓肿时,应及时报告医师,同时要注意防止脓肿破溃后脓液流入气管引起窒息。

八、健康教育

指导家长掌握上呼吸道感染的预防知识,懂得相应的应对技巧。在集体儿童机构中,应早期隔离患儿,如有流行趋势,可用食醋熏蒸法将居室消毒。对反复发生上呼吸道感染的患儿应注意加强体育锻炼,多进行户外活动。穿衣要适当,以逐渐适应气温的变化,避免过热或过冷、另外,要积极防治各种慢性病,如佝偻病、营养不良及贫血。

(陈玉洁)

第二节 急性气管、支气管炎

急性气管、支气管炎是指气管、支气管黏膜的急性炎症,临床以发热,咳嗽及肺部多变的干、湿啰音为主要表现。常继发于上呼吸道感染,或为一些急性传染病(麻疹、百日咳等)的常见并发症。

一、病因

凡是能引起上呼吸道感染的病原体都可引起急性气管、支气管炎,包括各种病毒、细菌、肺炎支原体,或为混合感染。免疫功能低下、特异性体质、营养不良、佝偻病和支气管局部结构异常等均为本病的危险因素。

二、临床表现

大多先有上呼吸道感染症状。咳嗽为本病的主要表现,开始为干咳,以后有痰。婴幼儿全身症状较重,常有发热,亦可伴有精神不振、呕吐、腹泻等症状。体检双肺呼吸音粗糙,可有不固定的、散在的干、湿啰音,啰音随体位改变和咳嗽后消失,一般无气促、发绀。

婴幼儿时期可发生一种有哮喘表现的特殊类型的支气管炎,称为喘息性支气管炎,又称哮喘性支气管炎。除上述表现外,其特点为:①多见于3岁以下婴幼儿,有湿疹或过敏史。②有类似哮喘症状与体征,如呼气性呼吸困难,肺部叩诊呈鼓音,听诊两肺布满哮鸣音及少量粗湿啰音。③常有反复发作史,一般随年龄增长而发作渐减少,多数能痊愈,少数于数年后发展成为支气管哮喘。

三、辅助检查

胸片显示正常,或有肺纹理增粗,肺门阴影增浓。白细胞计数,病毒感染时正常或偏低,细菌感染时明显增高。

四、治疗

主要是控制感染和对症治疗。年幼体弱儿或痰多而黄稠者,考虑为细菌感染应使用抗生素。对症治疗主要是止咳、化痰、平喘,常口服祛痰药止咳祛痰,如甘草合剂、急支糖浆,口服氨茶碱平喘,也可行超声雾化吸入。一般不用镇咳药和镇静药,以免抑制咳嗽反射,影响痰液咳出。

五、护理评估

(一)健康史

询问有无上感病史,有无患麻疹、百日咳等急性呼吸道传染病,患儿咳嗽、咳痰及用药情况,有无反复呼吸道感染史,有无佝偻病、贫血、营养不良等病史。

(二)身体状况

评估患儿咳嗽、咳痰及发热的程度,呼吸音是否粗糙,肺部有无不固定湿啰音,有无哮鸣音、叩诊呈鼓音及呼气延长等哮喘性支气管炎的表现。及时了解 X 线及血常规检查的结果及意义。

(三)心理-社会状况

本病易反复发作,尤其是哮喘性支气管炎,患儿常因呼吸困难而产生紧张和焦虑情绪,家长也因缺乏对疾病的认识,尤其担心会发展成为支气管哮喘而焦虑。

六、护理诊断及合作性问题

1.清理呼吸道无效

与痰液黏稠不易咳出有关。

2.体温过高

与感染有关。

七、护理措施

(1)保持室内空气新鲜和适宜的温湿度,避免对流风。

(2)减少活动,增加休息时间。保证充足的水分及营养,鼓励患儿多饮水,必要时由静脉补充液体。给予易消化、营养丰富的饮食,发热期间进食流质或半流质为宜。

(3)卧床时头胸部稍抬高,并经常变换体位、拍背,指导患儿有效咳嗽。

(4)对痰多而黏稠不易咳出者,可采用超声雾化吸入或蒸汽吸入。

(5)遵医嘱使用抗生素及止咳化痰、平喘药,并注意观察药物疗效和不良反应。

(6)对哮喘性支气管炎患儿,注意观察有无缺氧症状,必要时给予氧气吸入。

(陈玉洁)

第三节　肺炎

肺炎是由不同病原体或其他因素引起的肺部炎症。以发热、咳嗽、气促、呼吸困难以及肺部固定细湿啰音为特征。肺炎是儿童尤其是婴幼儿时期的常见疾病。婴幼儿肺炎是我国住院小儿死亡的第一原因,已被我国卫生部列为小儿重点防治的四病之一。本病一年四季均可发病,以冬春季及气温骤变时多见,常在上呼吸道感染,急性气管、支气管炎后发病,也可为原发感染。

一、分类

目前,小儿肺炎的分类尚未统一,常用的方法为:①按病理分类,分为大叶性肺炎、小叶性肺炎(支气管肺炎)、间质性肺炎等。②按病因分类,分为细菌性肺炎、病毒性肺炎、真菌性肺炎、支原体肺炎、衣原体肺炎、原虫性肺炎及非感染病因引起的肺炎如吸入性肺炎等。③按病程分类,分为急性肺炎(病程<1个月)、迁延性肺炎(病程1~3个月)、慢性肺炎(病程>3个月)。④按病情分类,分为轻症肺炎(呼吸系统症状为主,无全身中毒症状)和重症肺炎(除呼吸系统受累外,其他系统亦受累,且全身中毒症状明显)。

临床上如果病因明确,按病因分类,以便指导治疗,如病因不明,则按病理分类。

二、病因与发病机制

引起肺炎的病原体在发达国家主要是病毒,常见有呼吸道合胞病毒、腺病毒、副流感病毒等,而在发展中国家则以细菌为主,常见有肺炎链球菌、流感嗜血杆菌和葡萄球菌等。近年来肺炎支原体肺炎、衣原体肺炎在逐渐增多。部分患儿为混合感染。冷暖失调、居住环境不良、维生素D缺乏性佝偻病、营养不良、先天性心脏病及免疫力低下等为诱发因素。

病原体一般由呼吸道侵入,也可经血行入肺,引起肺组织充血、水肿、炎性细胞浸润。炎症使支气管黏膜水肿、管腔狭窄,肺泡壁因充血水肿而增厚,肺泡腔内充满炎性渗出物,导致通气与换气功能障碍。通气不足引起PaO_2降低及$PaCO_2$增高,换气障碍则引起低氧血症。为代偿缺氧,患儿呼吸与心率增快,出现鼻翼扇动和三凹征。重症患儿,由于缺氧和二氧化碳潴留及毒血症等,会出现循环系统、消化系统、中枢神经系统的一系列并发症,混合性中毒及器官功能障碍。

三、临床表现

(一)轻症肺炎

仅以呼吸系统症状为主,主要症状为发热、咳嗽、气促。①发热:热型不一,多为不规则发热,体温往往高达39℃左右,小婴儿及重症营养不良儿可不发热,甚至体温不升。②咳嗽:较频,初为刺激性干咳,以后转为湿性有痰的咳嗽。新生儿、早产儿则表现为口吐白沫。③气促:常发生在发热、咳嗽之后,呼吸加快,并有鼻翼扇动,重者可有三凹征、唇周发绀。肺部体征:早期不明显或仅呼吸音粗糙,以后可闻及固定的中、细湿啰音,以背部两肺下方及脊柱两旁较多,于深吸气末更明显。叩诊正常,若病灶融合扩大则出现相应的肺实变体征(叩诊呈浊音,听诊呼吸音减低或有管状呼吸音)。

(二)重症肺炎

呼吸系统症状加重,高热持续不退,有明显的中毒及缺氧症状。还可累及循环、神经和消化等系统,出现相应的临床表现。

1.循环系统

循环系统常见心肌炎和心力衰竭。前者表现为面色苍白、心动过速、心音低钝、心律不齐;心电图显示,ST 段下移和 T 波低平、倒置。心力衰竭时表现为:①安静时心率突然加快,婴儿期>180 次/分,幼儿期>160 次/分。②呼吸突然加快>60 次/分。③肝脏迅速增大。④突然极度烦躁不安,面色发灰或苍白,明显发绀。⑤心音低钝,呈奔马律,颈静脉怒张。⑥尿量减少或无尿,颜面眼睑及下肢水肿。

2.神经系统

轻度缺氧表现烦躁或嗜睡,严重可引起脑水肿、颅内压增高及中毒性脑病,出现昏睡、昏迷、反复惊厥、前囟膨隆,可有脑膜刺激征、呼吸不规则等。

3.消化系统

常有腹胀、吐泻、食少,重症可引起中毒性肠麻痹,肠鸣音消失。腹胀严重时,迫使膈肌上升压迫肺脏,更加重呼吸困难。

(三)并发症

早期合理治疗者并发症少见。若延误诊治或病原体致病力强,特别是金黄色葡萄球菌感染者可引起并发症。在肺炎治疗过程中,中毒症状或呼吸困难突然加重或体温持续不退或退而复升均应考虑出现脓胸、脓气胸、肺大疱等并发症。

四、辅助检查

1.血常规检查

细菌感染时白细胞、中性粒细胞增多,但年幼、体弱、重症肺炎者,白细胞总数可正常或反而降低;病毒感染时白细胞数多正常或偏低,分类以淋巴细胞为主。

2.病原学检查

可做病毒分离和细菌培养以明确病原体。血冷凝集试验在 50%~70%的支原体肺炎患儿中可呈阳性。

3.X 线检查

两肺中、下野有散在的大小不等的斑片状阴影,当病灶融合扩大时,则可见大片状阴影。

五、治疗

主要是控制感染、对症治疗、防治并发症。根据不同病原体选择有效抗生素控制感染,使用原则为早期、联合、足量、足疗程,重症宜经静脉给药,用药时间应持续至体温正常后 5~7d,临床症状消失后 3d。病毒感染可选用利巴韦林等抗病毒药物。中毒症状明显或严重喘憋、脑水肿、感染性休克、呼吸衰竭者应用糖皮质激素,常用地塞米松,疗程 3~5d。对症治疗主要是止咳、平喘,改善低氧血症及纠正水电解质与酸碱平衡紊乱,同时,积极防治心力衰竭、中毒性脑病、中毒性肠麻痹等并发症,发生脓胸、脓气胸者应及时穿刺引流。

六、护理评估

1. 健康史

询问患儿的发病情况,有无上呼吸道感染和急性气管、支气管炎病史,既往有无反复呼吸道感染及先天性心脏病史,是否患营养不良、维生素 D 缺乏性佝偻病、贫血等疾病。了解治疗经过和用药情况。

2. 身体状况

评估患儿的发热、咳嗽、气促、呼吸困难、肺部啰音等情况,评估有无缺氧及缺氧的程度,注意痰液的情况。观察有无循环、神经、消化系统受累的临床表现,有无脓胸、脓气胸等并发症发生。及时了解血常规、X 线、病原学检查的结果及意义。

3. 心理—社会状况

评估患儿及家长对疾病的心理反应,家长是否因担心疾病预后而会出现紧张、焦虑等心理,患儿是否因住院治疗而产生分离性焦虑和恐惧心理;了解家长对疾病的病因和防护知识的了解程度,患儿家庭的经济状况及家长对患儿的照顾能力。

七、护理诊断及合作性问题

1. 气体交换受损

与肺部炎症致通气、换气功能障碍有关。

2. 清理呼吸道无效

与呼吸道分泌物过多、痰液黏稠、咳嗽无力有关。

3. 体温过高

与肺部感染有关。

4. 潜在并发症

心力衰竭、中毒性脑病、中毒性肠麻痹等。

八、护理目标

(1)患儿能顺利有效地咳嗽,呼吸道通畅。

(2)患儿呼吸困难、发绀消失,呼吸平稳。

(3)患儿体温恢复正常。

(4)患儿住院期间不出现并发症。

九、护理措施

1.保持呼吸道通畅

(1)保持室内空气新鲜,定时开窗通风,避免直吹或对流风。保持适宜的温湿度,室温维持在 18～22℃,湿度以 60% 为宜。

(2)给予易消化、营养丰富的流质、半流质饮食,少食多餐,避免过饱影响呼吸;喂食时应耐心,防止呛咳引起窒息。重症患儿不能进食时,采取静脉营养,保证水分摄入量,避免呼吸道黏膜干燥,痰液黏稠。

(3)经常更换体位,翻身拍背,促使痰液排出,拍背方法为:五指并拢、稍向内合掌成空心状,由下向上、由外向内地轻叩背部,以利分泌物排出;痰液黏稠不易咳出者给予雾化吸入,以稀释痰液;指导和鼓励患儿进行有效的咳嗽;必要时予以吸痰,也可进行体位引流。

(4)按医嘱给予祛痰剂,严重喘憋者给予支气管解痉剂。

2.改善呼吸功能

(1)有缺氧症状者,如出现呼吸困难、口唇发绀、烦躁不安、面色发灰等情况应立即吸氧。一般采用鼻前庭给氧,氧流量为 0.5～1L/min,氧浓度不超过 40%,氧气应湿化,以免损伤呼吸道黏膜。缺氧明显者可予面罩给氧,氧流量 2～4L/min,氧浓度为 50%～60%。若出现呼吸衰竭则应使用机械通气正压给氧。

(2)病室环境要安静,护理操作应集中完成,尽量保持患儿安静,避免哭闹,以减少氧的消耗。

(3)呼吸困难者可采取半卧位,并常更换体位,以减少肺部淤血和防止肺不张。

(4)按医嘱使用抗生素或抗病毒药物治疗,促进肺部炎症消散,改善呼吸功能。

3.维持体温正常

密切观察体温变化,警惕高热惊厥的发生,并采取相应的降温措施。

4.密切观察病情

(1)如患儿出现烦躁不安、面色苍白、呼吸加快(＞60 次/分)、心率加快(＞160 次/分)、肝脏在短时间急剧增大等心力衰竭的表现,及时报告医生,给予氧气吸入并减慢输液速度,按医嘱给予强心、利尿药物,以增强心肌收缩力,减轻心脏负荷。若患儿突然口吐粉红色泡沫痰,应考虑肺水肿,可给予 20%～30% 乙醇湿化的氧气间歇吸入,每次吸入不超过 20min。

(2)若患儿出现烦躁、嗜睡、惊厥、昏迷、呼吸不规则等,提示脑水肿或中毒性脑病,立即报告医生并配合抢救。

(3)若患儿体温不降或退而复升,咳嗽或呼吸困难加重,面色青紫,应考虑脓胸或脓气胸的可能,应立即报告医生,配合进行胸穿或胸腔闭式引流,并做好术后护理。

十、健康教育

向患儿家长讲解疾病的有关知识和防护知识,指导家长合理喂养,加强体格锻炼,增强体质;注意气候变化,及时增减衣物,避免着凉;及时治疗上感和急性气管、支气管炎等呼吸道感染性疾病,积极防治维生素 D 缺乏性佝偻病、营养不良、贫血等疾病;注意室内空气流通,肺炎高发季节避免去人多拥挤的公共场所,按时预防接种。让家长参与患儿的护理工作,了解所用药物的名称、用法、用量及不良反应,了解病情的进展情况,对家长护理和照顾儿童的内容和方法进行讲解和示范,提高家长的应对能力。

十一、护理评价

患儿呼吸困难、缺氧症状是否消失;能否进行有效咳嗽、咳痰,呼吸道是否通畅;体温是否恢复到正常;住院期间是否发生各种并发症。

（陈玉洁）

第四节 支气管哮喘

支气管哮喘(简称哮喘)是由嗜酸性粒细胞、肥大细胞、T 淋巴细胞等多种炎性细胞和细胞组分参与的气道慢性炎症性疾病。这种慢性炎症导致气道高反应性,引起可逆性气道阻塞。临床表现为反复发作性喘息、呼吸困难、胸闷或咳嗽。发病率近年呈上升趋势,以 1～6 岁多见,3 岁前发病者占小儿哮喘的 50%。

一、病因与发病机制

(一)病因
哮喘的病因复杂,与遗传和环境有关。

1.遗传因素

哮喘是一种多基因遗传病,患儿多具有特异反应性体质及家族史。

2.环境因素

主要包括:①吸入性变应原,如尘螨、花粉、真菌、动物毛屑、二氧化硫、氨气等。②呼吸道感染,如细菌、病毒、原虫等。③食物,如鱼、虾、蟹、蛋、牛奶等。④药物,如阿司匹林、磺胺类等。⑤其他,如冷空气刺激、过度兴奋、剧烈运动等。

(二)发病机制
气道高反应是哮喘基本特征,气道慢性(变应性)炎症是哮喘的基础病变。机体在发病因子的作用下,免疫因素、神经和精神因素以及内分泌因素导致了哮喘的基本病损的形成。本症存在由免疫介质、淋巴细胞、嗜酸性粒细胞和肥大细胞参与的气道黏膜病理改变过程。

二、临床表现

婴幼儿多为呼吸道病毒感染诱发,起病较慢;年长儿大多在接触过敏原后发作,呈急性过程。支气管哮喘以咳嗽、胸闷、喘息和呼吸困难为典型症状,发病时往往先有刺激性干咳、流涕、喷嚏,发作时呼气性呼吸困难和哮鸣声,严重者恐惧不安、大汗淋漓、面色青灰、被迫坐位。体征为胸廓饱满,呈吸气状,叩诊过清音,听诊全肺布有哮鸣音。间歇期可无任何症状和体征。哮喘发作以夜间更为严重,一般可自行或用平喘药物后缓解。若哮喘急性严重发作,经合理应用拟交感神经药物仍不能在 24h 内缓解,称为哮喘持续状态。

病久反复发作者可并发肺气肿,常伴营养障碍和生长发育落后。约 50% 病例到成年期后症状体征完全消失,部分患者可留有轻度肺功能障碍。小儿哮喘有三种常见类型,即婴幼儿哮喘、3 岁以上儿童哮喘及咳嗽变异性哮喘(又称过敏性咳嗽)。

三、辅助检查

1.血常规检查

发作时嗜酸性粒细胞可增多,如并发感染白细胞可增多。

2.痰液检查

可见较多嗜酸性粒细胞。

3.血气分析

哮喘发作时 PaO_2 降低,病初 $PaCO_2$ 可降低,病情严重时 $PaCO_2$ 升高,pH 降低。

4.肺功能测定

在哮喘发作时有关呼吸流速的全部指标均显著下降。各指标在缓解期可逐渐恢复。

5.胸部 X 线检查

早期在哮喘时可见两肺透亮度增加,呈过度充气状态,在缓解期无明显异常。

四、治疗

包括去除病因、控制发作和预防复发。坚持长期、持续、规范和个体化的治疗。发作期可使用支气管扩张药、肾上糖腺皮质激素类、抗生素等解痉和抗炎治疗,达到控制哮喘发作的目的。吸入治疗是首选的药物治疗方法。缓解期应坚持长期抗炎和自我保健,避免接触过敏原。

五、护理评估

1.健康史

询问起病经过,发病前有无呼吸道感染及过敏原接触史,发作时间及用药情况;了解既往有无哮喘发作史,有无患过敏性疾病史,有无对药物或食物过敏史,有无哮喘家族史。

2.身体状况

评估患儿咳嗽、胸闷、喘息和呼吸困难情况,评估呼吸困难的程度,有无恐惧不安、大汗淋漓、面色青灰及被迫端坐位;检查有无胸廓饱满、叩诊过清音、听诊全肺布有哮鸣音。及时了解辅助检查结果及意义。

3.心理—社会状况

本病呈慢性反复发作,发作时呼吸困难较严重,使患儿及家长产生紧张、焦虑和恐惧感。年长儿会因反复就医、长期用药及药物不良反应而产生自卑、自我否认、情绪低落等心理反应。

六、护理诊断

1.低效性呼吸形态

与气道梗阻有关。

2.清理呼吸道无效

与呼吸道分泌物多且黏稠有关。

3.焦虑

与哮喘反复发作有关。

4.潜在并发症

呼吸衰竭、心力衰竭。

七、护理措施

(一)缓解呼吸困难

(1)给患儿取舒适的半卧位或坐位,以利呼吸;给予氧气吸入,浓度以 40％为宜,定时进行血气分析,及时调整氧流量,使 PaO_2 保持在 $9.3 \sim 12.0$ kPa($70 \sim 90$ mmHg)。

(2)指导患儿做深而慢的呼吸运动。

(3)监测患儿呼吸,注意有无呼吸困难及呼吸衰竭的表现,做好气管插管的准备,必要时给予机械呼吸。

(4)按医嘱给予支气管扩张药和肾上腺糖皮质激素,注意观察药物疗效和不良反应。

(二)保持呼吸道通畅

(1)保持室内空气流通和适宜的温度($18 \sim 22$℃)、湿度(60％)。

(2)饮食宜清淡、营养丰富的流质或半流质,多进水,对鱼、虾、蟹类食物过敏者宜忌食,多吃水果和新鲜蔬菜。

(3)翻身拍背,鼓励患儿咳嗽,痰液黏稠者可行雾化吸入,必要时进行体位引流及吸痰。

(4)按医嘱及时准确地给予药物治疗。

(三)密切观察病情变化

密切监测患儿是否有烦躁不安、气喘加剧、心率加快、肝在短时间内急剧增大及血压下降等情况,警惕心力衰竭及呼吸骤停等合并症的发生,同时还应警惕发生哮喘持续状态,若发生哮喘持续状态,应立即吸氧并给予半坐卧位,协助医师共同处理。

(四)用药护理

1.支气管扩张药

如拟肾上腺素类、茶碱类及抗胆碱药物,可采用吸入疗法、口服、皮下注射或静脉滴注等方式给药。其中吸入治疗具有用量少、起效快、不良反应小等优点,是首选的药物治疗方法。使用时嘱患儿在按压喷药于咽喉部的同时深吸气,然后闭口屏气10s可获较好效果,吸药后清水漱口可减轻局部和胃肠道的不良反应。拟肾上腺素类药物不良反应主要是心动过速、血压升高、虚弱、恶心、过敏反应及反常的支气管痉挛。茶碱类药物不良反应主要有胃部不适、恶心、呕吐、头晕、头痛、心悸及心律不齐等。另外,由于氨茶碱的有效浓度与中毒浓度很接近,故宜做血浓度监测,维持在 $10\sim15\mu g/mL$ 的最佳血浓度水平。

2.肾上腺皮质激素类

是目前治疗哮喘最有效的药物,但长期使用可产生较多不良反应,如二重感染、肥胖等,当患儿出现身体形象改变时要做好心理护理。

3.抗生素

伴呼吸道细菌感染,特别是合并肺炎时,需合理使用抗生素控制感染。

(五)心理护理

哮喘发作时应安慰并鼓励患儿消除紧张、恐惧心理,促使患儿放松,确保安全;指导家长以积极的态度应对疾病,充分调动患儿和家长自我护理和预防复发的主观能动性,树立战胜疾病的信心。

八、健康教育

1.指导患儿进行有效的呼吸运动

在执行呼吸运动前,应先清除患儿鼻道的分泌物。

(1)腹部呼吸:①平躺,双手平放在身体两侧,膝盖弯曲,脚平放地板。②用鼻连续吸气,但胸部不扩张。③缩紧双唇,慢慢吐气直到吐完。重复以上动作10次。

(2)向前弯曲运动:①坐在椅上,背伸直,头向前倾,双手放在膝上。②由鼻吸气,扩张上腹部,胸部保持直立不动,由口将气慢慢吹出。

(3)侧扩张运动:①坐在椅上,将手掌放在左右两侧的最下肋骨。②吸气,扩张下肋骨,然后由嘴吐气,收缩上胸部和下肋骨。③用手掌下压肋骨,可将肺底部的空气排出。④重复以上动作10次。

2.介绍有关用药和疾病防护知识

①协助患儿及家长确认哮喘发作的因素,评估家庭及生活环境的过敏原,避免接触过敏原,去除各种诱发因素。②使患儿及家长能辨认哮喘发作的早期征象、症状及适当的处理方法。③提供出院后使用药物资料(如药名、剂量、用法、效果及不良反应等)。④指导患儿和家长选用长期预防和快速缓解的药物,并做到正确安全用药。⑤介绍呼吸治疗仪的使用和清洁方法。

(陈玉洁)

第五节 口炎

口炎是指口腔黏膜的炎症。如病变限于局部如舌、齿龈、口角也可称为舌炎、牙龈炎或口角炎等。本病以婴幼儿多见。可单独发生,也可继发于全身性疾病,食具不洁、口腔卫生不良及机体抵抗力下降也可引起口炎。

一、病因

鹅口疮为白色念珠菌感染所致,多见于新生儿、营养不良、腹泻、长期使用广谱抗生素或激素的患儿;疱疹性口炎为单纯疱疹病毒感染所致;溃疡性口炎由链球菌、金黄色葡萄球菌、肺炎链球菌、铜绿假单胞菌等引起。

二、临床表现

1.鹅口疮

口腔黏膜上出现白色乳凝块样物,可融合成片,不易拭去,以颊黏膜多见,舌面、齿龈、上腭等处均可受累。患处不痛,不流涎,一般无全身症状,不影响进食。重者可累及食管、肠道、喉、气管、肺等,引起真菌性肠炎或真菌性肺炎。

2.疱疹性口炎

起病时发热,体温可达38～40℃,在齿龈、舌、唇内、颊黏膜处出现散在或成簇的小疱疹,疱疹迅速破溃后形成浅溃疡,上面覆盖黄白色渗出物,周围有红晕。有时累及上腭及咽部。局部疼痛、拒食、流涎、烦躁,颌下淋巴结肿大。病程一般1～2周。疱疹性口炎传染性强,常在托幼机构引起流行。

3.溃疡性口炎

口腔黏膜充血水肿,以后发生糜烂或溃疡,上有纤维素性炎性渗出物形成的白色假膜,边界清楚,易拭去。可发生于口腔的各部位,常见于舌、唇内、颊黏膜等处,局部疼痛,流涎,拒食,常发热,体温达39～40℃,颌下淋巴结肿大。

三、辅助检查

鹅口疮患儿取白膜涂片,加10%氢氧化钠1滴,镜检可见真菌的菌丝和孢子;溃疡性口炎血常规可见白细胞及中性粒细胞增多,涂片染色可见大量细菌。

四、治疗

去除病因,控制感染,做好口腔护理,加强营养以提高机体抵抗力。

五、护理评估

1.健康史

向家长了解患儿有无不适当的擦拭口腔、饮食过热史;是否有奶具消毒不严史;患儿有无全身性疾病如营养不良、长期腹泻等病史;有无长期使用广谱抗生素、糖皮质激素的用药史;并应注意评估近期有无使抵抗力低下的因素存在。

2.身体状况

观察患儿口腔局部病变情况,了解患儿有无发热、拒食、疼痛、流涎等。了解有关辅助检查结果。

3.心理—社会状况

患儿口腔疼痛拒食、哭闹,家长可出现焦虑。疱疹性口炎传染性强,常年可发生,常在托幼机构引起小流行。应注意评估托幼机构有无采取措施等。

六、护理诊断及合作性问题

1.口腔黏膜改变

与护理不当、理化因素刺激、口腔不洁、机体抵抗力低下等有关。

2.疼痛

与口腔黏膜炎症有关。

3.体温过高

与感染有关。

七、护理目标

(1)患儿口腔黏膜炎症逐渐痊愈。
(2)口腔疼痛逐渐减轻和消失。
(3)患儿体温逐渐恢复正常。

八、护理措施

1.口腔护理

保持口腔清洁,鼓励患儿多饮水以冲淡毒素,减少口腔细菌繁殖,保持口腔黏膜湿润和清洁。年长儿可用含漱剂,进食后漱口。

2.合理用药

鹅口疮患儿可用 2%碳酸氢钠溶液清洁口腔,碱性环境可抑制真菌生长,制霉菌素涂患处,每日 2～3 次;疱疹性口炎患儿局部可用西瓜霜、锡类散等。也可涂疱疹净,预防继发感染可涂 2.5%～5%金霉素鱼肝油;溃疡性口炎患儿用 3%过氧化氢溶液清洗溃疡面后涂 5%金霉素鱼肝油或锡类散。局部疼痛重者可在进食前局部涂 2%利多卡因。涂药前先清洁口腔,涂药后勿立即饮水或进食。在清洁口腔及局部涂药时,动作要轻、快、准。

3.饮食护理

供给高能量、高蛋白、富含维生素的温凉流质或半流质饮食,避免酸、粗、硬等刺激性食物。

4.维持正常体温

密切观察患儿体温变化,体温过高时可采用物理降温措施或遵医嘱应用退热药物。

九、健康教育

教育孩子养成良好的卫生习惯,不吮指,多喝水,年长儿进食后漱口,避免粗暴擦伤口腔;合理安排小儿膳食,培养良好的饮食习惯。食具专用,定期煮沸消毒或高压灭菌消毒;向家长及患儿讲解疾病的有关防治要点及护理知识,讲解并示教口腔局部涂药的方法。

十、护理评价

患儿口腔炎症是否好转痊愈,口腔疼痛是否逐渐减轻和消失,患儿体温是否逐渐恢复正常,家长及患儿是否配合纠正不良的饮食习惯,合理搭配膳食。家长及患儿能否正确进行口腔局部涂药。

（高丽静）

第六节　小儿腹泻

小儿腹泻或婴儿腹泻,是由多种原因引起的以大便次数增多和大便性状改变为主的综合征,轻者以呕吐、腹泻等消化道症状为主,重者可引起脱水和电解质紊乱。本病为婴幼儿时期的常见病,1 岁以内者约占半数,是我国重点防治的儿童疾病之一。

一、病因与发病机制

(一)易感因素

(1)小儿消化系统的解剖及生理特点:婴幼儿期生长发育快,所需营养物质多,消化道负担重,经常处于紧张的工作状态,而消化系统发育不成熟,胃酸和消化酶分泌少,消化酶活性低,对食物的耐受力差,加之婴儿时期神经、内分泌、循环、肝、肾功能发育不成熟,易发生消化功能紊乱。

(2)免疫系统发育不成熟:胃内酸度低,胃排空较快,对进入胃内的细菌杀灭能力弱;血液中免疫球蛋白(主要是 IgM 和 IgA)和肠道分泌型 IgA(sIgA)均较低。

(3)正常肠道菌群未建立,肠道菌群失调,正常肠道菌群可以抵抗致病菌的侵入。

(4)人工喂养:由于不能从母乳中得到免疫成分如 sIgA、乳铁蛋白、巨噬细胞、溶菌酶等,而且人工喂养的食具和食物易被污染,故人工喂养儿的肠道感染机会高于母乳喂养儿。

(二)病因

1.感染因素

(1)肠道内感染:可由病毒、细菌、真菌、寄生虫引起,以前二者为多见。人类轮状病毒是引起小儿秋冬季腹泻的最常见病原体,其次是腺病毒、埃可病毒和柯萨奇病毒等。细菌性肠炎(不包括法定传染病)的主要病原体为致腹泻大肠杆菌属,其次为空肠弯曲菌、耶尔森菌、鼠伤寒沙门菌等。

人类轮状病毒侵入肠道后,在小肠绒毛顶端的柱状上皮细胞上复制,使细胞发生空泡变性和坏死,受累的肠黏膜上皮细胞脱落而遗留不规则的裸露病变,致使小肠黏膜回吸收水、电解质的能力下降,肠液大量积聚于肠腔而引起腹泻;同时受累的肠黏膜细胞分泌双糖酶不足及活性下降,糖类消化不完全而积滞在肠腔内,被肠道内细菌分解成短链有机酸,使肠液的渗透压升高,而双糖的不完全分解也造成微绒毛上皮细胞钠转运功能障碍,造成水、电解质的进一步丧失而加重腹泻。

细菌感染时依病原菌不同,发病机制也不同。如产生肠毒素的细菌(产毒性大肠杆菌等)侵入肠道后,可释放肠毒素,抑制小肠细胞吸收钠和水,同时促进氯的分泌,使小肠液总量增多,超过结肠吸收的限度,排出大量无脓血的水样便而发生分泌性腹泻;侵袭性细菌(如侵袭性大肠埃希菌、空肠弯曲菌等)可侵入肠黏膜组织,产生广泛的炎性反应,引起肠黏膜充血、水肿、炎症细胞浸润、溃疡和渗出等病变,排出含有大量白细胞和红细胞的菌痢样大便而导致渗出性腹泻。

(2)肠道外感染:如中耳炎、上呼吸道感染、肺炎、肾盂肾炎、皮肤感染及急性传染病时可伴腹泻。可由于发热及病原体的毒素作用使消化功能紊乱,肠道外感染的某些病原体(主要是病毒)也可同时感染肠道。

2.非感染因素

(1)饮食因素:喂养不当,多发生于人工喂养儿。当摄入的食物的量和质突然改变时,消化、吸收不良的食物积滞于小肠上部,使肠内的酸度减低,肠道下部细菌上移并繁殖,产生内源性感染,食物发酵和腐败,分解产生的短链有机酸使肠腔内渗透压升高,并协同腐败性毒性产物刺激肠壁,使肠蠕动增加而引起腹泻,重者可导致脱水、电解质紊乱及出现中毒症状。

(2)气候因素:腹部受凉使肠蠕动增加;天气过热使消化液分泌减少,而由于口渴又吃奶过多,增加消化道负担而致腹泻。

二、临床表现

临床分期腹泻病程在 2 周以内的急性腹泻;病程 2 周～2 个月为迁延性腹泻;病程在 2 个月以上为慢性腹泻。

1.轻型腹泻

多为饮食因素或肠道外感染引起,以消化道症状为主,无明显中毒症状及水、电解质和酸碱平衡紊乱。表现起病可急可缓,主要表现为食欲不振,偶有恶心、呕吐、溢乳,每天大便多在 10 次以下,呈黄色或黄绿色,稀糊状或蛋花样,有酸臭,可有少量黏液及未消化的奶瓣(皂块)。精神尚好,偶有低热,无明显水、电解质紊乱及全身中毒症状。患儿排便前常因腹痛而哭闹不安,排便后安静。多在数日内痊愈。

2.重型腹泻

多由肠道内感染所致或由轻型腹泻发展而来,除有较重的消化道症状外,还伴有明显的水、电解质和酸碱平衡紊乱和全身中毒症状。

(1)消化道症状及全身中毒症状:表现为严重的消化道症状,腹泻频繁,每日大便 10 次以上,多者可达数十次,大便水样或蛋花样,有黏液,量多,可使肛周皮肤发红或糜烂;伴有呕吐,甚至吐出咖啡渣样物;全身中毒症状明显,高热或体温不升,烦躁不安,精神萎靡,嗜睡,甚至昏迷、惊厥。

(2)水、电解质及酸碱平衡紊乱表现:具体如下。

1)脱水。是指由于丢失体液过多和摄入量不足使体液总量尤其是细胞外液量的减少。除丢失水分外,还有电解质丢失。

营养不良患儿因皮下脂肪少,皮肤弹性较差,容易把脱水程度估计过高;而肥胖小儿皮下脂肪多,脱水程度常易估计过低,临床上应予注意,不能单凭皮肤弹性来判断,应综合考虑。

2)代谢性酸中毒。腹泻引起代谢性酸中毒的原因有:腹泻丢失大量碱性物质;进食少和肠吸收不良,热量不足,体内脂肪分解增加,酮体生成增多;脱水致血容量减少,血液浓缩,血流缓慢,组织缺氧,无氧代谢增加而乳酸堆积;肾血流量不足,尿量减少,排酸减少致酸性代谢产物堆积体内。酸中毒的表现为呼吸深快、精神萎靡、口唇樱红、恶心、呕吐、呼吸有丙酮味等,新生儿和小婴儿酸中毒时临床表现可不典型,往往仅有精神萎靡、拒食和面色苍白等。

3)低钾血症。发生原因有:呕吐和腹泻导致钾大量丢失;进食少,钾的入量不足;肾保留钾的功能比保留钠差,血钾虽低,而尿中仍有一定量的钾继续排出。久泻和营养不良的患儿低钾表现更为明显。当低钾伴有脱水、代谢性酸中毒时,由于血液浓缩,尿少而致钾排出量减少,且酸中毒时钾由细胞内转移至细胞外等原因,体内钾总量虽然降低但血清钾浓度多可正常,低钾症状也不明显;而脱水、代谢性酸中毒被纠正后,排尿后钾排出量增多、大便继续失钾、输入葡萄糖合成糖原时消耗钾等原因使血钾降低,可出现不同程度的低钾症状。表现为精神萎靡、反应低下、肌肉无力、腱反射减弱、腹胀、肠鸣音减弱、心率增快、心音低钝、心律不齐,心电图改变有 T 波低平或倒置、Q-T 间期延长、ST 段下降、出现 U 波。

4)低钙血症和低镁血症。腹泻患儿进食少,吸收不良,从大便丢失钙、镁,可使体内钙、镁减少,但一般多不严重,腹泻较久、营养不良或有活动性维生素D缺乏病的患儿更多见。多在脱水和酸中毒纠正后,出现低钙症状如手足搐搦或惊厥;长期腹泻和营养不良患儿经补钙后症状仍不见好转者,应考虑可能有低血镁,其表现为烦躁不安、震颤、惊厥等。

3.不同病原体所致肠炎的临床特点

(1)轮状病毒肠炎:为小儿秋、冬季腹泻的最常见的病原,多见于6个月至2岁小儿。起病急,常伴发热和上呼吸道感染症状,多先有呕吐,每日大便次数多,量多,水样或蛋花汤样,黄色或黄绿色,无腥臭味,常出现脱水及电解质紊乱,可引起惊厥、心肌受累等。本病为自限性疾病,自然病程一般3~8d,预后良好。

(2)大肠埃希菌肠炎:多发生在5~8月气温较高季节,主要表现为发热、呕吐、腹泻稀水便,重者可有脱水、酸中毒及电解质紊乱。产毒性大肠埃希菌肠炎多无发热和全身症状,侵袭性大肠埃希菌肠炎可引起细菌性痢疾类似的症状。

4.迁延性腹泻和慢性腹泻

多与营养不良和急性期未彻底治疗有关,以人工喂养儿多见。表现为腹泻迁延不愈,病情反复,大便性质和次数极不稳定,严重时可出现水及电解质紊乱。

三、辅助检查

1.血常规检查

白细胞及中性粒细胞增多提示细菌感染;病毒感染时白细胞多在正常范围或降低;嗜酸性粒细胞增多属寄生虫感染或过敏性病变。

2.大便检查

轻型腹泻大便常规检查可见大量脂肪球或少量白细胞和不消化的食物残渣;发现白细胞、红细胞者,大便培养可检出致病菌;真菌性肠炎时大便涂片可发现念珠菌孢子及假菌丝;疑为病毒感染者应做病毒学相关检查。

3.血液生化检查

血电解质(血钠)测定可提示脱水性质,血钾测定可反映体内缺钾的程度,血气分析及测定二氧化碳结合力可了解体内酸碱平衡的性质。

四、治疗

腹泻治疗原则:调整饮食;合理用药,控制感染;预防及纠正水、电解质和酸碱平衡紊乱;预防并发症。

1.控制感染

细菌性肠炎需用抗生素治疗,应根据不同病原菌选用敏感、有效的抗生素,病毒性肠炎不可滥用抗生素。

2.微生态制剂

如双歧杆菌、嗜酸乳杆菌等有利于恢复肠道正常菌群的生态平衡,抑制病原菌定植与侵袭。

3.肠黏膜保护剂

如蒙脱石粉可能吸附病原体和毒素,增强肠黏膜的屏障功能,阻止病原体的攻击。早期避免用止泻剂,以免延缓腹泻病原体的排出,增加细菌繁殖和毒素的吸收。

4.腹泻患儿能进食后即予补锌治疗

可应用硫酸锌、葡萄糖酸锌。

五、护理评估

1.健康史

评估患儿有无喂养不当、不洁饮食史,食物过敏史,腹部着凉史及其他疾病史和长期服用广谱抗生素史等。

2.身体状况

注意呕吐和腹泻的次数、性状、量,有无腹痛,里急后重,记录 24h 出入量,评估脱水的程度和性质,观察患儿生命体征。了解血常规,血液生化检查,大便检查结果。

3.心理—社会状况

家长缺乏喂养及卫生知识是导致小儿易患腹泻的重要原因。故应注意评估患儿家庭的经济状况、居住条件、卫生习惯、家长的文化程度。由于家长对本病知识缺乏,常可出现焦虑、怀疑或抱怨。

六、护理诊断及合作性问题

1.体液不足

与体液丢失过多和摄入量不足有关。

2.腹泻

与喂养不当、感染等因素有关。

3.体温过高

与感染有关。

4.有皮肤黏膜完整性受损的危险

与大便次数增多刺激肛周皮肤有关。

5.知识缺乏

与患儿家长缺乏喂养知识、卫生知识及护理腹泻患儿的相关知识有关。

七、护理目标

(1)患儿腹泻、呕吐次数逐渐减少至停止,脱水、电解质紊乱得以纠正,体重恢复正常,尿量正常。

（2）患儿大便次数、性状正常。

（3）患儿体温逐渐恢复正常。

（4）住院期间患儿保持皮肤完整，无红臀发生。

（5）家长能说出小儿腹泻的预防措施和护理要点。

八、护理措施

1.调整饮食

除对严重呕吐者可暂禁食4～6h(不禁水)，腹泻患儿应继续进食，食用有营养和易消化的日常食物，少量多次。避免含粗纤维的蔬菜和水果，高糖食物会加重腹泻。母乳喂养者继续喂哺母乳，可增加喂奶次数和时间，暂停或减少辅食；人工喂养儿6个月以内者牛奶应加米汤或水稀释，或用发酵奶(酸奶)；6个月以上的婴儿可用平常已经习惯的饮食，选用稀粥、面条，并加些熟的植物油、蔬菜、肉末等，但需由少到多，并逐渐过渡到正常饮食；病毒性肠炎多有继发性双糖酶(主要是乳糖酶)缺乏，可暂停乳类喂养，改喂豆制代乳品或酸奶，以减轻腹泻、缩短病程；对牛奶和大豆过敏者应改用其他饮食；腹泻停止后逐渐恢复营养丰富的食物，每天加餐1次，持续1周。

2.严格消毒隔离

护理患儿前后要认真洗手，防止交叉感染。食物应新鲜、清洁。患儿的食具、奶具要认真清洗，严格消毒。

3.严密观察病情

观察记录大便次数、颜色、性状、量，及时送检，注意采集黏液脓血部分。观察患儿有无脱水、电解质紊乱及代谢性酸中毒等表现，遵医嘱进行相应治疗。

4.发热的护理

密切观察患儿体温变化，体温过高应给予头枕冰袋、乙醇擦浴、温水擦浴等物理降温措施或遵医嘱给予药物降温。鼓励患儿多喝水，做好口腔及皮肤护理。

5.维持皮肤完整性

由于腹泻频繁，大便呈酸性或碱性，含有大量肠液及消化酶，臀部皮肤常处于被大便腐蚀的状态，容易发生肛门周围皮肤糜烂，严重者引起溃疡及感染。每次便后须用温水清洗臀部并拭干，局部皮肤发红处涂以5%鞣酸软膏或40%氧化锌油并按摩片刻，促进血液循环；应选用消毒软棉尿布并及时更换；避免使用不透气塑料布或橡皮布，防止尿布皮炎发生。

6.健康教育

（1）向家长介绍患儿腹泻的原因及表现、治疗和护理，指导如何调整饮食。

（2）指导如何预防小儿腹泻，合理喂养，提倡母乳喂养，指导喂养方法等。培养良好卫生习惯，注意饮食卫生，食物要新鲜，食具、奶具应定期煮沸消毒。培养儿童饭前便后洗手。增强体质，适当进行户外活动，气候变化时防止受凉或过热。避免长期滥用广谱抗菌素。

九、护理评价

患儿腹泻、呕吐是否逐渐减少至停止,脱水、电解质紊乱是否纠正,患儿体温是否逐渐恢复正常。患儿皮肤是否保持完整,有无红臀发生。家长能否说出小儿腹泻的预防措施和护理要点。

(高丽静)

第七节　小儿液体疗法

一、小儿体液平衡的特点

(一)体液的总量和分布

体液可分为两部分:细胞内液和细胞外液,后者又包括血浆和间质液。细胞内液和血浆液量相对恒定,而间质液量变化较大。年龄越小,体液总量相对越多,间质液量所占的比例也越大。

(二)体液的电解质组成

细胞外液中主要阳离子是 Na^+,主要阴离子是 Cl^- 和 HCO_3^-;细胞内液中主要阳离子是 K^+,主要阴离子是 HPO_4^{2-} 及蛋白质。小儿体液的电解质组成与成人相似,生后数日的新生儿血钾、氯、磷和乳酸偏高,血钠、钙和碳酸氢盐偏低。

(三)水的交换

每日所需水量与热量消耗成正比。小儿生长发育快,活动量大,新陈代谢旺盛,摄入热量、蛋白质和经肾脏排出的溶质量均较多,不显性失水量多等原因,致小儿时期年龄越小,需水量相对越多。正常婴儿每日需水量 120~150mL/kg,每日水的进、出量(体内、外水的交换量)约等于细胞外液的 1/2,而成人仅占 1/7。婴儿水的交换率比成人快 3~4 倍,所以婴儿对缺水的耐受力比成人差。在病理情况下,如呕吐、腹泻等,就容易发生脱水。

(四)体液调节

肾脏是调节体液平衡的主要器官,其他如肺脏、神经和内分泌系统以及血浆中的缓冲系统对体液平衡的调节也有一定的作用。小儿各器官系统的功能均不成熟,体液调节功能较成人差,所以易出现水、电解质和酸碱平衡紊乱。

二、常用液体种类、成分及配制

(一)非电解质溶液

常用的 5% 葡萄糖注射液为等渗液,10% 葡萄糖注射液为高渗液。但葡萄糖注射液输入体内后,很快被氧化成二氧化碳和水,或转变成糖原而贮存体内,失去其渗透压的作用。故输入葡萄糖注射液,主要用以补充水分和部分热量,纠正体液的高渗状态或酮中毒。

(二)电解质溶液

主要用于补充所丢失的体液、所需的电解质,纠正体液的低渗状态和酸碱平衡失调。

1.生理盐水(0.9%氯化钠注射液)

生理盐水中含 Na^+ 和 Cl^- 均为 154mmol/L,为等渗液。Na^+ 含量与血浆中的 Na^+(142mmol/L)相近,而 Cl^- 含量比血浆中的 Cl^-(103mmol/L)高约 1/3,故大量输入体内可致血氯升高,造成高氯性酸中毒。

2.碱性溶液

主要用于纠正酸中毒。常用的有以下几种。

(1)碳酸氢钠溶液:可直接增加缓冲碱,纠正酸中毒的作用迅速。1.4%碳酸氢钠为等渗溶液;5%碳酸氢钠高渗溶液,可用5%或10%葡萄糖注射液稀释3.5倍,即为等渗液。

(2)乳酸钠溶液:需在有氧条件下,经肝脏代谢产生 HCO_3^- 而发挥作用,因此在肝功能不全、缺氧、休克、新生儿期以及乳酸潴留性酸中毒时不宜使用。1.87%乳酸钠为等渗溶液。11.2%的乳酸钠需稀释6倍转为1.87%的等渗溶液。

3.氯化钾溶液

用于纠正低钾血症。常用10%氯化钾注射液,静脉滴注时稀释成0.2%~0.3%浓度。禁忌静脉直接推注含钾溶液,同时注意肾功能及排尿情况。

4.混合溶液

将各种溶液按不同比例配成混合溶液,用于不同液体疗法的需要。

5.口服补液盐(ORS)

ORS是世界卫生组织(WHO)推荐用以治疗急性腹泻合并脱水的一种溶液。目前有多种ORS配方,WHO推荐的ORS中电解质成分及浓度分别为:Na^+ 90mmol/L,K^+ 20mmol/L,Cl^- 80mmol/L,HCO_3^- 30mmol/L,葡萄糖 111mmol/L,可用氯化钠 3.5g,碳酸氢钠 2.5g,枸橼酸钾或氯化钾1.5g,葡萄糖 20.0g,加水至 1 000mL 制成。其电解质的渗透压为 220mmol/L(2/3 张),含钾浓度为 0.15%。可用于腹泻时脱水的预防;轻、中度脱水无明显循环障碍时补液及补充生理需要。

三、液体疗法

婴幼儿腹泻的液体疗法目的在于纠正脱水和电解质平衡紊乱,以恢复机体的正常生理功能。补液前要全面了解疾病情况,综合分析、判定水、电解质紊乱和酸碱失衡的性质和程度,制定合理的液体疗法方案,确定补液总量、组成、步骤和速度。补液时需根据患儿的具体情况拟订整体输液方案,应遵循以下原则:①三定原则:定输液总量,定溶液性质,定补液速度。②三先原则:先快后慢,先盐后糖,先浓后淡。③三见原则:见酸补碱,见尿补钾,见惊补钙。其他问题如纠正酸中毒、补钾、补充热能、补镁等。补液方法包括口服补液和静脉补液两种。

（一）口服补液

适用于轻、中度脱水，无明显呕吐、腹胀、酸中毒者。预防脱水时可用 ORS 液加等量温开水稀释，每日 50～100mL/kg 少量多次服用；轻度脱水者用 ORS 50～80mL/kg，中度脱水者80～100mL/kg，于 8～12h 内服完，以补充累积损失量；脱水纠正后可将 ORS 液加等量温开水稀释后按病情需要随意口服。

（二）静脉补液

适合中度以上脱水、吐泻严重或腹胀患儿。

1.第一天补液

(1)补液总量：总量包括累积损失量、继续损失量和生理需要量三部分。

1)累积损失量：按脱水程度估计，轻度脱水 50mL/kg，中度脱水 50～100mL/kg，重度脱水100～120mL/kg。如为重度脱水伴有循环衰竭，首先应用 20mL/kg（总量最多不超过300mL），用 2∶1 等张含钠液，在 0.5～1h 内输入，以扩充血容量。

2)继续损失量：原则是丢失多少补多少，根据实际损失量补充。一般为 10～40mL/kg。

3)生理需要量：一般为 60～80mL/kg。

以上三部分液体量合计，第一个 24h 应供给的液体总量为：轻度脱水 90～120mL/kg，中度脱水120～150mL/kg，重度脱水 150～180mL/kg。学龄前儿童和学龄儿童酌减 1/4～1/3。

(2)液体种类：补充累积损失量时，应根据脱水的性质来确定补液的性质，低渗性脱水时补2/3 张含钠液，等渗性脱水时补 1/2 张含钠液，高渗性脱水时补 1/3～1/5 张含钠液。如临床上判断脱水性质有困难，可先按等渗性脱水处理。一般用 1/3～1/2 张含钠液补充继续损失量，用 1/3～1/5 张含钠液补充生理需要量。

(3)补液速度：累积损失量应于 8～12h 补完，继续损失量和生理需要量可在 12～16h 内输入，如需扩容应在 0.5～1h 内完成。

(4)纠正酸中毒：轻度酸中毒随循环情况及肾功能的改善可自行恢复，一般不必另外补给碱性液。中、重度酸中毒患儿须另外补给碱性液来纠正，首选碳酸氢钠，计算方法为：①所需5%碳酸氢钠的毫升数＝（-BE）×0.5×体重（kg）。②所需碱性溶液的毫摩尔数＝（-BE）×0.3×体重（kg）。得出计算结果后，先给 1/2 总量，再根据病情变化、治疗后的反应等调整剂量。所用碱性液一般应先稀释成等渗液体。

(5)纠正低钾：补钾时应注意以下问题：见尿补钾；含钾溶液严禁静脉推注；静脉补钾浓度不超过 0.3%；每日静脉补钾时间不短于 8h，一般补钾需持续 4～6d；能口服尽量口服补钾。

2.第二天补液

如第二天仍需静脉补充，只需补充继续损失量和生理需要量，以均匀的速度补给。

（三）液体疗法的护理

1.口服补液的护理

向家长示范喂服方法：2 岁以下的患儿每 1～2min 喂 1 小勺，约 5mL，大一点儿的患儿可用杯子直接喝，如有呕吐，停 10min 后再慢慢喂服（每 2～3min 喂一勺）；4h 后应重新估计患儿脱水状况，然后选择上述适当的方案继续治疗护理。ORS 液为 2/3 张含钠液，应用时需适当补充水分，尤其是在维持补液时，更应注意补充水分以防发生高钠血症。如患儿出现眼睑水肿,应停服 ORS 液,改用母乳或白开水,水肿消退后再继续服用。口服补液过程中,如患儿呕吐频繁,腹泻次数多,脱水加重,则应报告医师及时改用静脉补液。

2.静脉补液的护理

(1)严格掌握输液速度:合理安排 24h 输液量,依病情需要及输液原则分期、分批输入。注意防止输液速度过速或过缓,注意液路是否通畅,有无输液反应。

(2)密切观察病情:①记录液体出入量。24h 液体入量应包括口服液体和胃肠道外补液量。液体出量包括尿、大便和不显性失水量。②注意观察生命体征,包括体温、脉搏、血压、呼吸、精神状况。若出现烦躁不安、脉率加快、呼吸加快等,应警惕有无发生心力衰竭和肺水肿等情况。③观察脱水情况,注意患儿的神志状态,有无口渴,皮肤、黏膜干燥程度,眼窝及前囟凹陷程度,尿量多少等。如补液合理,一般于补液后 3～4h 排尿,此时说明血容量恢复,所以应注意观察和记录输液后首次排尿的时间、尿量。补液后 24h 皮肤弹性恢复,眼窝凹陷消失,则表明脱水已被纠正;补液后眼睑出现水肿,可能是钠盐摄入过多;补液后尿多而脱水未能纠正,则可能是葡萄糖注射液补入过多,宜调整溶液中电解质比例。

(付　静)

第八节　先天性心脏病

一、概述

先天性心脏病(CHD)简称先心病,是胎儿时期心脏及大血管发育异常而致先天畸形,是小儿最常见的心脏病。发病率为活产婴儿的 5‰～8‰,而在早产儿中的发生率为成熟儿的 2～3 倍,在死胎中的发生率为活产儿的 10 倍。近 30 多年,由于心导管检查,无创性心脏诊断技术如心血管造影术、超声心动图、磁共振等的应用,介入导管术及在低温麻醉和体外循环下心脏直视手术的发展,术后监护技术的提高,许多常见的先天性心脏病得到准确诊断,多数患儿获得彻底根治,先心病的预后已大为改观。但先天性心脏病仍为小儿先天发育异常致死的重要原因。

(一)病因和预防

任何影响胎儿心脏发育的因素都可以使心脏的某一部分出现发育停滞和异常。目前认为心血管畸形的发生主要由遗传和环境因素及其互相作用所致。遗传因素主要包括染色体易位与畸变,单一基因突变,多基因突变和先天性代谢紊乱,如 21-三体综合征的患儿,40%合并有心血管畸形且以房室间隔缺损最多见。环境因素中较为重要的是妊娠早期宫内感染,如风疹、流行性感冒、流行性腮腺炎和柯萨奇病毒感染等。此外,孕妇接触过量的放射线,服用抗癌、抗癫痫等药物,患代谢紊乱性疾病(如糖尿病、高钙血症等),妊娠早期饮酒、吸食毒品等均可能与发病有关。

引起先天性心脏病的病因尚未完全明确,对孕妇加强保健工作,特别是妊娠早期积极预防风疹、流感等病毒性疾病和避免与发病有关的高危因素接触,慎用药物,对预防先天性心脏病是很重要的。现在更可以在妊娠的早、中期通过胎儿超声心动图及染色体、基因诊断等对先天性心脏病进行早期诊断和早期干预。

(二)血流动力学及分型

先天性心脏病可一种或多种畸形并存。根据畸形所在的位置和左、右心腔及大血管之间有无直接分流分为三类。

1.左向右分流型(潜伏发绀型)

在左、右心之间或主动脉与肺动脉之间有异常通路。正常情况下,由于体循环压力高于肺循环压力,所以血液从左向右分流而不出现发绀。在屏气、剧烈哭闹或任何病理情况下,肺动脉和右心室压力增高并超过左心压力,则使氧含量低的血液自右向左分流而出现暂时性发绀,故此型又称潜伏发绀型。常见的有室间隔缺损、房间隔缺损、动脉导管未闭等。

2.右向左分流型(发绀型)

为先心病中最严重的一组,畸形的存在导致右心压力增高并超过左心,使血液从右向左分流,或大动脉起源异常,导致大量回心静脉血流入体循环,引起全身持续性发绀。常见有法洛四联症、大动脉错位等。

3.无分流型(无发绀型)

指在心脏左、右两侧或动、静脉之间没有异常分流或通路存在,故无发绀现象,只在发生心力衰竭时才发绀,如肺动脉狭窄、主动脉缩窄和右位心。

二、临床常见的先天性心脏病

小儿先天性心脏病中最常见的是室间隔缺损、房间隔缺损、动脉导管未闭、法洛四联症和肺动脉狭窄等。

(一)室间隔缺损

室间隔缺损(VSD)是最常见的先天性心脏病,发生率占小儿先天性心脏病的25%~40%。室间隔缺损是心脏胚胎发育异常形成的左、右心室间的异常通道,它可单独存在,也可与其他畸形同时存在。根据缺损位置不同,可分为4种类型:①膜部:位于主动脉瓣及室上嵴下方,是缺损最常见的部位。②漏斗部:位于室上嵴上方,肺动脉瓣下方,又称干下型缺损或流出道型缺损。③三尖瓣后方:又称流入道型缺损。④室间隔肌部:较少见。缺损可以只有一个,也可同时存在几个缺损。根据缺损的大小分为:①小型缺损:缺损直径<5mm。②中型缺损:缺损直径5~15mm。③大型缺损:缺损直径>15mm。

1.病理生理

室间隔缺损主要是左、右心室之间有一异常通道。由于左心室压力高于右心室,血液从左向右分流,所以一般不出现发绀。缺损小时分流量少,临床可无症状。随着病情的发展或分流量大时,体循环血流量减少,肺循环血流量增加,左心房和左心室的负荷加重,产生肺动脉高压,此时左向右分流量显著减少,最后出现双向分流或逆向分流而呈现发绀。肺动脉高压显著时,血液自右向左分流,临床出现持久性发绀,称为艾森曼格综合征。

2.临床表现

临床表现取决于缺损的大小和肺循环的阻力。

小型室间隔缺损,患儿无明显症状,生长发育正常,胸廓无畸形,临床上多于体检时发现杂音。中、大型室间隔缺损,在新生儿后期及婴儿期即可出现症状,表现为喂养困难,吸吮时气促、苍白、多汗,体格发育迟缓,易反复呼吸道感染及心力衰竭。长期肺动脉高压的患儿多有活动能力的下降、发绀和杵状指。体检可见心前区隆起,心界扩大,胸骨左缘 3~4 肋间可闻及 Ⅲ~Ⅳ级粗糙的全收缩期杂音,向心前区广泛传导,并可在杂音最响处扪及收缩期震颤;肺动脉区第二心音增强。明显肺动脉高压者,肺动脉区第二心音显著亢进而心脏杂音较轻,此时右心室肥大较明显,左向右分流减少,当出现右向左分流时,患儿出现青紫。

室间隔缺损易并发支气管炎、支气管肺炎、充血性心力衰竭、肺水肿和亚急性细菌性心内膜炎。

室间隔缺损的自然病程取决于缺损的大小。小型缺损预后良好,膜部和肌部的室间隔缺损自然闭合率高(35%~80%),大部分在 5 岁以内关闭,尤其 1 岁以内。小型缺损即使不关闭一般也无碍,一般不致发生心力衰竭或肺动脉高压。干下型室间隔缺损未见自然闭合者。大型室间隔缺损在婴儿期易出现心力衰竭,甚至死亡,年长后可发展成梗阻型肺动脉高压,错失手术的时机。

3.辅助检查

(1)心电图:小型缺损者心电图基本正常;中型缺损者左心室肥大;大型缺损者有左、右心室肥大。

(2)胸部 X 线:小型缺损者无明显改变;中、大型缺损者肺血量增多,心影增大,肺动脉段凸出,搏动强烈,肺门阴影扩大,心脏以左心室增大为主,左心房也异常增大,晚期可出现右心室增大。

(3)超声心动图:可见左心室、左心房和右心室内径增大,主动脉内径缩小。二维超声心动图可显示室间隔回声中断,并可提示缺损的位置和大小。多普勒彩色血流显像可直接见到分流的位置、方向和区别分流的大小,还能确定多个缺损的存在。

(4)心导管检查:近年来非侵入性检查如超声心动图等可对多数室间隔缺损作出诊断,而小型缺损心电图和 X 线检查基本正常亦无手术指征,都不必进行创伤性心导管检查和心血管造影。如合并重度肺动脉高压、合并其他心脏畸形或对解剖有疑点,须做右心导管检查,检查可发现右心室血氧含量明显高于右心房,右心室和肺动脉压力增高。

4.治疗

小型室间隔缺损者有自然闭合可能,不主张外科手术,一般也不限制体力活动。为预防亚急性细菌性心内膜炎,应在拔牙、做扁桃体或其他咽部手术时预防性使用抗生素,并定期随访。大、中型室间隔缺损者出现难以控制的充血性心力衰竭,肺动脉压力持续升高超过体循环的1/2,或肺循环血量与体循环血量的比大于 2:1 时,应及时手术修补。过去只能在体外循环心内直视下做修补术,随介入医学的发展,应用可自动张开和自动置入的装置(Amplatzer 装置)经心导管阻塞成为非胸治疗的新技术。

（二）房间隔缺损

房间隔缺损（ASD）占先天性心脏病发病总数的 20%～30%，女孩多见。由于小儿时期症状较轻，不少患者到成年后才被发现。根据解剖病变的不同可分为卵圆孔未闭、第一孔未闭型缺损、第二孔未闭型缺损，以后者常见。房间隔缺损可合并其他心血管畸形，较常见的有肺静脉畸形引流入右心房。

1.病理生理

出生后随着肺循环血量的增加，左心房压力超过右心房压力，分流自左向右，分流量的大小取决于缺损的大小和两侧心室顺应性。分流造成右心房和右心室负荷过重而产生右心房和右心室增大，肺循环血量增多和体循环血量减少。分流量大时可产生肺动脉压力升高。晚期当右心房压力大于左心房压力时，则可产生右向左分流，出现持续性发绀。第一孔未闭型缺损伴有二尖瓣关闭不全时，左心室也增大。

2.临床表现

房间隔缺损的症状随缺损的大小而不同。缺损小者可无症状，仅在体检时发现胸骨左缘第 2～3 肋间有收缩期杂音。缺损大者由于体循环血量减少而表现为活动后气促、乏力，易患呼吸道感染及生长发育迟缓，当哭闹、患肺炎或心力衰竭时，右心房压力可超过左心房，出现暂时性发绀。体检：可见体格发育落后，消瘦，心前区隆起，心尖搏动弥散，心浊音界扩大，胸骨左缘 2～3 肋间可闻及Ⅱ～Ⅲ级收缩期喷射性杂音，肺动脉瓣区第二心音增强或亢进，并呈固定分裂。

本病一般预后较好。小型房间隔缺损在 1 岁以内有自然闭合的可能；1 岁以上自然闭合的可能性很小。常见的并发症为肺炎，至青中年期可合并心律失常、肺动脉高压和心力衰竭。

3.辅助检查

(1)心电图：典型心电图表现为电轴右偏和不完全性右束支传导阻滞，部分病例尚有右心房和右心室肥大。第一孔未闭伴二尖瓣关闭不全者，则左心室也增大。

(2)胸部 X 线：心脏外形呈轻、中度扩大，以右心房、右心室增大为主，肺动脉段突出，肺门血管影增粗，可见"肺门舞蹈征"，肺野充血，主动脉影缩小。

(3)超声心动图：示右心房和右心室内径增大。二维超声心动图可见房间隔回声中断，并可显示缺损的位置和大小。多普勒彩色血流显像可观察到分流的位置、方向且能估测分流的大小。

(4)心导管检查：可发现右心房血氧含量高于上、下腔静脉平均血氧含量。心导管可由右心房通过缺损进入左心房。

4.治疗

缺损较大影响生长发育者宜于学龄前做房间隔缺损修补术。也可通过介入性心导管用扣式双盘堵塞装置、蚌状伞或蘑菇伞关闭缺损。

（三）动脉导管未闭

动脉导管未闭（PDA）占先天性心脏病发病总数的 15%～20%，女多于男，比例为（2～3）∶1。动脉导管是胎儿时期肺动脉与主动脉间的正常通道，是胎儿循环的重要途径。小儿出生后，随着呼吸的开始引起肺循环压力降低，血氧分压提高，动脉导管于生后数小时至数天在功能上关闭。多数婴儿于生后 3 个月左右解剖上亦完全关闭。若持续开放并出现左向右分流者即为动脉导管末闭。未闭的动脉导管大小、长短和形态不一,一般分为管型、漏斗型、窗型 3 型。

1.病理生理

由于主动脉血流入肺动脉,故周围动脉舒张压下降而致脉压增大。分流量的大小与动脉导管的粗细及主、肺动脉之间的压差有关。由于主动脉压力高于肺动脉压力,故无论收缩期或舒张期血液均自主动脉向肺动脉分流,肺循环血量增加,左心室舒张期容量负荷过重,出现左心房和左心室扩大,室壁肥厚。分流量大者,长期大量血流向肺循环冲击造成肺动脉管壁增厚,肺动脉压力增高,可致右心室肥大和衰竭,当肺动脉压力超过主动脉时,即产生右向左分流,患儿呈现下半身发绀,左上肢轻度发绀,右上肢正常,称为差异性发绀。

2.临床表现

临床症状取决于动脉导管的粗细。导管口径较细者,分流量小,临床可无症状,仅在体检时发现心脏杂音。导管粗大者分流量大,影响生长发育,患儿疲劳无力、多汗,易合并呼吸道感染表现为气急、咳嗽等。如合并重度肺动脉高压,即出现发绀。偶因扩大的肺动脉压迫喉返神经而引起声音嘶哑。

体检:患儿多消瘦,轻度胸廓畸形,心前区隆起,心尖搏动增强,胸骨左缘第 2～第 3 肋间可闻及粗糙响亮的连续性机器样杂音,占据整个收缩期和舒张期,向左上和腋下传导,可伴有震颤,肺动脉瓣区第二心音增强或亢进。婴幼儿期及合并肺动脉高压或心力衰竭时,主动脉与肺动脉舒张期压力差很小,可仅有收缩期杂音。由于肺动脉分流使动脉舒张压降低,收缩压多正常,脉压多大于 40mmHg(5.3kPa),可有水冲脉、毛细血管搏动和股动脉枪击音等周围血管征。伴有显著肺动脉高压者可出现差异性发绀,多限于左上肢及下半身发绀。

患儿预后与导管的粗细及分流量的大小有关。导管口径较细、分流量较小者,预后良好;导管口径较粗、分流量较大者,婴儿期易患肺部感染及心力衰竭,是本病死亡的常见原因。若不予治疗,最终因严重的肺动脉高压,出现反流及右心衰竭而于成人期死亡。

充血性心力衰竭、心内膜炎、肺血管的病变等是本病常见的并发症。

3.辅助检查

(1)心电图:导管细者心电图正常,导管粗和分流量大者可有左心室肥大和左心房肥大,合并肺动脉高压时右心室肥大。

(2)胸部 X 线:导管口径较细、分流量小者可无异常发现。导管粗、分流量大者有左心室和左心房增大,肺动脉段突出,肺门血管影增粗,肺野充血。有肺动脉高压时,右心室亦增大,主动脉弓往往有所增大。

(3)超声心动图:示左心房和左心室内径增宽,主动脉内径增宽,左心房内径/主动脉内径>1.2,二维超声心动图有时可显示肺动脉与降主动脉之间有导管的存在,多普勒彩色血流显像可直接见到分流的方向和大小。

(4)心导管检查:典型病例不需心导管检查,如有肺动脉高压或伴其他畸形者进行心导管检查。右心导管检查显示肺动脉血氧含量高于右心室,说明肺动脉部位有左向右的分流。肺动脉和右心室的压力可正常或不同程度升高。部分患者心导管可通过未闭的动脉导管,由肺动脉进入降主动脉。

4.治疗

手术结扎或切断缝扎导管即可治愈,宜于学龄前施行,必要时任何年龄均可手术。对早产儿动脉导管未闭可于生后1周内应用消炎痛,以促使导管平滑肌收缩而关闭导管。近年来介入性治疗已成为动脉导管未闭首选治疗方法,可采用微型弹簧圈或蘑菇伞堵塞动脉导管。

(四)法洛四联症

法洛四联症(IDF)是存活婴儿中最常见的青紫型先天性心脏病,其发病率占各类先天性心脏病的10%～15%,男女发病比例接近。

法洛四联症由以下4种畸形组成:①肺动脉狭窄:以漏斗部狭窄多见。②室间隔缺损。③主动脉骑跨:主动脉骑跨于室间隔之上。④右心室肥厚:为肺动脉狭窄后右心室负荷增加的结果。以上4种畸形中以肺动脉狭窄最主要,对患儿的病理生理和临床表现有重要影响。

1.病理生理

由于肺动脉狭窄,血液进入肺循环受阻,引起右心室代偿性肥厚,右心室压力增高;狭窄严重时,右心室压力超过左心室,此时为右向左分流,血液大部分进入骑跨的主动脉。由于主动脉骑跨于两心室之上,主动脉除接受左心室的血液外,还直接接受一部分来自右心室的静脉血,因而出现青紫。另外由于肺动脉狭窄,肺循环进行气体交换的血流减少,更加重了青紫的程度。在动脉导管关闭前,肺循环血流量减少的程度轻,随着动脉导管关闭逐渐加重,青紫日益明显。

2.临床表现

(1)青紫:为主要表现。青紫严重程度及出现早晚与肺动脉狭窄程度成正比。一般出生时青紫多不明显。3～6个月后渐明显,并随年龄的增加而加重。肺动脉狭窄严重或肺动闭锁的患儿,在生后不久即有青紫。青紫常于唇、球结合膜、口腔黏膜、耳垂、指(趾)等毛细血管丰富的部位明显。由于血氧含量下降致患儿活动耐力差,稍一活动,如吃奶、哭闹、走动等,即出现气急和青紫加重。

(2)缺氧发作:2岁以下的患儿多有缺氧发作,常在晨起吃奶、大便、哭闹时出现阵发性呼吸困难、烦燥和青紫加重,严重者可引起突然晕厥、抽搐或脑血管意外,这是由于在肺动脉漏斗部狭窄的基础上,突然发生该处肌肉痉挛,引起一时性肺动脉梗阻,使脑缺氧加重所致。每次发作可持续数分钟至数小时,常能自行缓解。年长儿常诉头晕、头痛。

(3)蹲踞症状:婴儿期长期采用胸膝卧位。年长儿多有蹲踞症状,于行走、活动或站立过久时,因气急而主动下蹲片刻再行走,为一种无意识的自我缓解缺氧和疲劳的体位。蹲踞时下肢受压,体循环阻力增加,使右向左分流减少,肺循环增加,同时下肢屈曲,使静脉回心血量减少,减轻了右心室负荷,使右向左分流减少,从而缺氧症状暂时得以缓解。

(4)杵状指(趾):由于长期缺氧,指、趾端毛细血管扩张增生,局部软组织和骨组织也增生肥大,随后指(趾)末端膨大如鼓槌状,称为杵状指(趾)。

体检:可见患儿生长发育迟缓。心前区可稍隆起,胸骨左缘第2～第4肋间可闻及Ⅱ～Ⅲ级喷射性收缩期杂音,一般以第3肋间最响,其响度取决于肺动脉狭窄程度。狭窄重,流经肺动脉的血液少,杂音则轻而短。肺动脉区第二心音减弱或消失。

由于长期缺氧、红细胞增多,血液黏稠度高,血流变慢引起脑栓塞。若为细菌性血栓,则易形成脑脓肿。常见并发症还有亚急性细菌性心内膜炎。

本病的预后与肺动脉狭窄的严重程度、并发症及手术的早晚有关,若不手术,其自然生存率平均 10 年左右。

3.辅助检查

(1)血液检查:周围血红细胞计数增高,血红蛋白和红细胞压积增高。

(2)心电图:心电轴右偏,右心室肥大,也可右心房肥大。

(3)胸部 X 线:心脏大小正常或稍增大。典型者心影呈靴形,系由右心室肥大使心尖上翘和漏斗部狭窄使心腰凹陷所致。肺门血管影缩小,肺纹理减少,透亮度增加。

(4)超声心电图:二维超声心电图可显示主动脉内径增宽并向右移位。右心室内径增大,流出道狭窄。左心室内径缩小。多普勒彩色血流显像可见右心室直接将血液注入骑跨的主动脉。

(5)心导管检查:导管较易从右心室进入主动脉,有时能从右心室入左心室。心导管从肺动脉向右心室退出时,可记录到肺动脉和右心室之间的压力差。根据压力曲线可判断肺动脉狭窄的类型。股动脉血氧饱和度降低,证明有右向左的分流存在。

(6)心血管造影:造影剂注入右心室,可见主动脉和肺动脉几乎同时显影。主动脉位置偏前、稍偏右。此外,尚可显示肺动脉狭窄的部位、程度和肺血管时情况。

4.治疗

以根治手术治疗为主。手术年龄一般在 2 岁以上。在体外循环下做心内直视手术,切除流出道肥厚部分,修补室间隔缺损,纠正主动脉右跨。如肺血管发育较差不宜做根治手术,则以姑息分流手术为主,以增加肺血流量。待年长后一般情况良好时再做根治术。

缺氧发作时的处理:①置患儿于膝胸位。②及时吸氧并保持患儿安静。③皮下注射吗啡 $0.1 \sim 0.2 \text{mg/kg}$,可抑制呼吸中枢和消除呼吸急促。④静脉应用碳酸氢钠,纠正代谢性酸中毒。⑤可静脉注射 β 受体阻滞药普萘洛尔(心得安)减慢心率,缓解发作。

(五)肺动脉狭窄

肺动脉狭窄(PS)为右室流出道梗阻的先天性心脏病,发病率占先天性心脏病总数的 $10\% \sim 20\%$。按狭窄部位的不同,可分为肺动脉瓣狭窄、漏斗部狭窄、肺动脉干及肺动脉分支狭窄,其中以肺动脉瓣狭窄最常见。狭窄可各自单独存在,也可并存。

1.病理生理

由于肺动脉瓣狭窄,右心室排出受阻,收缩期负荷加重,压力升高,导致右心室肥厚。当右心室失代偿时,右心房压力也升高,出现右心衰竭。如伴有房间隔缺损或卵圆孔未闭,可产生右向左分流而出现青紫。

2.临床表现

本病症状和病情发展与狭窄程度有关,轻度肺动脉狭窄一般无症状,只有在体检时才发现。狭窄程度越重,症状越明显,主要为活动后有气急、乏力和心悸。重症肺动脉瓣狭窄婴儿期即可出现发绀及右心衰竭,青紫主要为通过未闭的卵圆孔的右向左分流所致。发生心力衰竭前,生长发育尚可。

体检:可见心前区隆起,胸骨左缘搏动较强。肺动脉瓣区可触及收缩期震颤,并可闻及响亮的喷射性全收缩期杂音,向颈部传导。轻、中度狭窄杂音为Ⅱ~Ⅳ级,重度狭窄可达Ⅴ级,但极重度狭窄时杂音反而减轻。杂音部位与狭窄的类型有关:瓣膜型以第2肋间最响;漏斗部狭窄以第3、第4肋间最响。如右心室代偿失调而扩大,则于三尖瓣区可闻及收缩期吹风样杂音,同时可有颈静脉怒张、肝大、下肢水肿等右心衰竭表现。

3.辅助检查

(1)心电图轻者正常。中度以上狭窄者,显示不同程度的电轴右偏,右心室肥大,部分患者有右心房肥大。

(2)胸部X线检查示肺野清晰,肺纹理减少。右心室扩大,有时右心房也扩大,肺动脉段明显凸出。

(3)超声心动图示右心室和右心房内径增宽,右心室前壁和室间隔增厚。扇形切面显像可见肺动脉瓣增厚和活动受限。漏斗部狭窄可见右心室流出道狭小。多普勒超声检查可估测跨瓣压差。

(4)心导管检查右心室收缩压增高,而肺动脉收缩压降低,心导管从肺动脉向右心室退出时的连续曲线显示明显的无过渡区的压力阶差。

4.治疗

经皮囊导管成形术目前在临床应用广泛,对多数中、重度肺动脉瓣膜型狭窄效果良好。肺动脉瓣膜显著增厚、漏斗部有狭窄或合并其他心脏结构异常时宜及早外科手术治疗。

三、常见先天性心脏病患儿的护理

(一)护理评估

1.健康史

了解母亲妊娠期,尤其妊娠初期2~3个月有无感染史,有无接触放射线、用药史,以及吸烟、饮酒史;母亲是否患有代谢性疾病,家族中是否有先天性心脏病患者。了解发现患儿心脏病的时间,详细询问有无青紫、出现青紫的时间,小儿发育的情况,体重的增加情况,与同龄儿相比活动耐力是否下降,有无喂养困难、声音嘶哑、苍白多汗、反复呼吸道感染,是否喜欢蹲踞,有无阵发性呼吸困难或突然晕厥发作。

2.身体状况

体检注意患儿精神状态、生长发育的情况,皮肤黏膜有无发绀及其程度,有无周围血管征;有无呼吸急促,心率加快、鼻翼扇动,以及肺部啰音、肝脏增大等心力衰竭的表现;有无杵状指(趾)、胸廓畸形,有无震颤。听诊心脏杂音位置、时间、性质和程度,特别注意肺动脉瓣区第二心音是增强还是减弱,是否有分裂。

了解X线、心电图、超声心动图、血液检查的结果和临床意义。较复杂的畸形还应该取得心导管检查和心血管造影的诊断资料。

3.心理—社会状况

评估患儿是否因患先天性心脏病生长发育落后,正常活动、游戏、学习受到不同程度的限制和影响而出现抑郁、焦虑、自卑、恐惧等心理。了解家长是否因本病的检查和治疗比较复杂、风险较大、预后难预测、费用高而出现焦虑和恐惧等。

（二）常见护理诊断/问题

1.活动无耐力

与体循环血量减少或血氧饱和度下降有关。

2.生长发育迟缓

与体循环血量减少或血氧下降影响生长发育有关。

3.有感染的危险

与肺血增多及心内缺损易致心内膜损伤有关。

4.焦虑

与疾病的威胁和对手术担忧有关。

5.潜在并发症

心力衰竭、感染性心内膜炎、脑血栓。

（三）护理目标

（1）患儿活动量得到适当的限制，能满足基本生活所需。

（2）患儿获得充足的营养，满足生长发育的需要。

（3）患儿不发生感染。

（4）患儿不发生并发症或发生时能被及时发现，得到及时适当的处理。

（5）患儿或（和）家长能获得本病的有关知识和心理支持，较好地配合诊断检查和手术治疗。

（四）护理措施

1.建立合理的生活制度

安排好患儿作息时间，保证睡眠、休息，根据病情安排适当活动量，降低心脏负担。集中护理，避免引起情绪激动和大哭大闹。病情严重的患儿应卧床休息。

2.供给充足营养

注意营养搭配，供给充足能量、蛋白质和维生素，保证营养需要，以增强体质，提高对手术的耐受。对喂养困难的小儿要耐心喂养，可少量多餐，避免呛咳和呼吸困难。心功能不全时有水钠潴留者，应根据病情，采用无盐或低盐饮食。

3.预防感染

根据体温变化及时加减衣服，避免受凉引起呼吸系统感染。注意保护性隔离，以免交叉感染。做各种口腔小手术时应给予抗生素预防感染，防止感染性心内膜炎发生，一旦发生感染应积极治疗。

4.注意观察病情，防止并发症发生

（1）观察病情：防止法洛四联症患儿因活动、哭闹、便秘引起缺氧发作，一旦发生应将小儿置于膝胸卧位，此体位可增加体循环阻力，使右向左分流减少，同时给予吸氧，并与医生合作给予吗啡及普萘洛尔抢救治疗。

（2）法洛四联症患儿血液黏稠度高，发热、出汗、吐泻时，体液量减少，加重血液浓缩易形成血栓,因此要注意供给充足液体,必要时可静脉输液。

（3）观察有无心率增快、呼吸困难、端坐呼吸、咳泡沫样痰、水肿、肝大等心力衰竭的表现,如出现上述表现,立即置患儿于半卧位,给予吸氧,及时与医生取得联系,并按心力衰竭护理。

5.心理护理

对患儿关心爱护、态度和蔼,建立良好的护患关系,消除患儿的紧张。对家长和患儿解释病情和检查、治疗经过,取得他们理解和配合。

（五）健康教育

指导家长掌握先天性心脏病的日常护理,建立合理的生活制度,合理用药,预防感染和其他并发症。定期复查,调整心功能到最好状态,使患儿能安全到达手术年龄,安度手术关。

（六）护理评价

评价患儿活动耐力是否增加,能满足基本生活所需;能否获得充足的营养,满足生长发育的需要;有无发生感染等并发症,患儿或(和)家长是否了解本病的有关知识,是否积极配合诊疗和护理。

（付　静）

第九节　心导管检查和心血管造影

一、术前护理

（1）术前一天清洁手术区皮肤,如为青春期少年准备做股静脉或股动脉穿刺者,应备皮、剃除阴毛。

（2）做青霉素皮试,以备术后使用,如青霉素过敏,必要时做先锋霉素皮试。

（3）准备做心血管造影术者,术前做泛影葡胺碘过敏试验,如患儿过敏应报告医生,改用低渗透压非离子碘造影剂(后者价格较前者昂贵)。

（4）术前禁食 6h,以免术中呕吐引起窒息。对青紫型先天性心脏病患儿,因容易出现血液浓缩,必要时可静脉补液。

（5）如术中进行附加药物试验,应准备好药品。

（6）对年幼儿,体重较轻,又需做左、右心导管检查和造影,估计用血量和失血量总和超过患儿血容量的 10%者,应查血型备血,以供必要时用。

二、术后护理

（1）患儿回病房后,让其平卧于床上,检查伤口有无渗血,如有渗血与医生合作重新止血,包扎,可在敷料外放置沙袋以压迫止血。股静脉穿刺者需卧床 12h,股动脉穿刺者需卧床 24h以上,以防局部形成血肿。

（2）定时测量心率、心律、血压,观察足背动脉搏动情况,注意穿刺侧与对侧比是否有搏动减弱和肢体温度的变化。

（3）按医嘱输液给药,尤其对青紫型先天性心脏病患儿应补足液量,预防血液浓缩。

（4）婴幼儿用氯胺酮麻醉者,需完全清醒后才能进食,以免引起呕吐。

（程　琳）

第十节　病毒性心肌炎

病毒性心肌炎是病毒侵犯心脏所致的炎性过程,除心肌炎外,部分病例可伴有心包炎和心内膜炎。本病临床表现轻重不一,轻者预后大多良好,重者可发生心力衰竭、心源性休克,甚至猝死。近年统计,小儿病毒性心肌炎的发病率在上升,但重症患儿仍占少数。

一、病因与发病机制

很多病毒感染可引起心肌炎。主要是肠道和呼吸道病毒,尤其是柯萨奇病毒Ｂ1～6型最常见,占半数以上,其次为埃可病毒。其他病毒如腺病毒、脊髓灰质炎病毒、流感和副流感病毒、单纯疱疹病毒、腮腺炎病毒等均可引起心肌炎。轮状病毒是婴幼儿秋季腹泻的病原体,也可引起心肌损害。本病发病机制尚不完全清楚,一般认为与病毒及其毒素早期经血液循环直接侵犯心肌细胞有关,另外病毒感染后的变态反应和自身免疫也与发病有关。

二、病理变化

病变分布可为局灶性、散在性或弥漫性,多以心肌间质组织和附近血管周围单核细胞、淋巴细胞和中性粒细胞浸润为主,少数为心肌变性,包括肿胀、断裂、溶解和坏死等变化。慢性病例多有心脏扩大、心肌间质炎症浸润和心肌纤维化形成的瘢痕组织。心包可有浆液渗出,个别发生粘连。病变可波及传导系统,甚至导致终身心律失常。

三、临床表现

病毒性心肌炎临床表现轻重不一。轻症患儿可无自觉症状,仅表现心电图的异常;重症者则暴发心源性休克、急性心力衰竭,常在数小时或数天内死亡。典型病例在起病前数日或1～3周多有上呼吸道或肠道等前驱病毒感染史,常伴有发热、胸痛、周身不适、咽痛、肌痛、腹泻和皮疹等症状;心肌受累时患儿常诉疲乏无力、气促、心悸和心前区不适或腹痛。检查发现心脏扩大、心搏异常,安静时心动过速,第一心音低钝,出现奔马律,伴心包炎者可听到心包摩擦音。严重时甚至血压下降,发展为充血性心力衰竭或心源性休克。

多数患儿预后良好,病死率不高。半数经数周或数月后痊愈。少数重症暴发病例,因心源性休克、急性心力衰竭或严重心律失常在数小时或数天内死亡。部分病例可迁延数年,仅表现为心电图或超声心动图改变。

四、辅助检查

1.实验室检查

(1)血常规及红细胞沉降率:急性期白细胞总数轻度增高,以中性粒细胞为主;部分病例红细胞沉降率轻度或中度增快。

(2)血清心肌酶谱测定:病程早期血清肌酸激酶(CK)及其同功酶(CK-MB)、乳酸脱氢酶(LDH)及其同功酶(LDH_1)、血清谷草转氨酶(SGOT)均增高。心肌肌钙蛋白 T(cTnT)升高,具有高度的特异性。恢复期血清中检测相应抗体,多有抗心肌抗体增高。

(3)病毒分离:疾病早期可从咽拭子、大便、血液、心包液或心肌中分离出病毒,但阳性率低。

(4)PCR:在疾病早期可通过 PCR 技术检测出病毒核酸。

2.X 线检查

透视下心搏动减弱,胸片示心影正常或增大,合并大量心包积液时心影显著增大。心功能不全时两肺呈淤血表现。

3.心电图检查

呈持续性心动过速,多导联 ST 段偏移和 T 波低平、双向或倒置 QT 间期延长、QRS 波群低电压。心律失常以早搏多见,尚可见到部分性或完全性窦房、房室或室内传导阻滞。

五、治疗

本病为自限性疾病,目前尚无特效治疗,主要是减轻心脏负担,改善心肌代谢和心功能,促进心肌修复。

(1)休息十分重要,可以减轻心脏负担。

(2)抗生素和抗病毒药物治疗急性期可加用抗生素,有报道联合应用三氮唑核苷和干扰素可提高生存率。

(3)保护心肌和清除自由基的药物治疗。

1)大剂量维生素 C 和能量合剂:维生素 C 有清除自由基的作用,可改善心肌代谢及促进心肌恢复,对心肌炎有一定疗效。剂量为每日 100～200mg/kg,以葡萄糖注射液稀释成10％～20％溶液静脉注射。每日 1 次,疗程3～4周。病情好转可改维生素 C 口服。能量合剂有加强心肌营养、改善心肌功能的作用,常用三磷酸腺苷 20mg、辅酶 A 50U,胰岛素 4～6U 及10％氯化钾 8mL 溶于 10％葡萄糖注射液 250mL 中静脉滴注,每日或隔日 1 次。

2)辅酶 Q_{10}:有保护心肌和清除自由基的作用,1mg/(kg·d),分 2 次口服,疗程 3 个月以上。

3)1,6-二磷酸果糖(FDP):可改善心肌细胞代谢,150～250mg/(kg·d),静脉滴注,疗程

1～3周。

4)中药:在常规治疗的基础上加用丹参或黄芪等中药。

(4)应用肾上腺皮质激素:肾上腺皮质激素有改善心肌功能、减轻心肌炎性反应和抗休克作用,一般病程早期和轻症者不用,多用于急重病例,常用泼尼松,每日1～1.5mg/kg口服,共2～3周,症状缓解后逐渐减量至停药。对于急症抢救病例可采用静脉滴注,如地塞米松每日0.2～0.4mg/kg,或氢化可的松每日10～20mg/kg。

(5)应用丙种球蛋白:用于重症病例,2g/kg,单剂24h静脉缓慢滴注。

(6)控制心力衰竭:强心药常用地高辛或毛花苷丙。由于心肌炎时对洋地黄制剂比敏感,容易中毒,故剂量应偏小,一般用有效剂量的2/3即可。重症患儿加用利尿药时,尤应注意电解质平衡,以免引起心律失常。

(7)救治心源性休克:大剂量静脉滴注肾上腺皮质激素或大剂量静脉推注维生素C常可取得较好的效果,如效果不满意可应用调节血管紧张度的药物如多巴胺、异丙肾上腺素和阿拉明等加强心肌收缩、维持血压和改善微循环。

六、常见护理诊断/问题

1.活动无耐力
与心肌收缩力下降,组织供氧不足有关。
2.潜在并发症
心律失常、心力衰竭、心源性休克。

七、护理措施

1.休息,减轻心脏负担
急性期卧床休息,至体温稳定后3～4周基本恢复正常时逐渐增加活动量。恢复期继续限制活动量,一般总休息时间不少于6个月。重症患儿心脏扩大者,有心力衰竭者,应延长卧床时间,待心力衰竭控制、心脏情况好转后再逐渐开始活动。

2.严密观察病情,及时发现和处理并发症
(1)密切观察和记录患儿精神状态、面色、心率、心律、呼吸、体温和血压变化。有明显心律紊乱者应进行连续心电监护,发现多源性期前收缩、频发室性期前收缩、高度或完全性房室传导阻滞、心动过速、心动过缓时应立即报告医生,采取紧急处理措施。

(2)胸闷、气促、心悸时应休息,必要时可给予吸氧。烦躁不安者可根据医嘱给予镇静药。有心力衰竭时置患儿于半卧位,尽量保持其安静,静脉给药应注意滴注的速度不要过快,以免加重心脏负担。使用洋地黄时剂量应偏小,注意观察有无心律过慢,出现新的心律失常和恶心、呕吐等消化系统症状,如有上述症状暂停用药并与医生联系处理,避免洋地黄中毒。

(3)心源性休克使用血管活性药物和扩张血管药时,要准确控制滴速,最好能使用输液泵,以避免血压过大的波动。

八、健康教育

对患儿及家长介绍本病的治疗过程和预后,减少患儿和家长的焦虑和恐惧心理。强调休息对心肌炎恢复的重要性,使其能自觉配合治疗。告知预防呼吸道感染和消化道感染的常识,疾病流行期间尽量避免去公共场所。带抗心律失常药物出院的患儿应让患儿和家长了解药物的名称、剂量、用药方法及不良反应。嘱患儿家长出院后定期到门诊复查。

（程　琳）

第十一节　急性肾小球肾炎

急性肾小球肾炎(AGN)简称急性肾炎,是小儿时期最常见的泌尿系统疾病。临床以血尿为主,伴有水肿、尿少、高血压或肾功能不全的肾小球疾病。本病是由各种不同病原体感染后所致的免疫肾小球疾病,但临床由 A 组 β 溶血性链球菌感染后最多见,故又称为急性链球菌感染后肾炎(APSGN),而由其他病原体感染后引起者称非链球菌感染后肾炎。急性肾炎约占小儿泌尿系统疾病的53.7%,多见于5~14岁儿童,男多于女,男女之比约2:1。

一、病因与发病机制

急性肾小球肾炎绝大部分为 A 组 β 溶血性链球菌中的致肾炎株引起上呼吸道或皮肤化脓性感染后的一种免疫反应。除 A 组 β 溶血性链球菌之外,其他细菌(如肺炎链球菌、金黄色葡萄球菌等)、病毒(如乙型肝炎病毒、柯萨奇病毒 B_4 型、埃可病毒 9 型、麻疹病毒、腮腺炎病毒、巨细胞病毒等)、肺炎支原体、丝虫、钩虫、真菌、血吸虫、疟原虫等也可导致急性肾炎。致肾炎菌株作为抗原刺激机体产生相应的抗体,形成抗原抗体免疫复合物(原位免疫复合物和循环免疫复合物形成学说),沉积于肾小球并激活补体,引起一系列免疫损伤和炎症,炎症损伤使肾小球毛细血管腔狭窄或闭塞,肾小球血流量减少,肾小球滤过率降低,体内钠水潴留;又由于免疫损伤使肾小球基膜断裂,血浆蛋白、红细胞、白细胞通过肾小球毛细血管壁渗出到肾小球囊内,临床上出现血尿、蛋白尿、管型尿。

二、护理评估

(一)健康史

询问患儿发病前1~3周有无上呼吸道感染或皮肤感染史,若主要症状为水肿或血尿,了解水肿开始的时间、持续时间、发生部位、发展顺序及程度。了解患儿 24h 排尿次数及尿量,观察尿的颜色。评估患儿有无低热、乏力、食欲欠佳、头痛、头晕、恶心、呕吐、腰痛、烦躁、惊厥或昏迷。询问目前药物治疗情况,包括用药的种类、时间、剂量、次数、不良反应等。

（二）身心状况

1.一般病例

多数患儿有前驱感染，即起病前1～3周曾有链球菌感染病史。北方地区以呼吸道感染，如咽炎、扁桃体炎为主，春季多发。南方地区则以皮肤感染，如皮肤脓疱病为主，夏秋季多发。

急性期常伴有全身不适、低热、食欲不振、乏力、头痛、头晕、恶心、呕吐、腹痛、鼻出血等症状。但主要表现有：①血尿：为初期症状，起病时几乎都有血尿。50%～70%的患儿有肉眼血尿，在酸性或中性尿液中血尿呈浓茶样，在碱性尿液中血尿呈鲜红色或洗肉水样。肉眼血尿一般持续1～2周后转为镜下血尿。②水肿、少尿：轻者，仅眼睑、面部水肿；重者2～3d就出现全身水肿，水肿呈非凹陷性及下行性。同时可伴程度不同的少尿症状。③高血压：30%～70%的患儿有血压增高，学龄前儿童血压＞120/80mmHg；学龄期儿童血压＞140/90mmHg，即为高血压。血压一般1～2周后随尿量增多恢复正常。

2.严重病例

少数患儿在起病2周内可出现严重并发症，如循环充血、高血压脑病、急性肾衰竭，如不及时治疗常危及生命。①严重循环充血：由于水钠潴留，血浆容量增加，而出现循环充血。早期为呼吸急促和肺部出现湿啰音。严重病例表现为呼吸困难、发绀、频咳、端坐呼吸、咳粉红色泡沫痰、两肺满布湿啰音；心脏增大，心率加快，有时呈奔马律；肝脏肿大而硬，颈静脉怒张，静脉压增高，水肿加剧。②高血压脑病：当血压在150～160/100～110mmHg时，由于血压急剧增高，使脑血管痉挛或脑血管高度充血扩张而致脑水肿，年长儿主诉剧烈头痛、头晕、复视或一过性失明，严重者甚至惊厥或昏迷。血压控制后上述症状可迅速缓解。③急性肾功能不全：由于肾小球滤过率下降导致少尿甚至无尿，引起暂时性氮质血症、代谢性酸中毒、高钾血症。一般3～5d随尿量增多而缓解。如持续不恢复则预后严重。

3.不典型病例

部分患儿不具有急性肾炎的典型症状，可表现为以下几种类型。

(1)无症状性：患儿无急性肾炎的临床症状，仅有镜下血尿等实验室检查的变化。

(2)肾外症状性：患儿以水肿、高血压起病，严重者并发循环充血和高血压脑病，但尿液检查正常或仅有轻微改变。

(3)以肾病综合征为表现的急性肾炎：患儿以急性肾炎起病，但有严重水肿和明显蛋白尿，同时合并有低蛋白血症和高胆固醇血症。此型患儿症状持续时间长且预后较差。

（三）心理－社会状况

由于患儿年龄小，往往对于卧床休息难以配合，年龄大的患儿除来自疾病和医疗上对活动和饮食严格限制的压力外，还有由于需要休学、长期休息等原因会产生紧张焦虑、悲观忧郁等情绪。住院时间长的患儿会因长时间限制活动和担心经济问题而出现隐瞒、说谎、不合作现象。家长因担心患儿转变成慢性肾炎而有焦虑、沮丧。护理人员应评估患儿及家长对急性肾炎的了解程度，目前的心理状况及对护理的要求。

（四）辅助检查

1.尿液检查

尿相对密度增加；镜检红细胞(＋＋)/HP～(＋＋＋)/HP，尿蛋白定性(＋)～(＋＋＋)，白细胞(＋)/HP～(＋＋)/HP,可见透明、颗粒或红细胞管型。

2.血液检查

轻度贫血,白细胞计数增高或正常;红细胞沉降率增快,多在 2～3 个月内恢复正常;ASO 增高,＞400U,可持续 6 个月左右;起病 2 周内血清补体 C_3 降低,6～8 周内多恢复正常。

3.肾功能检查

血浆尿素氮和肌酐一般正常,明显少尿或无尿时可升高,肌酐清除率降低、少数严重病例可出现暂时性氮质血症,提示合并急性肾功能不全。B超检查可见双侧肾脏弥漫性增大。

(五)治疗

急性肾炎目前尚无特异性治疗方法,主要进行中西医结合对症处理,预防和处理并发症,保护肾功能。

1.清除残余感染

可选用青霉素,如青霉素过敏可改用红霉素。

2.对症治疗

(1)利尿:常用利尿药为氢氯噻嗪口服,水肿严重时可选用呋塞米静脉注射。

(2)降压:经限水、限盐及利尿药治疗无效时应给予降压药物,常用硝苯地平口服或舌下含服,或与卡托普利交替使用效果更好。

3.并发症的治疗

循环充血时严格限水、限盐、利尿,必要时使用快速强心药如毛花苷 C、血管活性药物如酚妥拉明或硝普钠等,上述治疗无效时可采用腹膜透析或血液透析。

高血压脑病应及时降压、脱水及止惊,降压一般用硝普钠,也可用二氮嗪;脱水药可选用高渗葡萄糖或呋塞米静脉注射。合并急性肾衰竭时迅速用呋塞米静脉注射,无效后改透析治疗,同时应注意纠正水、电解质及酸碱平衡紊乱。

三、常见护理诊断/问题

1.体液过多

与肾小球滤过率下降,水钠潴留有关。

2.知识缺乏

与患儿及家长缺乏有关急性肾小球肾炎的相关知识有关。

3.潜在并发症

循环充血,高血压脑病,急性肾功能不全。

四、护理目标

(1)患儿尿量增加,水肿明显减轻或消失,血压正常。

(2)患儿住院期间没有发生并发症或并发症被及时发现与控制。

(3)患儿及家长能讲出休息与饮食调整对急性肾炎的重要性,对康复有信心,能配合治疗及护理。

五、护理措施

（一）一般护理

1.休息

休息可减轻心脏负担,改善心功能,增加心排血量,提高肾小球滤过率,减少水钠潴留,减少潜在并发症发生;同时又由于静脉压下降使水肿减轻。急性期需卧床2～3周,待肉眼血尿消失、水肿消退、血压正常后可下床轻微活动,2～3个月后,离心尿每高倍视野红细胞在10个以下,红细胞沉降率接近正常时可恢复上学,但应避免剧烈活动;尿液Addis计数正常后可正常活动。

2.饮食护理

(1)给予清淡、易消化、富含维生素的高糖、适量蛋白质及脂肪的饮食,并且要少量多餐,以减轻水肿的胃肠道负担。

(2)对水肿及高血压者,给予低盐或无盐饮食,食盐一般以60mg/(kg·d)为宜;严重水肿、尿少者限制水的摄入,每天进入体内的液体量一般等于前一天的出量加500mL。

(3)有氮质血症时,每日蛋白质的摄入量应<0.59g/kg;

(4)不可长期限制饮食,待尿量增加、水肿消退、血压正常后,应尽快恢复正常饮食,以满足患儿生长发育的需要。

3.病情观察

(1)密切观察生命体征的变化,每日定时或遵医嘱测量体温、脉搏、呼吸和血压,并做好记录,注意有无并发症的出现,发现异常立即报告医生并配合进行处理。

(2)观察患儿水肿增减的情况,每日或隔日测体重1次,使用利尿药者需要每日测体重并做好记录。

(3)观察尿量、尿色变化,准确记录24h出入水量,每周送检尿常规2次。

4.皮肤护理

勤洗澡,勤换衣服,保持床面清洁、平整,尽量避免水肿部位的肌内注射,定时翻身,水肿严重者,受压部位垫棉垫或气垫圈,防止皮肤损伤。

（二）用药护理

遵医嘱给予抗生素、利尿药、降压药、强心剂、血管活性药物,注意观察有无药物的不良反应,如直立性低血压、低钠血症、低钾血症、洋地黄中毒等。需透析者应做好透析前的准备,并遵医嘱采取相应的救治措施。

（三）预防医院内感染

患儿应安置于非感染性疾病病房实施保护性隔离,避免过多人员探视。

六、健康教育

向患儿家长及年长儿介绍发生急性肾炎的原因;帮助患儿及家长理解休息与饮食调整的

重要性;教给防治与护理的方法,如休息、饮食的安排,防止过于疲劳与感冒。告知家长患儿在疾病恢复正常半年后方可接受预防接种,痊愈出院后需定期随访,随访时间一般为 6 个月。

七、护理评价

(1)患儿的水肿是否消退。

(2)患儿住院期间并发症是否被及时发现与控制。

(3)患儿住院期间皮肤的完整性是否保持良好。

(4)患儿及家长能否讲出休息与饮食调整的重要性。

(程 琳)

第十二节 肾病综合征

肾病综合征(NS)简称肾病,是以肾小球基膜通透性增高为主要病理变化的一组临床症候群。临床特征为全身高度水肿、大量蛋白尿、低蛋白血症和高脂血症。原发性肾病综合征按其临床特征又可分为单纯性肾病、肾炎性肾病和先天性肾病三类,其中以单纯性肾病最多见。肾病综合征的发病率在小儿泌尿系统疾病中仅次于急性肾炎。发病年龄多为 3～5 岁儿童,男女之比约为 3.7∶1。

一、病因与发病机制

迄今原发性肾病综合征的病因和发病机制尚未完全明确。目前认为单纯性肾病的发病可与 T 细胞免疫功能紊乱,导致肾小球基膜的多种阴离子(涎酸蛋白等)丢失,使肾小球基膜的静电屏障受损,血浆中带阴电荷的蛋白(如白蛋白)大量滤出,形成选择性蛋白尿有关。

其他类型肾病的发病则与局部免疫病理过程同时损伤肾小球基膜的分子屏障和静电屏障,导致分子量大小不等的蛋白质从尿中丢失(非选择眭蛋白尿)有关。大量蛋白尿又导致了低蛋白血症、高胆固醇血症和高度水肿等一系列病理生理变化。近年的研究表明,肾病的发病还可能具有一定的遗传基础。

二、临床表现

1.单纯性肾病

起病缓慢,主要表现为水肿。多为全身性重度凹陷性水肿。水肿始起于眼睑及面部,随后波及四肢和全身,呈进行性加重,且随体位而改变,常合并有浆膜腔积液,如胸腔积液、腹水等。眼险水肿明显者可使眼裂变小,两眼不能睁开。男孩阴囊水肿可使皮肤变薄而透明,甚至有液体渗出。水肿可自行消退,自行复发,反复迁延,水肿同时常伴有尿量减少。一般无明显血尿

349

及高血压。

2.肾炎性肾病

较单纯性肾病少见。发病年龄偏大,多见于学龄期儿童。患儿水肿不如单纯性肾病明显,但常合并有血尿、高血压、氮质血症及低补体血症4项中的1项或几项。

三、并发症

1.感染

由于低蛋白血症及肾上腺皮质激素免疫抑制药的治疗引起。患儿免疫功能低下而易并发各种感染,最常见为呼吸系统感染,其次为皮肤感染、泌尿系统感染、原发性腹膜炎等。而感染常导致肾病的复发或加重。

2.电解质平衡紊乱

由于肾上腺皮质激素及利尿药使用、不恰当的禁盐引起。患儿常并发电解质平衡紊乱,常见有低钠血症、低钾血症、低钙血症。并发低钠血症时患儿可出现厌食、乏力、懒言、嗜睡及血压下降等症状;并发低钾血症时,可出现乏力、心音低钝、腱反射减弱或消失;并发低钙血症时,可出现手足搐搦。

3.高凝状态及血栓形成

临床常见肾静脉血栓,表现为突发性腰痛、血尿或血尿加重、尿少等症状。也可出现下肢静脉血栓,甚至肺栓塞和脑栓塞。

4.生长延迟

临床上多见于肾病频繁复发及长期接受大剂量糖皮质激素治疗的患儿。多数患儿在肾病好转后可有生长追赶现象。

四、辅助检查

1.尿常规

蛋白定性(＋＋＋)～(＋＋＋＋),24h尿蛋白定量＞50mg/kg为大量蛋白尿。

2.血清蛋白测定

血清总蛋白下降,白蛋白＜30g/L,白蛋白/球蛋白比值可倒置。

3.血脂检查

血胆固醇＞5.7mmol/L。

4.高凝状态检查

血小板增加,血浆纤维蛋白原增加,尿纤维蛋白裂解产物(FDP)增加。

五、治疗

1.对症治疗

当合并感染时需选择适当的抗生素进行治疗。在未使用激素治疗之前,水肿严重伴尿少的患儿可配合使用利尿药。

2.肾上腺皮质激素治疗

泼尼松 2mg/(kg·d),分次服用。根据激素减量的间隔时间及其维持的时间不同,分为短程、中程及长程疗法,疗程在 8 周以内为短程疗法,疗程在 6 个月以内为中程疗法,疗程在 9~12 个月为长程疗法。

3.其他治疗

当患儿出现激素耐药、激素依耐、激素严重不良反应和频繁复发时,在使用小剂量激素的同时,可选用免疫抑制药或免疫调节剂,如环磷酰胺、苯丁酸氮介、环孢霉素 A、左旋咪唑、中药及大剂量丙种球蛋白等药物。

六、护理评估

(一)健康史

询问患儿发病的情况,如起病的缓急;发病前有无呼吸道感染或其他系统感染。有无劳累或预防接种等诱因;是首次发病还是复发;患儿发病后是否到医院就诊并进行规律治疗,选择的药物种类,用药的效果;了解患儿的精神、食欲、排尿情况、水肿发生的时间和顺序等。

(二)身心状况

1.症状、体征

了解患儿体重和腹围增加的程度。评估患儿水肿的程度,是否合并有腹水或睾丸鞘膜积液。评估患儿水肿的性质,是否呈凹陷性水肿。患儿是否合并少尿,每日尿量多少;尿液的颜色,尿中有无泡沫等。同时应注意评估患儿的体温、脉搏、呼吸、血压等生命体征的变化。

2.社会、心理反应

由于肾病病情反复、病程相对较长,因此需评估患儿及家长对肾病的认识程度,对复发的患儿需评估其对待病情反复的态度;了解患儿用激素治疗后产生的形象变化有无焦虑及自卑情绪,了解患儿及其家长对今后的较长期治疗有无心理准备及对治疗的依从性。

(三)辅助检查

尿蛋白阳性,血浆总蛋白下降,以白蛋白降低明显,胆固醇可高出正常值几倍。

七、常见护理诊断/问题

1.体液过多

与低蛋白血症导致水钠潴留有关。

2.营养失调(低于机体需要量)

与大量蛋白尿及食欲减退有关。

3.皮肤的完整性受损

与重度水肿有关。

4.潜在并发症

感染,电解质平衡紊乱,血栓形成,药物的不良反应。

5.自我形象紊乱

与激素的不良反应有关。

八、护理目标

(1)患儿水肿逐渐消退。

(2)患儿低蛋白血症得到纠正,营养状况逐渐改善。

(3)患儿皮肤完整性逐渐恢复。

(4)患儿住院期间未发生并发症,或并发症被及时控制。

(5)患儿能坦然面对激素治疗造成的形象改变。

九、护理措施

(一)一般护理

1.休息

除严重水肿患儿需卧床休息外,不必过于限制活动。一般可根据患儿的病情,在病房内安排合适的活动,但不易过劳。重度水肿或伴有高血压的患儿需卧床休息,学龄儿童在肾病活动期应休学治疗。

2.饮食护理

保证每日的热量摄入,根据水肿的程度给予低盐或无盐饮食,不宜长期禁盐,少尿者应限制入水量。一般病例为保证患儿的生长发育,在活动期每日给食盐 $1\sim2g$,蛋白质 $1.5\sim2g/kg$,蛋白质尽可能选择乳类、鱼类、牛肉、蛋类等优质蛋白。蛋白质量的分配主要以放在晚餐为宜。此外,应注意维生素(特别是维生素 D)、钙剂及铁剂的补充等。

3.皮肤护理

①保持床单及被褥的平整、干燥及松软。②注意皮肤的清洁和干燥,汗湿的衣物及时更换,皮肤皱褶处,如腋窝、腹股沟每日擦洗 $1\sim2$ 次。③避免皮肤受压、擦伤、溃疡,严重阴囊水肿时应用棉垫或丁字带托起;臀部及四肢严重水肿时,可用棉垫、橡皮圈或气垫床等垫于水肿部位。④防止渗出和感染,皮肤破裂处应选用抗生素局部湿敷并用消毒纱布覆盖,尽量避免肌内注射,若必须注射,应严格遵守无菌操作规程,注射后用无菌棉签或棉球久压注射部位直至针口无渗液为止。

4.预防感染

对患儿实行保护性隔离,入院后分室收治。病室需每日进行空气消毒,尽量减少探视次数,及时为患儿增减衣服,避免受凉,避免到公共场所,以减少感染的机会。在肾上腺皮质激素和免疫抑制药治疗期间,应避免接种各种活疫苗。

5.病情观察

肾病患儿在治疗期间,除密切观察生命体征的变化外,还应观察患儿食量及水肿的消退情况。严重水肿患儿每日测量体重、腹围 1 次,记录 24h 的液体出入量并做好记录。注意观察患儿有无电解质平衡紊乱及血栓形成的表现,发现异常情况应立即报告医生并遵医嘱积极处理。

(二)用药护理

(1)肾上腺皮质激素是单纯性肾病治疗的首选药物,用药过程中应注意观察患儿有无继发性库欣综合征、胃肠道反应、诱发或加重感染、骨质疏松及高血压等情况发生。

(2)在免疫抑制药使用的过程中,应注意患儿有无胃肠道反应、脱发、出血性膀胱炎、白细胞减少等情况发生,有严重不良反应时应报告医生,并遵医嘱减量或停药。

十、健康教育

向家长及患儿解释肾病的基本知识,肾病的治疗及用药特点,激素在疾病治疗中的重要性,及时调整患儿的情绪,帮助患儿树立战胜疾病的信心,使其能主动配合并坚持治疗。

十一、护理评价

(1)患儿水肿是否消退。

(2)患儿的营养状况是否逐渐改善。

(3)患儿皮肤完整性是否恢复。

(4)患儿住院期间并发症是否得到及时控制。

(5)患儿能否坦然面对激素治疗造成的形象改变。

(蔡翠翠)

第十三节　急性泌尿道感染

泌尿道感染(UTI)又称尿路感染,是指病原体直接侵入尿道,在尿液中繁殖并引起尿道黏膜或组织损伤。尿路感染按临床特点分为症状性和非症状性(无症状性菌尿)2 种;按部位分为肾盂肾炎、膀胱炎、尿道炎;前者称为上尿路感染,后两者称为下尿路感染。小儿因局部定位困难,统称尿路感染。

尿路感染是儿科泌尿系统的常见疾病之一,占泌尿系统疾病发病率的第 3 位,可发生于任何年龄,新生儿和婴幼儿期以男性发病较多见,女性发病率呈现出随年龄逐年增加的趋势。

一、病因与发病机制

1.病原菌

尿路感染的病原菌绝大多数为革兰阴性杆菌,主要有大肠埃希菌,其次是变形杆菌、克雷伯杆菌、铜绿假单胞菌等,少数为肠球菌及葡萄球菌。

2.感染途径

(1)上行性感染:病原菌由尿道口上行,是尿路感染最常见的感染途径,常见于肠道埃希菌感染;多发于女孩。

(2)血源性感染:病原菌从机体任何部位的感染进入血液而到达泌尿系统,常见于葡萄球菌感染。

(3)淋巴感染:肠道有淋巴管与肾脏相通,肠道感染通过淋巴管感染肾脏或膀胱。

(4)直接感染:肾脏周围脏器和组织感染直接蔓延引起,但极为少见。

3.易感因素

(1)解剖因素:小儿输尿管长而弯曲,管壁弹力纤维及肌肉组织发育不全,管壁易扩张而引发尿潴留和感染。男孩包茎易于积聚污垢,女孩尿道短、尿道口接近肛门,容易引发逆行感染。

(2)免疫因素及细菌的毒力:小儿泌尿道黏膜局部分泌型 IgA 缺陷,使尿液中分泌型 IgA浓度减低,而细菌本身含有的黏附素及内毒素等致病因子,致使细菌容易在黏膜局部黏附,并大量繁殖而引起感染。

(3)全身因素:糖尿病、高钙血症、慢性肾脏疾病、长期使用肾上腺皮质激素治疗的患儿,其尿路感染的发病率可增高。

二、临床表现

患儿在不同年龄阶段可有不同的临床表现,新生儿期以血源性感染多见,临床症状不典型,以全身中毒症状为主,局部症状不明显;婴幼儿临床症状也不典型,表现为全身症状重而局部症状轻;年长儿临床症状较典型且与成人相似。慢性尿路感染时,患儿可合并生长发育迟缓、贫血、倦怠无力、肾功能不全等。

1.新生儿期

患儿可有发热或体温不升,也可伴有呕吐、腹泻、体重不增、黄疸、烦躁或嗜睡等症状,严重者面色发灰或发绀,甚者出现烦躁、惊厥等神经系统症状。

2.婴幼儿期

患儿可有发热、腹泻、呕吐、拒食、生长发育迟缓、烦躁、黄疸等全身症状以及尿臭、排尿时哭闹不安、排尿中断等局部症状。

3.年长儿

患儿出现尿频、尿急、尿痛、尿道烧灼感等下尿路感染时的尿路刺激症状,以及发热、寒战、腰痛、腹痛、肾区叩痛、遗尿等上尿路感染时的常见症状。

三、辅助检查

1.血常规检查

白细胞计数增高,中性粒细胞比例增高,慢性尿路感染者可有贫血。

2.尿常规检查

清洁中段尿离心后,沉渣镜检可见白细胞>10/HP,或有白细胞管型和红细胞。

3.尿培养及菌落计数

此项检查是诊断尿路感染的主要依据,最好是在抗生素应用之前连续 2 次培养。中段尿培养菌落数>10^5/mL 可诊断,菌落数 $10^4 \sim 10^5$/mL 可疑,<10^4/mL 为污染。

4.尿液直接涂片找细菌

有一定的诊断参考价值。

5.影像学检查

(1)排泄性膀胱尿道造影:可检查有无膀胱—输尿管反流。

(2)静脉肾盂造影:可观察肾脏的轮廓、输尿管和膀胱的外形。

(3)肾素图检查:可检查肾脏有无瘢痕性损伤。

(4)B超检查:可发现肾脏大小、形态方面的变化及尿路梗阻。

四、治疗

(1)急性期卧床休息,多饮水,对症处理。

(2)选择有效的、不良反应小的抗生素治疗,常用药物有呋喃妥英、复方磺胺甲噁唑、氨苄西林、头孢噻肟钠、头孢哌酮、头孢曲松、庆大霉素及阿米卡星等。

(3)积极治疗尿路畸形。

五、护理评估

(一)健康史

了解患儿有无不良的卫生习惯,如常穿开裆裤、经常坐地玩耍、便前不洗手等,患儿有无每日睡前清洁外阴和肛周的习惯。女孩有无蛲虫病病史,男孩有无包皮过长或包茎等现象。

(二)身心状况

1.症状、体征

评估患儿发病后体温的变化情况,患儿有无烦躁、乏力、生长发育迟缓、恶心、呕吐等全身中毒症状。评估患儿发病后尿路刺激症状出现的情况以及患儿的尿量、尿色。

2.社会、心理反应

评估发病后患儿和家长有无情绪紧张,家长对本病的了解情况。

(三)辅助检查

尿常规检查可见大量白细胞,尿液培养可有致病菌细菌生长,影像学检查用以发现患儿是否存在泌尿系统畸形。

六、常见护理诊断/问题

1.体温过高

与细菌感染有关。

2.排尿异常

与尿道口的炎性刺激有关。

3.舒适的改变

与尿急、尿频、尿痛等尿路刺激征有关。

4.知识缺乏（家长）

缺乏有关泌尿道感染的预防和护理知识。

七、护理目标

（1）患儿体温逐渐恢复正常。

（2）患儿排尿异常逐渐好转直至消失。

（3）患儿尿路刺激症状逐渐减轻乃至消失。

（4）患儿家长能掌握泌尿系统感染的基本护理方法和预防措施。

八、护理措施

（一）一般护理

（1）维持体温正常,安排好患儿的休息,鼓励患儿多饮水,高热时给予物理降温或遵医嘱使用解热镇痛药物。

（2）保持会阴部的清洁卫生,要勤清洗会阴部及勤换尿布,维持外阴部干燥和清洁.尿布要经日晒或煮沸、高温消毒。

（3）饮食护理鼓励患儿多进食,选择高热量、富含蛋白及维生素的食物,以增强机体抵抗力。发热患儿可给予流质或半流质饮食。

（4）病情观察：①仔细观察患儿的全身情况及排尿情况的变化,当伴有黄疸、体重不增、体温进一步升高或体温不升时,应警惕是否合并败血症;如患儿排尿次数减少,尿色变浅且变清,表明病情有所缓解。②正确收集并及时送检尿标本,遵医嘱定期复查尿常规和尿培养,送检标本时要避免污染,常规消毒外阴,取中段尿用无菌袋收集后,立即送检。

（二）用药护理

遵医嘱给予抗感染药物治疗。

（1）磺胺类:抗菌谱广、泌尿道浓度高,仍是目前常用的抗感染药物之一,适用于下尿路感染。其主要的不良反应有泌尿系统反应、变态反应及造血系统反应等,在使用时,要注意评估有无变态反应史,用药过程中可通过多饮水、碱化尿液来减少或避免血尿、尿痛及尿闭的出现。硝基呋喃类药物禁用于 3 个月以下的婴儿。

（2）抗生素类:常选用氨苄西林、头孢氨苄、头孢唑啉钠、头孢噻肟等,长期用第一代头孢菌素要定期查肾功能。

抗感染药物使用的疗程:急性感染第 1 次发作,疗程多为 10～14d;再发性尿路感染,急性发作用药 2 周左右,总疗程 6～8 周;慢性感染疗程为 6～12 个月。

（3）遵医嘱对症给药，如退热药、止痉药等。严重尿路刺激征患儿，可遵医嘱给予阿托品、氢溴酸山莨菪碱(654-2)等抗胆碱药物和碳酸氢钠、枸橼酸钾等碱性药物，以缓解症状。

九、健康教育

教给家长本病的护理要点和预防知识，如更换尿布的方法，清洗外阴的方法，内裤应勤换洗，婴幼儿尽量不穿开裆裤，不憋尿，避免肠道细菌的上行感染，定期复查尿等。

十、护理评价

（1）患儿体温是否恢复正常。
（2）患儿排尿异常情况是否好转或消失。
（3）患儿尿路刺激症状是否减轻或消失。
（4）患儿家长能否掌握泌尿系统感染的基本护理方法和预防措施。

（迟清清）

参考文献

[1]陈焕芬,刘桂萍.基础护理学[M].北京:北京大学医学出版社,2013.

[2]陈秀娟.妇科护理[M].北京:人民军医出版社,2010.

[3]丁淑贞,姜秋红.呼吸内科临床护理[M].北京:中国协和医科大学出版社,2016.

[4]黄金银,倪晶晶.呼吸系统疾病病人护理[M].杭州:浙江大学出版社,2014.

[5]黄力毅,李砚池.儿科护理[M].北京:人民军医出版社,2015.

[6]沈开忠.消化系统疾病病人护理[M].杭州:浙江大学出版社,2016.

[7]孙燕,易祖玲.骨科护理[M].北京:人民军医出版社,2010.

[8]唐前.内科护理[M].重庆:重庆大学出版社,2016.

[9]席淑华,卢根娣.急危重症护理[M].上海:复旦大学出版社,2015.

[10]许蕊凤.实用骨科护理技术[M].北京:人民军医出版社,2015.

[11]叶志霞,皮红英,周兰姝.外科护理[M].上海:复旦大学出版社,2016.

[12]游桂英,方进博.心血管内科护理手册[M].北京:科学出版社,2015.

[13]张爱霞,王瑞春,赵华.消化内科临床护理[M].北京:军事医学科学出版社,2014.

[14]张铭光,杨小莉,唐承薇.消化内科护理手册[M].北京:科学出版社,2015.

[15]张荣,李钟锋.急危重症护理[M].北京:中国医药科技出版社,2015.

[16]张晓念,肖云武.内科护理[M].上海:第二军医大学出版社,2015.

[17]赵凤霞,梅一宁.妇科护理[M].杭州:浙江大学出版社,2015.

[18]曹新妹.实用精神科护理[M].上海:上海科学技术出版社,2013.

[19]张晓念.精神科护理学[M].上海:第二军医大学出版社,2013.

[20]褚梅林.精神科护理[M].西安:第四军医大学出版社,2012.

[21]高国丽.精神科护理学[M].西安:第四军医大学出版社,2012.

[22]井霖源.精神科护理[M].北京:人民卫生出版社,2010.

[23]武跃明,王荣俊.精神科护理学[M].西安:第四军医大学出版社,2011.

[24]赵伟.精神障碍护理学[M].郑州:郑州大学出版社,2012.

[25]黄新英,黄新丽,李玲,等.人格障碍患者的临床护理措施及其效果分析[J].中国医药科学,
2016,6(17):102-105,108.

[26]王海艳,金静芬.早发性儿童青少年精神分裂症护理的研究进展[J].护理与康复,2017,16
(1):20-24.

[27]韦月琴.精神分裂症患者康复护理干预进展[J].内科,2013,8(4):423-425.

[28]颜丹红,李素琴.癌症患者述情障碍现状及影响因素分析[J].护理管理杂志,2015,15(6):389-391.

[29]袁勤,陆红英,陶丽,等.个案管理护理模式对精神分裂症患者生活质量的影响[J].中国护理管理,2015,15(2):182-185.